脊柱外科微创手术核心技术

CORE TECHNIQUES OF MINIMALLY INVASIVE SPINE SURGERY

主　编　［韩］安勇（Yong Ahn）

［韩］朴振奎（Jin-Kyu Park）

［韩］朴春昆（Chun-Kun Park）

主　审　菅凤增

主　译　孙晓立

北方联合出版传媒（集团）股份有限公司

辽宁科学技术出版社

沈　阳

图书在版编目（CIP）数据

脊柱外科微创手术核心技术 /（韩）安勇（Yong Ahn），（韩）朴振奎（Jin-Kyu Park），（韩）朴春昆（Chun-Kun Park）主编；孙晓立主译. -- 沈阳：辽宁科学技术出版社, 2025. 8. -- ISBN 978-7-5591-4277-1

Ⅰ. R681.5

中国国家版本馆CIP数据核字第20252G2X37号

出版发行：辽宁科学技术出版社
（地址：沈阳市和平区十一纬路25号 邮编：110003）
印 刷 者：辽宁新华印务有限公司
经 销 者：各地新华书店
幅面尺寸：210mm × 285mm
印 张：20
插 页：4
字 数：500千字
出版时间：2025 年 8 月第 1 版
印刷时间：2025 年 8 月第 1 次印刷
出 品 人：陈 刚
责任编辑：吴兰兰
封面设计：郭芷夷
版式设计：袁 舒
责任校对：黄跃成

书 号：ISBN 978-7-5591-4277-1
定 价：328.00 元

编辑电话：024-23284363
邮购热线：024-23284502
邮箱：2145249267@qq.com

审译者名单

主　审 菅凤增

主　译 孙晓立

副主译 刘宏雷　刘建峰　郝占元　赵兵善

译　者（按照姓氏拼音排序）

陈汉文　沧州市中心医院

郝占元　河北医科大学第一医院

康坤龙　西北大学附属医院（西安市第三医院）

李佳奇　河北医科大学第三医院

李　伟　北京市顺义区医院

刘宏雷　河北医科大学第一医院

牛海英　河北医科大学第一医院

宋国智　邯郸市中心医院

王　凯　首都医科大学宣武医院

闫龙涛　国家卫健委中日友好医院

赵兵善　酒钢医院

杜　占　西北大学附属医院（西安市第三医院）

江　伟　西北大学附属医院（西安市第三医院）

李东利　武警山西总队医院

李群喜　华北理工大学附属医院

李亚雄　河北医科大学第一医院

刘建峰　河北医科大学第一医院

任东良　保定市第一中心医院

宋志俊　邢台市中心医院

王先祥　安徽医科大学第一附属医院

张文华　河北医科大学第一医院

赵凤鸣　石家庄市第三医院

序言

在脊柱外科领域，从开放手术到微创手术的跨越，不仅体现了医学理念的迭代，更凝聚着无数医者对“以最小创伤换取最大疗效”的不懈追求。脊柱微创手术以更小的手术创伤、更快的术后恢复、更低的并发症风险，为饱受脊柱疾病困扰的患者带来了全新的治疗选择和康复希望。同时，微创手术的精准施行，高度依赖于医者对解剖的深刻理解、对适应证的严格把握、对器械的精熟操作以及对并发症的敏锐预判等。

本书原著由国际脊柱微创领域的顶尖专家 Yong Ahn 领衔编撰，是当今系统阐述脊柱微创手术的权威著作之一。该书体系完备，内容翔实，从基础理论、手术入路到各类颈椎、胸椎、腰椎的经典及前沿微创技术均有深入浅出、图文并茂的阐述，是一部将复杂的技术转化为可学习、可操作的实践指南。

此书翻译工作，并非简单的语言转换，译者团队在忠实传达原著精髓的基础上，结合国内临床实际，对关键术语、技术要点也进行了精准诠释，力求语言流畅、专业规范、易于理解。此译著的问世为我国从事脊柱疾病治疗的神经外科、骨科、疼痛科医生以及相关专业研究者，提供了一部不可多得的权威参考书和实用工具书。

我相信，《脊柱外科微创手术核心技术》中文版的出版发行，必将有力地推动脊柱微创手术在我国的规范化普及和深入发展。它有助于我们更系统、更全面地掌握国际先进的微创理念和技术细节，缩短学习曲线，提升手术安全性和有效性，最终惠及广大患者。

热切期望我国脊柱外科同道能借此东风，精研技艺、勇于创新，共同书写中国脊柱微创外科更加辉煌的篇章！

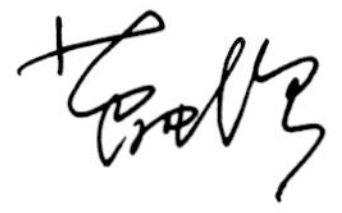

前言 1

自 2000 年以来，微创脊柱手术（MISS）领域已经发展出了一些具有里程碑意义的技术，包括经皮椎弓根螺钉固定、管状牵开器的使用和内镜脊柱手术。

这些技术的共同特点是采用经皮穿刺的方法，而非传统的开放式手术，从而避免了对肌肉骨骼结构造成广泛的创伤。由于保留了更多的组织，经皮手术使得患者恢复时间更早、手术发病率更低，生活质量因此提高。因此，MISS 现在已成为一种基本技术，而不仅仅是一种创新。我相信今天的 MISS 将成为明天的标准技术。因此，脊柱医生必须学习并在实际中应用这些创新技术。本书旨在成为一本全面的教科书，涵盖现代 MISS 的所有核心技术。我衷心感谢所有撰稿人在这部巨著中付出的努力和奉献。此外，我还要特别感谢 Shih-Min Lee 博士对编辑过程的付出。没有他的支持，我们不可能成功。我希望这本书能成为学员的标准教科书，也能作为经验丰富的脊柱医生的重要参考书。

最后，我要向 Hwa-Young、Ji-Sun 和 Seong-Woo 表达我的爱。

Yong Ahn

前言 2

随着新器械与手术方法的发展以及创新技术的应用，脊柱疾病的治疗在过去几十年中发生了显著变化。微创脊柱手术（MISS）一直是这些变化的核心。

在早期，由于微创手术的应用有限与高复发率，只有少数受训过的脊柱医生开展过微创手术。从那时起，MISS 领域取得了重大进展。MISS 领域的一个重大突破是它的应用。过去，MISS 仅用于治疗部分数量有限的腰椎疾病。MISS 的应用已经发展到治疗复杂的脊柱疾病，如脊柱肿瘤、脊柱畸形和脊柱外伤。此外，MISS 目前已成功用于治疗大多数脊柱病变，包括颈椎和胸椎病变以及颅颈交界区的病变，这些病变以前通过开放手术治疗。

韩国微创脊柱手术（KOMISS）为 MISS 领域的发展和突破做出了重大贡献。

很高兴在 KOMISS 成立 20 周年之际出版这本教科书。祝贺并感谢所有编辑和作者，他们为完成在韩国出版的第一本综合教科书做出了贡献，该教科书涵盖了从微创手术历史到最新手术技术的所有内容。特别感谢我们的主编 Yong Ahn 教授所做的一切工作和贡献。我们相信，这本书将对许多希望了解 MISS 的脊柱科医生、学员和学生有很大的帮助，并将为 MISS 的未来发展做出贡献。

Pyeongtaek–si, Kyonggi–do, Republic of Korea　　　　Jin–Kyu Park

前言 3

这本教科书是 KOMISS 用英语出版的该书第一版。

事实上，KOMISS 已经在 2012 年 6 月 15 日出版了一本微创脊柱手术（MISS）教科书，只有韩语版本。许多外国的脊柱医生第一次看到那本书时，都希望有一本英文版。考虑到 KOMISS 在 MISS 国际社区的声誉，KOMISS 应该早点出版一本英语教科书。无论如何，KOMISS 最终在其成立 20 周年之际及时出版了一本英文版。这本书编写和汇编大约花费了 2 年的时间。这本教科书是编辑委员会和委员会主席 Yong Ahn 教授努力的成果。书中介绍的大多数手术技术、设备和方法都是当今大多数韩国 MISS 外科医生实际使用的。读者们，请关注本书中脊柱内镜手术（ESS）的各个领域，因为韩国 ESS 开发了各种新技术，并在世界知名的科学期刊上发表了他们的临床结果。

我希望读者能对作者的观点感到满意，从而更好地理解这些技术及其临床应用。KOMISS 真心希望这本书在全球范围内有用，特别是帮助那些第一次打算在他 / 她的实践中应用 MISS 的年轻脊柱医生。

KOMISS 应该尽快出版下一版英文版的 MISS 教科书。如今，医学科学的发展如此之快，这本书不应该落后。

Seoul, Republic of Korea　　Chun-Kun Park

目录

第一部分

介绍

第 1 章　脊柱微创手术的历史

Chun-Kun Park, Seong-Kyun Jeong, Yong Ahn

1　引言

少即美。——对脊柱微创手术（MISS）的描述可以总结成这句话。

自现代脊柱外科手术开始以来，减轻患者的疼痛、加速康复、防止因正常组织损伤而引起的退行性变化和不稳定一直是许多脊柱外科医生关注的问题。由于各种手术方法的发明和手术器械的改进，目前的脊柱手术技术使其能够以更小的手术切口、较少的结构损伤来治疗更大范围的脊柱疾病。

MISS 的治疗范围已经从传统手术方法无法覆盖的简单经皮手术扩大到可用传统手术方法治疗的疾病，如肿瘤和畸形。正如腹腔镜胆囊切除术已被确立为普通外科中症状性胆结石的标准治疗方法、前列腺癌机器人手术在泌尿外科中积极开展一样，微创手术应被视为脊柱外科的首选的时代也已经到来。

尽管在 MISS 的发展阶段存在一些被认为是缺乏证据或因致命副作用而停止的治疗，但脊柱外科医生并没有感到沮丧，并克服了重重困难，纠正了许多错误。目前 MISS 发展成熟，治疗科学，真正对患者友好，不应因经济原因及无底线的护理而对其存在偏见。

在这一章中，我们将通过介绍从最初到现在所出现的各种治疗方法，并分析探讨其意义，来试图了解 MISS 的现有地位。

2　MISS 的起源

1963 年，Smith 成为世界上首位尝试经皮椎间盘治疗的医生。他报告说，可以通过将木瓜凝乳蛋白酶（一种从番木瓜果实中提取的酶）注射到椎间盘中来降低椎间盘内压力。这种方法被称为化学髓核溶解法，在 1984 年之前曾开展数千例，但由于致命的超敏反应和横贯性脊髓炎而不再进行。然而，这种治疗为椎间盘治疗的未来发展提供了一个创新思路。

1977 年，Yasargil 和 Caspar 进行了首例腰椎间盘突出的显微手术。习惯利用显微镜进行脑外科手术的神经外科医生很快就接受了显微镜手术，认为其或许有助于椎间盘摘除。为了使位于深处的椎间盘病变视野变亮，传统的肉眼手术中需要做大切口和大范围的解剖。然而，使用显微镜治疗椎间盘疾病可以使手术切口更小，视野更大、更明亮。尽管显微镜下椎间盘切除术现在被公认为标准的椎间盘突出症的治疗方法，但在当时它却是一种开创性的微创手术（MIS）方法。

1973 年，Kambin 成为首位对椎间盘进行经皮手术的外科医生。他在开放式腰椎间盘切除术中使用最初用于骨活检的 Craig 套管进行椎间盘减压。他一直在不断研究经皮椎间盘手术的方法。他在 1988 年报道了一个“安全三角作业区”，该作业区被称为 Kambin 三角，是使用经椎间孔入路进行脊柱内镜手术（ESS）的一个里程碑式的发现（图 1.1）。

以上的每种方法都可以代表 MISS 的椎间盘内治疗、MIS 减压融合、脊柱内镜手术。

3　脊柱内镜手术（ESS）

ESS 是一种根据 MISS 原理优化的方法，它占据了 MISS 的很大一部分。过去，这种治疗方法仅限用于腰椎间盘突出。然而，现在可以治疗游离椎间盘和胸椎及颈椎病变，甚至可以通过 ESS 实现椎管狭

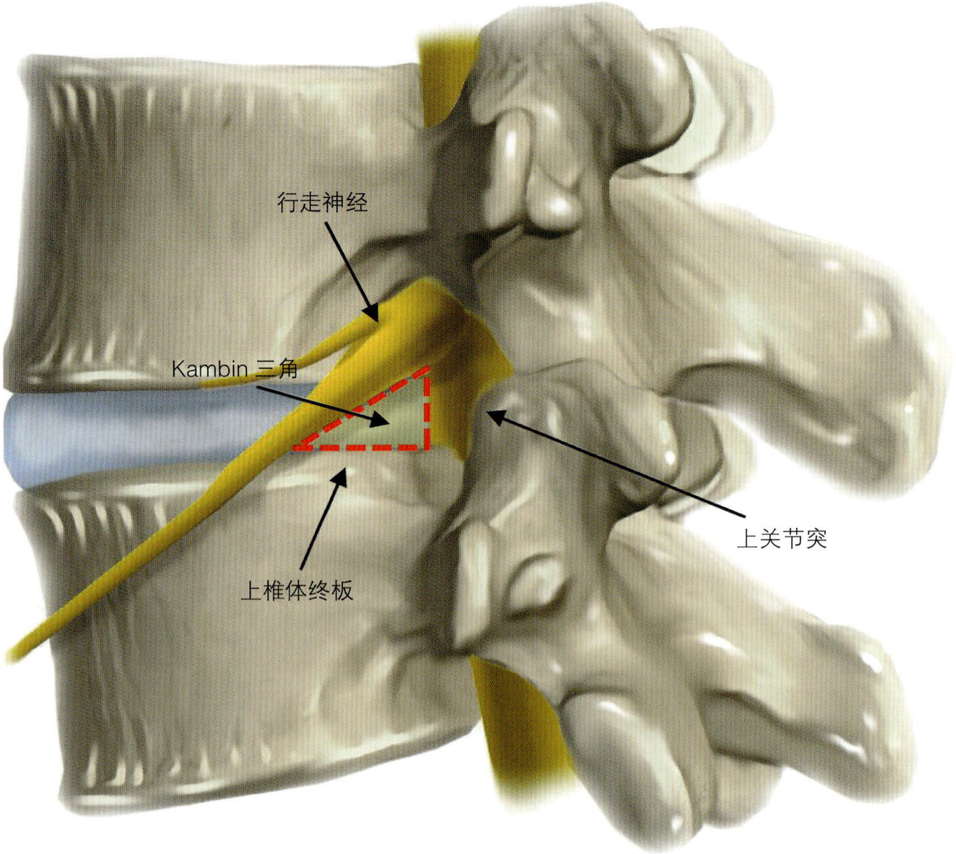

图 1.1 Kambin 三角及其边界

窄的减压融合。

20 世纪 70 年代，Kambin 和 Hijikata 各自尝试了一种经皮椎间盘的手术方法。然而，它们是非直接可视化的盲操作。在矫形外科领域，Watanabe 等自 1950 年以来一直在开展关节镜手术。自 20 世纪 80 年代以来，Kambin 尝试通过关节镜进行经皮椎间盘手术。当时，Kambin 将他的内镜手术称为“关节镜下显微椎间盘切除术”。

为使用内镜开展椎间盘手术，需要采用专门的方法来明确手术中的目标病变。1988 年，Kambin 报道了术中椎间盘造影的模式；1989 年，Schreiber 等报道了一种使用靛蓝胭脂红的椎间盘染色方法。到目前为止，这些方法都在 ESS 中使用。

1991 年，Leu 和 Karl Storz 推出了一种内镜，可以直接目视检查椎间盘内部。他们开发了一种用于双侧双通道入路的“椎间孔镜”。由于它是可重复使用的，“椎间孔镜”在市场上已经使用了很长时间。1993 年，Meyer 首次使用椎间孔镜，将使用椎间孔镜的 ESS 称为“经皮内镜腰椎间盘切除术（PELD）”。1996 年，Mathew 与 Danek 合作推出了第一台光纤内镜。然而，它不可重复使用、成本相对较高，因此很快就从市场上消失了。

2000 年左右，经椎间孔内镜腰椎间盘切除术（TELD）中出现了两种创新式内镜手术方法和器械（图 1.2）。1999 年，Anthony Yeung 与 Richard Wolf 合作推出了一种内镜仪器。这种能够工作通道、冲洗通道和视频 CCD 同时拾取的多通道内镜被称为 YESS（Yeung 内镜脊柱系统）。此外，Yeung 还引入了“由

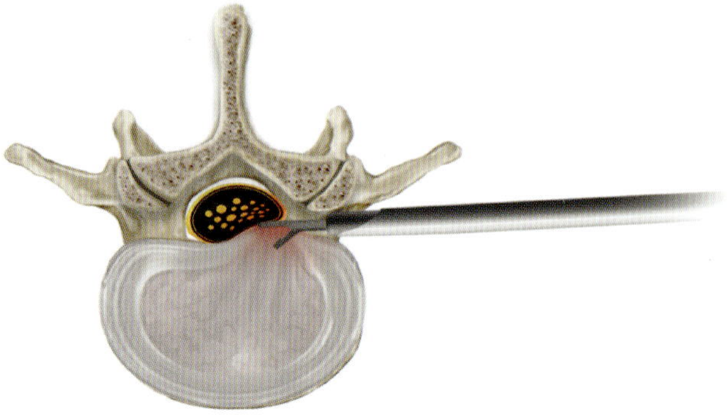

图 1.2 经椎间孔内镜腰椎间盘切除术（TELD）

内向外”的技术，在内镜手术开始时将套管放置在椎间盘内。YESS的设计适用于“由内向外”的技术。

1999年至2002年，Thomas Hoogland与Joimax共同开发了THESYS（Thomas Hooglad内镜脊柱系统）。Hoogland在椎间盘摘除前使用专用铰刀扩大椎间孔。与之前的方法相比，Hoogland的方法被称为“由外而内”的技术。与“由内向外”的技术一起，这两种方法后来成为TELD最著名的基本原理。

2007年，Lee等报道了一种结合了这两种方法优点的“半对半”技术。这种方法主要由韩国Wooridul医院的脊柱外科医生使用。目前，TELD越来越趋向于根据患者病变的位置选择定制治疗，而不是“由内向外”或“由外向内”。

许多韩国脊柱外科医生为扩大内镜椎间盘切除术的适应证做出了贡献。2004年，Ahn等报道了TELD治疗复发性腰椎间盘突出症的有效性，并在2005年报道了前路内镜下颈椎间盘切除术。2008年，Choi等报道了一种使用椎间孔成形术治疗严重的椎间盘脱出的手术方法。Choi等于2010年报道了经椎间孔内镜胸椎间盘切除术。

在Kambin三角进行的内镜椎间盘手术有几个“障碍”，包括髂嵴高位患者的入路和中央或外侧隐窝狭窄的减压等方面的问题。2005年，Ruetten报道了一个可以通过板间入路解决这些问题的想法，并将其命名为全内镜。取这个名字的意义是，将其与显微内镜或硬膜外腔镜手术区分开来。2007年，Ruetten还报道了一种使用全内镜的颈后路椎间孔切开术（PCF）。

另一种治疗狭窄的方法是单侧双通道脊柱内镜手术（UBE）（图1.3）。2015年，Soliman报道了

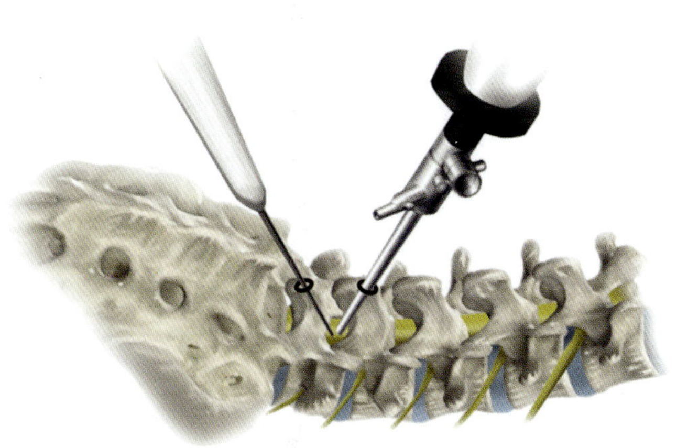

图1.3　单侧双通道脊柱内镜手术（UBE）

一种称为冲洗内镜减压椎板切开术的椎管狭窄减压方法，并首次尝试了目前使用的UBE方法。这种方法后来被称为双通道脊柱内镜手术（BESS），现在被术语UBE取代，以将其与早期使用的双侧双通道脊柱内镜手术区分开来。由于这种方法应用了许多显微外科技术，因此被公认为一种熟悉显微技术的外科医生可接受的技术。自2016年Eum等在《脊柱神经外科杂志》（*JOURNAL OF NEUROSURGERY-SPINE*）上发表报道以来，韩国的许多脊柱外科医生一直在全国范围内进行UBE。由于他们的努力，适应证已迅速扩展到过去几年中必须通过常规开放手术解决的疾病。

关于内镜融合技术，目前正在研究使用Kambin三角的经椎间孔融合方法、Harms在开放手术中使用的经椎间孔椎间融合（TLIF）的入路方法（单通道或双通道）以及使用侧方腰椎间融合（OLIF）入路的仅间接减压（+经皮螺钉）方法。

2017年，腰椎内镜减压在美国医学会的官方编码资源CPT 2017中登记注册，包括迈阿密大学医院和耶鲁医学院医院在内的许多大学医院也在其培训课程中引入ESS。

4　MIS减压与融合

1977年，Yasargil的显微脊柱手术被引入并被确立为许多脊柱疾病的标准治疗方法。然后，研究了一种更小手术切口的方法，用来改善治疗效果。1997年，Foley等报道了一种称为显微内镜椎间盘切除术（MED）的技术，该技术在视野范围内使用内镜操作（图1.4）。在这种方法中，使用灵活臂固定配备有内镜的管状牵开器，然后将显微镜手术器械插入管状牵开器中进行手术。在监视器上观察内镜屏幕的同时，用显微镜器械进行手术是一个非常好的想法，但在掌握这项技术之前，匹配工作视野具有一定的挑战性。

1999年，推出了METRx系统，对MED系统进行了改进。该系统不是将内镜安装在管状牵开器上，而是一种改进的产品，允许使用者通过显微镜看到手术区域，提供了一个更加方便用户的工作环境。

1997年，Spetsger等报道了一种单侧椎板切开术治疗腰椎管狭窄症双侧减压（ULBD）的方法。在这

图 1.4 显微内镜椎间盘切除术（MED）

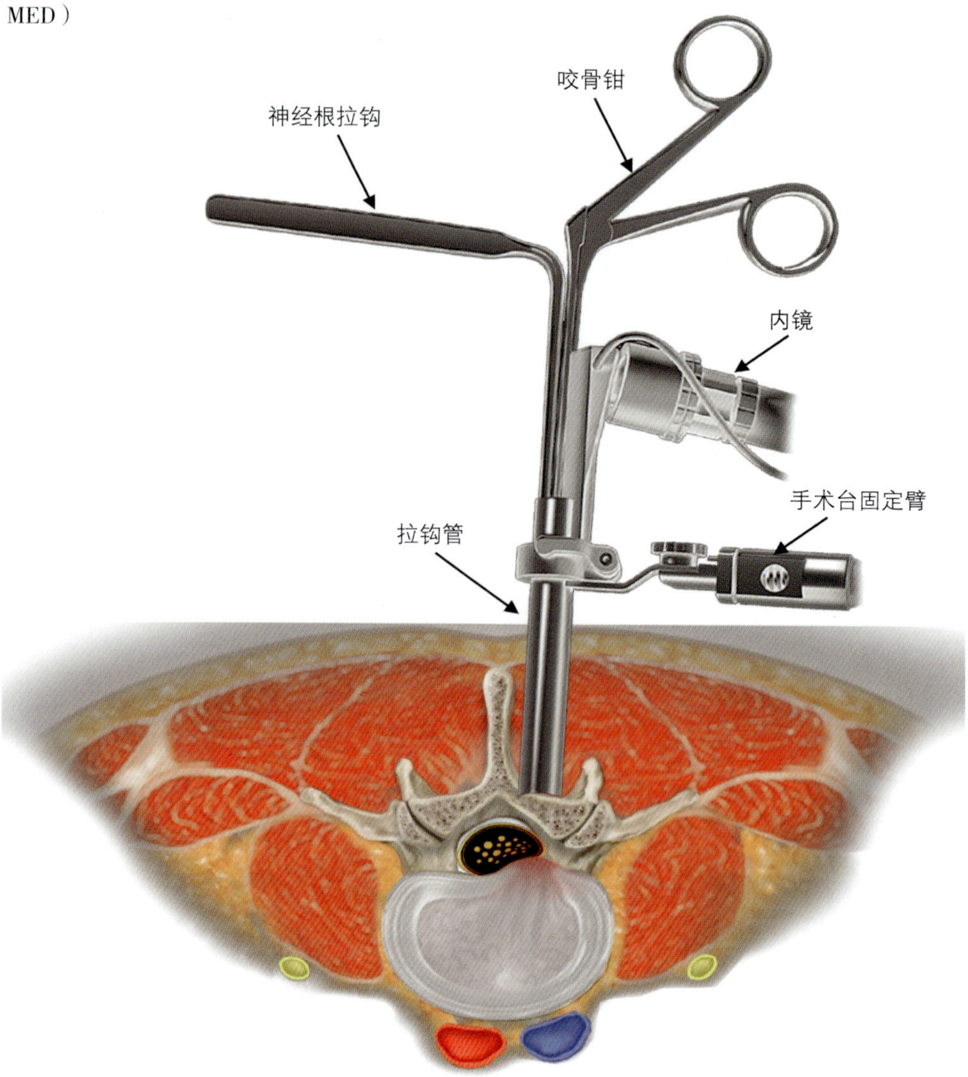

种方法中，在单侧肌肉剥离后，在同侧进行椎板切开术，然后通过下椎板下切除进行对侧减压。

2002 年，Fessler 等使用管状牵开器进行了 ULBD，以实现微创减压。

Magerl 是于 1977 年首位进行经皮螺钉固定和融合术的外科医生。1982 年，当 C 臂成像显示椎弓根长轴时，他公布了经皮螺钉置入技术。置入的螺钉与外部脊柱骨骼临时固定连接，直到融合。从目前的角度来看，Magerl 的方法似乎是一种复杂的手术方法，担心患者因外固定而导致不适和感染。然而，在当时，与使用钉棒系统固定 5 个节段（包括责任节段上方和下方的 2 个节段）椎体的开放式手术相比，这是一种仅固定 3 个节段椎体来进一步保留活动节段的手术方法。

1999 年，Wiesner 等报道了一种改良自 Margerl 方法的经皮椎弓根螺钉方法。这种方法至今仍被广泛使用，通过借助 X 线正侧位图像将克氏针插入椎弓根和椎体连接处。

经皮螺钉固定的挑战在于如何连接和固定螺钉。为了解决这个问题，Mathews 等于 1995 年在内镜视野下将螺钉与钢板连接起来。

解决这个问题的人是 Foley 等。2001 年，他们开发并使用了一种应用六分仪原理的杆固定装置（图 1.5）。在 C 臂的帮助下，在没有直接可视化的情况下连接杆。从那时起，出现了更多以各种方式连接杆的设备。他们还改进了 Harms 技术，并报道了首例使用管状牵开器的微创 TLIF。

1995 年，Zucherman 是首位经皮置入椎间融合器的医生。他通过腹腔镜腹膜内入路进行了前路腰椎间融合术（ALIF）。然而，腹腔镜手术技术很难

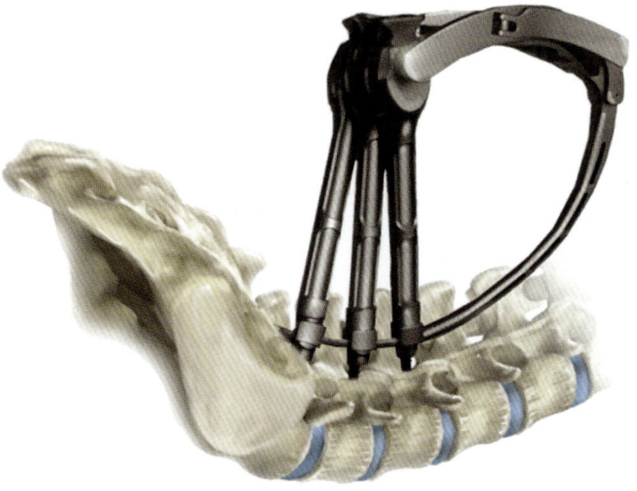

图 1.5　使用 Sextant™ 系统的经皮螺钉固定

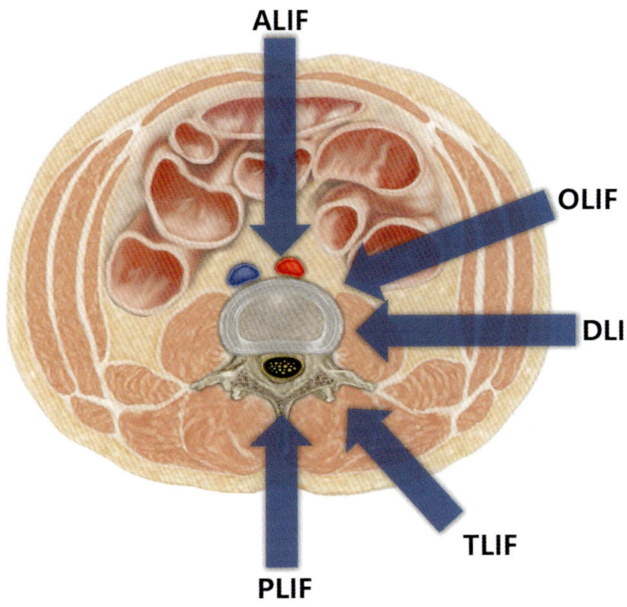

图 1.6　根据入路方向的椎间融合方法

掌握，因此脊柱外科医生更偏好 Mayer 在 1997 年引入的微创 ALIF 方法。他采用腹膜后入路，L2–L3、L3–L4 和 L4–L5 采用侧卧位，L5–S1 采用仰卧位经腹膜入路，其中腹膜后入路后来被称为斜外侧入路腰椎间融合术（OLIF）（图 1.6）。

2006 年，Ozgur 等发表了一种通过腰大肌进入椎间盘间隙的手术方法，并将其命名为极外侧椎间融合术（XLIF）。2009 年，Knight 等报道了一种类似于 XLIF 且更为流线型的直接外侧椎间融合术（DLIF）。这两种方法的主要区别仅仅为使用不同的手术器械，而手术步骤几乎相同。

2009 年，Santoni 等发表了一种使用皮质骨的中线腰椎间融合术（MIDLIF）手术方法，该方法仅用于改变现有椎弓根螺钉轨迹。这种方法比传统的后路腰椎间融合术（PLIF）手术切口更小，并且对骨质疏松患者更友好。

2021 年，Bae 等报道了一种经脐腹膜后腰椎融合术方法，该方法的切口比微创 ALIF 还要小。

与腰椎一样，胸椎的微创手术（MIS）可以使用管状牵开器内镜入路或后入路。1997 年，Jho 通过经椎弓根入路进行了内镜胸椎间盘切除术。

然而，由于胸脊髓的性质，通常需要前入路来解决病变，胸脊髓容易受到压迫和牵拉。在总结了普通胸外科电视胸腔镜手术（VATS）的经验后，首次开展了 MIS 胸椎前入路。1993 年 Mack 等首次尝试这种方法。1991 年至 1993 年，他们对 10 例患者进行了椎间盘切除术、融合术、活检术和脓肿引流术。

除了使用 VATS，还通过最小化开胸手术切口发展并实施了其他 MIS 技术来处理如椎间盘钙化和 OPLL 等各种胸部疾病，患者的预后也令人满意。

颈前路椎间盘切除融合术（ACDF）在颈椎病治疗中占有重要地位。除了切口不明显，这些手术方法还很少引起肌肉损伤，而且在手术过程中几乎没有出血。此外，颈前部充满了盲操中不应损伤的结构。缺点是融合后会减少活动度。除内镜治疗外，可供选择的 MIS 技术还有颈前路椎间孔切开术（ACF）和颈后路椎间孔切开术（PCF）。Jho 于 1996 年首次报道了目前使用的 ACF，并于 2002 年修改了自己的技术后再次报道。2007 年，Choi 等报道了改良的经肌肉的 ACF。关于 MIS PCF，Fessler 小组的 Roh 等于 2000 年使用管状牵开器对 MED PCF 进行了研究，2002 年报告了同一小组的临床结果。

在近 10 年，在术中 O 臂和导航设备的帮助下，可以更准确地直达病变。此外，使用机器人技术或增强现实技术的脊柱手术正在临床逐步开展。

5　椎间盘内治疗

椎间盘内治疗是 MIS 史上首类治疗。目前，ESS 主要负责与椎间盘突出相关的 MIS 治疗，但椎间盘内治疗为在发展过程中应用于内镜治疗提供了一些重要的思路。

始于1963年的化学髓核溶解术，即使现如今已不再开展，但它证实了椎间盘内减压的治疗潜力。1984年，Choy等报道了使用Nd:YAG激光的经皮激光椎间盘减压术（PLDD），1992年，Davis报道了使用KTP激光的PLDD。这些方法具有局限性，一是无法直接治疗椎间盘突出，二是只能治疗椎间盘向前突出而无法治疗侧方脱出的椎间盘。然而，他们尝试使用激光治疗椎间盘疾病是有意义的，而且他们的方法相对简单。

Onik等于1985年报道了自动经皮髓核切除，相关手术设备能够在将绞刀插入椎间盘后，利用负压抽吸出许多髓核碎片。这种方法也很重要，因为它尝试了通过椎间盘内减压来治疗椎间盘疾病，且不会出现危及生命的超敏反应（超敏反应正是化学髓核溶解术的一个不可避免的弊端）。

之后，随着ESS成为椎间盘突出的主要MIS治疗方法，椎间盘内治疗被研究用于慢性盘源性背痛。

2000年，Saal等报道了经皮穿刺纤维环电凝术（IDET），将带有温控热阻线圈的导航导管插入椎间盘。插入的热丝使胶原纤维收缩，凝固入侵的神经末梢，进而稳固纤维环并减轻患者的疼痛。

纤维环成形术现在可以通过内镜进行。2010年，Lee等指出，在纤维环撕裂处观察到的肉芽组织是盘源性背痛的诱因，并报道了内镜激光纤维环成形术这一结果：使用Ho:YAG激光治疗30例患者，其中有27例减轻了盘源性背痛。

此外，在20世纪90年代至21世纪初，人们引入了几种经皮椎间盘内装置，但由于担心其治疗效果和成本效益，除瓣环/核成形术外的其他治疗方法都“消失”了。慢性背痛有多种原因，包括纤维环撕裂、小关节、骶髂关节和肌筋膜起源。椎间盘内治疗的关键是正确选择适应证，准确治疗病变，避免仅凭症状而不计后果的治疗。

6 其他经皮治疗

Galibert于1987年首次报道了经皮椎体成形术（PVP）作为脊柱血管瘤的治疗方法。然后，在1997年，Jensen尝试使用聚甲基丙烯酸甲酯（PMMA）进行PVP治疗骨质疏松性压缩骨折。后来，它也被用于治疗由转移性脊柱肿瘤引起的疼痛。

自1998年美国食品药品监督管理局（FDA）批准这种球囊骨填塞术以来，后凸成形术一直在积极开展。Reiley在2001年对此进行了总结，他认为后凸成形术可以减少急性骨折，并可以控制PMMA的放置，改善畸形和疼痛。这些方法可用于治疗骨折，并且不会导致神经系统恶化。

7 总结

MISS并不是与传统的脊柱手术相对立，相反，它是一种为患者追求最佳效果的先进手术技术。这是一种通过技术进步最大限度地减少患者伤害并使患者更易于接受的治疗方法。随着MISS经验的积累，在脊柱开放手术的诸多情况下，可以用MISS作为代替方法。MISS已经成为脊柱外科医生应该掌握的重要技能，MISS将引领脊柱外科的未来。

参考文献

第 2 章　脊柱微创手术的基本概念和术语

Jin-Kyu Park

1　引言

技术和外科技术的进步和演变推动了包括脊柱外科在内的各种外科领域中微创方法的创建，微创手术技术已经彻底改变了脊柱外科领域。在包括成像、内镜和导航系统在内的技术进步的同时，微创技术也取得了显著进展。目前，脊柱微创手术（MISS）技术被用于治疗各种脊柱疾病。MISS 的应用最初仅限于治疗腰椎间盘突出症和椎管狭窄等腰椎间盘疾病。据报道，MISS 在脊柱畸形和转移性脊柱疾病等传统上通过开放手术治疗的疾病治疗中也得到了应用。

尽管 MISS 的确切定义尚未达成一致，但其核心原则却是一致的。MISS 旨在有效治疗脊柱疾病，同时最大限度地减少开放手术相关的缺点，如附带软组织损伤、失血、住院时间增加以及术后并发症风险。

2　主要内容

一些字典中对“微创”一词的定义为，“尽可能少地切开躯体”。正如这个定义所暗示的，微创手术的基本原则之一是通过一个小的手术窗口进行手术，这减少了与手术暴露相关的任何肌肉和软组织损伤。MISS 的另一个关键原则包括尽量减少对肌肉骨骼系统的任何附带损伤以及保护正常解剖结构，这可以减少住院时间和减轻术后疼痛，进而与患者的总体预后相关。

在过去的几十年里，科学技术和手术技术不断进步，使外科医生能够通过更小的切口进行脊柱手术。从发现木瓜凝乳蛋白酶及其化学髓核溶解术开始，已经发展出了几种经皮技术。Smith 成功应用木瓜凝乳蛋白酶治疗腰椎间盘突出症。MISS 的其他经皮入路包括经皮髓核切除术、激光椎间盘切除术和创新的髓核切除术。MISS 的主要技术进步之一是，显微椎间盘切除术中管状牵开器系统的开发。该系统可以保护中线肌肉和韧带结构。据报道，管状牵开器系统已经在腰椎间盘切除术和椎管减压等各种手术中应用。随着手术设备的改进，经皮螺钉置入技术得到了发展。这项技术可应用于各种手术，尤其是椎间融合、脊柱畸形矫正手术和脊柱创伤治疗。

MISS 领域的另一个里程碑是内镜在脊柱手术中的应用。内镜脊柱手术的第一个适应证是经皮内镜腰椎间盘切除术，该手术未在直接可视化下进行。后来，Yeung 使用了 Yeung 内镜脊柱系统，该系统可以直接显示病变。自那以后，脊柱内镜手术得到了显著的发展。脊柱内镜手术现在可以用于治疗整个脊柱。内镜技术在脊柱手术中的应用包括通过椎间孔和椎板间入路进行的内镜腰椎间盘切除术，以及在治疗椎管狭窄中进行内镜减压、内镜椎间融合和内镜治疗硬膜内病变，这些手术也显示出了巨大的前景。

3　总结

微创脊柱手术的主要原则是最大限度地减少肌肉和软组织损伤，同时与传统的开放手术相比，获得同等或更好的结果。

微创脊柱手术可以保持正常的脊柱功能，从而减轻术后疼痛和减少恢复时间，并改善患者的整体预后。

过去，“脊柱微创手术”一词主要与通过内镜和显微内镜进行的椎间盘切除术有关。随着技术和手术方法的改进，MISS 的应用也在不断发展，该术语的使用范围也在扩大。MISS 一词可用于描述广泛的脊柱手术，包括内镜脊柱手术、开放式显微椎间盘切除术以及脊柱畸形和转移性脊柱疾病手术等。随着成像、导航和机器人技术的进一步发展，MISS 技术的应用也将继续扩展。

参考文献

第 3 章　脊柱微创手术的学习曲线和并发症

Yong Ahn

1　引言

近来，由于患者需要维持生活质量并寻求术后的快速恢复，各种脊柱微创手术（MISS）技术引起了脊柱外科界的关注。在传统的开放手术中，在手术过程中使用管状牵开器系统和经皮器械可以减少不必要的手术暴露和组织损伤。这种保留组织的方法可以确保足够理想的手术结果、更少的不良事件及更早的复工。

然而，必须克服关键的入门障碍和学习曲线。标准脊柱外科医生不熟悉 MISS，需要广泛的培训才能获得最佳的临床结果。培训应持续进行，直到达到学习曲线的截止点或渐近线。

MISS 的特有并发症是学习过程中遇到的挑战之一。应充分预防或管理硬脊膜撕裂、不充分减压或复发、器械错位、血肿和感染。

本章描述了 MISS 学习曲线的特点，并讨论了如何管理这些特有并发症的复杂性。

2　脊柱微创手术的基本概念

微创手术指的是采用更小范围的显露与更小的手术切口，以减少组织创伤。与传统的开放手术不同，MISS 使用带管状装置的经皮或肌肉剥离通道，最大限度地减少手术过程中的组织损伤（图 3.1）。保留正常组织可能会带来临床益处，如降低围手术期副损伤、减少失血、缩短住院时间和更早回归正常生活。MISS 技术通常使用管状牵开器系统或经皮器械装置对皮肤切一个小口。

3　脊柱微创手术的学习曲线

3.1　什么是学习曲线?

外科手术中学习的曲线可用一个图形表示，该图形显示平均每个外科医生独立开展手术的时间和 / 或手术次数。1885 年，Herman Ebbinghaus 在学习心理

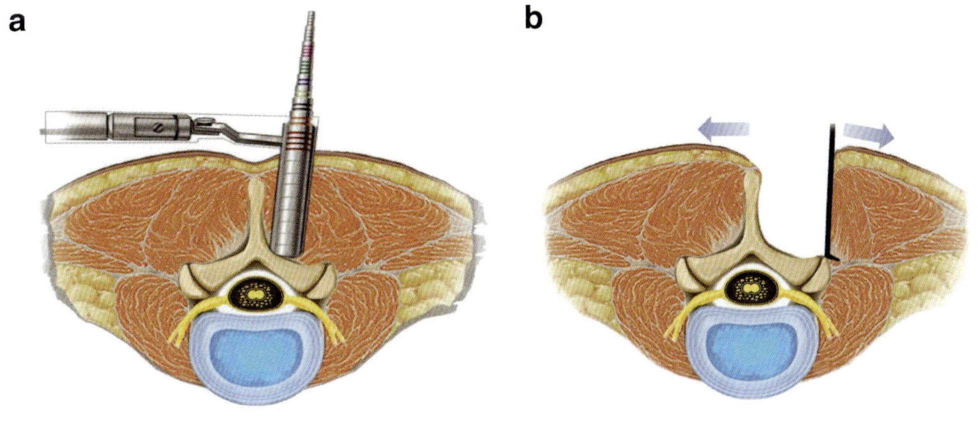

图 3.1　微创脊柱手术的基本原理。使用管状装置进行经皮或肌肉剥离通路可以最大限度地减少手术过程中的组织损伤（a）。相比之下，传统的开放手术可能导致相当大的肌肉损伤和术后背部疼痛和残疾（b）

学领域首次描述了学习曲线的概念。1909 年，Bryan 和 Harter 首次使用了“学习曲线”一词，它代表了一个图表，描绘了一段时间内电报式语言的掌握。1936 年，Wright 描述了学习曲线对飞机工业生产成本的影响。基于这种想法，手术次数越多，所需时间就越短。

学习曲线通常由 3 个元素组成：①初始起点；②学习率；③达到专家水平或熟练操作的渐近线，此时可以在该平台期继续“学习”（图 3.2）。

人们所熟悉的“陡峭的学习曲线”一词在术语上仍然令人困惑且存在争议。一些作者指出，陡峭的学习曲线是可实现的，而外科手术历来被认为很难学习。

然而，在少数情况下，更陡的曲线代表更快的学习进度，这与该术语的意义相反。

3.2　学习曲线的临界点

研究学习曲线的重要目的之一是确定外科医生职业生涯中（早期）训练或（后期）已受训阶段的临界点或区域。可以通过两种方式确定该临界点。首先，它可以是学习曲线通过累积与分析后趋于平稳的渐近线。其次，它可以根据专家的经验或一些研究中的文献综述被随机选择。早期组和晚期组之间可以进行简单的二分比较。理想情况下，曲线中的渐近线和组别对比应在学习曲线研究中同时被证明。

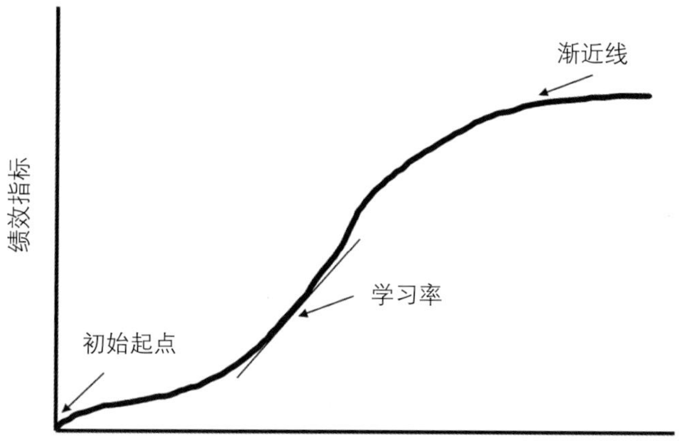

图 3.2　学习曲线通常由 3 个元素组成：①作为初始情况的初始起点；②学习率；③达到专家水平或熟练操作的渐近线

3.3　结果指标：任务效率指标与患者结果指标

一般来说，学习曲线研究中有两类结果指标：一类是任务效率指标，包括手术时间、失血量、切除组织量和手部运动次数；另一类是患者结果指标，包括总体结果、疼痛评分、功能状态、并发症情况、需要翻修手术情况和生存率。

作为任务效率指标中最常用的结果指标是手术时间或手术持续时间。手术时间有助于客观、定量地评估学习进展状况。因此，在大多数学习曲线研究中，手术时间被用作学习过程的主要指标。在大多数研究中，临界点是根据手术时间确定的。其他任务效率指标，包括麻醉时间、透视时间、估计的失血量和螺钉放置的准确性，也可以用来进行评估。

然而，不能仅使用超前的任务效率指标来评估实用医学的技术水平。相反，可以使用患者结果指标来评估对手术技术的真正掌握。由于以下原因，目前报告的临界点可能不适合用患者结果指标来评估。首先，结果衡量标准可能是多样化的，难以量化。其次，可能需要更多的时间或案例来达到学习曲线的平稳期。然而，临床平稳期或“已掌握”水平也应使用患者结果指标进行评估，包括总体结果、疼痛评分、并发症情况和手术失败情况。

3.4　当前脊柱微创手术的学习曲线

大多数研究基于简单的任务效率指标（包括手术时间）来评估临界点。然而，一些研究也证明了患者结果的临界点，如疼痛评分、成功率和并发症。理想的学习曲线研究应该更多地关注患者结果指标，而不是简单的任务效率指标。一些研究在方法论方面利用累积和分析描绘了具有渐近线的实际“学习曲线”。相反，其他研究仅通过早期组和晚期组之间的二分比较显示结果。学习进度可能受到手术指征、训练状态、手术技术和结果测量的影响。因此，需要对 MISS 的学习曲线进行仔细解释。

4　脊柱微创手术的典型并发症

微创手术通常在内镜或透视引导下使用带小型

管状牵开器的经皮入路进行。因此，在下列情况下，可能会发生与微创手术相关的特有不良事件。首先，相对较小的手术范围可能导致减压不充分或损伤正常组织；其次，复杂的双手运动可能在精细的组织解剖情况下受到限制，如硬膜修复或组织回缩；最后，与显微镜手术中的三维视觉不同，透视或内镜手术只能提供二维图像。

与 MISS 相关的典型并发症包括意外的硬膜撕裂、不完全减压、螺钉错位以及罕见的血肿或感染。

意外的硬膜撕裂

最严重的并发症之一是意外的硬膜撕裂（图 3.3a）。一项综述显示，伴有脑脊液（CSF）漏或硬膜撕裂的神经根型疾病是微创椎间融合术后最常见的并发症。这也是 MISS 学习曲线陡峭的主要原因所在。在有限的管状或内镜术野下，组织操作不当可能导致意外的硬膜损伤。在水介质内镜手术中，术中也许会忽略伴有 CSF 漏的硬膜撕裂。未被识别或忽视的硬膜撕裂可能会导致严重的术后疼痛或神经功能受损。此外，即使得到认可，也无法原地进行初始修复。硬膜撕裂严重的患者通常需要转为开放手术。

不完全减压

狭窄的视野和有限的手术装置会导致不完全减压与持续疼痛（图 3.3b）。内镜或管状手术的解剖方向与标准开放手术明显不同，因此脊柱外科医生可能不熟悉微创手术入路。不完全减压导致的手术失败率更高，尤其是在初学者阶段。

螺钉错位

经皮椎弓根螺钉内固定是一种典型的 MISS 技术。然而，经皮手术依赖于透视，而非暴露于开放组织。因此，脊柱外科医生无法在螺钉插入过程中检查典型的解剖标志。因此，使用透视仪器可能会导致螺钉错位（图 3.3c）。

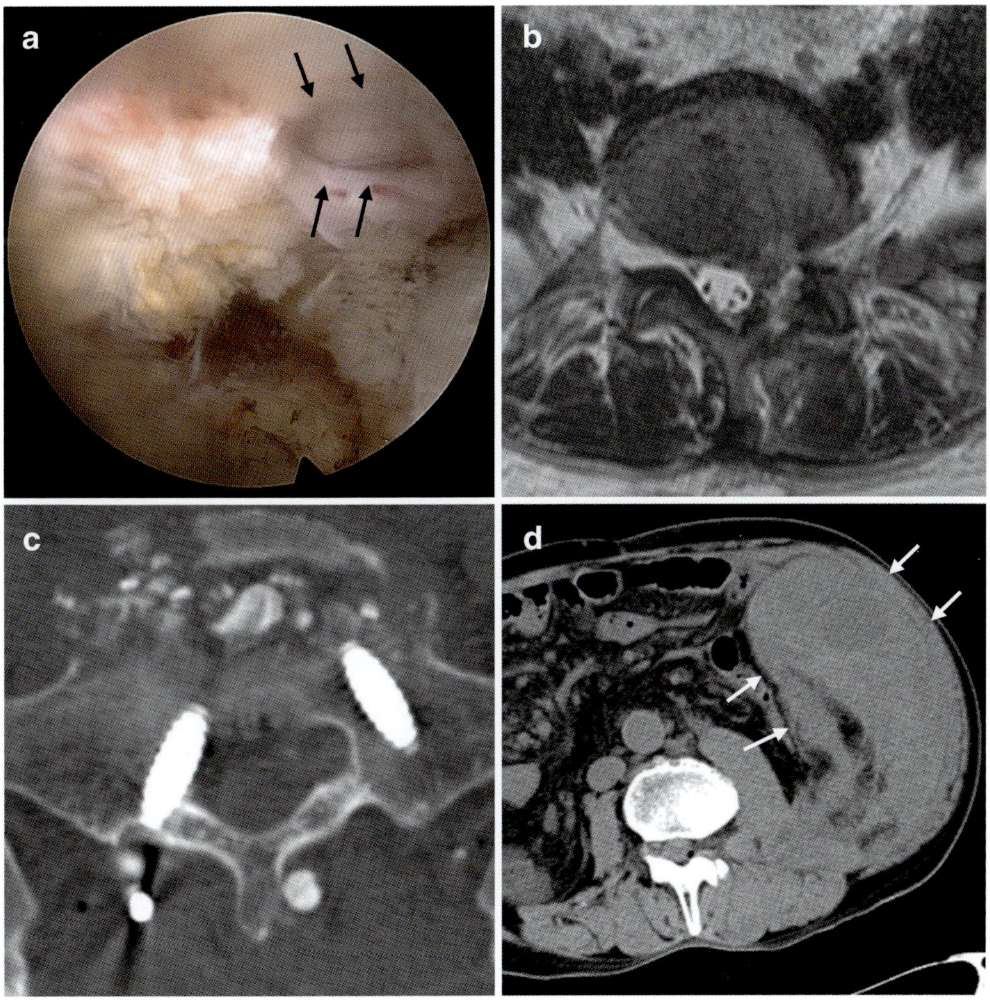

图 3.3　微创脊柱手术的典型并发症。a. 硬膜撕裂是最常见、最严重的不良事件。注意经皮内镜下腰椎间盘切除术中硬膜撕裂（箭头）。b. 有限的手术暴露可能导致不完全减压。c. 不适当使用经皮装置可能导致螺钉错位。d. 手术入路错误可能导致血肿或感染等入路相关并发症。注意经椎间孔内镜下腰椎间盘切除术后的腹膜后血肿（箭头）

罕见的血肿或感染

MISS 最独特的好处之一是很少出现术后出血或感染。较少的组织暴露和肌肉保留方法可以减少正常组织损伤和随后的血肿和感染。然而，可能会发生罕见的与入路相关的出血或感染。例如，在经椎间孔内镜腰椎间盘切除术中，不适当的经椎间孔入路可能会损伤腰根动脉，并导致腰大肌出血或腹膜后血肿（图 3.3d）。虽然罕见，但经皮椎间盘内减压手术也可能会导致术后椎间盘炎或手术部位脓肿。

如何加快学习曲线进程并预防并发症

通常，标准的脊柱外科医生在住院或培训期间几乎没有机会学习微创手术。因此，需要一个系统的培训课程来加快学习曲线进程并减少并发症。典型的培训计划包括以下要素：带有手术视频的概念性讲座、带有假人模型的实践研讨会、尸体解剖研讨会，以及在实际病例中由高级外科医生监督的床旁实践。在特定的学习课程之前，必须进行常规开放或显微镜手术的大量培训，才能有效学习微创技术，因为它可以为受训者提供神经血管和肌肉骨骼组织的主要感觉。

新技术的开发可以使手术更简单，并防止不良事件的发生。术中导航技术或定位方法可以提高手术的准确性和成功率。开发专门用于微创方法的手术设备可能会提升其有效性。

除了技术方面，恰当的患者选择对于掌握 MISS 技术也至关重要。建议在初学者阶段对典型的、不复杂的情况进行 MISS，直到到达学习平稳期。达到“已掌握”水平后，外科医生可以解决更复杂的问题。在“学习”期间，手术指征缺乏一致性将使该技术更加复杂。

5　总结

微创脊柱手术技术已经在多个方面发展起来：

（1）使用管状牵开器的肌肉保留方法。

（2）在透视引导或导航系统下的经皮器械。

（3）经皮硬膜外或椎间盘内治疗，改善组织粘连或缓解疼痛。

（4）使用工作通道内镜的脊柱内镜手术。

然而，陡峭的学习曲线及其相关的并发症可能导致手术失败。应开展广泛和系统的培训课程并发展技术，以克服这些困难。

参考文献

第二部分

脊柱内镜手术

第 4 章　全脊柱内镜手术的历史和基本概念

Sang Gu Lee

1　引言

现有治疗腰椎间盘突出症（LDH）引起的腰椎神经根病的主要手术技术是开放显微椎间盘切除术。自 Dandy 于 1929 年报道以来，椎间盘疾病的外科治疗一直是脊柱外科医生面临的一个挑战。

1934 年，Mixter 和 Barr 首先报道了外科切除的椎间盘病理，这种疾病通常被描述为下腰痛或坐骨神经痛。1977 年，首例显微镜下椎间盘切除术由 Yasargil 和 Caspar 完成。

在手术显微镜下进行的椎间盘手术可以准确、安全地取出突出的椎间盘，避免了许多神经系统并发症。脊柱手术在引入显微椎间盘切除术后发展迅速，而随着人类寿命的延长，各种术后并发症也相继出现，需要额外的手术程序。微创脊柱手术在降低与脊柱手术相关的周围和术后发病率方面发挥着重要作用。

脊柱内镜手术是微创脊柱手术的主要领域。

在脊柱内镜手术的早期，许多脊柱外科医生因设备差、内镜分辨率低而避免采用脊柱内镜手术。随着光学技术和显微外科设备方面的进步和发展，脊柱内镜手术更容易取得理想的手术效果。在未来，脊柱内镜手术预计将在机器人辅助脊柱手术领域发挥主导作用。

2　脊柱内镜手术的历史

2.1　脊柱内镜手术的基础

1964 年，Lyman Smith 发表了一篇关于用酶溶解髓核的论文，他将这种技术称为化学髓核溶解术。当时已知一种名为 Chymopapain 的酶，它来源于木瓜植物，能够水解蛋白多糖。在 20 世纪 80 年代，这种手术作为一种微创技术治疗腰椎间盘突出而变得流行。长期预后良好，并发症罕见，化学髓核溶解术有望成为椎间盘切除术的替代方案。然而，由于其罕见但严重的副作用，这种手术逐渐“消失”。这也许是经皮微创脊柱手术的开始。

脊柱内镜手术的概念最初是基于经皮椎间盘切除术。在 1973 年 Parviz Kambin（图 4.1）、在 1975 年 Hijikata 等描述了一种经后外侧入路进行经皮非可视间接椎管减压 – 经皮椎间盘切除术。然而，椎间盘的切除不在直视下进行，因此椎间盘减压手术是间接的。

经皮椎间盘切除术技术进展的下一步是增加内镜。1983 年，Forst Hausman 报道了将改良关节镜引入椎间盘间隙的技术，1988 年，Kambin 等发表了髓核突出的内镜视图。

1990 年，Kambin 阐述了解剖性经椎间孔入路和三角形安全区概念，这就是“Kambin 三角”（图

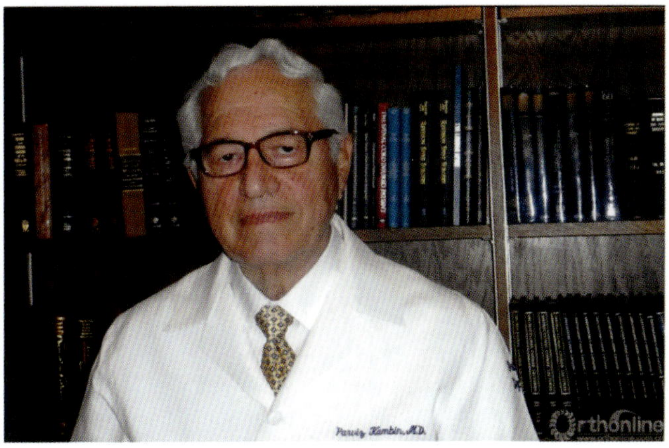

图 4.1　Parviz Kambin

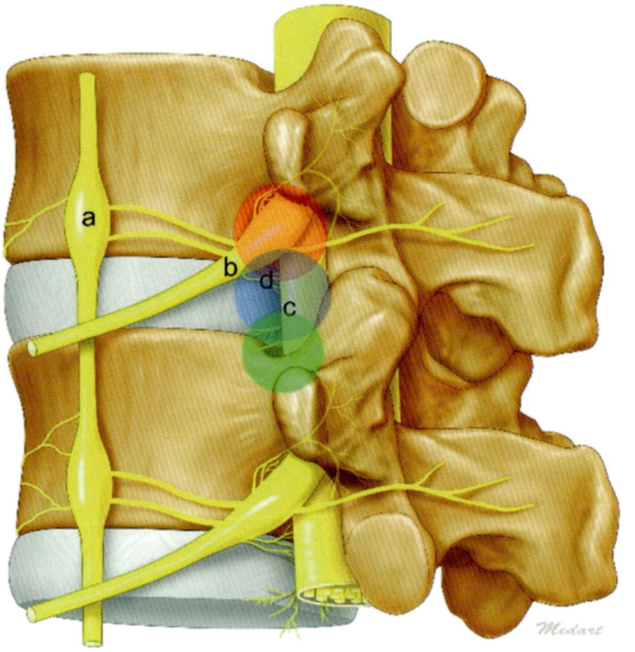

图 4.2　Kambin 三角；3 个解剖学问题的说明。交感神经干和神经节（a）、出口神经根和神经节（b）、走行神经（c）、窦椎神经（d）

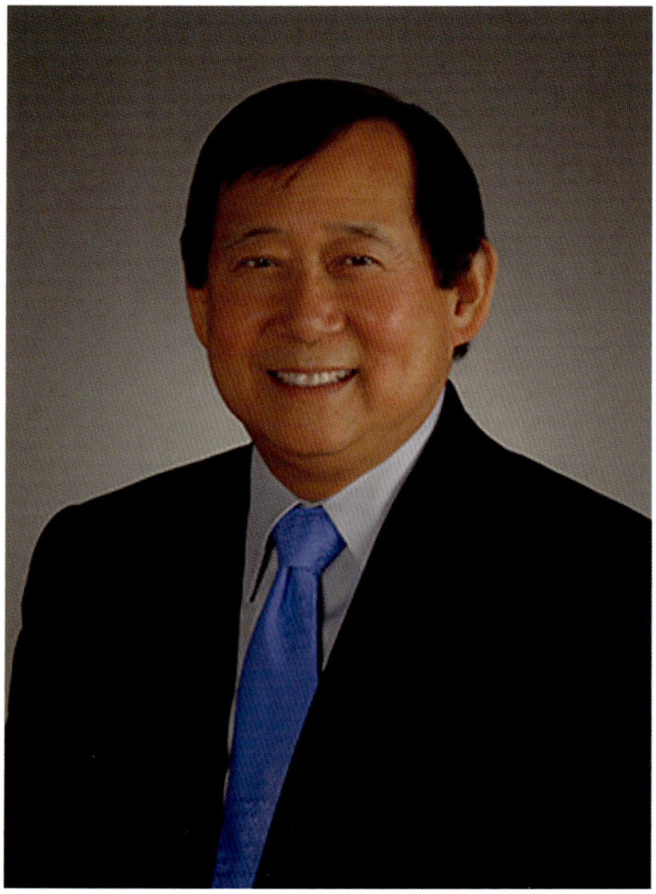

图 4.3　Anthony T.Yeung

4.2）。这让我们想起了他在脊柱内镜手术方面的开创性工作。

2.2　第一代脊柱内镜手术

第一代脊柱内镜手术可总结为一种经皮内镜脊柱手术。经皮内镜腰椎间盘切除术由 Mayer 于 1993 年引入。紧接着在 1999 年，由 Anthony T.Yeung（图 4.3）研发的 Yeung 脊柱内镜系统（YESS）引入了一种全面的内镜、微创椎间盘手术，这种方法取代了传统的间接经皮内镜手术。

此时的 YESS 技术基于“由内向外”（Inside-Out）的方法，故手术适应证有限。硬膜外入路试图到达椎间盘内间隙，尝试解决经皮椎间孔入路的局限性，但早期的脊柱内镜手术受到手术暴露差和器械不足的限制，影响了经硬膜外入路的脊柱内镜手术开展。“由外向内”（Outside-In）入路由 Schubert 和 Hoogland 引入，它扩大了经椎间孔入路的手术适应证范围。通过经椎间孔入路，一些技术如 Outside-In、Inside-Out、变化的 Outside-In 被改良并应用于不同的腰椎疾病。随着新技术的发展，外科技术也得到了改进。

2.3　第二代脊柱内镜手术

第二代脊柱内镜手术始于椎板间脊柱内镜手术的引入。通过椎板间入路进行的椎板切除术和椎间盘切除术被称为椎板间内镜腰椎间盘切除术。由于上述原因，椎板间内镜腰椎间盘切除术最初不被纳入脊柱内镜手术的主流，被认为是显微腰椎间盘切除术的一种高级形式。

在 21 世纪初，德国脊柱外科医生 Sebastian Rütten 描述了这项技术，并将其应用于椎板间内镜手术入路。这大大扩展了这项技术的通用性。

2.4　第三代脊柱内镜手术

在第三代，范式已经从内镜椎间盘切除术转变为内镜减压。内镜腰椎减压术治疗椎管狭窄症最具代表性。以前，椎管狭窄是脊柱内镜手术的禁忌证。

随着高分辨率内镜技术和各种切割设备的进一步发展，脊柱内镜手术已成为治疗椎管狭窄的流行术式。Choi、Ahn 和 Kim 已经发表了许多与此相关的论文。

内镜减压可在满足椎管狭窄的充分减压前提下，实现最少的椎板切除、最少的肌肉损伤、最少的神经肌肉牵引。

2.5　第四代脊柱内镜手术

也许第四代脊柱内镜手术将被总结为椎间融合或内镜下椎间融合技术。脊柱融合术已作为治疗各种脊柱疾病的术式之一，是维持脊柱稳定最重要的治疗方法之一。传统的开放融合手术为病变脊柱提供刚性稳定，在实现神经结构广泛减压的同时也导致脊柱后部解剖结构的广泛损伤。开放融合后需要较长的恢复期，并与许多发病率相关。最近，为了解决这一问题，出现了利用内镜技术实现椎间融合的报道。

由于外科设备的进步，现在脊柱椎体间融合可以通过脊柱内镜技术来实现。然而，融合手术使用的是内镜，由于缺乏足够的随访时间和学习曲线长，该技术尚未得到普及。解决这些问题的尝试正在进行中，需要更多的证据。此外，脊柱内镜手术的目标之一也是通过导航系统实现机器人辅助脊柱手术。

3　全内镜脊柱手术的基本概念

关于腰椎，有两种全内镜椎间盘切除术：经椎间孔全内镜腰椎间盘切除术和椎板间全内镜腰椎间盘切除术。经椎间孔全内镜腰椎间盘切除术已成为一种具有代表性的脊柱内镜手术。尽管用于描述这种技术的术语各不相同，但国际脊柱学会（AO Spine）提出了统一术语“经椎间孔内镜腰椎间盘切除术”（TELD）。

全内镜脊柱手术的基本概念可以描述如下。第一，经椎间孔内镜系统应尽可能靠近目标点，同时避免出口神经根的刺激；第二，在充分释放环状通道后，选择性地切除突出的椎间盘碎片，对避免不完全减压和防止早期复发至关重要；第三，当观察到硬膜外持续搏动和神经根自由活动时，手术即可结束。最后，外科医生在手术过程中应始终确保神经组织和椎间盘之间的解剖层次。

4　总结

脊柱内镜手术不是任何脊柱外科医生都能容易操作的常规手术。脊柱内镜手术以其陡峭的学习曲线而闻名，需要医者对脊柱的生物力学和解剖学有全面的了解。此外，为了提高外科技术的精度和解决所涉及的生物力学问题，许多现代工程设备必须在外科领域中进一步发展。

在不久的将来，基于人工智能的医学、高分辨率的 3D 内镜系统、安全的骨切除设备和导航系统肯定会得到发展。使用机器人辅助系统的器械固定和先进的移植材料将确保生物性骨融合。有了这种技术，脊柱内镜手术将真正成为微创脊柱手术的核心。

参考文献

第 5 章　经椎间孔内镜腰椎间盘切除术

Yong Ahn

1　引言

迄今为止，开放腰椎显微椎间盘切除术（OLM）是治疗由腰椎间盘突出症（LDH）导致的腰椎神经根病的标准手术技术。这项技术可达到良好和可靠的结果，并在脊柱外科医生中获得了广泛的欢迎。然而，一些不良影响，包括广泛的肌肉切开、关节突损伤和神经的过度牵拉，可能会通过损伤正常组织而导致长期后遗症。

自从 Kambin 和 Hijikata 独立开发了后外侧经皮椎间盘切除术以来，经椎间孔内镜腰椎间盘切除术（TELD）技术被发展为开放显微椎间盘切除术的有效手术替代技术。从概念上讲，可以选择性地在全内镜可视化下通过椎间孔钥匙孔进行椎间盘切除，同时绕过健康的后部组织，临床结果在术后恢复时间和生活质量方面具有可比性。因此，脊柱内镜手术在全球脊柱学会中的应用正在迅速增加。然而，学习曲线长，针对初学者合适的训练课程稀缺，导致脊柱外科医生掌握该技术困难或不熟练。此外，还缺乏实用的与各种腰椎间盘突出症类型相关的技术操作指南，包括包容型、脱垂型、游离型和复发型的腰椎间盘突出症，这些突出症影响不同的椎间盘水平和区域。

本章的目标是描述用于实现相关结果和避免不良事件的详细技术，帮助初级脊柱外科医生学习 TELD 技术，并将其应用于临床实践中的不同 LDH 病例。

1.1　基本原则

经椎间孔内镜腰椎间盘切除术的主要概念是“绕过”健康的组织。通过椎间孔窗口的经皮后外侧内镜入路可以直接进入病变的椎间盘，同时保留后方正常肌肉骨骼结构（图 5.1）。传统的开放显微镜下椎间盘切除术在暴露突出的椎间盘时，不可避免地损伤后方典型结构，如椎旁肌肉、带有关节突的椎板、硬膜囊。因此，尽管开放手术后神经根性疾病得到了成功解决，但严重的肌肉萎缩和神经后遗症可能会持续存在。而椎间孔钥匙孔入路可能提供了一条直接的后外侧通路到达椎间盘病灶，同时避免了对正常组织的损伤。

因此，TELD 可能带来更好的预后和快速恢复，而没有长期的手术后遗症。

1.2　命名法

根据所使用的内镜类型不同，脊柱内镜手术（ESS）可分为几种类型：经皮内镜（或全内镜）手术、双通道内镜手术、显微内镜手术、腹腔镜（或胸腔镜）手术和硬膜外腔镜手术。经椎间孔经皮内镜腰椎间盘切除术（PELD）是最常用的技术。与 PELD 方法类似技术的名称根据作者的偏好而有所不同。最近，

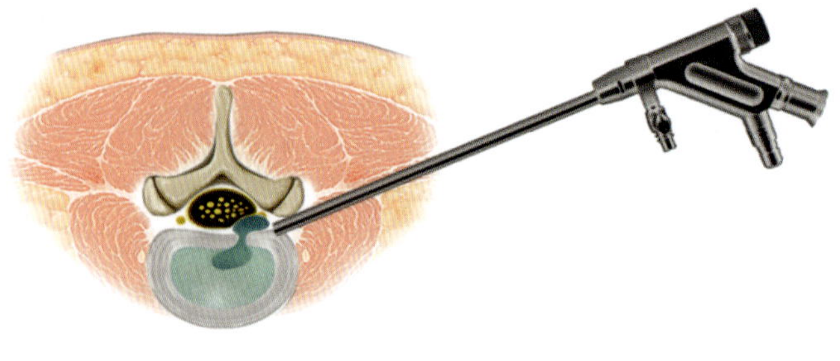

图 5.1　经椎间孔内镜腰椎间盘切除术（TELD）的原理。通过椎间孔窗口绕过后方肌肉骨骼结构直接到达目标病灶是可行的。在内镜可视化下进行选择性椎间盘切除术

国际脊柱学会提出了一个统一的名称：经椎间孔内镜腰椎间盘切除术（TELD）。TELD技术具有以下特点：①使用一个工作内镜通道，这一通道集合光学系统及工作通道于一个薄管装置中；②通过刺伤皮肤的一个完全的经皮入路；③通常是单通道工作，持续用生理盐水冲洗。

1.3 证据

在40多年的脊柱内镜手术史中，TELD技术最经常被研究者讨论和验证，特别是在报道Ⅰ/Ⅱ级研究的科学文章中。

一些外科先驱采用随机对照试验方法报道了TELD技术与开放手术相比的有效性。Mayer和Brock比较了TELD治疗LDH与开放显微镜下椎间盘切除术的临床结果。他们发现在选定的患者中，TELD可以很好地替代开放手术。Hermantin等认为，TELD比开放腰椎间盘切除术带来的术后残疾和麻醉需求更少，患者满意度相同。

Ruetten等展示了一种全内镜经椎间孔椎间盘切除技术，并得出结论，全内镜手术的结果与常规椎间盘切除术相同，并具有最少的组织损伤的优点。Gibson等评估了TELD组和显微镜下椎间盘切除术组的术后功能结果和围手术期数据，手术结果相似，TELD组的复发率更高，恢复速度更快。

最近发表的Meta分析系统综述得出结论，TELD技术在临床疗效和最小侵袭性方面相当于或优于标准的开放腰椎间盘切除术。同时，我们仍然需要开展更多独立的、高质量的、有足够样本量的随机对照试验，在长期随访中评估各种临床指标，包括成本–效果。

1.4 脊柱内镜手术的壁垒

尽管ESS具有微创和早期恢复的优点，但在实际操作中面临两个重大的挑战：陡峭的学习曲线和手术适应证的局限性。通过克服学习曲线，拓宽未来的适应证，ESS的实际应用将广为人知。

1.5 克服学习曲线

ESS临床应用的主要挑战之一是其漫长而艰巨的学习曲线。研究显示，TELD技术熟练度的临界点是变化的，平均值为（24.70±18.99）例（范围10~72例）。Morgenstern等证明，在90%的手术病例中，至少需要72例病例才能获得良好的结果。我们不认为达到研究的数值就表明外科医生成了TELD方面的专家，只是意味着外科医生能够达到的最低资格所需的学习水平。学习曲线可能在首个截止点之后仍在继续，因为一种新技术正在不断地被开发以提升其有效性。一个组织良好的培训项目，包括概念课程、模型或虚拟现实模型上的实操训练、尸体教学以及作为助手在实际手术中的学习，对于加快学习过程至关重要。

简而言之，一个有志于成为内镜外科医生的学习过程是一段在实现足够的神经减压的同时管理硬膜风险的旅程。硬膜撕裂是最严重的不良事件，可能导致神经功能缺陷、持续疼痛和脑脊液漏。在学习过程的早期阶段，由于技术熟练度不足，硬膜撕裂的风险很高。然而，在熟练期，讽刺的是当外科医生追求彻底减压时，硬膜损伤的风险可能也会增加。因此，医者无论内镜脊柱手术（ESS）的经验如何丰富，手术中都必须非常小心以预防和管理硬膜风险。

2 适应证和禁忌证

在脊柱内镜手术（ESS）的早期阶段，对于复杂但常见的腰椎间盘突出症，包括游离的、高位椎管压迫的、钙化的以及在L5–S1水平髂嵴较高的腰椎间盘突出症，经皮内镜腰椎间盘切除术（TELD）是禁忌的。TELD的应用范围非常有限。随着手术方法和器械的显著发展，ESS现在已经在临床实践中得到认可。目前，内镜外科医生可以使用TELD治疗大多数由腰椎间盘突出引起的根性疼痛病例。

目前公认的TELD手术适应证如下：

基本适应证

（1）软性腰椎间盘突出症引起的顽固性腰神经根病。

（2）MRI和CT中相匹配的放射学发现。

扩展适应证

（1）LDH伴侧隐窝综合征。

（2）游离、复发、部分钙化的LDH。

（3）LDH 引起的椎间盘源性背痛。

TELD 的禁忌证包括存在严重的中央型狭窄、节段性不稳定、感染或肿瘤、L5–S1 水平、伴高髂嵴的腰椎间盘突出症。

3 操作步骤

标准的手术技术包括两部分：① X 线透视引导下经皮经椎间孔入路（图 5.2）；②工作通道内镜控制下的选择性椎间盘切除术和硬膜外减压。

在用咪达唑仑（0.05 mg/kg，肌肉注射）和芬太尼（0.8 μg/kg，静脉注射）进行充分的术前用药后，患者俯卧在透光工作台上，并保持清醒的镇静状态。外科医生可以根据术前 MRI 和术中 X 线透视中确定皮肤入口点。然后，通过椎间孔窗将针从后外侧插入椎间盘表面。注射含造影剂和 1% 利多卡因的硬膜外造影剂，可使手术中使用的器械安全到达。然后，用靛蓝胭脂红和造影剂（1∶6 mL）的混合物进行椎间盘造影，将任何病理性核染色成蓝色，便于精确地行选择性椎间盘切除，同时有助于保护神经组织。导丝替换引导针后，创建一个小型皮肤切口，便于插入一系列扩张器。在将最终的导引器引入椎间盘空间后，将有斜面端的工作套管放置在导引器上。在这个过程中，外科医生会检查患者对疼痛或神经系统体征的反应。如果有任何问题，应该将器械撤出，并从最开始重新进行手术操作。

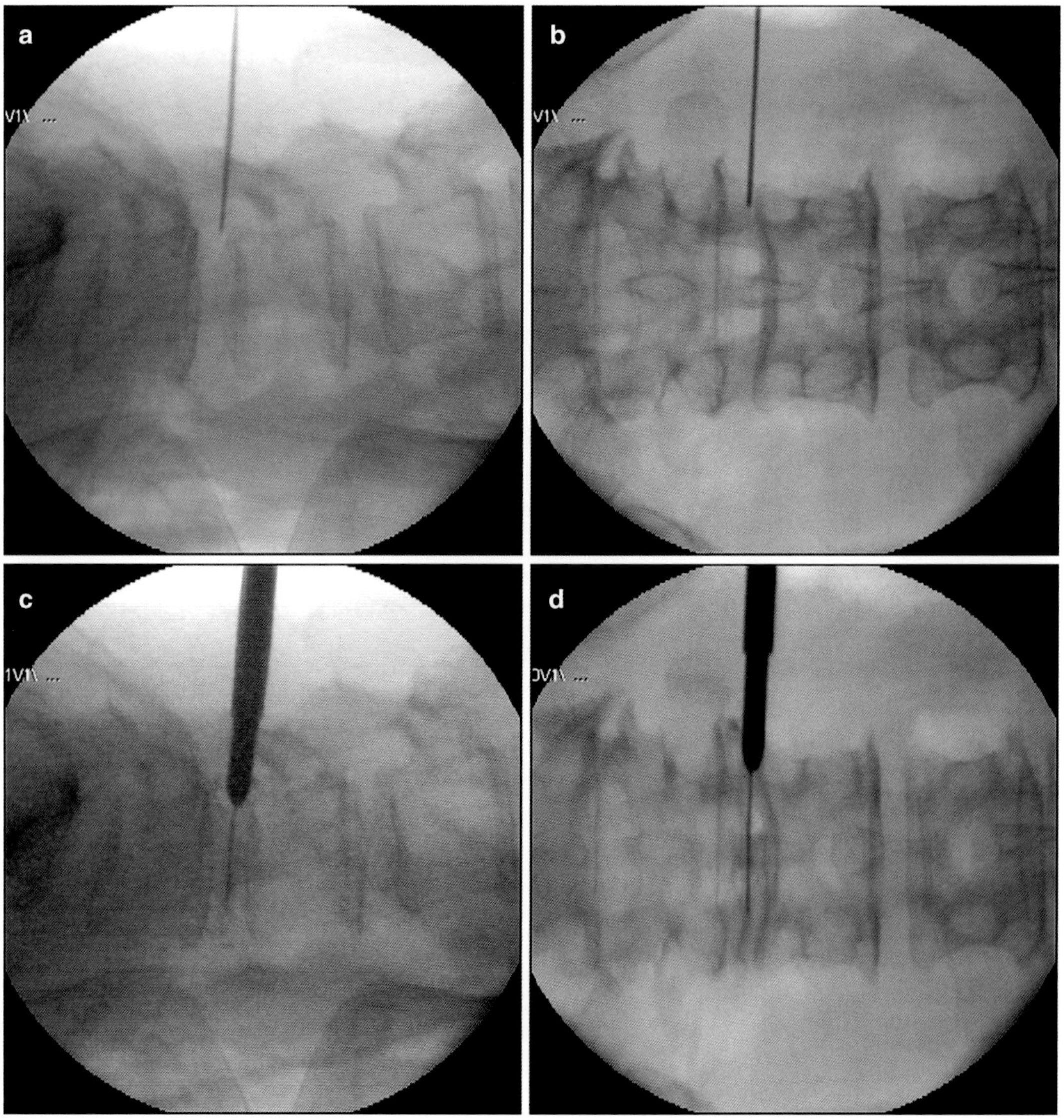

图 5.2 X 线透视引导下经皮经椎间孔入路。穿刺针通过椎间孔（a、b）从后外侧插入椎间盘表面。最后，将一个斜面端工作护套放置于导引器上（c、d）

在将工作套管固定在椎间盘内后，插入一个椭圆形工作通道内镜。最初的内镜视图显示染色的椎间盘、硬膜外脂肪和软组织。然后使用柔性射频（RF）尖端清理手术区域，并调整工作套管的位置，直到确认解剖方向。解剖层次包括黄韧带、硬膜外脂肪、硬膜囊、受压的神经根、后纵韧带、充血的纤维环以及椎间盘（图 5.3a）。椎间盘碎片通过环形裂隙从母体椎间盘突出进入硬膜外腔。硬膜囊和神经根通常被压并紧贴在突出的椎间盘碎片上。

为了成功进行椎间盘切除术，在椎间盘切除术前必须充分释放环形通道。随着内镜器械切断后纵韧带和纤维环的外层，突出的椎间盘的茎部就会暴露并得以移动。同时，在椎间盘和神经组织之间的仔细解剖操作可以帮助分离突出的椎间盘（图 5.3b、c）。使用微钳和辅助器械清除游离和活动的碎片（图 5.3d）。全范围选择性椎间盘切除可以通过广泛移动工作套管和内镜来进行。

经椎间孔内镜入路的主要优点是内镜角度和视野具有极佳的灵活性。因此，外科医生可以沿着撕裂的纤维环广泛地减压硬膜外空间。释放和移除过程可以一直持续进行，直到突出的椎间盘碎片被充分移除，并且神经组织得到完全解压。

通过确保神经组织的强烈搏动和活动性，达到手术的终点（图 5.3e）。如果确保达到了手术终点，一些紧密黏附在神经膜上的残留椎间盘碎片可以被留下。过度尝试解剖神经膜上的残余碎片可能会导致意外的硬膜撕裂，这是一种严重的并发症。确认达到手术终点后，移除内镜，皮下缝合切口和无菌敷料覆盖。在出院前，患者应被观察数小时，以检查是否有不良事件的发生。

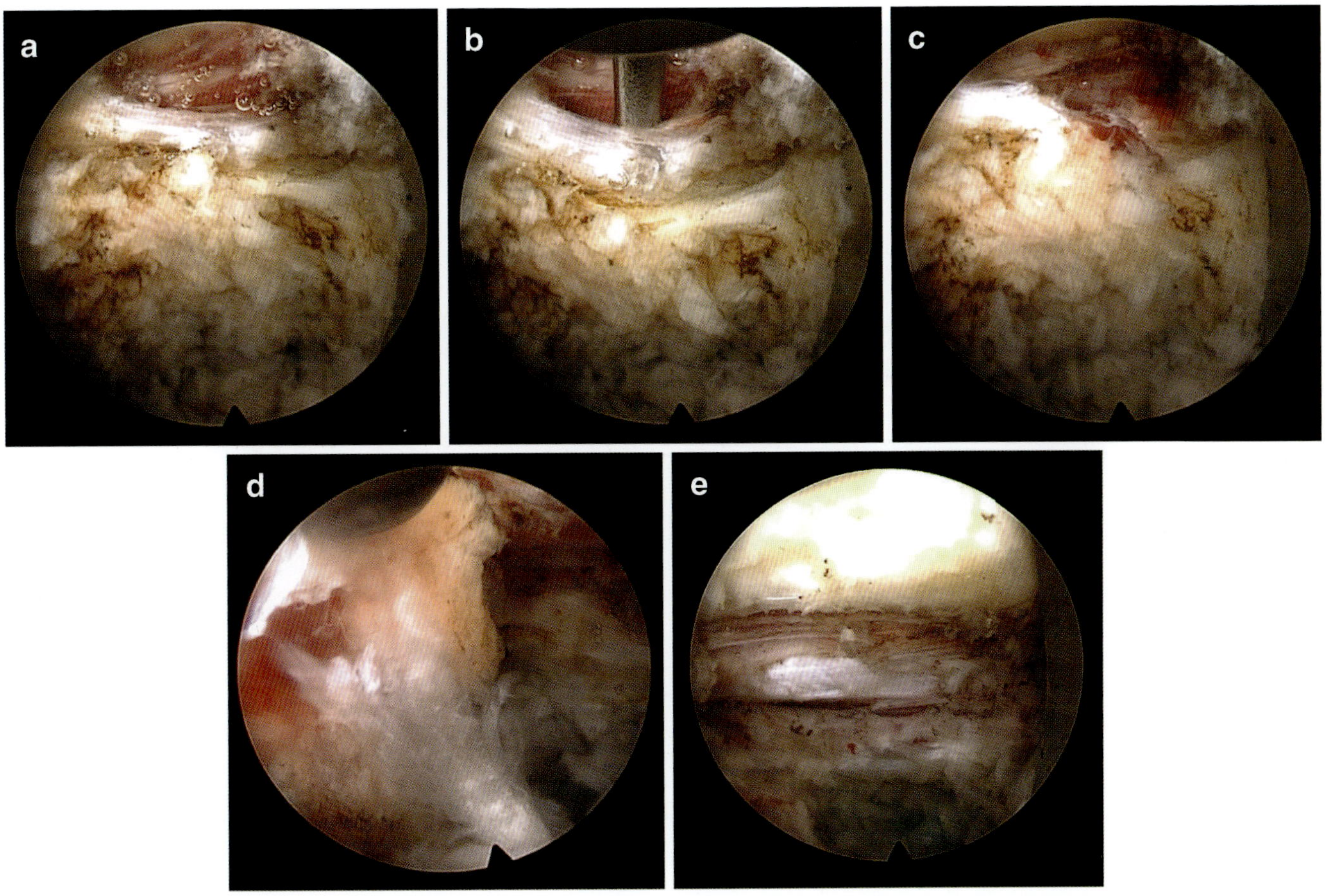

图 5.3 选择性内镜下椎间盘切除术的内镜观察。a. 在早期识别解剖层对于选择性椎间盘切除术是必要的。硬膜外剥离（b）和环状通道释放（c）可以分离出突出的椎间盘碎片。外科医生不应该仅仅是切除突出的头端，而应切除整个突出的碎片（d），以防止不完全减压。同时，强烈的神经搏动可能表明手术的适当终点（e），注意观察手术区域的解剖结构，如减压后的神经根、纤维环和母体椎间盘

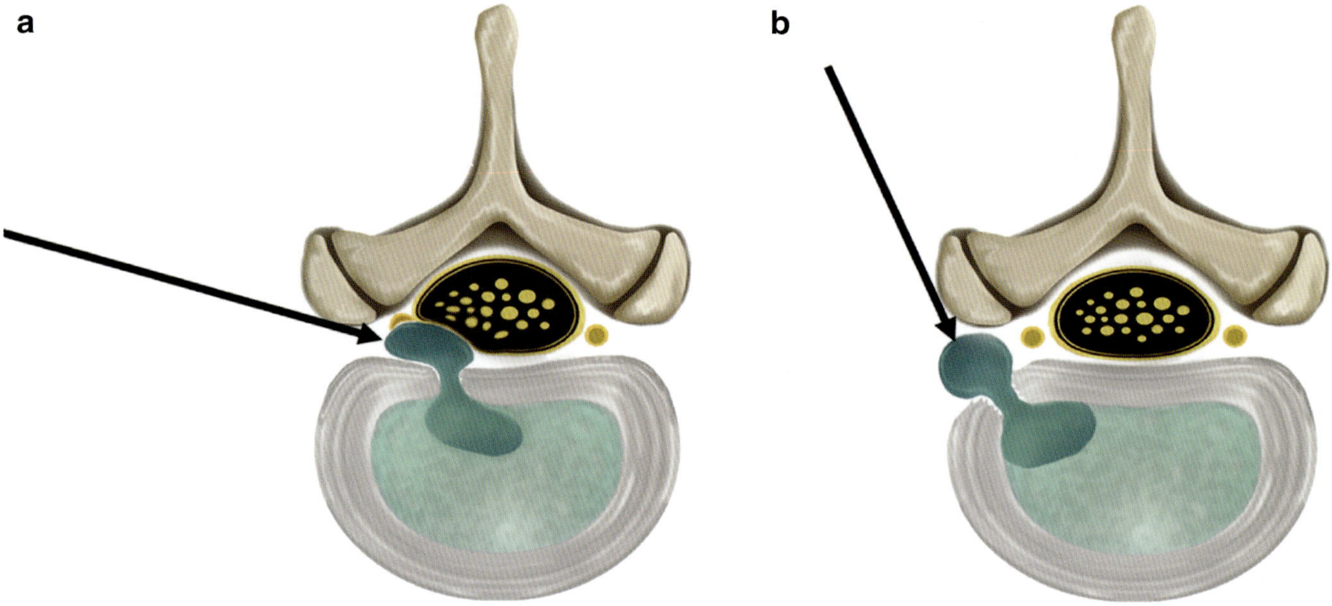

图 5.4　以目标为导向的经椎间孔入路。“着陆点”应尽可能靠近病灶，并保护通路上的出口神经根。a. 对于中央型或椎弓下型腰椎间盘突出症（LDH），需要更水平的入路到达内侧椎弓点。b. 对于椎间孔型或椎间孔外型 LDH，推荐更陡峭的路径到达外侧椎弓点

4　成功的技术关键点

TELD 最关键的目标是选择性椎间盘切除术，并对硬膜囊和神经根进行完全减压。外科医生在实际的临床实践中可能会遇到不同的 LDH 病例。然而，无论 LDH 的类型如何，通过以下基本要点都可以获得相关结果：

（1）目标导向的经椎间孔入路（图 5.4）。

（2）环形通道释放与分层剥离（图 5.5）。

（3）选择性椎间盘切除术，包括整个疝出的碎片（图 5.5）。

（4）通过硬膜囊的搏动确认神经减压。

5　围手术期的考虑事项

病因病理方面，应在术前进行精细的神经学检查和影像学检查，如 MRI 和 CT。选择性神经根阻滞也被推荐用于确诊神经根病。

术后，应评估患者的病情，包括疼痛状态、神经系统症状和体征。术后应进行影像学检查，以检查减压是否充分、是否存在不良事件。

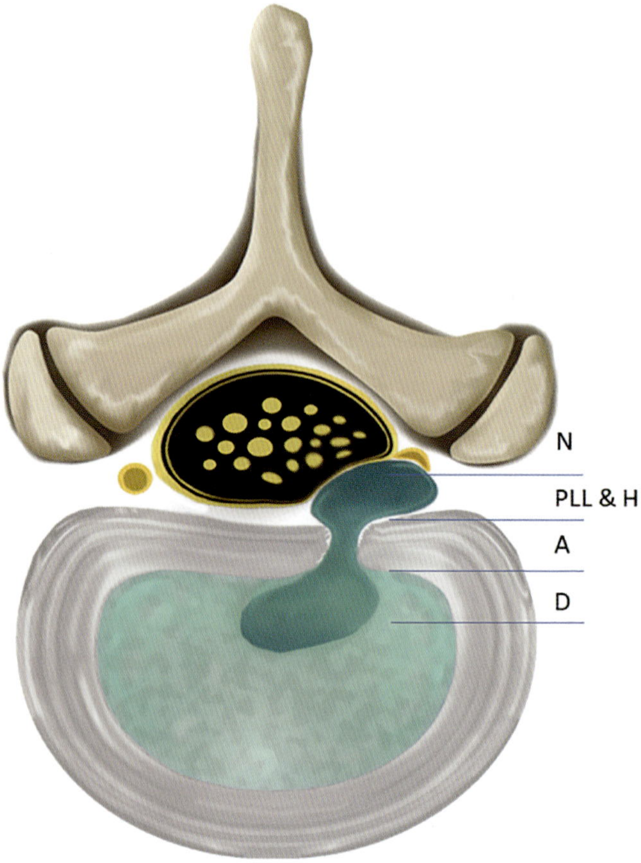

图 5.5　经椎间孔内镜入路的解剖层。经椎间孔内镜腰椎间盘切除术成功的关键是识别准确的解剖层，包括神经层（N）、后纵韧带（PLL）、突出碎片（H）、环状撕裂（A）和椎间盘（D）

6　硬脑膜风险和不完全减压

TELD 最常见的并发症是偶发的硬膜撕裂。完全的组织剥离和减压可引起硬膜损伤。由于手术视野区域通常充满液体，硬膜撕裂可能会被忽视。未被识别的硬膜撕裂最终会导致持续性的神经根性疼痛和神经系统后遗症。TELD 的另一个主要并发症是不完全减压。简单地切除突出的碎片是不够的。椎间盘切除术后确认硬膜搏动和活动性对于临床成功是必需的。具有讽刺意味的是，随着外科医生在学习曲线期间的内镜技能的提升，硬膜撕裂的风险可能会增加。硬膜撕裂的风险与不完全减压的风险呈反比。如果发生硬膜撕裂，对该缺陷应立即进行处理。如果蛛网膜完整或缺损较小，术中必须使用密封材料和胶水进行闭合。如果缺损较宽且神经根突出，可能需要转换为开放性修复手术。最重要的是，在 PELD 期间必须尽一切努力防止硬膜撕裂。因此，手术的终点不应该是神经组织的全部暴露，而应该是神经搏动或活动性的恢复，即使它覆盖了少量的组织碎片。

7　针对不同情况的经椎间孔内镜椎间盘切除术

7.1　游离型椎间盘突出症（LDH）

游离型 LDH 在临床实践中很常见。随着 TELD 的概念发展到选择性硬膜外椎间盘切除术，针对游离型椎间盘突出的高级技术也得到了发展。第一，定向导向的经椎间孔入路是必要的。对于向上游离的 LDH，建议采用从尾向头的入路角度；而对于向下游离的 LDH，建议采用从头向尾的入路角度。这种方法能够充分追踪从环状裂缝到突出物顶端的椎间盘碎片。第二，采用椎间孔成形术的方法可能有助于暴露和移除向下游离的椎间盘碎片。第三，可以使用带导航的专业系统或柔性钳子等等工具，安全地去除远端游离的椎间盘组织。

7.2　复发型椎间盘突出症

TELD 是治疗复发型 LDH 的一个极好的手术选择，特别是对于开放腰椎间盘切除术或显微椎间盘切除术后复发的 LDH，因为它避免了后部纤维组织粘连。因此，当外科医生在选择性地移除突出的椎间盘碎片时，硬膜撕裂或神经损伤的风险可能被最小化。此外，该碎片由于被以前手术瘢痕形成的厚纤维囊所限制，所以不会远离环状裂缝而移动。一些作者报道了 TELD 治疗复发型 LDH 的良好结果。

7.3　椎间孔 / 椎间孔外椎间盘突出症

经椎间孔入路治疗椎间孔或椎间孔外 LDH 可能更具挑战性，因为椎间孔“着陆区”已经狭窄，并因疝出而复杂化。

因此，在手术过程中需要采用改进的技术。第一，进入角度应比平时更陡，以确保椎间孔减压有充足的手术视野。第二，椎间孔“着陆点”应尽可能远离受炎症影响的出口神经根。有时，从外而内入路方法，称为椎间孔外法或浮动技术，可能会有帮助。第三，减压应从椎间孔的背侧尾侧部分开始，向腹侧头侧部分进行。这样，外科医生可以在椎间盘切除术中防止损伤出口神经根。最后，为了确保充分减压，在手术过程的最后步骤中，应确认从腋窝区域到侧出口区域的全范围椎间孔减压。

7.4　上腰段椎间盘突出症

上腰段椎间盘突出症在所有 LDH 病例中的比例超过 5%。对于上腰段椎间盘突出症的传统手术治疗结果可能不如下腰段椎间盘突出症的手术治疗结果那么理想。上腰段是小椎管和含有密集神经组织的大硬膜囊，在硬膜囊牵拉或椎间盘切除术期间可导致神经损伤。TELD 可能对上腰椎病变有效，因为外科医生可以在不进行广泛的硬膜囊操作的情况下切除突出的椎间盘。然而，由于其独特的解剖特征，TELD 在上腰椎水平的进入方法应该进行调整：椎间盘表面更加凹陷，硬膜囊通常通过椎间孔窗口暴露，因此为了安全有效地进行减压，采用更陡峭的进入角度和在轴位平面上更外侧的“着陆点”是至关重要的。

7.5 L5-S1 水平的椎间盘突出症

L5–S1 椎间盘水平具有独特的解剖特征，包括高髂嵴、小尺寸的椎间孔、肥大的关节突关节以及倾斜的椎间盘间隙。

因此，在 L5–S1 水平的经椎间孔入路可能具有挑战性。由于解剖学的限制，外科医生在 L5–S1 水平的手术过程中难以正确放置工作套管并在手术过程中自由操作内镜。许多术者无法放弃经椎间孔入路的优势，并开发了几种技巧来克服 L5–S1 水平的解剖障碍。入路的改变主要取决于髂骨的高度和椎间孔的大小。如果髂嵴最高点位于 L5 椎体椎弓根中线以下，则传统的经椎间孔入路是可行的。在这种情况下，外科医生可以执行标准的 TELD 技术。然而，当髂嵴的高度高于 L5 椎体椎弓根中线水平时，可能需要专门的途径。首先，经髂骨入路在通过椎间孔窗口到达病变椎间盘时可能会有所帮助。其次，椎间孔成形术可能是克服 L5–S1 水平的髂嵴高和椎间孔狭窄的另一种解决方案。切除部分关节突或椎弓根可能有助于外科医生使用经椎间孔入路暴露并到达硬膜外椎间盘突出。骨切除的范围根据椎间盘突出区域来确定。

8 总结

经过 45 年的历史，TELD 已经成为脊柱内镜手术的标志性术式，并作为一种避开性手术，通过椎间孔窗口直接到达病灶，同时保留后方肌肉骨骼结构。目前，对于大多数腰椎间盘突出症病例，靶向硬膜外间盘碎片切除术是可行的，许多随机对照试验和荟萃分析已经证明了其临床有效性。然而，学习曲线陡峭和相关的并发症问题可能是这种微创手术的障碍，应该实施仔细的技术考虑和培训计划，以克服这些问题。

参考文献

第 6 章　椎板间内镜腰椎间盘切除术

Gun Choi

1　引言

通过内镜后入路进入板间间隙已成为经皮内镜手术最流行的方法之一。

Choi 等于 2006 年报道了椎管内 L5–S1 椎间盘突出症的切除术，该方法不仅随着新设备和技术的发展而取得了进一步的进步，而且有许多成功结果的报道，扩大了该手术的适应证。

腰椎解剖学知识对于进行椎板间内镜腰椎间盘切除术（IELD）至关重要，必须克服其学习曲线。

2　适应证

椎板间内镜腰椎间盘切除术可用于由于解剖学和技术原因难以通过经椎间孔入路充分进入椎间盘的情况。由于其独特的特性和宽阔的椎间空间，该技术最适合 L5–S1 水平，但也可用于其他腰椎水平。

板间 IELD 的适应证包括：

- 椎管内 L5–S1 椎间盘突出症。
- 足够的板间空间来操作手术。

3　应用解剖学

为了安全地进行 IELD，需要掌握全面的解剖学知识。

外科医生应注意椎间盘突出的定义及其与周围结构的关系。

3.1　椎板间窗口

椎板间窗口的形状和大小是可变的，但在下腰部的通常比在上腰部的更大。

在下腰部，椎板悬垂较小，意味着上椎板下缘在椎间盘间隙的范围较小（这会产生相对较大的椎板间隙）。当我们移动到较低的腰椎水平时，这种悬垂会减少，在 L5–S1 水平（范围 3.0~8.5 mm）时最小。

由于 L5 的椎板相对较宽，因此在 L5–S1 水平（范围 21~40 mm），最大椎板间宽度（定义为在下关节突最下内侧缘之间的距离）也更大，这有助于工作通道在该节段上的安全通过。

3.2　黄韧带

黄韧带是一个 2~6 mm 厚的致密纤维结构，横跨椎板间隙。它是一种活跃的韧带，具有重要的生物力学作用，并充当硬膜囊的保护屏障。

它由两层组成：表层，松散且纤维倾斜排列，可以很容易地分离；深层，纤维沿头尾排列并附着在椎板的腹面（图 6.1）。黄韧带与椎间孔区域的小关节囊合并。

在 L5–S1 水平，韧带比其他节段更薄，是神经结构的唯一主要保护屏障。

在 IELD 术中去除该保护层会增加术周纤维化的概率，因为这一过程发生在成纤维细胞（来源于上覆脱离的肌肉）与椎管接触时。

3.3　椎间孔大小

上腰椎间孔往往大于下腰椎间孔。

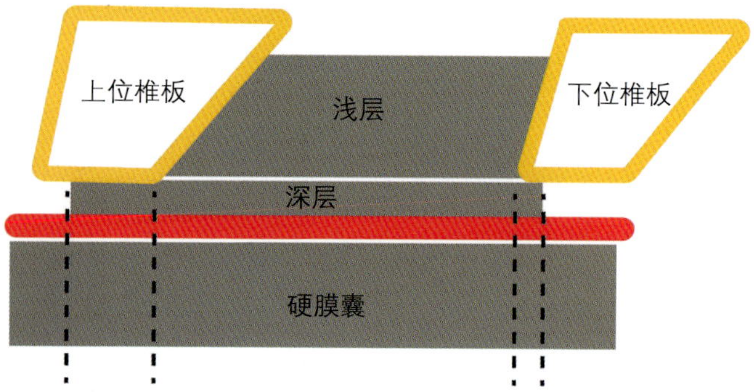

图 6.1　黄韧带分为两层：浅层和深层。描画的线条标出了深层与椎板腹面的连接

3.4　椎间孔神经根出口

神经孔的出口区在腰椎上部的椎弓根外侧缘更内侧，但在下部水平上更外侧。

与上腰椎水平相比，S1 神经根在硬膜上具有相对的头侧出口。它可以与 L5–S1 椎间盘空间（25%）或高于 L5–S1 的椎间盘空间（75%）一致。

尽管 S1 神经根起始角度（离开硬膜囊的角度）相对小于上腰椎水平，L5–S1 椎间盘突出更可能发生在腋部，因为它位于头侧出口。

应在 IELD 之前定位椎间盘突出并设置其与走行神经根的关系。术前也应小心地进入硬膜囊的走行神经根出口部位。

3.5　突出的椎间盘位置

根据其与走行神经根的相对位置，椎间盘突出可分为肩型或腋下型。

对于肩型椎间盘突出症，应通过肩部入路（走行神经根外侧）切除椎间盘内物质和髓核脱垂。在 L5–S1 水平，这种类型的突出相对不常见，针头插入可以直接针对位于椎弓根上内侧的突出块。

对于腋下型椎间盘突出症，我们应该了解神经根离开硬膜囊的位置及其与椎间盘间隙的关系。

如果走行神经根离开硬膜囊头侧或平行于椎间隙，建议采用腋下入路（走行神经根和硬膜囊之间）去除椎间盘内和椎间盘外碎片。

如果走行神经根离开硬膜囊尾部到达椎间隙，首先应进行腋入路以去除髓核脱垂，然后采用肩部入路去除椎间盘内物质。

在 L5–S1 水平上，腋下椎间盘突出症可将 S1 神经根移位到关节下区域，在硬膜囊和神经根之间形成潜在空间。可以在这个空间进行安全的板间内镜椎间盘切除术。

4　手术步骤

4.1　术前计划

通过 CT 和 MRI 检查确定病理椎间盘与周围结构之间的解剖关系，并在手术前转化为 C 臂图像。

矢状位 MRI 可以告诉我们椎间盘向下或向上突出的程度。轴位 MRI 和 CT 可以为我们提供椎间盘突出的位置及其与神经根或硬膜囊的关系，以及相关神经根的任何偏差。轴位 CT 将帮助我们根据解剖学标志来定义切入点。

当患者在手术台上适当定位时，在手术开始之前，获得足够的 C 臂图像是遵循正确术前计划的首要步骤。

首先，拍摄 C 臂侧视图像，该图像应具有相关节段的平行终板，并应指向椎间盘中线。然后，通过遵循与第一图像相同的条件来获得该级别的真实前后（AP）位视图。一旦我们的两个 C 臂投影都达到最佳状态，我们就会遵照术前计划在皮肤上做出标记：

– 中线是沿着目标节段的棘突尖端标记的，没有旋转，椎弓根与中线等距。

– S1 椎体节段的内侧椎弓根线标记在症状侧。

– 观察上椎板的上边缘和下椎板的下边缘，以标记板间间隙。

– 如果神经结构和椎间盘位置已知，也可以对其进行标记。

进一步的硬度表可以帮助精确地确定这些结构。

4.2　麻醉

硬膜外阻滞 + 局麻或全麻适用于该手术。

我们更偏好通过骶裂孔（尾侧阻滞）和局部皮肤浸润进行硬膜外阻滞。

局部麻醉可以通过用 2% 利多卡因（约 5 mL）渗透皮肤和肌肉层来完成，而 1% 利多卡因在硬膜外腔中使用（10 mL，回抽以避免将其注射到血液中）。

由于 IELD 与神经根回缩有关，这可能会给患者带来疼痛，因此可以考虑全身麻醉。人们应该记住，全身麻醉的使用会使意识清醒的患者受益于神经监测。

4.3　体位放置

患者俯卧在 Wilson 支架上，腹部压力最小。修改皮肤标记和术前计划。

局部无菌擦洗后使用防水手术布。

外科医生和擦洗护士将 Mayo 手推车支架放在患者的病侧。

C 臂、视频设备和液体泵放置在对侧。

麻醉师站在患者的头端（图 6.2）。

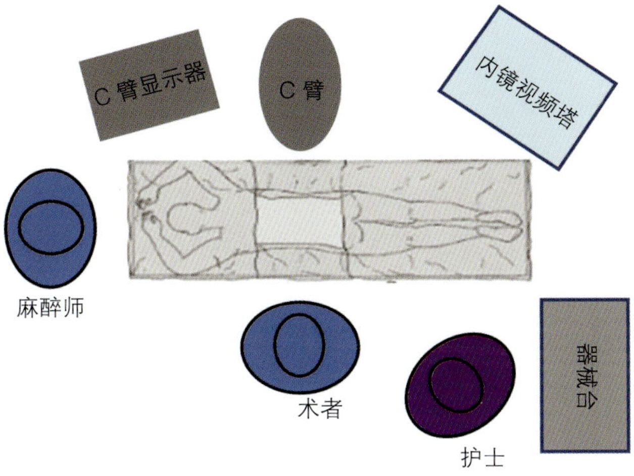

图 6.2　IELD 手术的手术室人员站位及器械布局示意图

4.4　椎间盘造影

靛蓝胭脂红染料会给酸性的退行性椎间盘上色，在我们的手术过程中它是一种视觉资产。

椎间盘和受压神经根之间的关系将决定进行椎间盘造影的最佳路径。

对于腋窝型椎间盘突出症，手术前通过 Kambin 三角经椎间孔入路进行椎间盘造影更安全。对于肩型椎间盘突出症，针尖可以安全地直接放置在椎间盘突出物上，不会有很大的神经损伤风险。

4.5　目标点与针头插入

在椎间盘注射靛蓝胭脂红后，我们确定了椎间盘突出的正确入路的切入点。

在腋窝型椎间盘突出症病例手术中，目标点将位于中线和椎弓根内侧线之间的中间，在 AP 位视图上位于尾侧椎板的上边缘上方（图 6.3a）。从侧面看，针应该对准尾椎骨上终板的正下方。

板间入路的一个小安全区由鞘囊向内侧界定，横移根形成侧边界，尾层的上边缘形成下边界。

在肩部型疝的情况下，目标是横越神经根的肩部，皮肤进入点是板间间隙的最外侧区域（图 6.3b）。

皮肤进入点用 2% 利多卡因渗透。

将 18G 脊椎针插入我们的安全骨靶（图 6.4）。

如果没有足够的空间放置针头，或者正确的解剖位置未知，建议将针头和套管表面放置到黄韧带。

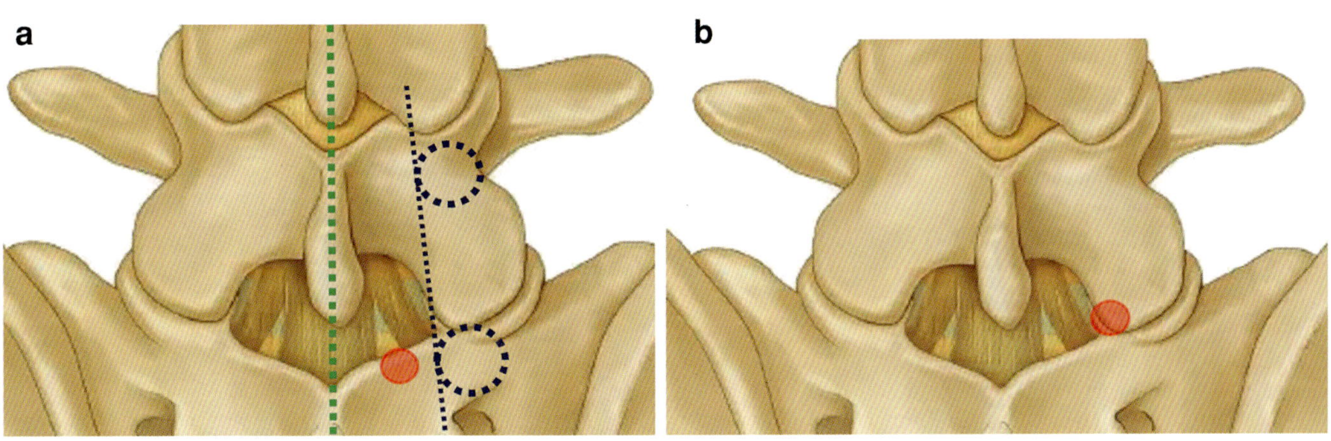

图 6.3　a. 中线为绿色，内侧椎弓根线和椎弓根为蓝色，腋窝入路目标点为红色。b. 红色圆圈表示为针对肩型椎间盘突出的椎板间窗口的外侧大部分

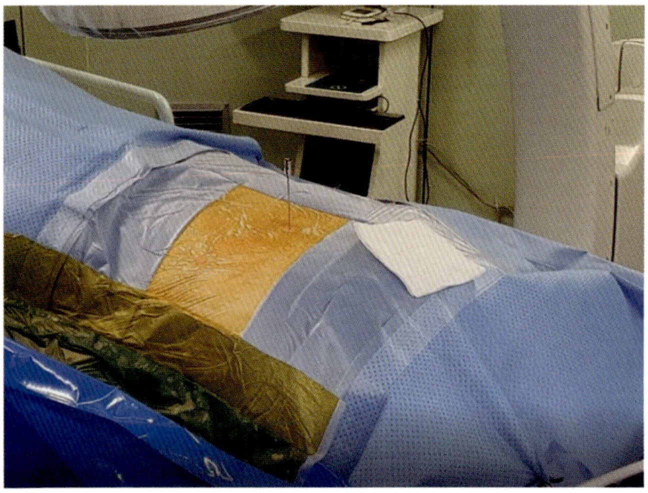

图 6.4　18G 针的插入和适当的位置（在 C 臂引导下观察）

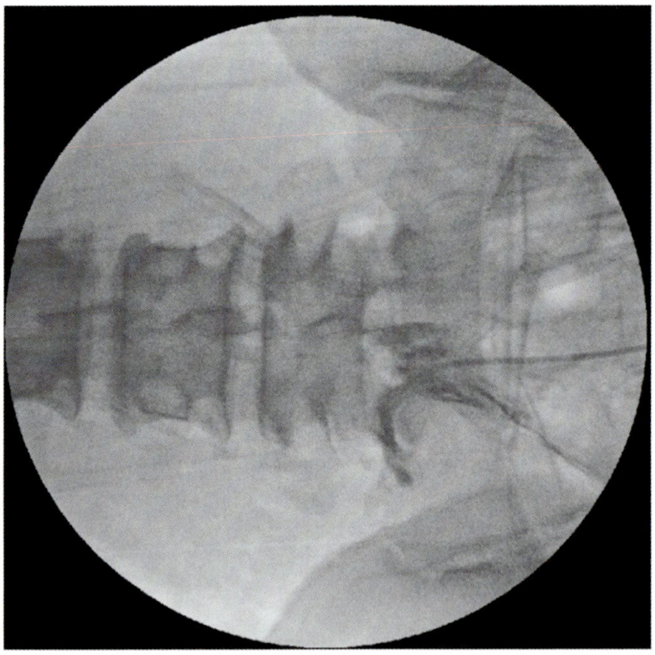

图 6.5　IELD 过程中进行的 C 臂 AP 位硬膜外造影。这种不透射线的染料向我们展示了神经结构的轮廓

4.6　硬膜外造影

一种安全地确定神经结构的轨迹和位置以及与周围环境的关系的有用方法是通过硬膜外造影。

在将针插入骨标志后，可以将针移动并放置在黄韧带上方，而不会侵入黄韧带。

然后进入硬膜外腔，在有轻度阻力后让位，必须注意不要损伤神经结构。

一旦确定了针头的位置，就使用不透射线的染料进行硬度表检查，这将有助于确定神经轮廓并防止损伤（图 6.5）。

在确认后，如果没有进行尾侧阻滞，可以用 10 mL 1% 利多卡因行硬膜外阻滞，在过程中注意抽吸以避免将其注射到血液中。

4.7　建立工作通道

完成正确的针头放置后，将导丝穿入脊柱针中（图 6.6）。

一旦插入导丝，在从皮肤到深筋膜的中线附近做 7~8 mm 的穿刺切口，以轻松插入扩张器。切口应允许我们进入硬脑膜的侧缘、横越神经根的肩部和关节下隐窝，无须或只需最少的骨切除。

皮肤切开后，依次将扩张器穿过导丝（图 6.7）。我们可以用闭孔尖端触诊和感觉板间边界和黄韧带。

如果板间间隙狭窄，可能需要在黄韧带开放前进行骨切除（应在手术前计划）。加宽骨板间窗可以减少椎管内灌洗液的收集量，并防止与硬膜外高压相关的并发症发生。

接下来，将工作通道插入扩张器上（图 6.8 和图 6.9），然后将内镜放置在工作护套内（图 6.10）。

当使用圆形尖端工作通道时，应该记住，尽管对它更为熟悉，但它的使用需要更多的肌肉力量，有时很难在黄韧带上找到目标点。

如果选择倾斜的尖端工作通道，则将倾斜的工作通道牢固地定位在 V 点，可以减少肌肉工作的需要，并有助于更好地暴露黄韧带。此外，扭转倾斜的尖端工作通道可以帮助去除突出的椎间盘，并在手术的后期安全地回缩神经根。

4.8　黄韧带入路

当穿过黄韧带层时，可以应用几种技术。了解其不同的层次划分将有助于正确使用这些技术：

– 黄韧带切除术。

下面的黄韧带可以用冲头或内镜剪刀剥离。这项技术类似于外科医生所熟悉的传统显微管状椎间盘切除术。

其缺点是韧带缺损，硬膜外纤维化发生的概率

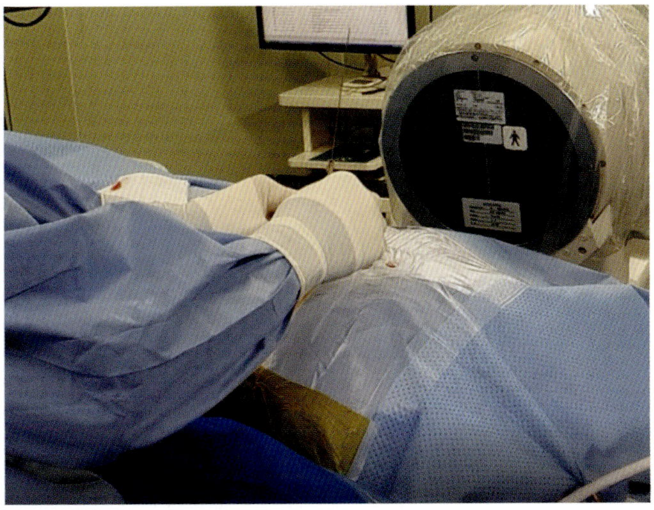

图 6.6　将导丝插入针头，然后小心地取出针头

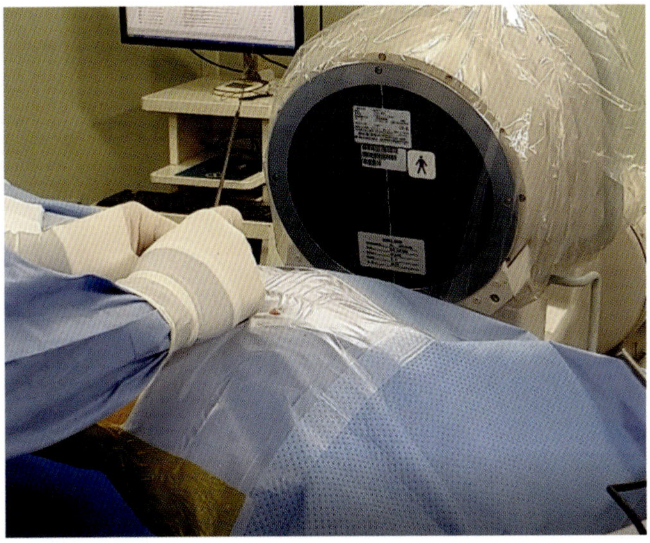

图 6.7　在导丝上插入顺序扩张器

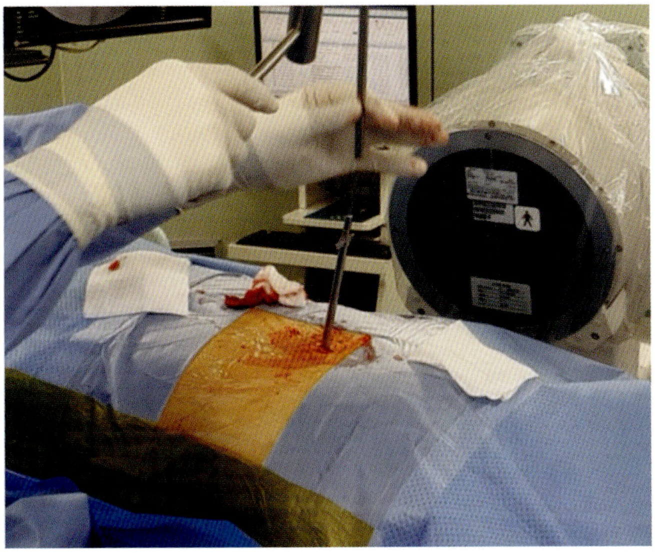

图 6.8　右：将倾斜尖端套管插入扩张器周围，并牢牢固定位置

增加。必须注意避免硬膜撕裂：外科医生应记住，神经结构紧密地放置在椎管内，当移除黄韧带时，有可能损伤向后移位的神经结构。

– 黄韧带分离术。

在内镜视野中，可以使用探针和其他外科器械（顺序扩张器）直接进行黄韧带的分离，并通过所创建的路径逐步引入工作通道。

另一种方法是间接撕裂韧带。这是通过将导丝穿过韧带来完成的，目的是朝向椎间盘突出的碎片；然后，引入插塞和工作套管（图 6.11）。

这两种技术都具有在移除工作通道后自发闭合镰韧带的优点，这可能有助于预防硬膜外瘢痕组织。

图 6.9　C 臂图像验证了 L5–S1 水平肩型椎间盘突出症斜切尖端工作通道的正确放置（侧位：左图；AP 位：右图）。注意，工作通道应朝向中间

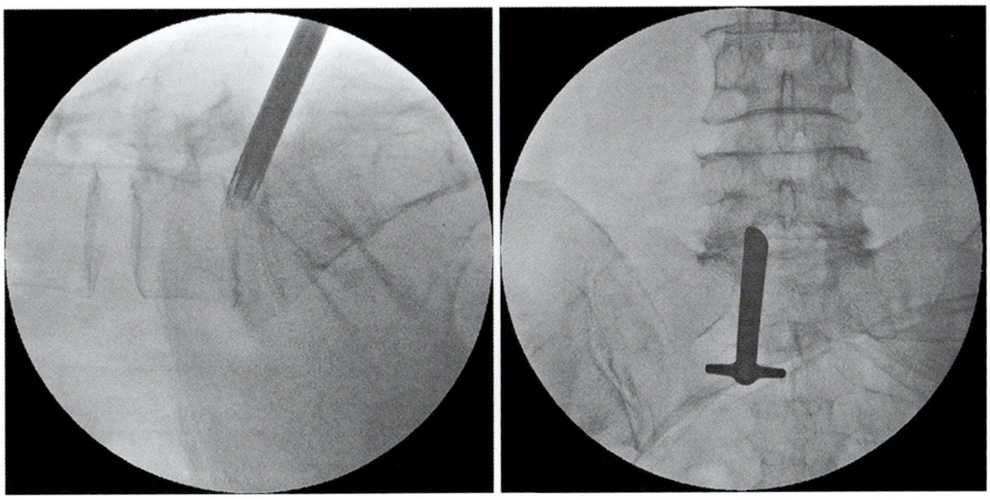

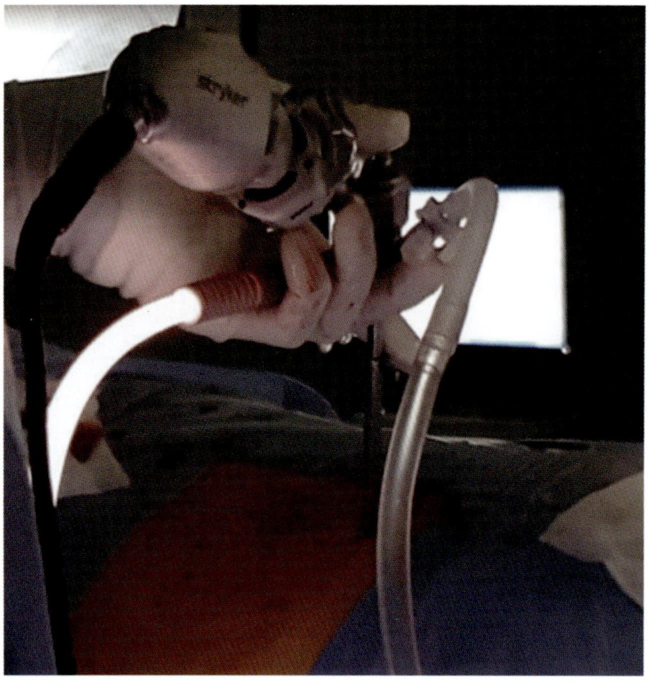

图 6.10　通过工作通道插入内镜

4.9　椎间盘突出通路

椎间盘突出症的治疗方法取决于其与走行神经根的关系，无论是从肩型还是腋下型。

– 肩部通路。

对于正中旁椎间盘突出和椎间盘移位至侧隐窝有用，在这种方法中，检查走行神经根的位置，并用神经钩和 / 或探针从周围的炎性粘连中剥离硬脑膜的根或侧缘。

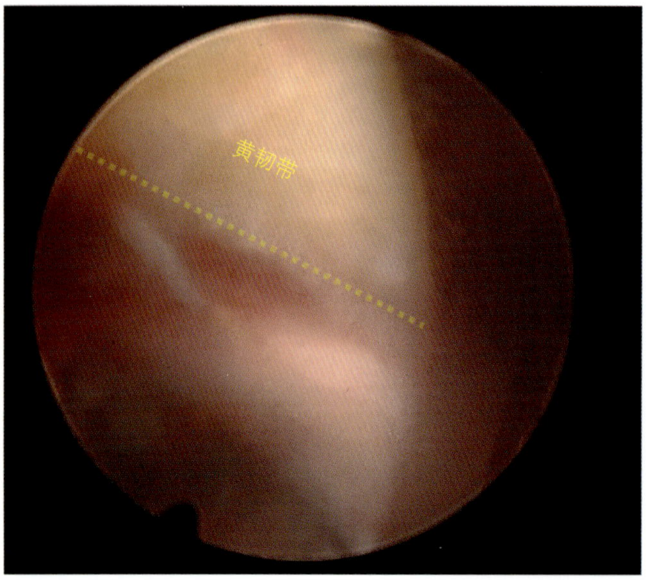

图 6.11　在取回工作通道时通过间接分裂的黄韧带通道的内镜视图

为了防止神经损伤，应从走行神经根的近端和外侧进行神经解剖。通过旋转倾斜尖端套管可以安全地进行神经结构的内侧回缩（图 6.12），这也有助于更好地暴露椎间盘。

– 腋下入路。

适用于腋下型椎间盘突出症、L5–S1 水平的中央疝和中央远端移位的碎片。

为了确认腋窝部位，需要清除硬膜外脂肪。

在解剖粘连并用射频探头正确控制出血后，在内镜下将斜角尖端工作通道插入并穿过根部和硬脑膜之间。

外科医生可以在没有太多神经回缩的情况下移除腋窝碎片和移位中心远端椎间盘。这种方法有一个学习曲线。

4.10　环形入路

可以通过几种不同的方式进行环行入路：

– 环切。

– 切除突出区域周围的部分纤维环，露出病理性椎间盘。

– 这种方法与传统技术相似。然而，这种方法会带来高风险的椎间盘突出症复发。

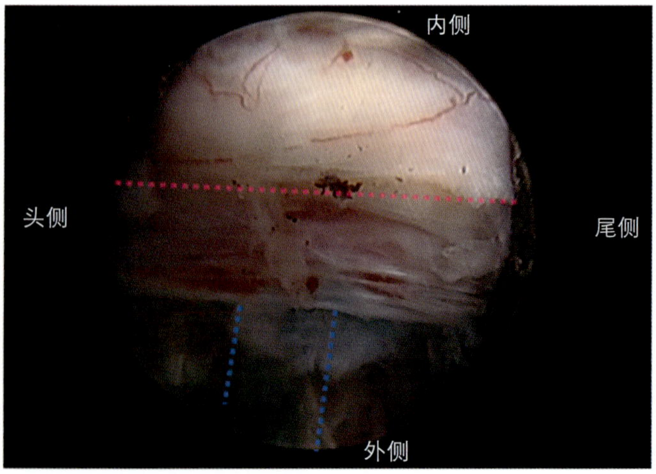

图 6.12　肩部通路的内镜视图，其走行神经根的方向为 10—2 点钟方向，由粉线横向限制，而椎间盘空间由 6—7 点钟方向的蓝线限制

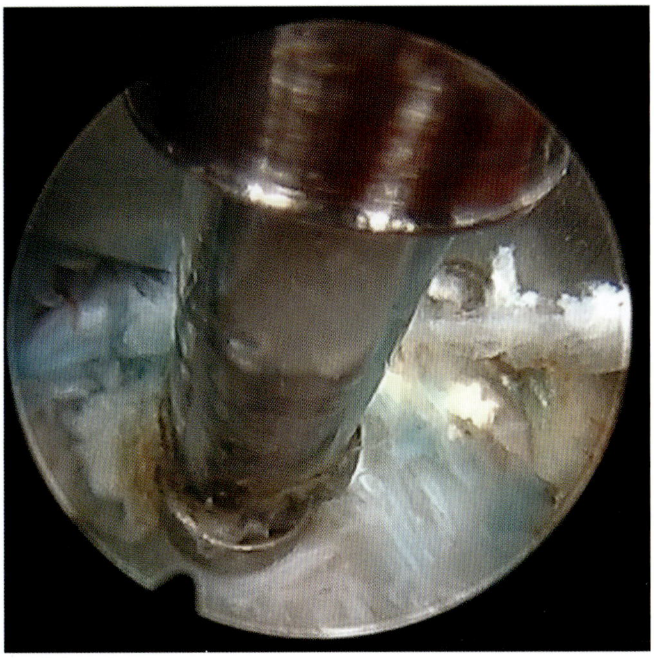

图 6.13　射频探头封堵环形缺损的内镜视图

– 环形密封。

– 通常，我们试图找到一个现有的裂缝，而不是创建一个新的裂缝。如果需要制造裂缝来移除椎间盘，则使用探针将其打开。充分移除病理性椎间盘，以确保没有椎间盘碎片残留（图 6.13）。

– 从裂隙的远端到近端使用射频探头有助于缩小膨出的椎间盘的大小并密封裂隙。

5　并发症

5.1　硬膜撕裂

当手术中出现硬膜撕裂时，最好停止手术。

如果切除黄韧带以进入椎管，则必须注意不要损伤紧密放置的硬膜囊。

5.2　早期复发

术后早期复发可以通过环形密封来减少。

充足的卧床休息以使手术区域愈合，有助于减少早期复发。

5.3　神经损伤

通过轻轻地回缩神经根可以成功预防神经损伤。

5.4　血管损伤

椎间盘切除术不要做得太深，以免造成血管损伤。必须小心避免椎前主动脉损伤，这可能是致命的。

5.5　感染

为了减少术后感染的机会，需要明确的手术范围和感染控制措施（如使用抗生素）。

6　总结

板间内镜腰椎间盘切除术对正常患者和髂嵴高的患者都有用。随着材料和技术的进一步发展，适应证的范围越来越广。了解解剖结构和椎间盘与神经结构的关系对于安全地进行手术至关重要。

参考文献

第 7 章　全内镜减压治疗胸腰椎狭窄

Chul Woo Lee, Hyeun Sung Kim

1　介绍

后路开放 / 显微镜下减压是治疗腰椎和胸椎椎管狭窄（SCS）的金标准治疗方法。在长期随访中发现，它与严重的椎旁肌损伤、萎缩、医源性不稳定和慢性腰痛有关。后路减压加融合手术是另一种手术选择，在椎管充分减压的前提下，能够保证术后节段的稳定性。然而，它也会产生一些并发症，如器械故障、假关节病和邻近节段疾病。随着内镜器械的技术发展和演变，脊柱内镜手术已成为治疗各种腰胸脊柱疾病的标准方法之一，从简单的椎间盘问题到复杂的疾病，如高度移位的椎间盘突出和骨退化导致椎间孔和椎管狭窄的其他病理。如今，退行性腰椎和胸椎椎管狭窄可以通过各种途径和技术进行全内镜手术治疗，几位作者已经报道了他们的成功案例。全内镜胸腰椎减压治疗椎管狭窄有以下几个优点，如对椎旁肌损伤最小、术后恢复和康复更快、长期随访中腰痛的概率最小。它还最大限度地减少了对后方韧带复合体（棘上韧带、棘间韧带和小关节囊）的损伤，后者作为后张力带来维持脊柱的完整性，并具有保护小关节和避免医源性不稳定的优势。

在本章中，作者将详细描述全内镜减压治疗胸腰段狭窄的适应证、手术步骤、手术隐患与并发症。

2　适应证

脊髓中央管和侧隐窝狭窄

- 中央和中央旁椎间盘突出症。
- 关节突增生。
- 黄韧带（LF）肥厚。

其他病理

- 小关节囊肿。
- 黄韧带囊肿。
- 黄韧带骨化（OLF）。

3　禁忌证

- 动态 X 线片上明显的大体节段不稳（平移＞ 4 mm 或开口角度＞ 10°）。
- 根据 Meyerding 标准，Ⅱ度或Ⅱ度以上的椎体滑脱。
- 严重退行性脊柱侧弯。
- 感染。
- 恶性肿瘤。

4　手术技术

4.1　术前准备

4.1.1　X 线平扫

常规评估腰椎的平扫视图，包括前后（AP）位视图、侧位视图、斜位视图和动态视图，以确定脊柱的弯曲程度（是否存在退行性脊柱侧弯）。动态视图可用来评估节段不稳定性。对于手术计划，AP 位视图是针对椎板间窗口的范围进行评估的，在大多数椎管狭窄的情况下，椎间孔会变小。评估椎板头尾端和峡部的宽度，以确保安全的骨减压，且不会过度破坏影像稳定性的正常结构。

4.1.2　磁共振成像（MRI）和计算机断层扫描（CT）

通过 MRI 评估下椎板和下关节的黄韧带范围以及厚度。通过轴向 CT 研究关节突关节的大小、形状和方向。这为在不引起医源性不稳的情况下进行内侧小关节切除的安全范围提供了思路。三维重建CT扫描图像提供了因棘突偏斜和骨质增生而变窄的椎板间窗口的精确三维视图。术前测量椎管和硬膜的横截面以判断狭窄的严重程度，术后测量用来判断减压的充分性。还应检查伴有钙化的椎间盘和椎间盘突出，因为这种合并病理需要更充分的骨减压，以便在手术过程中安全地松解与回缩神经结构。

4.2　麻醉和体位

该手术在硬膜外麻醉下进行，并伴有镇静或全身麻醉，以便于患者定位和固定。局部麻醉并非最佳选择，因为椎板间入路伴有神经回缩，这会在手术过程中引起明显的疼痛。

将患者俯卧位置于配有Wilson支架的X线透视台上。它消除了腰椎前凸，并拓宽了椎板间窗口，使工作套管能够安全通过，只需进行最小限度的骨切除。术前给药单剂量抗生素。整个过程都是在持续的生理盐水输注下完成的。输注通道与水泵（30~40 mmHg，1 mmHg=133.322 Pa）或带杆的生理盐水袋（距离手术室地板2 m高）相连。最好使用压力设定为30~40 mmHg的水泵。冲洗液压力应根据手术液的清晰度进行调整。

4.3　特殊外科器械（图7.1）

- 导丝。
- 闭孔器、一系列扩张器和13.7 mm带倾斜尖端的工作套管。
- 内镜视角为15°，外径（OD）为10 mm，工作通道直径为6 mm，工作长度为125 mm：用于中心减压。
- 内镜视角为30°、外径（OD）为6.5 mm、工作通道直径3.7 mm、工作长度208 mm（用于传统经椎间孔入路）：通过“通道切换技术”进行椎间盘切除术或对侧椎间孔切开术。
- 带3.5 mm金刚石钻头的高速内镜钻头。
- 带探头的射频消融仪。
- 内镜Kerrison钳。
- 内镜椎间盘钳。
- 内镜骨切割器。
- 内镜钝弯尖端探头：用于从骨骼和其他部位释放黄韧带。

4.4　手术步骤

4.4.1　皮肤切口

大多数情况下，在位于同侧棘突外侧的目标点上，做一个1 cm大小的纵向切口。然而，在对侧入路进行对侧椎间孔减压的情况下，皮肤切口应更横向地位于同侧内侧椎弓根线上（距离中线1~1.5 cm），以获得更大的入路角度，从而更容易进入对侧椎间孔（图7.2）。

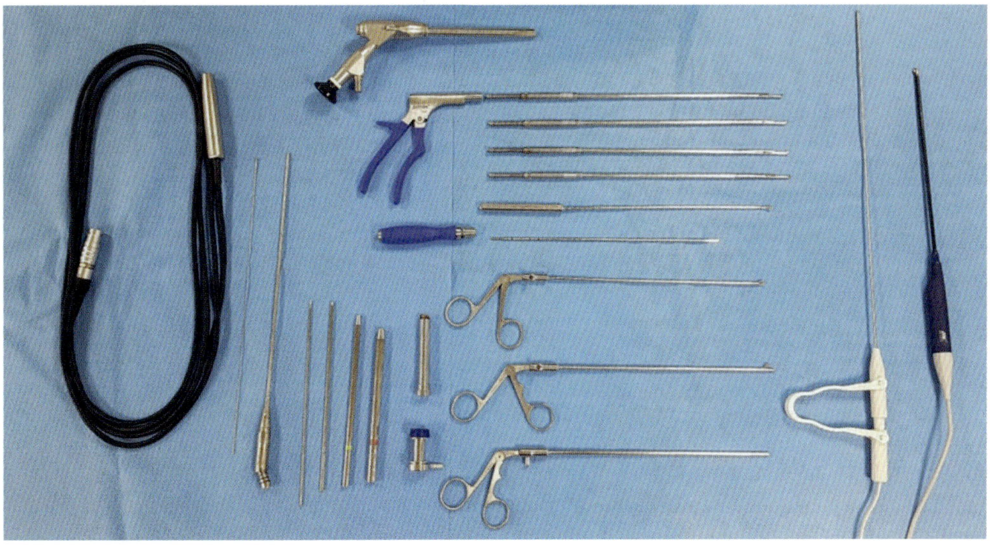

图7.1　内镜下后入路胸腰椎管减压器械

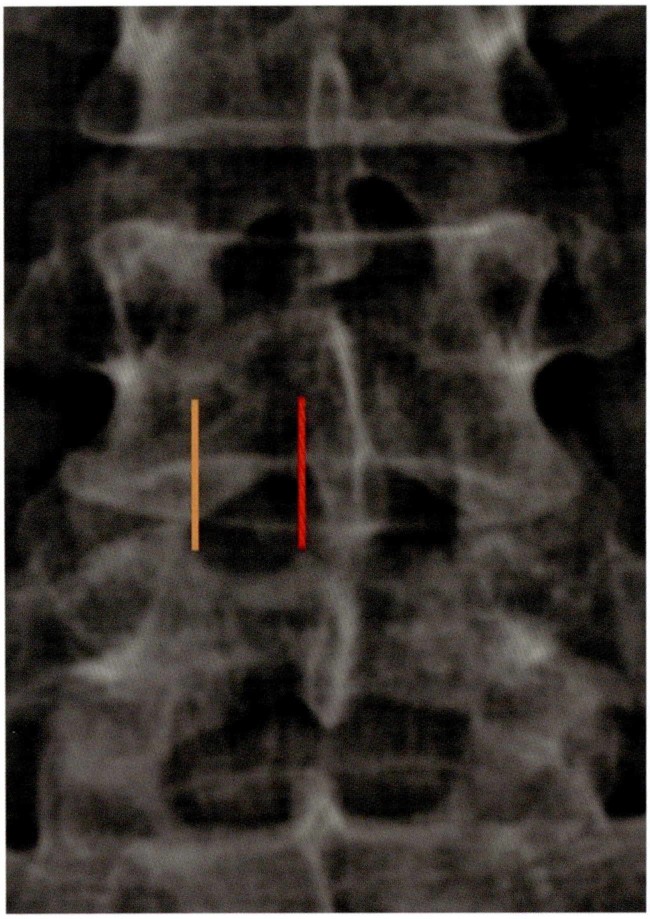

图 7.2 皮肤切口。红色线：通常同侧入路皮肤切口。橘色线：对侧入路皮肤切口

4.4.2 工作套管对接和内镜插入

手术侧是根据临床症状和术前计划确定的。椎管和双侧外侧隐窝的成功减压只能通过单侧入路实现，无论入路侧在左还是在右，都没有太大困难。优选从病理所在一侧进行同侧入路，因为病理和相关解剖结构可以更早地被识别且易于操作。而在上腰椎病变和棘突偏斜的情况下，对侧入路可能是一种有用的替代方法，因为小关节面侵犯最小，并且易于操作工作套管，具有更好的手术视野。

4.4.3 解剖点

在脊柱内镜手术（ESS）中，内镜图像与显微镜或肉眼下看到的视野不同，因此了解解剖结构对于内镜操作非常重要。

在后入路中，黄韧带和骨交叉处形成了 3 个解剖点，这 3 个点是便于实施内镜手术的标志点。AP 位视图中 X 线引导下有 3 个目标点可以作为手术入路标志点（图 7.3）。

扩张器、闭孔器和工作套管以各自的顺序插入穿过棘突附近的多裂肌之间的空间，最后，内镜沿着工作套管引入。斜面尖端停靠在外侧骨结构上，工作套管向内朝向黄韧带，以避免神经损伤。

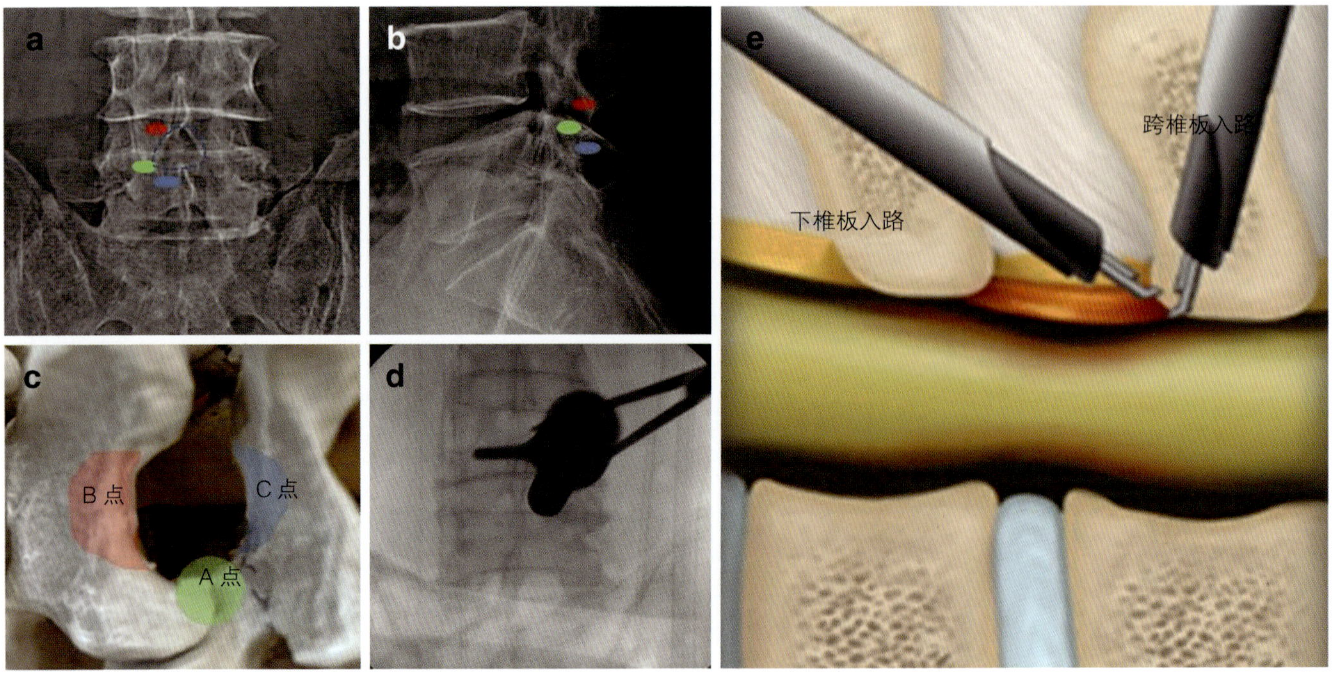

图 7.3 3 个解剖点；绿色圆圈（A 点）：同侧小关节面内侧边界与尾侧椎板交界处（层下入路初始点）。红色圆圈（B 点）：头侧椎板脊椎交界处［头侧由外向内入路（上方）初始点］。蓝色圆圈（C 点）：尾侧椎板脊椎交界处［尾侧由外向内入路（上方）点］。AP 位（a）和侧位（b）X 线片、3D 模型图（c）、术中透视图（d）、后方两种入路（跨椎板入路和下椎板入路）示意图（e）

4.4.4　骨减压

使用射频消融仪进行软组织解剖和止血。软组织和黄韧带浅层用内镜钳去除。骨钻孔从同侧小关节突的内侧边界（A点）开始，由尾部至头部，从更深的平面到浅表平面，一直到头侧椎板的椎板脊椎交界处（B点）（图7.4a）和尾侧椎板（C点），直到观察到黄韧带深层内的自由边缘（图7.4b）。

如果需要，对棘突的基底以及对侧椎板的下表面和侧隐窝进行减压（对侧入路）（图7.4c、d）。因此，在内镜胸腰椎减压（ETLD）过程中，与尾侧椎板相比，需要对头侧椎板进行显著的骨钻孔。椎间窗口进一步变窄，并伴有退行性过程；因此，除了软组织减压外，还需要进行显著的骨减压，软组织减压应在LF切除前进行。这便是ETLD“由外向内”技术的基本原理，其中黄韧带的深层充当工作区和椎管内重要结构之间的保护屏障。

脊柱内镜手术的手术视野非常狭窄，在手术过程中会被放大。此外，内镜独特的光学角度（20°～25°）可能会导致操作者在理解相关解剖结构时感到困惑。因此，对内镜标志点的认知对于成功减压很重要。内镜下同侧减压的主要中线点是黄韧带纤维的头尾方向、棘突基底和棘突间韧带，以及LF深层的中线缺损。从侧面看，上关节突（SAP）的内侧边缘形成了内镜减压的外侧范围（图7.5）。

侧隐窝狭窄的常见原因之一是增生的关节面/关节囊肿和中央旁椎间盘突出之间的神经结构被夹住。因此，在进行ETLD时，适当的侧向凹陷减压是重要的步骤。然而，过度侵犯小关节突以完全减压走行神经根可能会导致术后不稳定。因此，操作者应始终小心保护小关节突。这可以通过朝向同侧关节面旋转或倾斜内镜来实现。骨钻孔应沿从内侧到外侧的方向进行。如果没有，则至少应沿着SAP的内侧边缘在从尾部到头部或从头部到尾部的方向上进行骨钻孔（图7.6）。

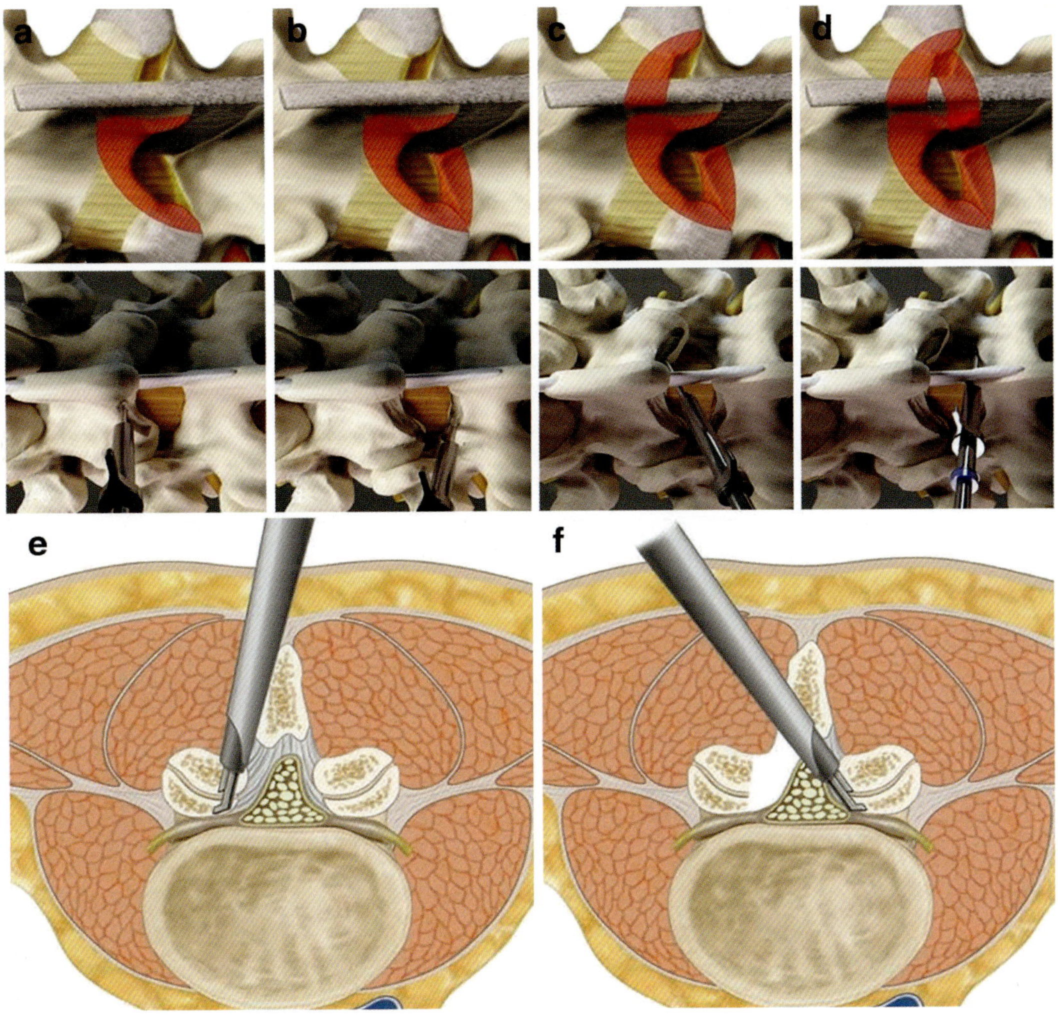

图7.4　内镜下腰椎管和侧隐窝减压过程中双侧减压的骨钻孔序列示意图。a.同侧头侧椎板的钻孔。b.同侧尾侧椎板的钻孔。c.棘突基底和对侧下椎板区域的钻孔。d.对侧尾侧椎板和小关节突内侧边界的钻孔。e、f.“由外向内”技术的示意图

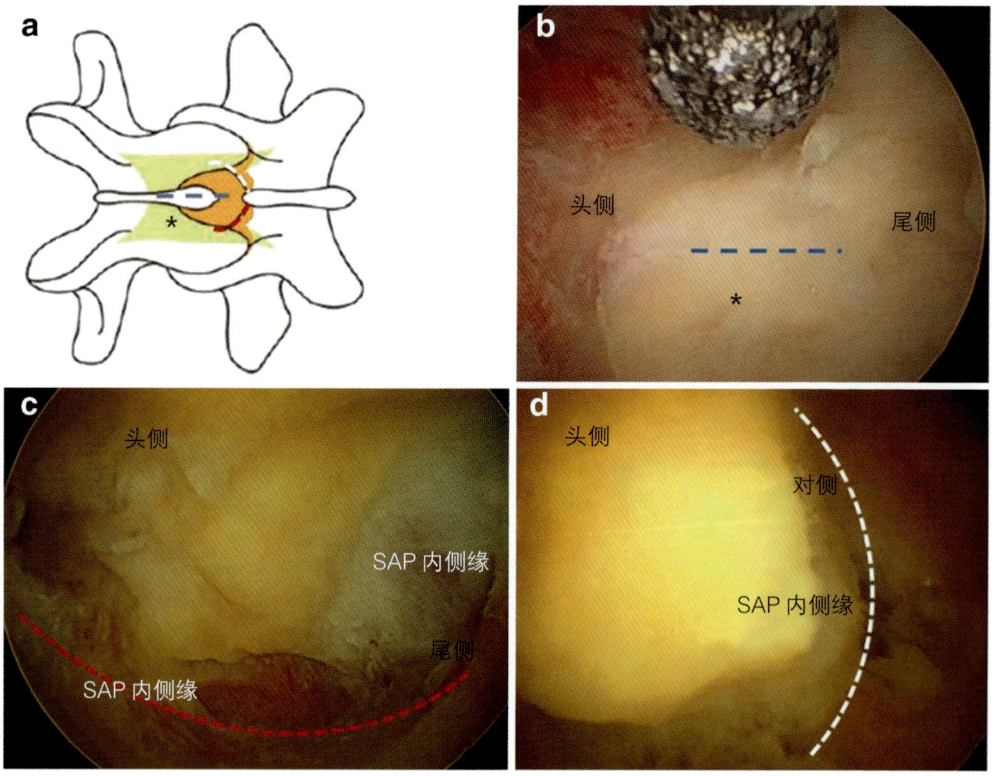

图 7.5　a~d. 经皮内镜腰椎管减压的解剖标志，显示黄韧带（*）、中线（蓝色虚线）、同侧上关节突（SAP）的内侧缘（红点弧形虚线）和对侧 SAP 的内侧缘

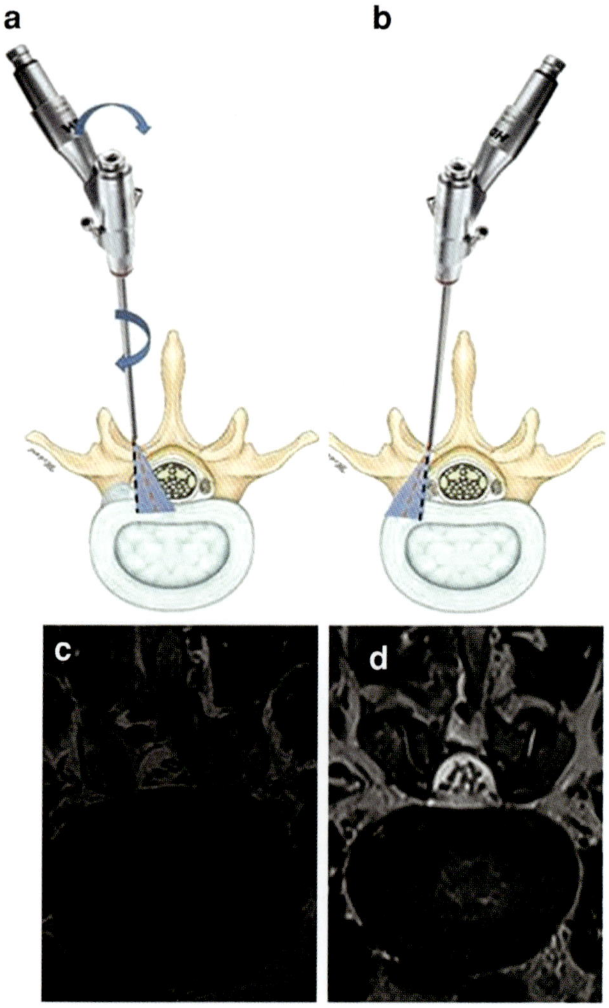

图 7.6　内镜的旋转和倾斜操作可保护小关节。a. 手术角度从外侧到内侧。b. 手术角度从内侧到外侧。c. 术后轴位 MRI 显示从外侧到内侧的骨钻孔侵犯了小关节。d. 术后轴位 MRI 显示通过从内侧到外侧的骨钻孔保留的小关节。蓝色三角形：内镜视野；红色虚线：用于探查侧隐窝的内镜光学角度；黑色虚线：用于钻孔骨结构的手术角度

4.4.5　黄韧带移除和神经结构减压确认

所有的骨减压都在黄韧带深层外进行，以便在整个手术过程中保护神经结构。冲洗液的压力推动硬脑膜远离黄韧带，并在黄韧带和硬膜之间形成一个平面。然而，在某些情况下，如有小关节囊肿、黄韧带囊肿和翻修手术后，硬膜与黄韧带严重粘连，需要小心地操纵远离黄韧带的神经结构。

最后，用内镜解剖器将镰韧带的深层从其层下附着处抬高，并在Kerrison钳的冲头和钳子的帮助下以“整体”方式切除韧带。黄韧带的“整体”切除避免了不完全减压的可能性。首选外径为6.5 mm的较小内镜进行腹侧减压或对侧减压，神经回缩最小。主要病理为黄韧带肥大引起的中央管狭窄的病例可能不需要对侧减压骨工作，对侧肌底区黄韧带的分离和移除可能就足够了。然而，在对侧区域单纯或合并骨狭窄的情况下，在移除黄韧带和牙根暴露等软组织之前，应始终进行充分的骨减压。止血是在射频消融器的帮助下实现的。最后，通过观察硬膜外间隙中的自由侧隐窝、自由浮动硬膜囊和横贯神经根来检查减压的充分性（图7.7）。插入引流管以避免术后硬膜外血肿聚集。筋膜和皮肤用可吸收缝线缝合。

4.5　术后护理

患者从麻醉中恢复后立即使用腰骶胸衣支架。通常，建议在术后使用2~4周的支架。手术后没有具体的康复方案。如果患者能够忍受疼痛，则允许患者进行日常活动。

4.6　胸部减压的考虑

胸椎椎管狭窄（TSS）是指胸椎管容量的减小，并伴有脊髓和/或神经根的压迫，通常由黄韧带骨化（OLF）、后纵韧带骨化（OPLL）、骨赘、椎间盘突出和椎间关节肥大引起。近年来，由于内镜技术的进步，脊柱内镜已被引入作为治疗胸椎间盘突出和椎管狭窄的可能方法。在胸部，对于主要是简单的椎间盘突出症，经椎间孔入路比后入路具有明显的优势，因为不需要在鞘囊和椎间盘突出之间插入器械。相反，全内镜后胸入路优先用于黄韧带狭窄和骨化（OLF）的患者，复制了开放手术的结果。

胸椎和腰椎椎板间入路的主要差异与椎板的尺寸和厚度以及小关节突的水平方向有关。在胸腰椎交界处，采取更倾斜的矢状方向。

由于与其他脊柱区域的解剖差异，在胸部OLF和狭窄的情况下，应在手术前通过仔细检查MRI和CT来确定减压幅度，还应在手术结束时通过射线照片来确认减压量。缺乏明显的标志可能是造成后胸减压困难的主要原因。因此，需要切除椎板和下关节突的许多部分，直到显露出上椎骨椎板下方的下椎骨的上关节突（SAP）以识别病变，尤其是OLF。局限于融合型以外的OLF可以通过下关节突的部分切除来识别，首先通过识别下椎骨的SAP的内侧边界并在上方向上延伸椎板切开术。

由于脊髓周围空间小、髓血管形成有限，神经结构的脆弱性是内镜胸椎手术的另一个考虑点。黄韧带应保持完整，直到骨减压完成，因为它被用作硬膜的保护，操作者应小心，不要对硬膜进行不受控制的前后移动和操作，以免造成潜在的撕裂。

黄韧带的厚度从脊柱上部到下部逐步增加，其

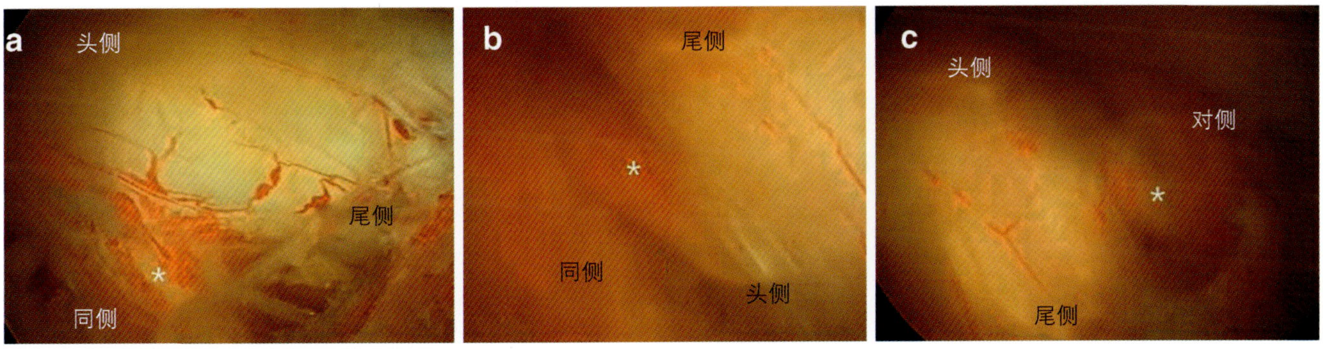

图7.7　a~c. 内镜术中发现的手术图示，显示鞘囊减压、同侧和对侧走行神经根（*）

结构限制了用于后部和侧面病理的板间内镜技术。板间手术主要局限于黄韧带狭窄和骨化的患者，复制了开放手术的结果。侧隐窝的前部病变可以通过板间内镜检查来解决，但与开放技术类似，内侧椎弓根切除术是必要的，以创造足够的空间，避免中央脊髓的操作。

考虑到融合型、结节型和喙型 OLF 附着在硬膜上或与骨化融合，建议行全椎板切除术并进行融合，因为技术困难，硬膜撕裂及其重建的风险很高。

由于硬膜外腔中局部隔离的冲洗液可能会导致神经系统并发症的潜在风险，这可能会增加内镜胸部手术中的颅内压（IICP），而非腰部手术。操作人员应始终努力减少操作时间，并在操作过程中监测灌溉渠道输入 / 输出的良好通畅性。在内镜胸廓减压手术中，如果硬膜撕裂发生在手术的早期阶段，即使硬膜撕裂很小，也建议改用开放手术，以避免 IICP 的负面后果。

5　并发症

5.1　减压不充分与关节面过度侵犯

初学者在内镜胸腰椎减压早期学习过程中常见的错误是不完全减压和小关节侵犯。为了避免不完全减压，手术前操作者应通过术前放射学评估来确定减压的程度。

通常，理想骨减压的解剖标志是 LF 的上下边缘（头尾侧）和 SAP 的内侧边缘（外侧）。在滑脱和中央椎间盘膨出的情况下，需要更多的上椎板头侧切除术。在严重的小关节肥大和外侧隐窝被吞没的情况下，内侧小关节切除术应向外侧扩展，以充分减压走行神经根。过多的小关节面侵犯主要是由于对内镜视野扭曲角度的误解造成的。

为了避免内镜胸腰椎减压中小关节过度切除，操作者应充分了解 ESS 中使用的脊柱内镜的光学角度和实际手术角度之间的差异。充分了解内镜的光学角度、可旋转性和倾斜，有助于防止小关节过度切除（图 7.6）。

5.2　术中出血

保持清晰的手术视野是缩短手术时间、手术顺利、手术安全、并发症少的前提。术前应经常检查是否停止使用抗凝剂。建议收缩压在 100~110 mmHg 范围内，以减少因轻微出血而导致手术视野模糊的概率。充分控制冲洗压力和严格止血是保持脊柱内镜手术视野清晰的关键。预先控制出血是防止术中出血的一种解决方案。

经常发生大出血的区域是黄韧带上缘以外的颅内静脉丛周围、外侧隐窝区域和椎板 - 小关节交界处周围的肌内动脉。当因不明原因出血而出现手术视野模糊时，操作者应始终首先检查冲洗通道的良好通畅性，如供水不足、冲洗管线堵塞和器械的所有孔口。初始水泵压力最好设置在 30~40 mmHg。冲洗液压力的暂时升高有助于找到出血点，处理这种麻烦的术中出血。然而，灌洗压力的临时升高应限制在很短的时间内，并在任何时候低于 50 mmHg。钻孔的骨缘和工作套管外部解剖的肌肉也应被视为模糊手术视野的未知来源之一。不明原因的无法控制的术中出血是罕见的，通过套管应用止血剂（Floseal®，Baxter Healthcare，Hayward，CA）后的“观望”策略可能是解决这种顽固情况的一种实用对策。建议术后引流，防止术后血肿形成。

5.3　意外硬膜切开

硬膜撕裂是 ETLD 后的一种严重并发症。它可能导致不良后果，如术中颅内压升高、术后神经水肿、手术伤口持续性脑脊液漏和假性脑膜膨出，需要二次翻修手术。与传统的脊柱手术相比，ESS 中硬膜撕裂的概率更高。对于硬膜撕裂风险较高的病例或状况，如老年患者、伴有粘连的严重狭窄和翻修手术，手术人员应更加小心。

为了防止术中硬膜撕裂，当在神经结构周围使用内镜器械时，外科医生应注意内镜无法提供手术视野的盲点。

可以通过倾斜和旋转内镜来获取可变的内镜操作角度和视图。这种内镜操作可以帮助操作者识别超出静态内镜视野限制的隐藏区域。每当操作者在硬膜附近使用内镜钻头或冲头时，应通过这种优化的内镜视图进行双重检查，该视图可能显示硬膜和相邻结构之间的内表面。为了降低硬膜撕裂的风险，保持清晰的手术视野是很重要的，因为在黄韧带切除术中，由于术中出血，硬膜撕裂经常在内镜下不清晰的情况下意外发生。尽管对硬膜进行了仔细的管理，但如果硬膜撕裂发生在早期或硬膜撕裂的尺寸较大，则需要转为开放手术进行硬膜缝合。然而，在手术后期出现小的硬膜撕裂的情况下，手术人员可以在密封程序后继续手术。硬膜撕裂的大部分小切口可以通过用 Gelfoam（Pfzer Inc., New York, USA）和 TachoSil 密封剂贴片（Baxter Healthcare Corporation, Deerfield, Deerfeld, Illinois, USA）密封和术后绝对卧床休息来处理。

5.4　神经结构损伤 / 短暂性感觉障碍

神经并发症，如术后感觉障碍和运动无力，通常是由于在狭窄的板间和椎管内空间的有限手术区域内不小心使用手术器械造成的。另一个常见的原因是在充分的初始减压和神经周围结构的粘连松解之前对神经结构的过度操作。

持续使用高功率射频（RF）凝固可能是其他原因之一。预防是处理神经并发症的最佳方法。内镜的视野应该始终清晰，这可以通过瞬间增加液体压力和严格止血来实现。一些危险的情况下，如椎间盘突出，特别是高度移位的椎间盘以及高位管受损，可能需要进行广泛的骨切除以确保安全。

这种骨减压策略也应适用于症状持续时间长、椎间盘钙化和翻修的可疑神经周围粘连病例。“减压第一（通过骨去顶或椎间盘切除术），手法第二”应该是最大限度地减少神经损伤的策略原则。在操作神经结构之前，应先进行初步充分的减压，包括骨骼手术、椎间盘切除术和神经周围粘连松解术。

如果不确定是否进行充分的减压，根管紧张，根管松动困难，则应在根管操作和椎间盘切除术前进行额外的椎板面扩大切除术。在通过扩大板间窗和椎间盘切除术进行充分减压后，也应在不缩回神经结构的情况下进行细致的粘连松解，然后应以非常小心的方式操作神经根，尽量减少间歇性缩回，以将神经损伤的风险降至最低。操作者还应始终坚持使用具有足够强度的双极射频（软组织消融和骨出血控制为 250 W，但神经结构周围为低于 90 W），以避免术后感觉障碍。

6　案例展示

6.1　案例 1：严重腰椎管狭窄合并椎间盘突出症（图 7.8）

一位 76 岁的女性患者，主诉双侧臀部和腿部疼痛。尽管保守治疗了 6 个月，但她仍无法行走持续

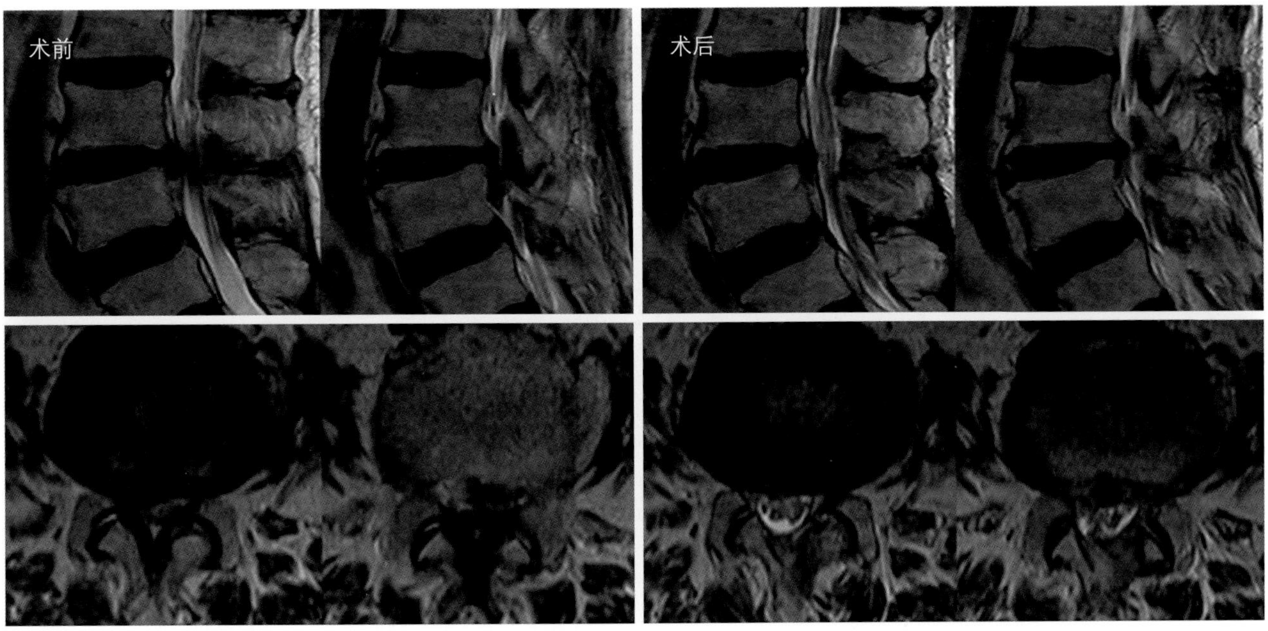

图 7.8　一位 76 岁女性患者的术前和术后 T2 MRI，该患者患有 L3－L4 级严重椎管狭窄（Schiza D 级），接受内镜下腰椎管减压治疗

3 min。检查时，背部疼痛、左侧（L5 段）双侧腿部疼痛 VAS 评分为 8 分。术前 MRI 显示 L4–L5 级严重椎管狭窄合并椎间盘下移位。在动态 X 线片中未发现滑动和不稳定迹象。患者接受了内镜下椎板切除术和椎间盘突出摘除术。手术过程中，将肥厚黄韧带从硬膜上分离并取出后，暴露出硬膜。

观察到神经根和周围结构之间有明显的粘连。经过细致的粘连松解和神经根的小心回缩，发现椎间盘破裂。成功地进行了椎间盘内剥脱的碎片切除术。术后，患者双侧臀部和腿部疼痛完全缓解。术后 MRI 显示良好的手术结果，椎管变宽，椎间盘摘除成功。术后 MRI 观察到椎旁肌的信号变化很小。

6.2　案例 2：多层内镜腰管减压（图 7.9）

一位 67 岁的男性患者，因其腰痛和神经源性间歇性跛行接受了约 2 年的保守治疗，然而患者的疼痛加剧了。腰椎 MRI 证实，他无法忍受的疼痛是由 L3–L4、L4–L5 和 L5–S1 的多级椎管狭窄引起的。患者接受了多级内镜椎管减压。手术采用 1 cm 长的两个皮肤切口进行，一个用于 L3–L4，另一个用于 L4–L5–S1。手术过程中，在部分椎板切除术和韧带切除术后，由于长期压迫和退行性变化，观察到硬膜非常薄。

确认鞘囊和神经根完全减压。手术后，患者的下背部和腿部疼痛得到了显著改善，没有任何神经系统受损。患者能够很好地行走，没有任何限制，并在手术后 2 天出院。患者的良好临床结果已观察了 2 年，无须进一步治疗。

6.3　案例 3：腰椎黄韧带骨化（图 7.10）

一名 52 岁的男性患者，出现持续 2 年的右腿疼痛，无法行走超过 10 min，经检查，背部和腿部疼痛的 VAS 评分分别为 5 分和 8 分。常规 X 线片没有显示不稳定的证据，MRI 和 CT 显示骨化的黄韧带压迫 L4–L5 级椎管内的神经结构。由于患者的症状是单侧的，因此患者接受了脊柱减压，通过单门内镜方法仅切除了 OLF 的右侧。

术中，为了更容易、更安全地从附着的硬脑膜中剥离 OLF，需要用钻头将厚 OLF 薄化。将蛋壳状薄的 OLF 碎片轻轻地从硬脑膜上分离以避免硬膜撕

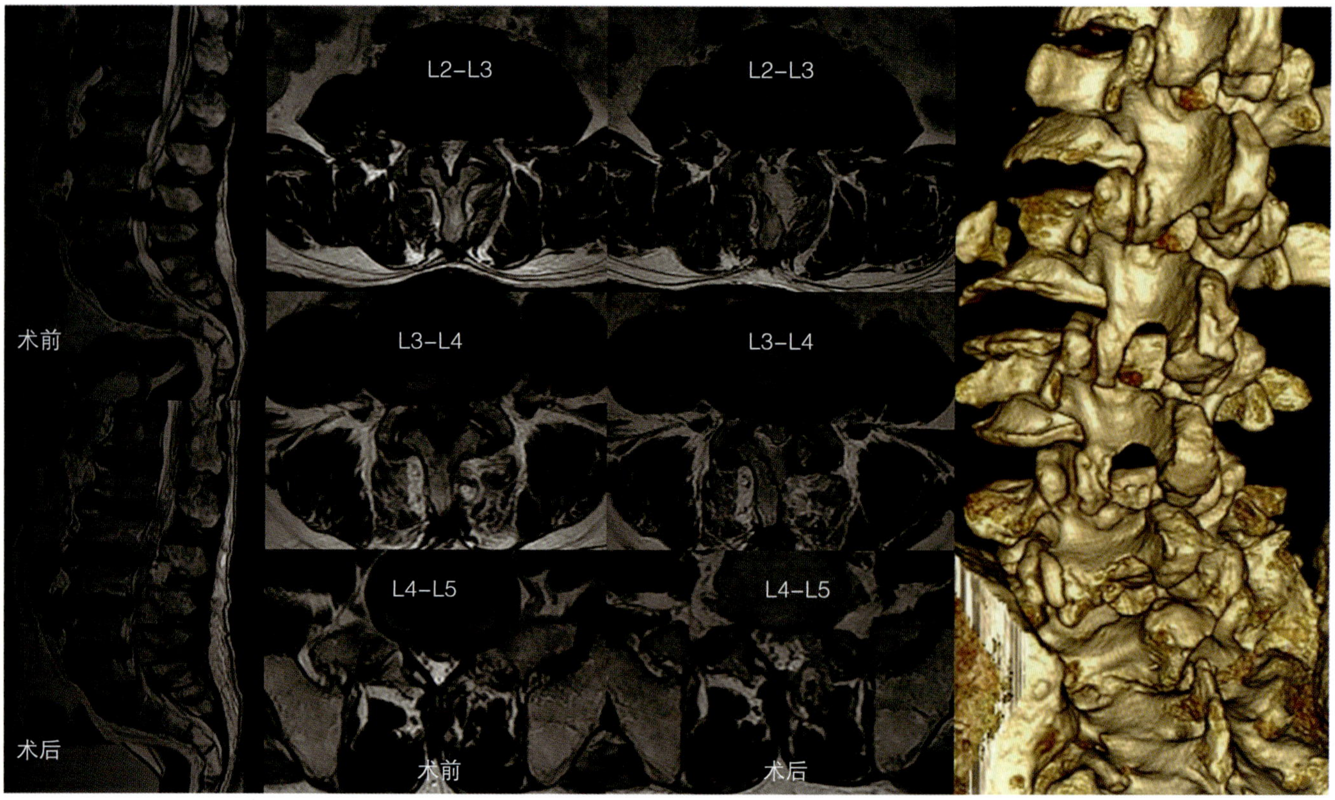

图 7.9　一位 67 岁男性多节段椎管狭窄患者经内镜下椎管减压治疗术前和术后的 T2 MRI

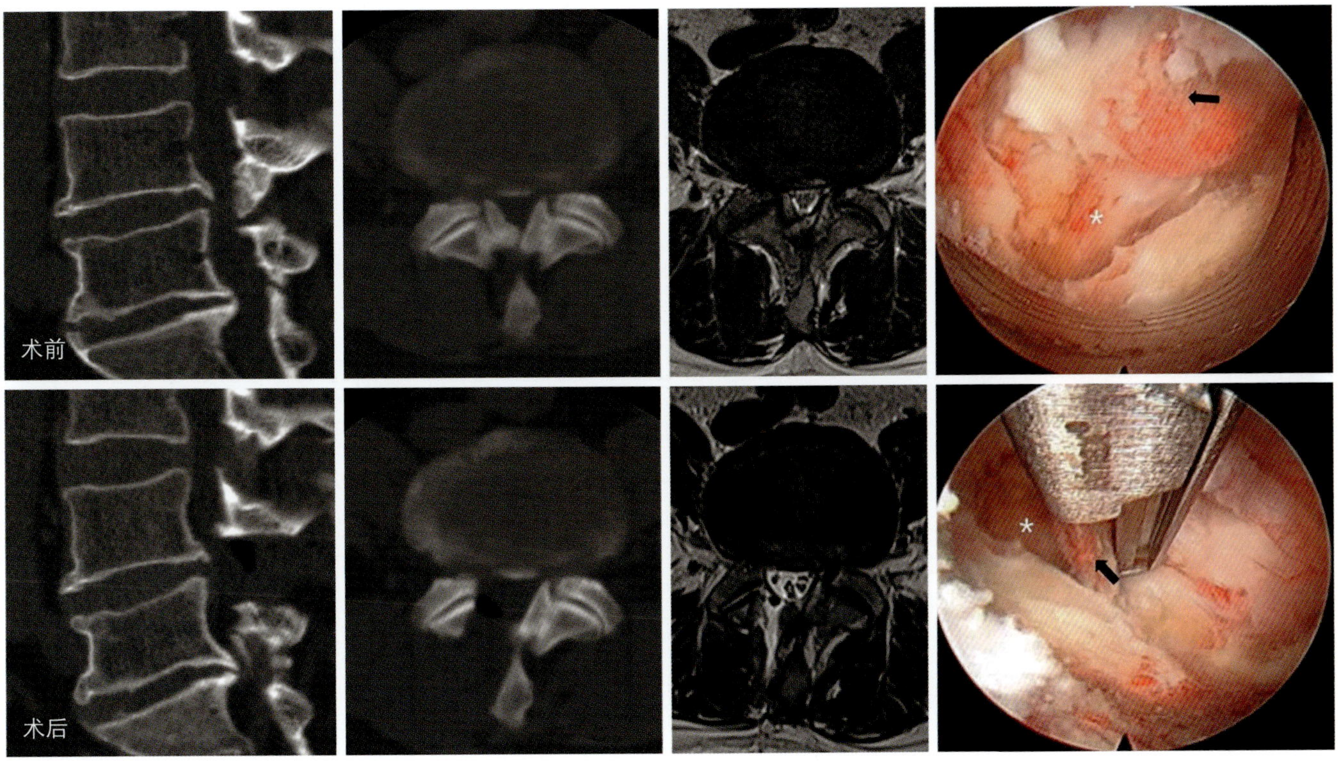

图 7.10　一名 52 岁男性患者的术前和术后 CT 和 T2 轴位 MRI，该患者的黄韧带骨化接受了内镜下单侧 OLF 切除术的治疗。去除薄蛋壳状的 OLF（黑色箭头）后，发现鞘囊和根（*）减压

裂，并通过内镜打孔以零碎的方式去除。观察同侧鞘囊和神经根的减压情况。术后，患者的背部和腿部疼痛得到缓解，没有立即出现术后并发症的特点。术后 MRI 和 CT 显示右侧 OLF 被成功切除，椎管减压。

7　总结

内镜下腰椎减压是治疗胸腰段狭窄的良好手术选择，从 MIS 的角度来看有许多优点。该技术的优点是术中出血量少，对软组织的损伤最小，术后早期恢复，并在长期随访中保持脊柱稳定性。尽管由于技术难度、不熟悉的内镜解剖结构和不习惯的手术设备，存在着陡峭的学习曲线，但持续的手术经验将使脊柱外科医生在内镜胸腰椎减压方面取得成功。经皮全内镜胸腰椎减压是一种安全、临床可行、有效的手术技术，可作为胸腰椎狭窄的主要治疗方法。

参考文献

第 8 章　内镜下经椎间孔侧隐窝减压术

Sang-Ha Shin

1　引言

椎管狭窄（Spinal Stenosis）是脊柱的骨骼、椎间盘、囊膜和韧带等结构退行性病变的结果，当保守治疗无效时可以考虑采取手术治疗，手术方式包括减压和融合。近年来，对以放射性疼痛为主、不伴有严重节段不稳定的椎管狭窄患者，保留脊柱稳定性的减压技术倍受关注。

内镜下经椎间孔手术治疗腰椎间盘突出是一种有效的手术方式，其优点包括局部麻醉、术后恢复快，对骨性结构和关节突切除少，最大限度地不影响脊柱的稳定性等。

由于患者对微创需求的增加和内镜设备的发展，内镜下减压治疗腰椎间盘病变越来越受到欢迎。但是鉴于椎间孔区存在出口神经根和诸多骨性结构，限制了内镜工作的灵活性，因此内镜经椎间孔手术很少用来做椎管减压。本章我们将介绍内镜下经椎间孔侧隐窝减压术。

2　适应证和禁忌证

对于巨大严重的腰椎间盘突出，游离异位的腰椎间盘突出或者有双侧下肢疼痛的应该予以排除。由于椎间孔入路很难处理伴有高髂嵴、椎间孔狭窄、大关节突的 L5–S1 水平的病变，这些患者也应予以排除。此外，对于节段不稳定或脊柱滑脱、严重邻近节段脊柱疾病、翻修手术或严重运动无力的患者应予以排除。节段不稳定指在过伸过屈位侧位 X 线片上，矢状面位移＞ 4 mm，或矢状面成角 L3–L4 ＞ 15°，L4–L5 ＞ 20°，L5–S1 ＞ 25°。

3　手术技术

3.1　术前规划

接近角在轴位上与水平面约成 15°（图 8.1a）。与传统的经椎间孔入路一样，接近 30° 的角度会导致小关节破坏，并且在移除背侧黄韧带时很难获得很好的视野。通过评估磁共振成像（MRI）或计算机断层扫描（CT）轴位图像来计算从中线到皮肤进针点的旁开距离。这个距离为 13~16 cm，较经典的椎间孔入路长。这种极外侧入路容易损伤椎旁组织和腹腔内结构，因为接近角比传统的角度小。为了避免相关并发症，最重要的就是术前要根据 MRI 轴位像确认正确的穿刺轨迹。在插入导针时，不超过透视图像中的横向投影导向器就是安全的，同时实时检查针的位置也很重要。头尾侧皮肤进入点要平行于椎间盘平面，这样在侧隐窝减压的过程中，就可以提供最佳的垂直面上的工作灵活性。

3.2　手术步骤

手术包括 4 个步骤：极外侧经椎间孔入路椎间孔成形术，下位椎弓根上缘部分切除椎间孔垂直扩大术，椎管外侧的黄韧带切除术，椎管背侧的黄韧带切除术。

3.2.1　极外侧经椎间孔入路椎间孔成形术

所有患者局部麻醉后，在透视引导下，以轻度屈曲俯卧位的姿势躺在可透射线的手术床上进行手术。局部麻醉后，在皮肤入针点插入一根 18G 导入针，进行椎间孔阻滞可以减少手术中在进入椎间孔后的

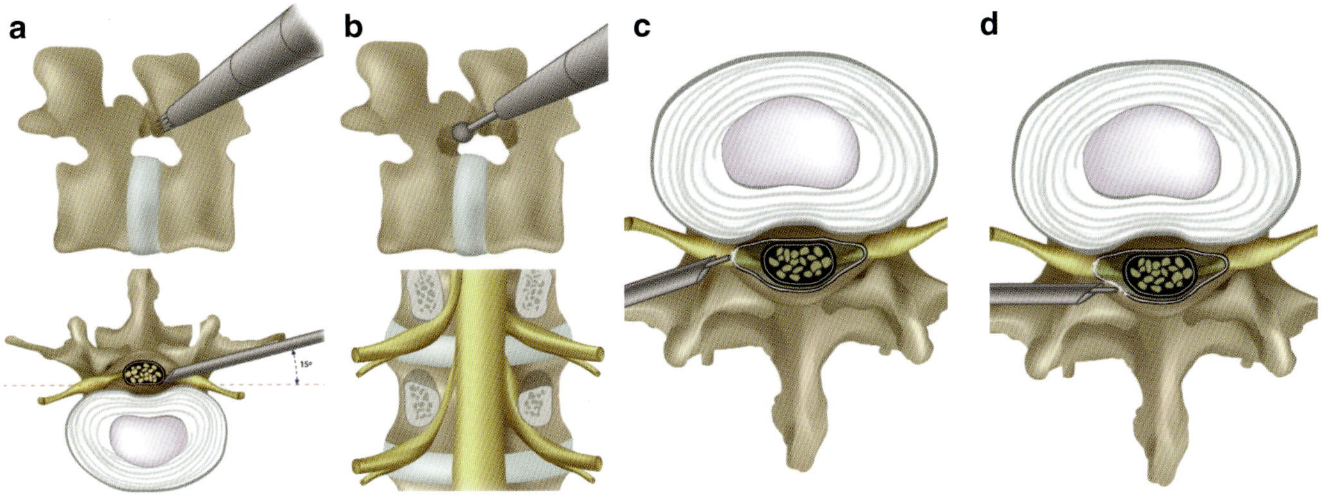

图 8.1 内镜下侧隐窝减压示意图。a. 极外侧经椎间孔入路椎间孔成形术。b. 下位椎弓根上缘部分切除，垂直方向扩大椎间孔。c. 去除椎管外侧的黄韧带。d. 去除椎管背侧的黄韧带

疼痛感。然后，注射造影剂以确定硬膜囊的侧缘和出口神经根的位置。用不同的铰刀磨除上关节的腹侧，在前后位透视视图上达到椎弓根中线的位置。

3.2.2 下位椎弓根上缘部分切除椎间孔垂直扩大术

插入工作套管后，内镜镜头沿着磨除的上关节突，斜面对着头端，保证足够的镜下工作空间。然后，通过镜下磨钻磨除上关节突的上部，垂直方向上增宽椎间孔（图 8.1b），磨除下位椎体上关节突上部和椎弓根上缘。下位椎体椎弓根上缘部分切除，可以使椎弓根水平下关节突内侧和外侧的走行神经根充分减压。椎间孔增宽操作时要非常小心，高度不要超过第一步操作时磨除的上关节突，防止小关节损失。

3.2.3 椎管外侧的黄韧带切除术

椎间孔增宽和椎弓根上缘切除后，尽量在垂直方向上操作工作套管，用金刚石钻头和侧射钬钇-铝-石榴石激光（HO: YAG）（Lumenis Inc., NY）去除残留的骨性碎片，显露下关节突区域的黄韧带和硬膜外脂肪组织（图 8.1c）。使用解剖探针，通过细致的解剖将神经结构与周围组织分离。用冲头和钳子去除覆盖在走行神经根外侧的黄韧带。在操作的过程中，硬膜外出血可以使视野模糊，因此我们要重视止血和镇痛，因为操作过程中接触到神经会导致疼痛。

3.2.4 椎管背侧的黄韧带切除术

为了对走行神经根背侧进行减压，工作套管可以利用杠杆技术漂浮在硬膜外腔隙，以保证对椎管背侧部分的可视性（图 8.1d）。使用探针在神经根与背侧黄韧带之间进行分离，将侧射激光尖部背侧放在神经根上，用激光切除椎管背侧的黄韧带。背侧减压的范围是通过矢状位的检查，从下位椎弓根的内侧缘到走行神经根的整个背侧部分，以及上位椎弓根附近神经根的起点到下位椎弓根中部水平。减压完成后，要检查止血情况，取出内镜。用皮下缝线缝合皮肤伤口，并用伤口贴贴敷。

3.2.5 腹侧减压（如果需要）

当侧隐窝狭窄时需要同时进行背-腹侧减压，其中由于骨赘或突出的椎间盘引起腹侧神经压迫并伴有背侧神经受压。在这种情况下，背侧减压后，需要在椎间盘水平解剖和切除硬脊膜和后纵韧带之间的增生结构，暴露腹侧病变。由于内镜的路径是外侧入路的特点，在腹侧减压时对神经根的牵引最小。在有椎间盘挤压神经根时，内镜下可通过小的环形通道切除椎间盘，对神经根进行减压。当神经根被后方骨赘压迫时，使用工作套管的斜面将神经根向内侧迁移，再用激光或钻孔切除骨赘，对神经根进行充分减压。

4　案例展示

4.1　案例 1

一名 50 岁女性患者，表现为左腿疼痛。术前 CT 显示黄韧带肥厚和关节突增生导致侧隐窝狭窄(图 8.2a)。内镜下椎间孔扩大术，术后患者的症状得到改善，CT 显示左侧隐窝完全减压。骨窗位 CT 显示保留左侧小关节（图 8.2b）。

4.2　案例 2

一名 63 岁女性患者，表现为左腿疼痛。术前 MRI 和 CT 显示侧隐窝狭窄骨赘引起的腹侧神经压迫，骨赘或伴有椎间盘突出背侧神经压迫（图 8.3a）。内镜检查后行椎间孔扩大术，术后患者症状缓解。术后 MRI 和 CT 显示左侧隐窝完全减压，保留小关节（图 8.3b）。

5　并发症的预防

开放椎板切除术已被认为是侧隐窝狭窄减压的标准手术方式。在我们的系列临床病例中，内镜下椎管狭窄减压的患者改善了背部和腿部疼痛，没有出现硬膜撕裂或感染等主要并发症。

内镜经椎间孔减压技术也存在局限性。首先，中心区域减压困难。侧入路后，神经根鞘呈穹顶形，关节下方区域减压后，神经根鞘会逐渐向中心区域

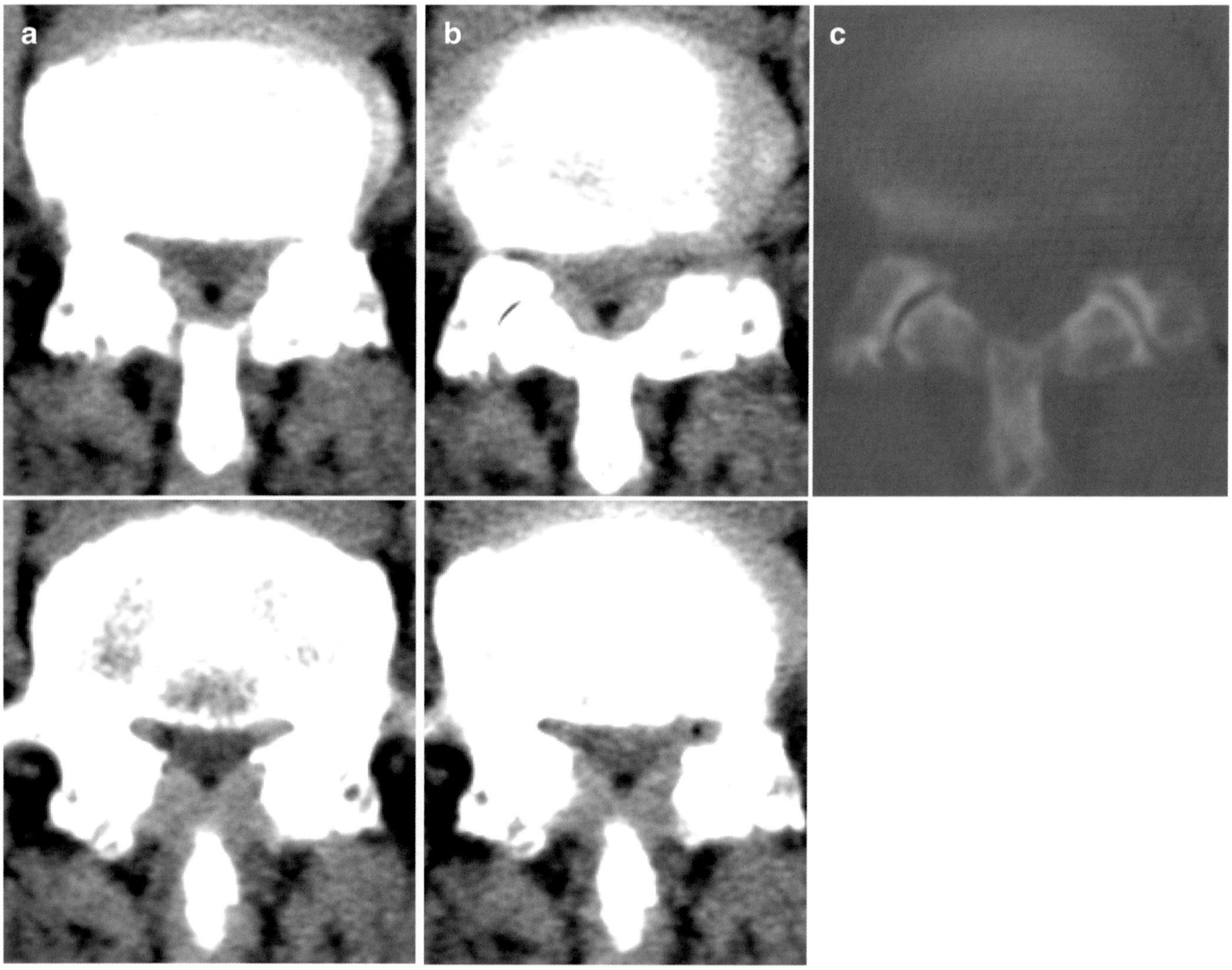

图 8.2　侧隐窝狭窄引起背侧神经压迫的示范病例。a. 术前 CT 显示由于韧带和小关节增生肥大导致的侧隐窝狭窄。b. 术后 CT 显示左侧隐窝完全减压。c. 骨窗位 CT 显示左侧小关节保留

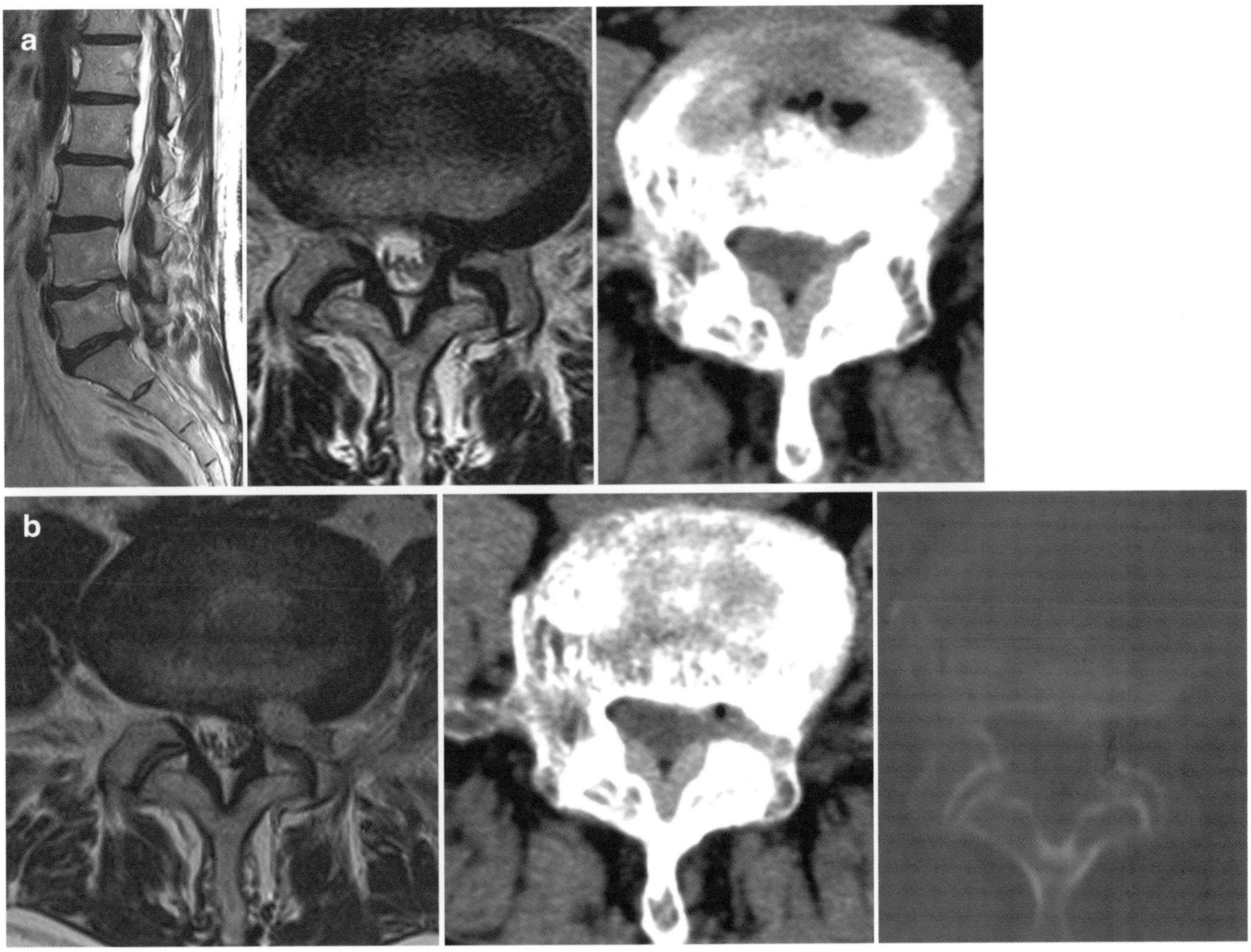

图 8.3　侧隐窝狭窄引起背腹侧神经压迫的示范病例。a. 术前 MRI 和 CT 显示侧隐窝狭窄，由于骨赘增生引起的腹侧神经压迫或伴有椎间盘突出背侧神经压迫。b. 术后 MRI 和 CT 显示保留小关节的左侧隐窝完全减压

移动，手术视野会受到限制，导致中心区减压困难。其次，很难适用于有双侧下肢症状的患者。最后，这项手术操作需要由训练有素、擅长内镜技术的脊柱外科医生进行。

与传统的开放手术相比，对于椎管狭窄患者，经孔内镜减压术具有以下特点。第一，它可以在局部麻醉下进行，操作持续时间短，失血量少，对于老年人或患有基础疾病不能接受全身麻醉的患者来说是很好的治疗选择。第二，通过极外侧入路对关节的损伤达到最小，并且没有后方韧带结构和肌肉损伤。这样可以减少术后节段性不稳定或脊椎滑脱的发生。第三，通过经椎间孔入路，可以对侧隐窝狭窄和椎间孔病变进行同时减压。在侧隐窝狭窄伴椎间孔压迫性病变的情况下，后入路减压需要广泛切除一侧小关节。这种技术方法的优点是在对椎间孔病变进行减压时，最大限度地减少对小关节的医源性损伤。第四，对侧隐窝狭窄伴有椎间盘突出运用该技术也可以同时进行减压，由于椎间孔垂直扩大成形，工作套管的工作空间扩大，操作的自由度增加，对于高度移位的椎间盘突出也可以很容易地进行髓核切除（图 8.4）。有作者认为内镜治疗伴有侧隐窝狭窄的椎间盘突出症的手术结果较差。然而，如果应用本研究中的新技术，在充分减压侧隐窝狭窄后同时进行椎间盘突出的减压，可能会取得良好的结果。

这种内镜技术可以应用于多种脊柱疾病。它还可以作为一种微创治疗选项适用于背侧压迫性病变，如小关节滑膜囊肿、贫黄韧带囊肿、硬膜外血肿或脓肿。此外，我们相信这项技术的发展可通过联合内镜下腰椎椎间融合技术，可以同时进行减压和融合。

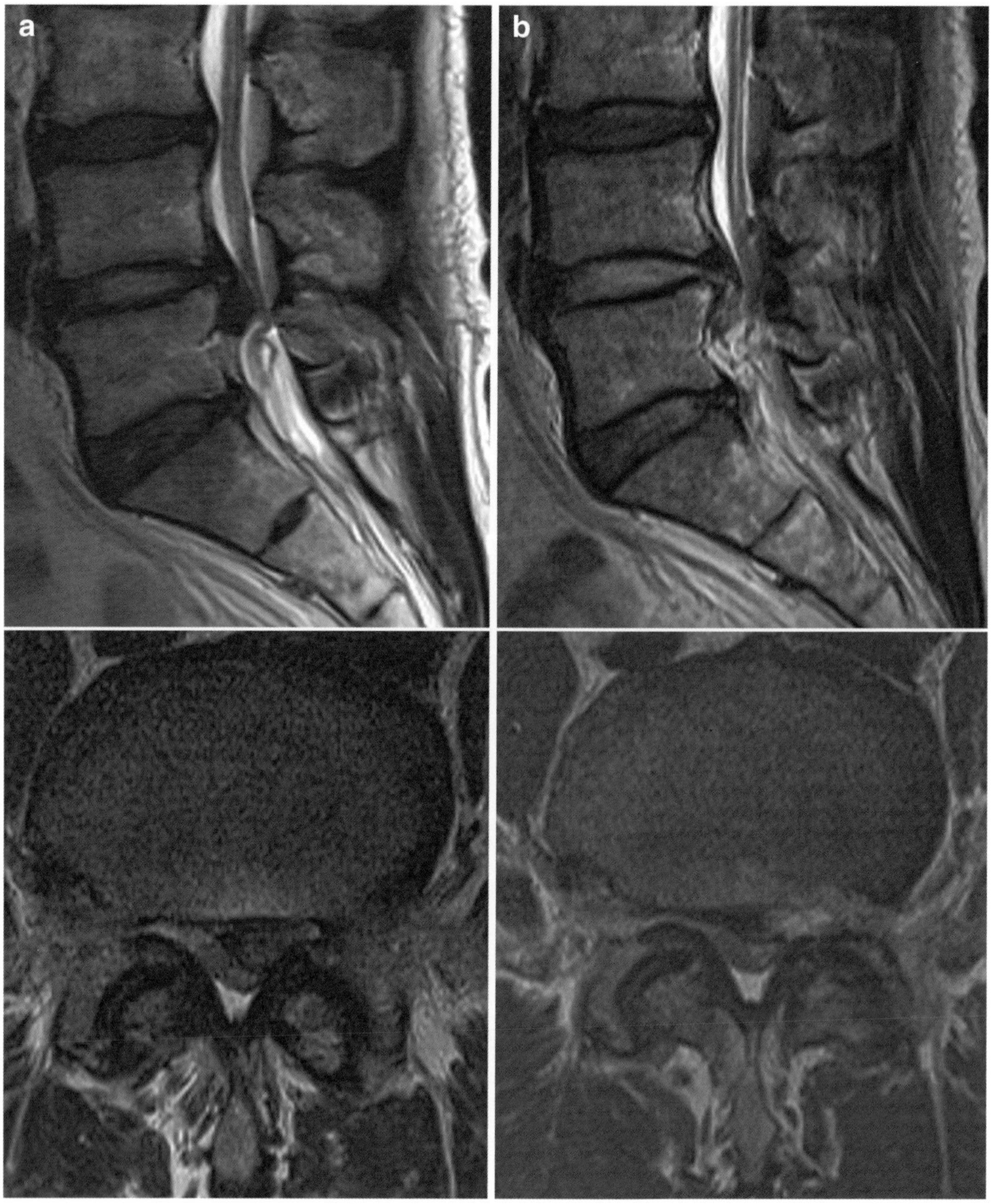

图 8.4　椎间盘突出伴侧隐窝狭窄的示范病例。a. 术前 MRI 显示椎间盘突出向下移位伴侧隐窝狭窄。b. 术后 MRI 显示减压后的左侧隐窝和解除椎间盘突出压迫后的神经结构

6　总结

局部麻醉下经椎间孔内镜下减压术适用于多种类型椎管狭窄的患者。这项技术在局部麻醉下进行、手术时间短、出血少。由于是极外侧入路，对关节的损伤减少到最小。这项技术可作为一种微创治疗方法，适用于治疗椎管背部压迫性病变，如小关节滑膜囊肿、黄韧带囊肿、硬膜外血肿或脓肿。

参考文献

第 9 章　经椎间孔内镜腰椎间孔切开术 / 椎间孔扩大成形术

Jung-Hoon Kim, Jin-Sung Kim, Young-Jin Kim, Kyung-Sik Ryu

1　背景

腰椎管狭窄症（LSS）是指椎管变窄并导致神经根和鞘囊受压的疾病。LSS 通常发生在 60 岁或 60 岁以上的患者身上，是背痛最常见的原因。Antonie Patel 在 1803 年首次描述了这种疾病。在 20 世纪 50 年代，Verbest 首次用椎管狭窄命名这类疾病，并描述了与这种疾病相关的病因。

作为 LSS 的病理改变的一部分，退行性变化的进展通常始于椎间盘，但首先是由于椎间盘内营养物质的减少、细胞破裂或基质降解。这种现象会导致在身体压力的情况下，椎间盘纤维环功能下降，椎间盘膨出或隆起进入椎管，骨赘形成和小关节退变。这样，由于小关节的退行性变化，导致椎弓根和椎间盘高度相对应变化，会导致侧隐窝进一步发生形态改变。此外，黄韧带增厚会导致外侧区域和中央区域变小，由于椎间盘高度丢失，矢状面空间缩短，导致椎间孔变小。在解剖学上，LSS 可分为侧隐窝狭窄或关节突下狭窄、椎间孔和椎间孔外狭窄，还包括中央狭窄，这取决于受压迫的区域。Chen 等报道了椎板间脊柱内镜手术（IESS）治疗中央和中央旁型椎管狭窄的技术细节。椎间盘空间高度丢失、椎体终板和小关节骨赘的形成以及椎间盘突出，都是导致椎间孔狭窄（FS）的病因。椎间孔外狭窄是由于退行性脊柱侧弯、峡部椎体滑脱或极外侧椎间盘突出压迫患者的出口神经根所致。这大多数发生在第五腰椎（L5）和第一骶椎（S1）水平，位于骶骨翼与 L5 横突和椎间盘之间的间隙。

根据 FS 的病理生理机制，当相关节段的出口神经根受到压迫时，会出现包括放射痛在内的各种神经症状。针对此类患者可以采用包括选择性神经根阻滞在内的多种治疗手段，如果病情进一步加重，则考虑进行外科治疗。

然而，在经典的开放式手术中，不可避免地会导致脊柱周围背部肌肉的物理损伤，其缺点是会导致手术部位疼痛、脊柱不稳定和失衡。在内镜等微创手术的情况下，人们已经认识到，可以通过改变手术切口大小、入路方向和手术操作方法来减少术后肌肉的损伤。在运用内镜治疗 FS 时，TELF/TELD 作为内镜治疗 FS 的一种技术，可以精准地对造成患者症状的神经根进行选择性减压。在不损伤脊柱四周肌肉的情况下，最大限度地保证关节突关节的稳定性。通过这个过程，可以说用内镜手术治疗 FS 特别重要，因为它可以减轻患者的疼痛，同时最大限度地减少术后并发症的发生，如术后可能发生的脊柱不稳。在 21 世纪初报道了首例内镜下椎间孔切开术，而随着技术和科技的进步，采用“由外向内”的方法，可使椎间孔狭窄手术更安全，更有效。

2　背景技术说明

当考虑内镜椎间孔切开术时，狭窄的类型可以有多种形式，并且该技术对于减压主要有两个方面。

基本步骤——步骤 1/ 步骤 2

（a）标准的上关节突（SAP）减压：基本的椎间孔减压。

经椎间孔 SAP 尖部切除术是内镜下椎间孔扩大成形术的基础，因此被认为是首要的且是不可或缺的手术步骤。内镜下经椎间孔 SAP 尖部切除术，遵循 Ahn 等描述的技术路线。根据术前 MRI 计算穿刺部位，穿刺进针时，直到针尖接触椎弓根和 SAP 之间的过渡区域。做一个 8 mm 长度的手术切口，导丝、钝性扩张器和斜面工作鞘管按顺序放置。斜面工作护套的开口必须能“自由”进入椎间孔内，与 SAP 表面轻柔接触。内镜通过工作护套放置进入，然后，在内镜可视化下使用镜下高速钻进行 SAP 尖部的切除。增生的韧带也必须移除以充分减压。

（b）经椎间孔侧隐窝减压：杠杆操作。

侧隐窝减压可以通过椎板间入路也可以通过椎间孔入路来完成。后者需要“杠杆操作”，其主要步骤包括将内镜的尖端向前和内侧倾斜，以通过先前扩大的孔推进到空间有限的侧隐窝里，进行 SAP 的扩大切除，并去除松动的韧带。减压范围从走行神经根与出口神经根相遇的腋窝处（头侧）到下位椎体的椎弓根（尾侧）。

基本步骤——步骤 3/ 步骤 4

（c）头侧到尾侧：3C 技术。

顾名思义，TELF 最重要的操作部分是进行椎间孔完全减压。为此，不是简单的椎间孔中央区域的减压，而是需要头侧到尾侧的充分减压。笔者将其称为 3C 技术（或 3 点解压技术）。在该技术中，将椎间孔分为中央、尾侧部分和头侧部分，从形成椎间孔的上位椎体的椎弓根下方到下椎体椎弓根的上边界进行减压，如图 9.1 所示。然后，在手术过程中可以使用 C 臂透视检查是否已实现完全减压。

（d）背侧到腹侧方向：骨赘切除和椎间盘碎片切除术。

从上、下椎骨终板产生的骨赘是椎间孔腹侧狭窄的原因，并导致出口神经根的压迫。为了安全地切除这些形成物，首先要旋转工作鞘使其斜面覆盖并保护出口神经根。然后，用磨钻将骨赘“空壳”化，并保持与神经根接触的骨赘面的完整性。最后，用钝的解剖器轻轻地将剩余的薄薄的骨赘层从神经根上剥离，如 Lee 等所描述。

另一种导致腹侧椎间孔狭窄和神经根受压的结构是椎间盘突出。可以根据 Hoogland 和 Schubert 描述的由外向内技术去切除突出的椎间盘，相当于我们原先椎间孔切开术的简化。但是，在处理大量的椎间盘突出症时，尽早进入椎间盘髓核并随后进行减积，可以有助于切除突出的椎间盘碎片。

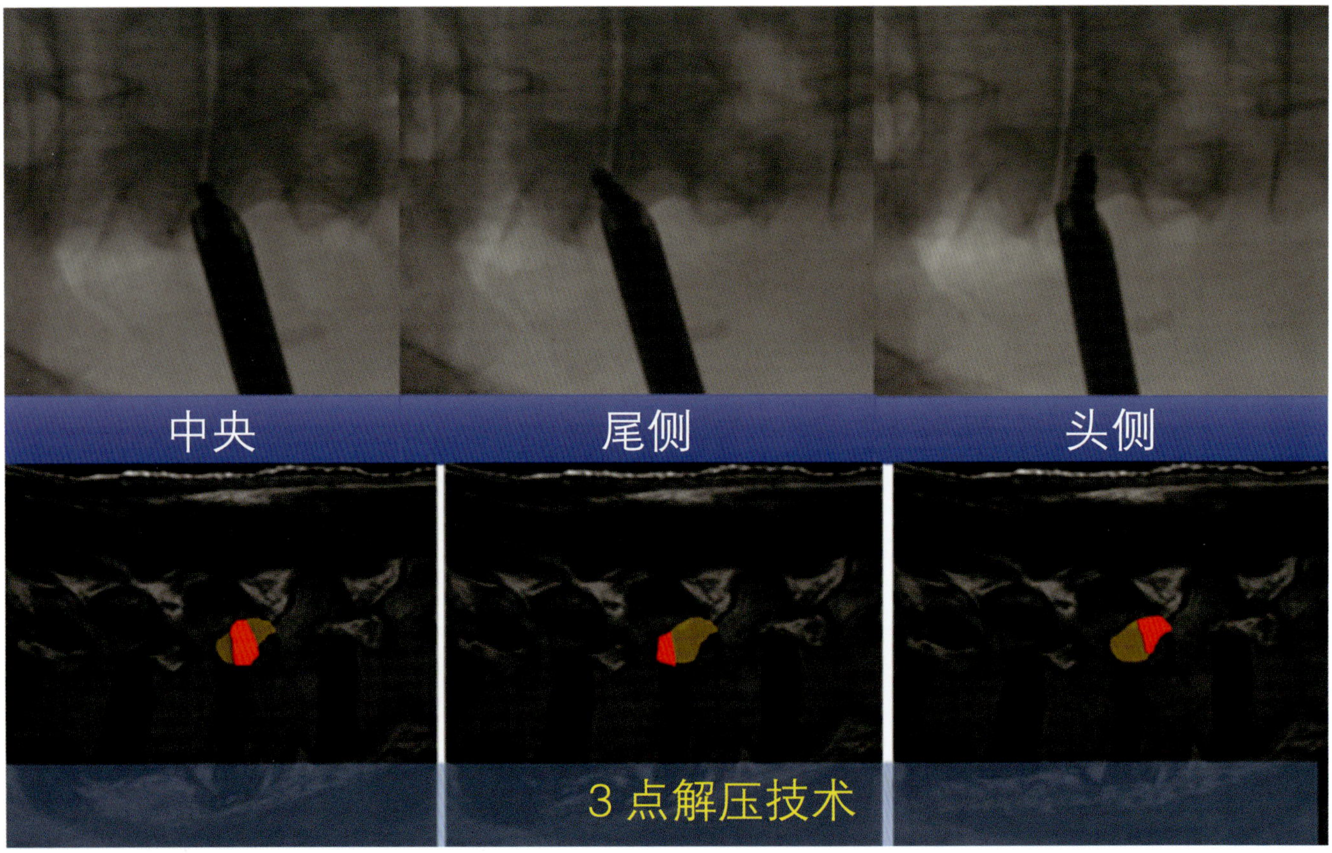

图 9.1　3C 技术图例说明

其他技术细节

（e）椎管根部分切除术。

可以通过切除下椎体椎弓根的上部来扩大腰椎孔的颅尾向的尺寸。当切除 SAP 的基底部后，就可以看到进行部分椎弓根切除术的起点：椎弓根的外侧和上缘，用切割磨钻头，沿着内侧至尾端方向，直到切除椎弓根的上 1/3（尾端极限），并露出韧带（内侧极限）。

基于以上描述，实际中遇到的病变，可以被分类为如下的 8 个亚型。

（1）最常见的类型：

（a）单纯椎间孔狭窄引起的腰椎单根神经根病变（L2~L5）。

（b）椎间孔狭窄和侧隐窝狭窄引起的腰椎双神经根病。

（c）L5–S1 的腰椎间孔狭窄。

（2）其他类型：

（a）症状性椎间孔狭窄 + 中央管狭窄（有症状与无症状）。

（b）Far–out 综合征（远外侧综合征）。

（c）作为一种临床分组的相邻节段疾病（ASD）。

（d）矢状面 / 冠状面对齐，滑移程度的相关性疾病。

（e）医疗合并症的相关性疾病（Charlson Comorbidity Index, etc.）。

在综合考虑所有可能的情况下，为了确保满意的手术效果，内镜外科医生在计划手术策略时，必须回答 4 个主要问题：

（1）患者的症状由哪一根神经根引起？

（2）神经根在什么位置被卡压？

（3）哪一个结构是造成压迫的原因？

（4）哪些相关的不稳定性与临床症状有关？

在搞清楚上述问题的答案后，再确定需要治疗的患者属于哪个亚型，接下来的任务是确立手术治疗计划。随后的步骤很简单，因为问题已经变得更加清楚了。在这里，作者想解释内镜手术治疗椎间孔狭窄 / 侧隐窝狭窄的 LUKE 流程（图 9.2）。

首先，如果只有单纯的椎间孔狭窄与相应的出口神经根相症状相匹配，可以采用 TELF。如果这些患者伴有明显的椎间盘突出并伴有相应的症状，采用 TELD，也可以与 TELF 一起进行。如果侧隐窝狭窄伴有椎间孔狭窄，选择内镜减压术（LRS）还是 FS，取决于哪一个是主要责任病变。当 LRS 是主要责任病变时，内镜经椎板间侧隐窝减压（IE–LRD），可与 TELF 一起使用。当 FS 为主要责任病变时，可以使用 TELF 实施经椎间孔内镜侧隐窝减压（TE–

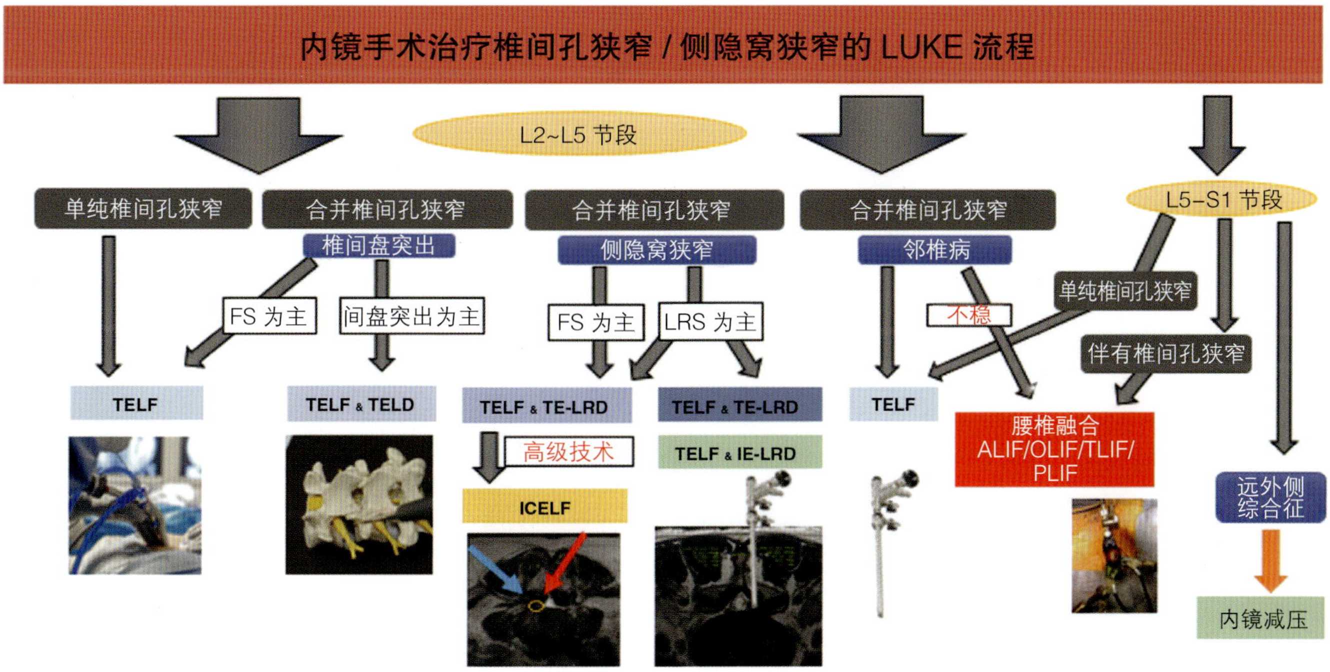

图 9.2　内镜手术治疗椎间孔狭窄 / 侧隐窝狭窄的 LUKE 流程

LRD）以获得更好的疗效。如果有一定的手术经验，并且可以熟练地进行内镜操作，可以实施椎板间入路对侧腰椎间孔切开术（ICELF），可以同时行对侧椎间孔减压和同侧侧隐窝减压。在FS进行ASD的情况下，应评估脊柱稳定性，并在保证脊柱稳定的情况下实施TELF，在不稳定的情况下考虑腰椎椎间融合（脊柱不稳定是指椎体间活动度过大，或者突出的轴性疼痛伴有冠状面不对称大于15°）。最后，由于L5–S1具有其特殊的解剖特征，可以单独分类，但是在制订治疗计划方面与L2~L5没有明显不同，只有在单纯FS的情况下，考虑TELF，当有其他病理改变合并有FS时，可以考虑融合。如果远外侧综合征只在L5–S1水平，建议进行内镜减压。

经椎间孔内镜入路可以允许一定的水平接近角进入椎间孔，利用倾斜放大照相机可以直视全视野下进行椎间孔减压，避免上关节突过度切除。同样，在高分辨率相机可视化下，利用插入工作鞘中的精细器械，允许安全精确地解剖椎间孔韧带、神经周围瘢痕和神经结构。基于上述原因，越来越多的脊柱外科医生正在尝试使用内镜，尤其是在亚洲。不同于旁正中入路和“由内向外”的技术，经椎间孔入路利用三角形工作区的斜边，在开始手术时为每位患者实现定制的入路计划。

内镜的学习曲线不容忽视，在培训中要求带教制度和考察制度。此外，在适当的适应证下提升手术技能和专业知识是至关重要的，仔细选择患者是安全有效的内镜治疗的先决条件。内镜手术的低侵入性和低风险术中并发症，使将来的内镜手术逐渐转换为日间手术成为可能。在过去的几十年里，内镜脊柱手术领域取得了大的技术进步。随着图像辅助技术的进步，增强现实和机器人技术的发展，将进一步扩展内镜手术的适应证，同时确保手术的安全性和有效性。此外，通过更好的政府政策和医疗保健系统的保险，可以降低内镜手术的成本，从而增加采用内镜手术患者的人数和掌握内镜技术医生的数量。内镜减压术（LRD）可能是缓解疼痛的绝佳方式。它为脊柱疾病提供了一种治疗效果好、并发症少的方法，最终提高了治疗标准。对于不愿意进行腰椎融合的患者，此项技术无疑是一个很好的选择。

3 案例展示

案例1：男性患者，66岁，4年前做了L4–L5的后路腰椎间融合术，1年前出现了左侧小腿放射痛，行内镜下左侧L3–L4椎间孔切开术（图9.3~图9.5）。

临床结果：视觉模拟评分（VAS）从术前的0/8分改善至术后3周的0/0分、3个月的2/0分、8个月的4/2分、2年的2/0分。

案例2：男性患者，64岁，左侧小腿放射痛2年。行内镜左侧L5–S1椎间孔切开术（图9.6~图9.8）。

临床结果：视觉模拟评分（VAS）从术前的2/5分改善至术后1个月的3/0分。

案例3：女性患者，84岁右腿放射痛加重4个月。行内镜下右侧L4–L5椎间孔切开术（图9.9~图9.11）。

临床结果：视觉模拟评分（VAS）从术前的0/7分改善至1个月和2个月的0/0分、6个月的2/0分和23个月的0/1分。

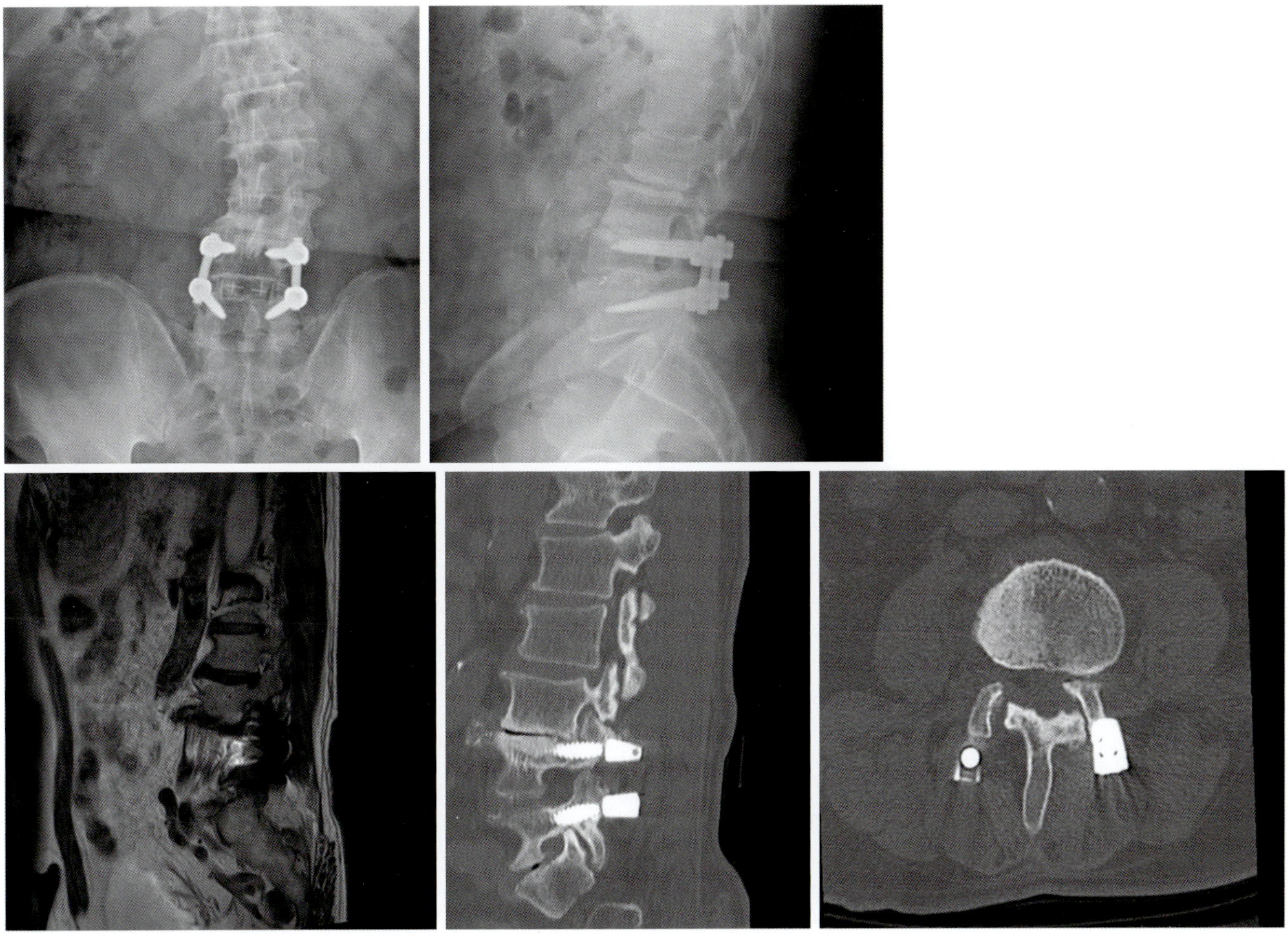

图 9.3　术前图像。椎间盘塌陷（椎间高度丢失），上关节突移位导致椎间孔狭窄

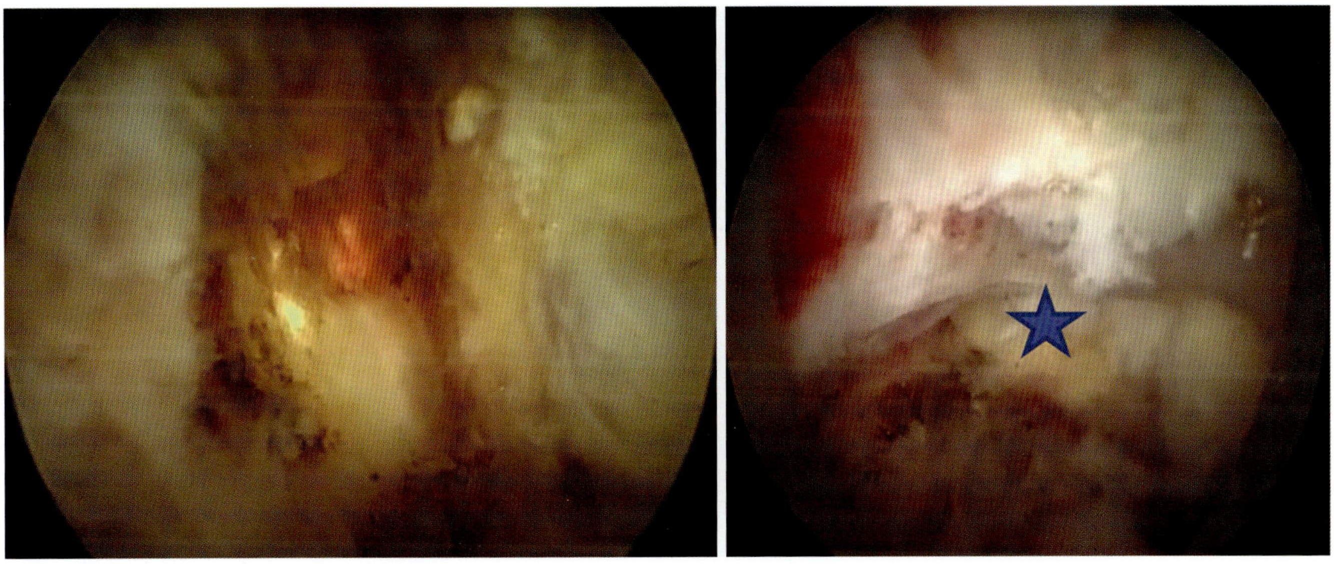

图 9.4　手术前后比较，L3 神经根减压释放（五角星）

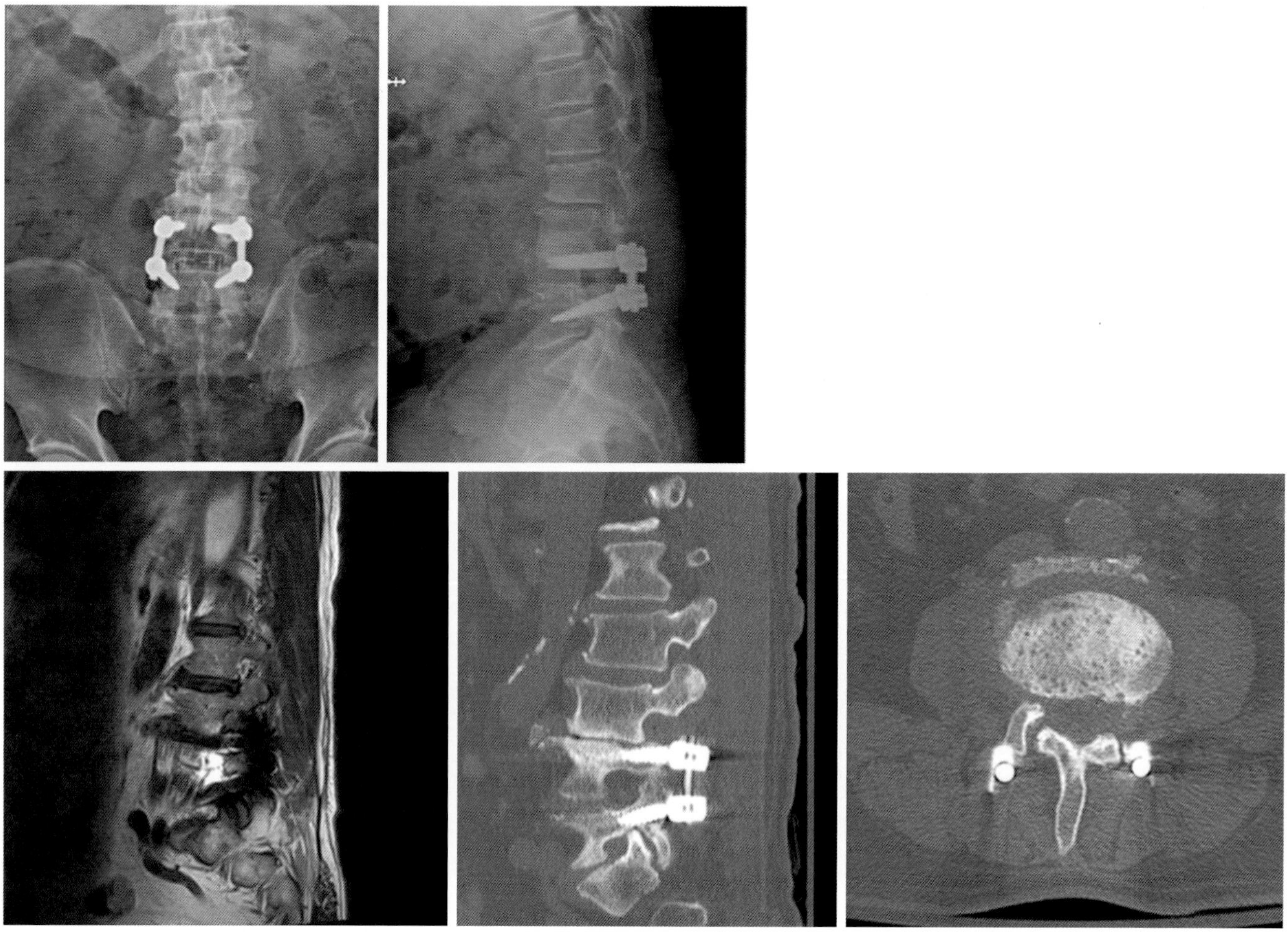

图 9.5　术后图像。左侧 L3–L4 椎间孔成功减压

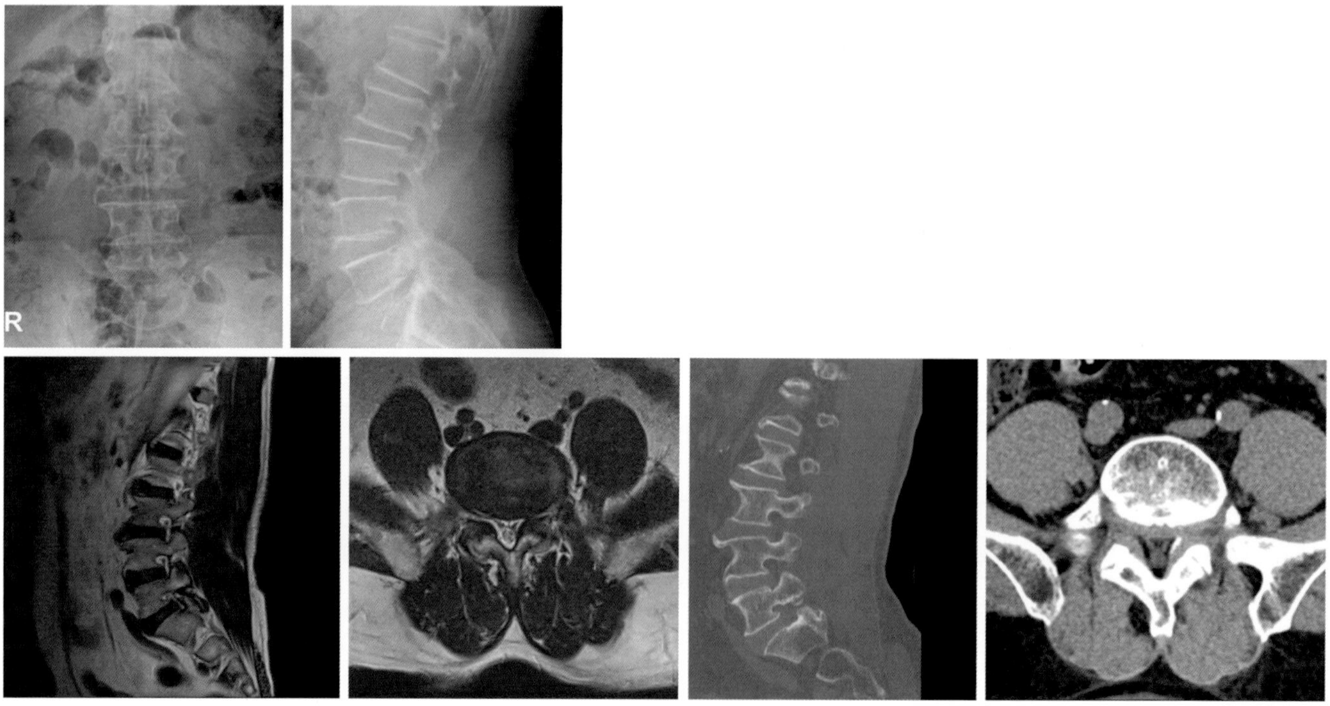

图 9.6　术前图像。左侧 L5–S1 椎间盘膨出和关节突关节肥厚导致椎间孔狭窄

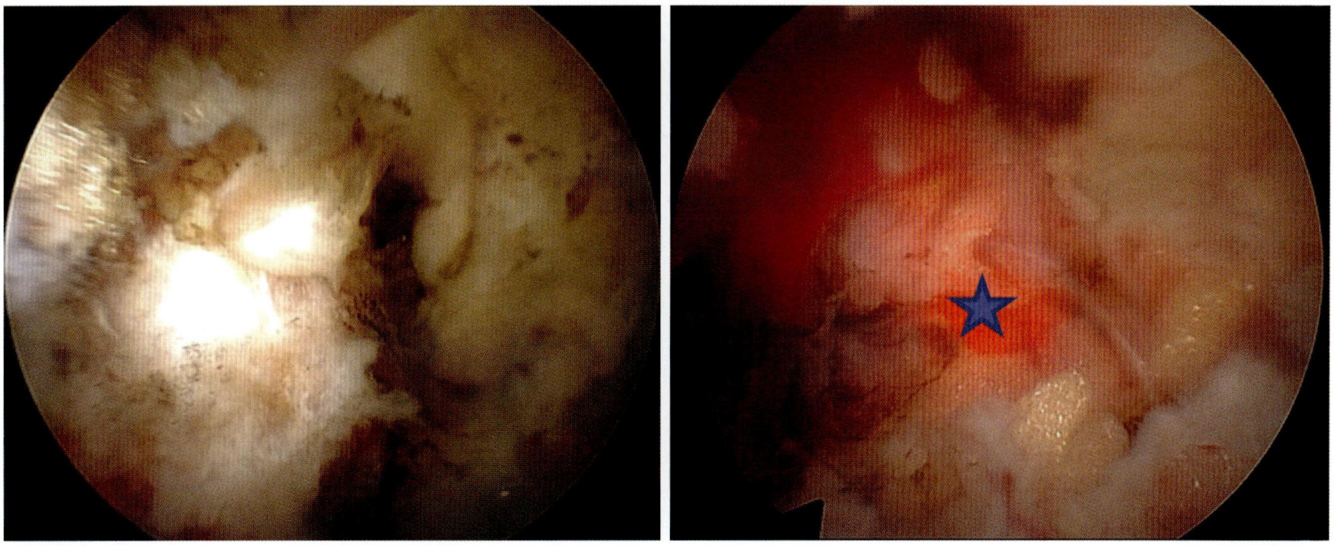

图 9.7　手术前后比较，减压释放的 L5 神经根（五角星）

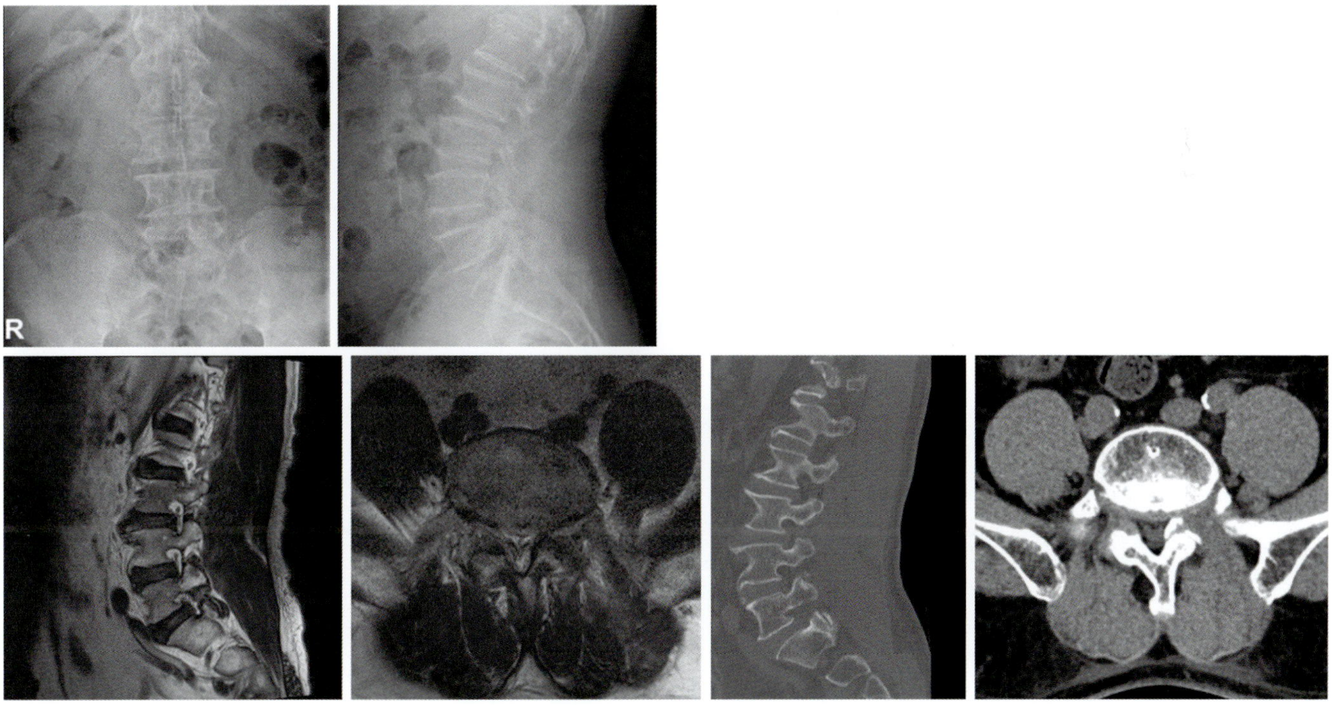

图 9.8　术后图像。可以看出，左侧 L5–S1 椎间孔被成功减压

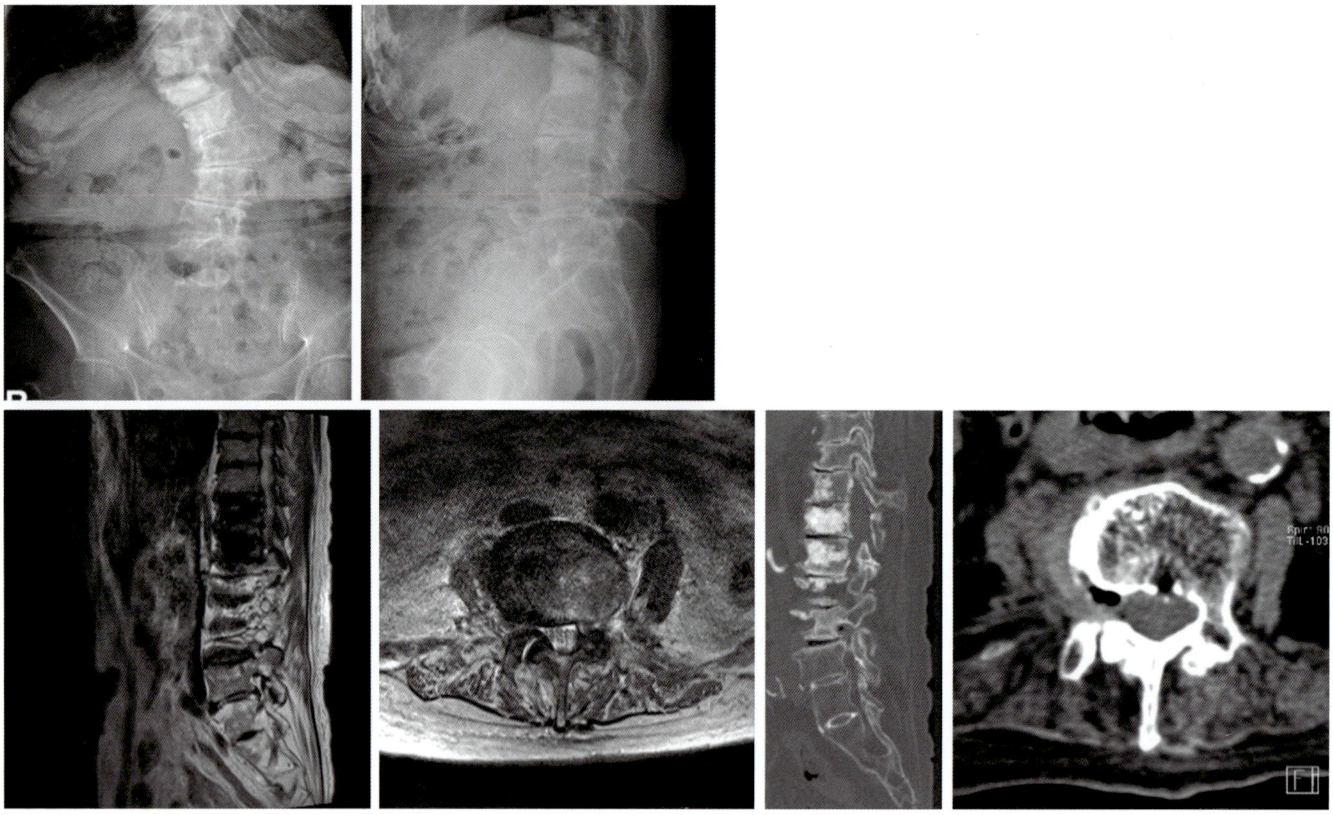

图 9.9　含气体的椎间孔区椎间盘突出和关节突关节肥厚导致右侧 L4–L5 椎间孔狭窄

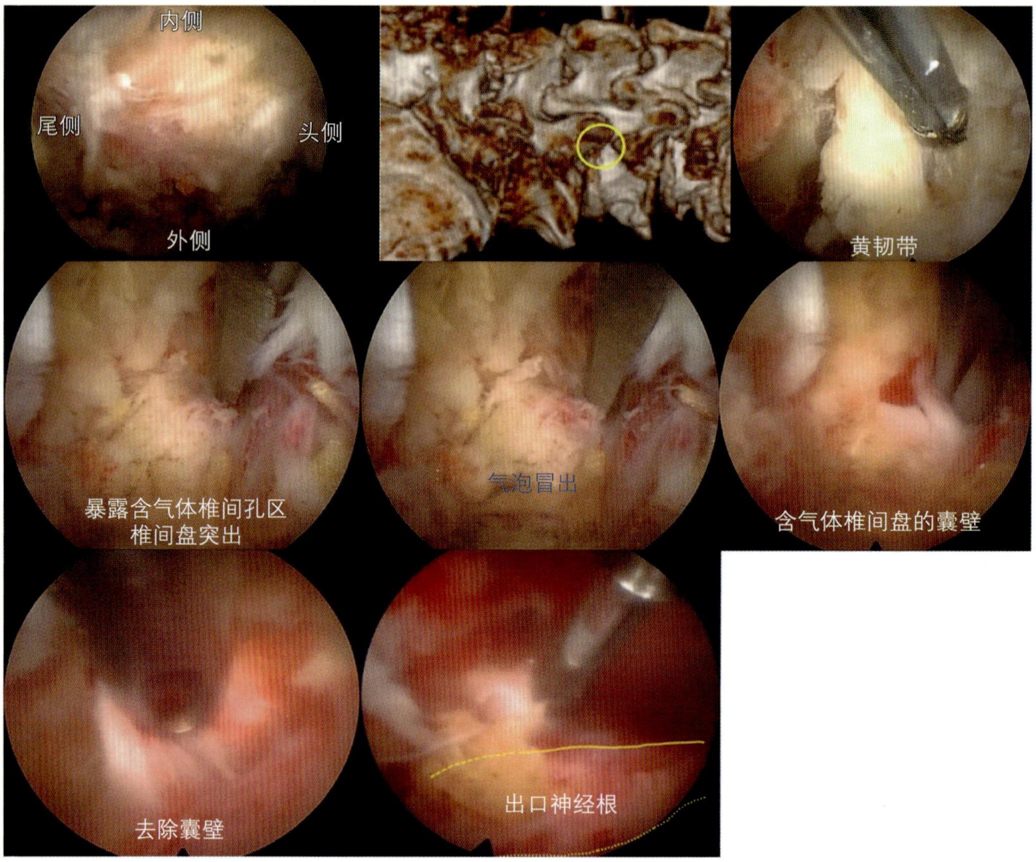

图 9.10　内镜视野。去除椎间孔韧带、椎间盘组织和囊壁后，右侧 L4 神经根被减压释放

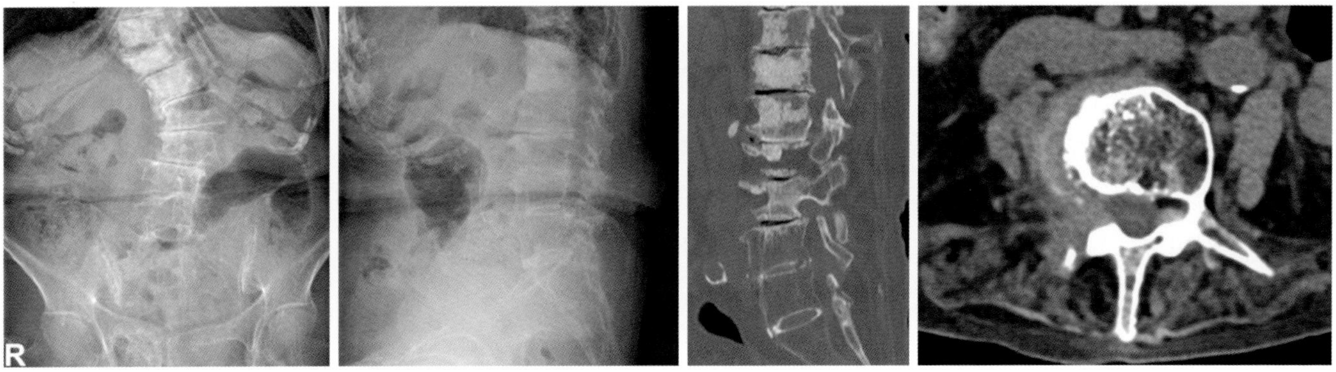

图 9.11　术后图像。右侧 L4–L5 椎间孔已经扩大

参考文献

第 10 章　颈前路经皮内镜椎间盘切除术

Yong Ahn, Han Joong Keum, Shih-Min Lee

1　引言

导致神经根病的颈椎间盘突出症（CDH）的标准手术选择是颈前路椎间盘切除融合术（ACDF），这被认为是一种融合率可接受的可靠的手术。然而，以下相当多的围手术期或术后并发症可能会干扰患者回归正常生活：①入路问题，如血肿、吞咽困难、声音嘶哑和食道损伤；②植入物相关问题，如椎间盘高度丢失和不融合；③邻近节段退变（ASD）。

自从 Kambin 和 Hijikata 首次描述后外侧经皮椎间盘切除术技术以来，全内镜椎间盘切除技术已被开发用于治疗腰椎软性椎间盘突出症。完全内镜腰椎间盘切除术的有效性已在随机对照试验和 Meta 分析中得到证实。在掌握合适的适应证情况下，经皮内镜椎间盘切除术（PECD）已成为一个有效手的术方式。使用小型工作通道内镜的腹侧经皮入路使脊柱外科医生能够减少开放手术中与入路相关的不良事件与大范围的组织创伤。

本文旨在展示一种顶尖技术，用于软性颈椎间盘突出症（CDH）的颈前路经皮内镜椎间盘切除术（PECD）。

2　适应证和禁忌证

颈前路经皮内镜椎间盘切除术的手术适应证如下：①磁共振成像（MRI）与计算机断层扫描（CT）显示软性颈椎间盘突出；②伴有或不伴有轴性颈痛和头痛的神经根型颈椎病；③软性颈椎间盘突出引起的脊髓型颈椎病，且全麻风险高；④尝试了各种保守治疗方法，但症状仍持续存在。

禁忌证如下：①坚硬或钙化的椎间盘突出症；②游离的或严重滑脱的椎间盘突出；③椎间盘间隙狭窄的颈椎病；④脊髓型颈椎病或后纵韧带骨化；⑤节段不稳定；⑥拟椎间盘疾病的神经或血管病；⑦存在员工待遇问题及法律风险。

3　手术步骤

颈前路经皮内镜椎间盘切除术治疗软性颈椎间盘突出的主要技术包括 X 线引导下的颈前部经皮入路和内镜引导下的选择性椎间盘切除术及椎间孔减压。

3.1　患者准备

患者取仰卧位，颈部在透射线的手术台上伸展。手术可以在全身麻醉或局部麻醉下进行。在局部麻醉的情况下，术前应给予足够的咪达唑仑（0.05 mg/kg，肌肉注射）和芬太尼（0.8 μg/kg，静脉注射）。

3.2　荧光镜透视引导下的颈前部经皮入路

手术入路的主要原理是通过颈动脉血管和气管之间的安全区向前经皮入路到达颈椎间盘。颈前路解剖结构适用于经皮前路入路。血管（包括颈动脉和静脉）和内脏（包括气管和食道）被深筋膜壁分隔开。因此，可以在血管和内脏之间轻松创建安全工作区。

作者建议使用对侧入路，因为它为椎间盘外侧区提供了更好的工作空间。在使用前后和横向荧光透视图确认手术节段后，外科医生触诊颈动脉脉搏，并使其远离手术区域。然后，外科医生用手指按压颈动脉血管和气管之间的区域，将气管推向对侧。当外科医生通过指尖感觉到椎间盘的前表面时，将一根 18G 入路针直接从椎间盘前表面的中间区域插入椎间盘间隙，直达目标椎间盘突出碎块（图 10.1a）。

接下来进行术中椎间盘造影，用靛蓝胭脂红和造影剂的混合物（最大 0.5 mL）来对椎间盘染色，并确定染色剂渗漏位置。将导丝穿刺皮肤切口，通过针鞘置入椎间盘。在使用不同尺寸的扩张器进行顺序扩张后，放置最后一个工作鞘以固定椎间盘突出的手术区域（图 10.1b）。环钻可以穿过工作鞘插入并切入纤维环，以减缓椎间盘内压力与入路相关疼痛。

3.3 内镜下选择性椎间盘减压

这一步骤的实际效果是选择性地取出突出的碎片，同时保留椎间盘的中心髓核。通过工作鞘颈椎内镜的工作通道，在内镜视野下识别椎间盘后部空间。手术空间以 30~40 mL/min 的冲洗速率连续注入含有抗生素的生理盐水。

在后环下区域，首先进行椎间盘减压，以降低椎间盘内压力并创造足够的工作空间。该初始减压过程应使用内镜钳和辅助射频或激光进行，直到确定椎间盘突出的环形裂隙。然后，使用内镜切割器或其他装置释放环形锚固件，直到剥离纤维粘连，并取出突出的碎片。外科医生可以识别并选择性地

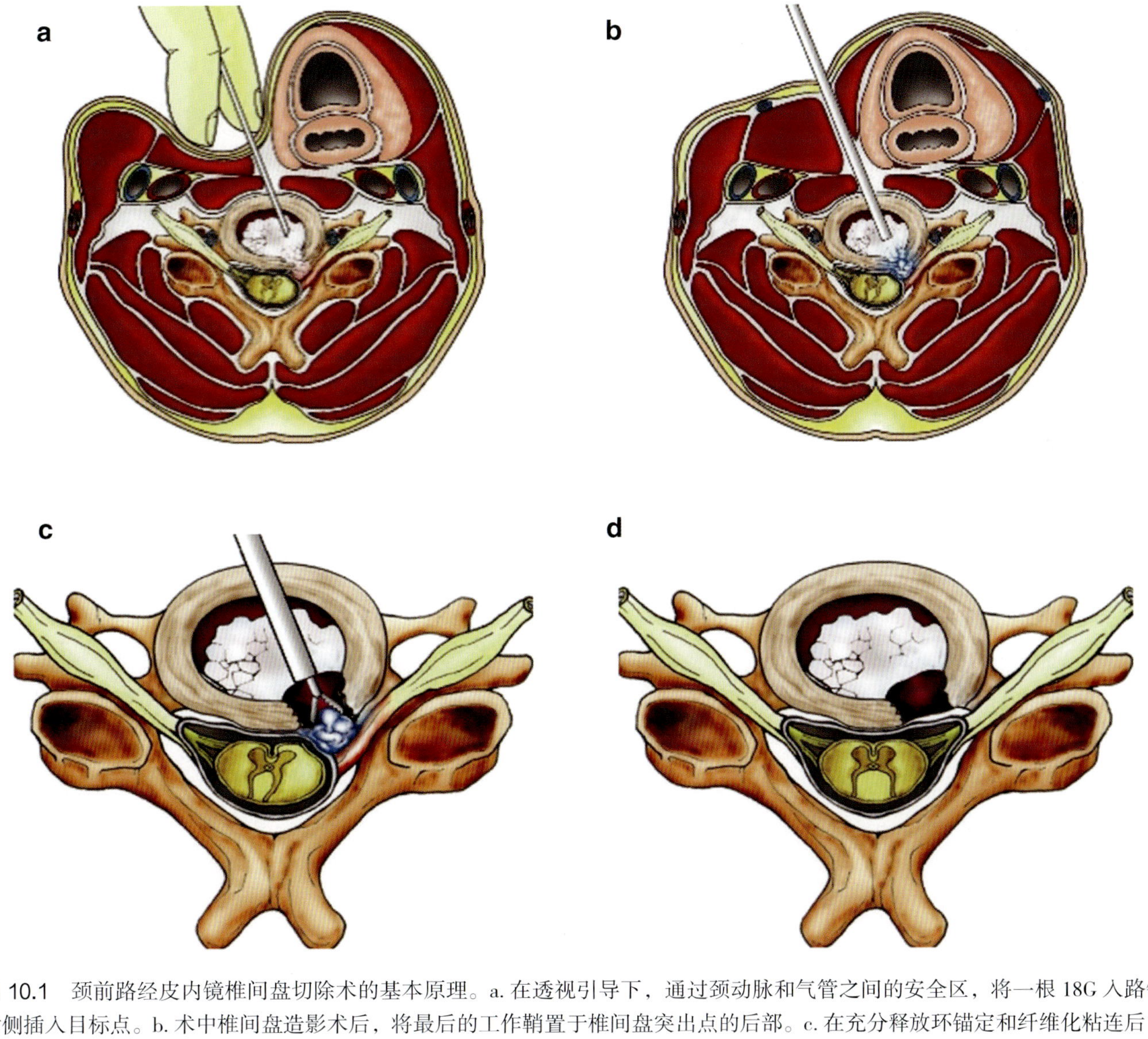

图 10.1 颈前路经皮内镜椎间盘切除术的基本原理。a. 在透视引导下，通过颈动脉和气管之间的安全区，将一根 18G 入路针对侧插入目标点。b. 术中椎间盘造影术后，将最后的工作鞘置于椎间盘突出点的后部。c. 在充分释放环锚定和纤维化粘连后，使用内镜钳和辅助装置取出疝出碎片。d. 手术的终点可以通过内镜下神经组织的强烈搏动和自由活动来确定

移除释放的椎间盘碎片。选择性减压后，可以通过开放的环状裂隙看到硬膜外间隙和减压的神经组织（图 10.1c）。

当看到硬膜与神经根的搏动时，可以作为结束该内镜手术的标志（图 10.1d）。术后，取出内镜，进行皮下缝合。如果没有明显并发症，患者可以在 24 h 内出院。

4 围手术期注意事项

术前，应通过进行彻底的神经系统检查和放射学研究（如 MRI 和 CT）来准确确定主要病理。选择性神经根阻滞可用于确认神经根病。术后，应评估患者的病情，包括疼痛状态、神经系统症状和体征。术后还应进行术后影像学研究，以检查减压的充分性和并发症的存在。

5 案例展示

一名 47 岁的女性患者出现严重的颈部疼痛和双臂麻木超过 1 年，同时伴有头痛和肩胛间疼痛。她还表现出双侧握力下降，没有感觉缺陷。

体格检查显示，Lhermitte 和 Spurling 测试双侧阳性。MRI 和 CT 扫描显示中央软性颈椎间盘突出压迫了 C4–C5 脊髓。建议对患者行该节段的标准 ACDF。然而，她拒绝接受开放手术，因为她的职业是专业歌手，而且她害怕手术中的声带并发症。因此，她在全身麻醉下接受了颈前路经皮内镜椎间盘切除术（PECD）。使用标准的 PECD 进行选择性内镜椎间盘切除术（图 10.2）。

术后，患者的疼痛和症状立即消退。没有出现与手术相关的并发症，如声带麻痹、吞咽困难或血肿。术后 MRI 显示神经减压效果良好。患者在手术后 1 个月内恢复了日常工作。在 2 年的随访评估中，患者的总体结果被评为优秀（图 10.3）。

6 总结

目前，CDH 的标准手术技术是 ACDF。然而，对于因软性颈椎间盘突出引起的椎间盘高度正常的神经根型颈椎病患者而言，传统的椎间盘融合手术创伤过大。

围手术期发病率和长期后遗症，如邻椎病，可能会降低患者的生活质量。因此，颈前部 PECD 是软性 CDH 的微创替代方案。

该技术包括先后两步：第一步，在 X 线引导下行颈前路经皮入路；第二步，在内镜视野下行选择性椎间盘减压。

成功的技术关键如下：①小心而牢固地按压前颈部，确保颈动脉和气管之间的安全工作区，对于确保足够的手术区域至关重要；②采用对侧入路直达突出碎片的方法，能够在不破坏髓核的情况下行选择性椎间盘切除术；③环形锚定的松解和纤维粘连使椎间盘切除术简便、准确；④在内镜视野下，可以通过鞘囊和神经根的自由活动与搏动来确认手术终点。总之，颈前路 PECD 对因软性 CDH 而适当选择的神经根病是有效的。

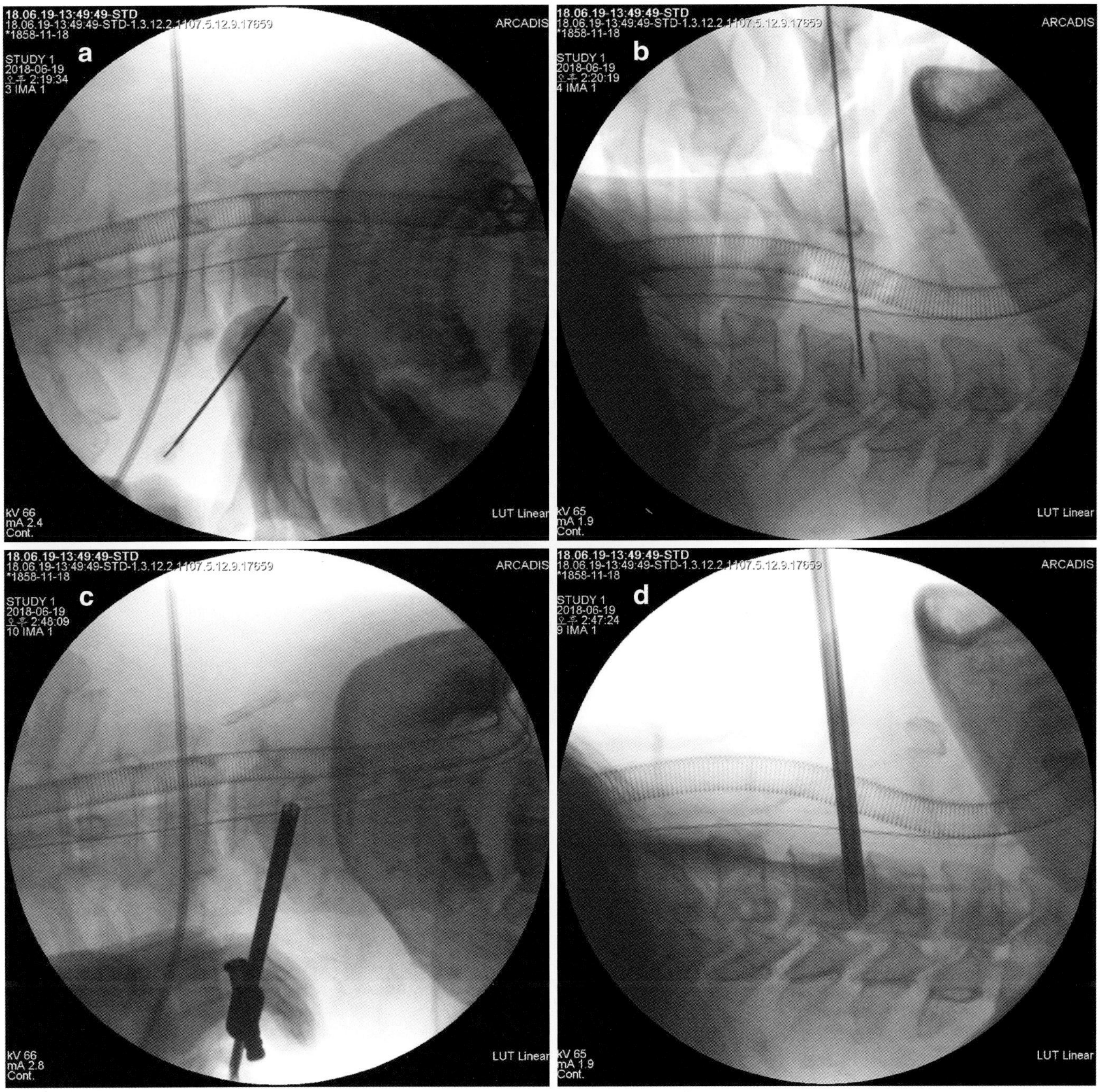

图 10.2　47 岁女性 C4–C5 节段软性椎间盘突出症患者行颈前路经皮内镜椎间盘切除术。a、b. 在颈动脉和气管之间插入入路针。注意气管内管或气管气影由外科医生的手指指尖对侧推动，确保透视视图中的安全工作空间。c、d. 在椎间盘内放置工作鞘后，在内镜下进行选择性椎间盘切除术

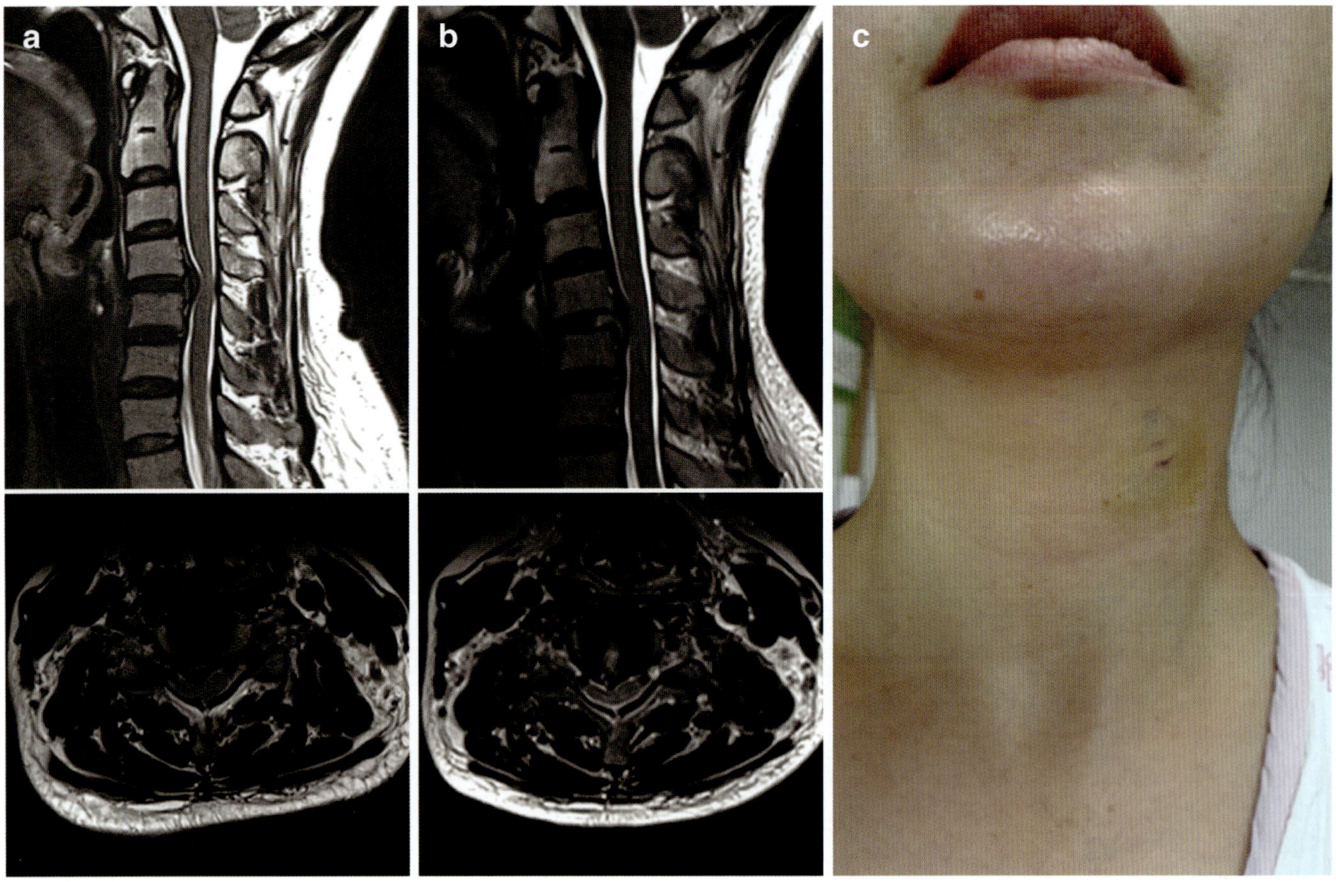

图 10.3　47 岁女性 C4–C5 节段软性椎间盘突出症患者术后状况分析。a. 术前矢状位和轴位图像显示椎间盘突出压迫脊髓和神经根。b. 术后矢状位和轴位图像显示手术后立即有良好的减压状态。注意在保留中央核的同时选择性地切除突出的椎间盘。c. 患者的症状得到改善，没有立即出现任何并发症。术后 1 个月内可恢复正常工作。注意手术瘢痕很小，没有任何皮肤缝合

参考文献

第 11 章　颈后路全内镜手术

Ji Yeon Kim，Dong Chan Lee

1　引言

神经根型颈椎病属于脊柱退行性疾病。它会导致颈、臂疼痛，这是椎间孔狭窄或椎间盘突出导致的典型神经根压迫症状。当保守治疗失败时，可考虑手术治疗，如颈后路椎间孔切开术（PCF）、颈前路椎间盘融合术或椎间盘置换术。PCF 作为颈前路椎间盘切除融合术（ACDF）的一种替代方案，变得越来越受欢迎，因为它避免了融合手术与手术器械所带来的相关问题。

随着脊柱内镜手术的发展，与开放的颈后路椎间孔切开术相比，颈后路内镜下椎间孔切开术（PECF）在出血量、手术时间和住院时长等方面均显示出良好的临床效果。内镜系统提供了多轴视角和放大清晰的内镜视图，可以使用各种方法进行精确的骨减压。基于以上优势，目前形成了两种更为先进的保存小关节突关节及关节囊的内镜下 PCF 手术方法。

脊髓型颈椎病是由退行性颈椎病、颈椎间盘突出和后纵韧带骨化（OPLL）引起的。通常需要手术治疗，如减压椎板切除术、椎板成形术、ACDF、颈椎前路椎体切除术或前后联合入路，很少采用微创手术或微创内镜手术。随着脊柱内镜技术的发展，脊髓型颈椎病也可以通过颈椎后路内镜治疗，包括全内镜手术和双通道内镜手术。与双通道内镜手术相比，全内镜脊柱手术在使用各种器械方面存在一定局限性。然而，随着先进的内镜下磨钻的发展，可以在硬脊膜上完成精细的骨质磨除的操作，不会对脊髓造成二次挤压，去除黄韧带可以作为最后的手术操作步骤，以避免因过早暴露硬脊膜而导致脊髓损伤。此外，采用全内镜手术可以行颈椎椎间孔减压的同时合并椎管狭窄。

补充信息　在线版本包含补充信息，可见 https://doi. org/10.1007/978-981-19-9849-2_11.

2　适应证和禁忌证

2.1　PECF

适应证

（1）椎间孔狭窄伴或不伴椎间孔椎间盘突出。

（2）椎间孔或外侧椎间盘突出，突出的椎间盘的主要部分位于硬膜囊外侧缘。

（3）单侧或双侧单节段神经根型颈椎病。

（4）单侧多节段神经根型颈椎病。

相对禁忌证

由于术后 C5 麻痹的风险，C4-C5 水平有严重的骨间孔狭窄。

禁忌证

（1）症状性颈管狭窄合并脊髓病。

（2）伴严重突出的中央型椎间盘突出症或 OPLL。

（3）明确的节段不稳或颈椎畸形。

2.2　颈后路内镜下椎板切除减压术（椎板切开术）

对于 1~2 个节段颈椎管狭窄的患者，可以考虑采用全内镜单侧椎板切开术进行双侧减压。

适应证

（1）黄韧带肥厚引起的颈椎管狭窄伴或不伴脊髓型颈椎病。

（2）颈椎管狭窄伴单侧椎间孔狭窄或椎间盘突出。

（3）低于1/2的椎管存在OPLL的颈椎管狭窄。

相对禁忌证

（1）超过3个节段的颈椎管狭窄。

（2）中心型椎间盘突出的颈椎管狭窄。

（3）C3–C4节段以上。

（4）颈椎管狭窄伴双侧椎间孔狭窄或椎间盘突出。

（5）颈椎管狭窄伴严重黄韧带骨化。

禁忌证

（1）颈椎管狭窄伴节段性不稳。

（2）颈椎管狭窄伴超1/2椎管OPLL。

（3）颈椎管狭窄伴严重的中央型椎间盘突出。

（4）颈脊髓损伤风险较高的严重颈椎管狭窄。

如果患者合并颈椎管和椎间孔狭窄，应同时行PCF和椎板切除减压术，完成神经减压。此外，在有禁忌证的情况下，可以考虑采用传统的ACDF或后路颈椎手术，如椎板成形术或椎板切除术，而不适宜行后路内镜手术。

3　手术步骤

根据手术方法和外科医生的偏好，PECF可使用各种全内镜系统（图11.1）。

3.1　麻醉与体位

所有手术均在气管内全身麻醉下、俯卧位在胸杆上进行。头部固定，双肩用石膏拉紧。使用凝胶型面部垫，以保护面部和眼球免受直接的较高的接触压力。颈部屈曲，上胸背部向下倾斜，利于静脉回流，减少术中出血的风险。使用H形枕垫放松腹部以避免腹压增加（图11.1）。

3.2　手术入路

根据疾病特征和外科医生的偏好，可以使用两种不同的技术［即常规PECF和倾斜椎弓根椎体切开术（IPV）–PECF］进行PECF（图11.2和图11.3）。

3.3　全内镜下PCF（常规入路）（图11.2b，图11.3b）

传统的PECF可以使用任何类型的全内镜系统，包括椎板间或椎间孔内镜系统（图11.1）。

3.3.1　皮肤切开点（图11.4）

在影像增强器透视下，将脊柱穿刺针置入目标靶点，透视确认节段。在前后（AP）位C臂影像上，钩椎关节连线或钩椎关节连线内侧，做一个1 cm的垂直皮肤切口，通道向外侧倾斜5°~15°。在侧位C臂影像上，于目标椎间隙的下终板线稍下方做一个头倾纵向皮肤切口。头–侧方向倾斜的手术入路有助于小关节的侧切并保留下关节突（IAP）。穿刺靶点为目标椎间隙下缘与钩椎关节线的交界处。

3.3.2　顺序扩张与工作管置入

在连续扩张后，工作套管沿着扩张器插入，以

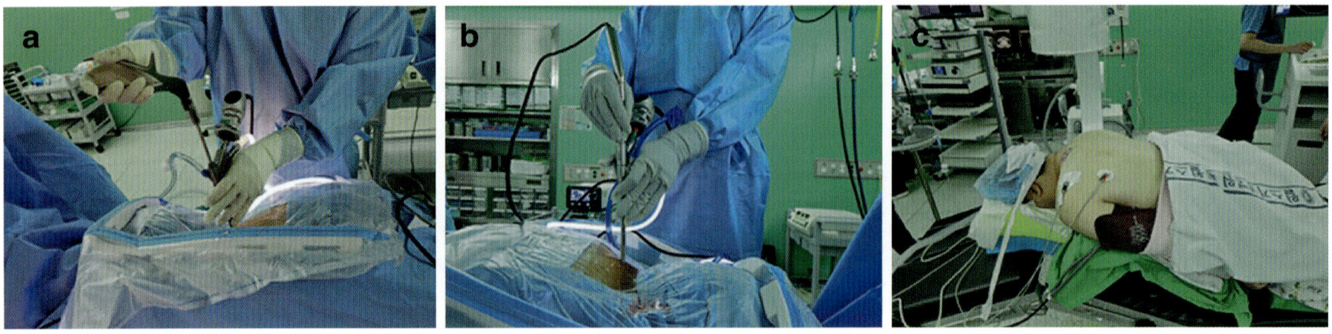

图11.1　手术位置及手术器械。a. 12°角、外径8.4 mm、长度120 mm的椎板间内镜系统，镜下磨钻。b. 小直径内镜系统，30°角，外径7.3 mm，长度251 mm。c. 使用面垫和胶带维持手术体位

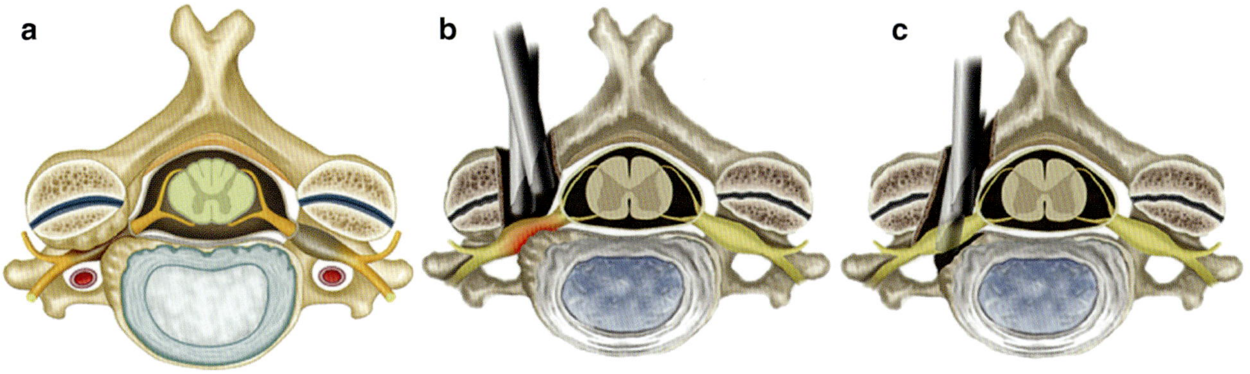

图 11.2 两种类型的全内镜下颈后路椎间孔骨性狭窄手术的轴面示意图。a. 颈椎间孔神经出口处，神经根受到明显突出的骨赘及肥大的右侧小关节突关节的压迫。b. PECF 的常规方法。c. 倾斜椎弓根椎体切开入路行 PECF

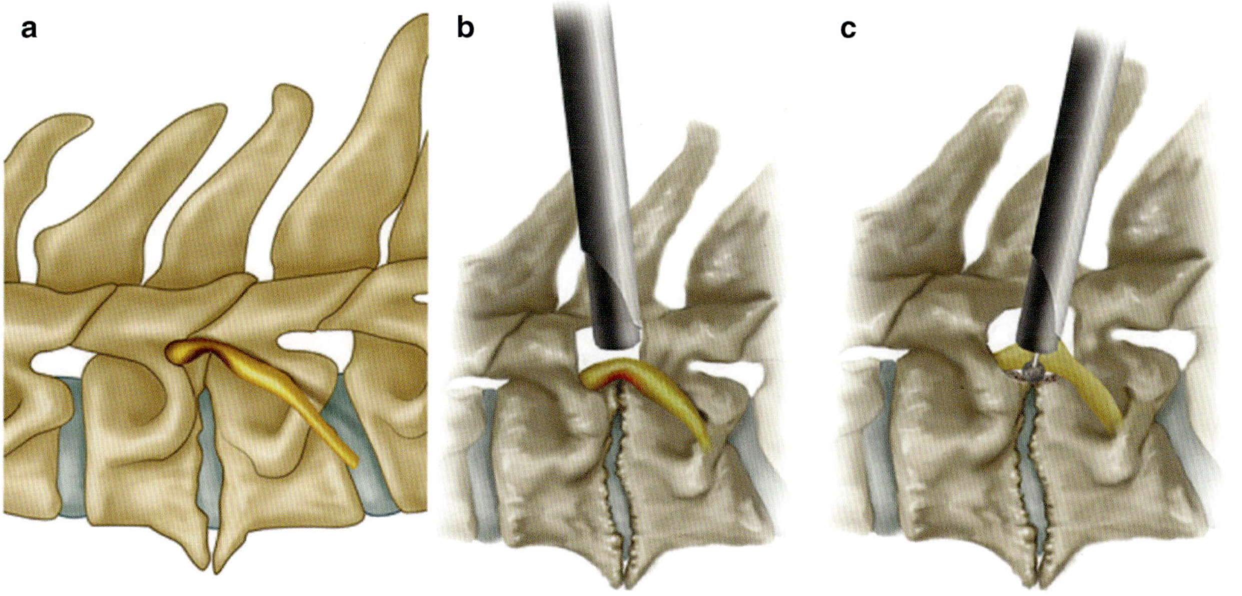

图 11.3 两种类型的全内镜下颈后路治疗椎间孔狭窄的矢状面示意图。a. 颈椎椎间孔骨性狭窄严重导致神经根压迫并扭曲。b.PECF 的常规方法。c. 倾斜的椎弓根椎体切开入路行 PECF

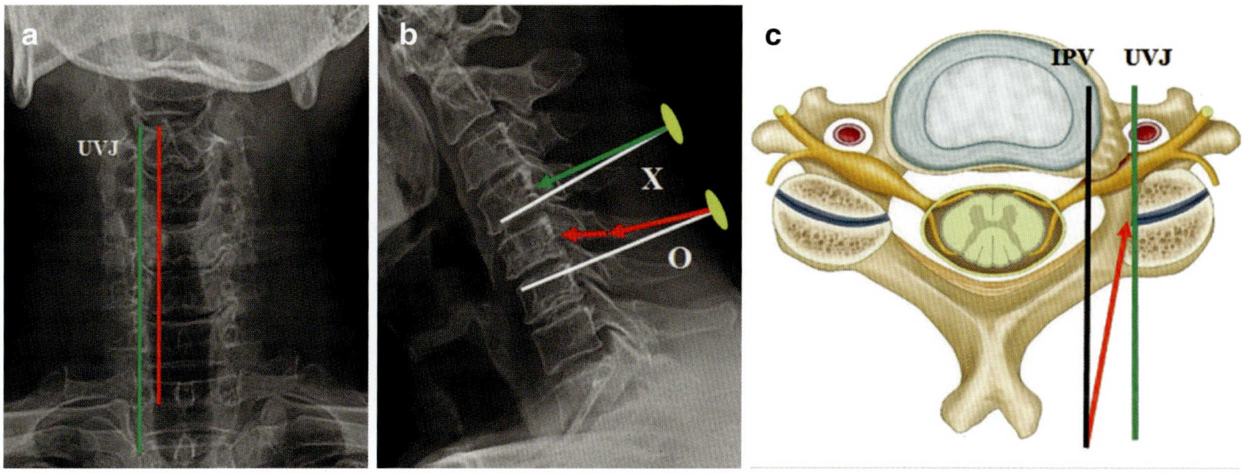

图 11.4 全内镜下颈后路椎间孔切开术的皮肤穿刺点。a. 穿刺点是在椎弓根内侧边界或更内侧的区域（红色实线），不是钩椎关节（UVJ）线（绿色实线）。b. 在目标椎间盘的下终板线下方做皮肤切口（红色箭头）。由于不合适合通道角度（绿色箭头），偏头侧皮肤切口可能导致小关节突关节过度切除。c. 更内侧的皮肤切口更有利于小关节的潜行切除。IPV，下关节突

在图像强化下停靠在小关节的内侧边界上。意外地将器械插入板间区域会导致黄韧带穿透和脊髓损伤。因此，工作套管应停靠在骨结构上，如小关节或相邻椎板，而不是椎板间隙。此外，应避免在小关节周围进行过分的刮除或剥离，以防止神经根动脉分支过度活动性出血。

3.3.3　软组织解剖和解剖标志确认（图 11.5）

在 C 臂影像上确认通道位置后，使用灌洗泵系统沿通道置入内镜，并注入等量生理盐水。在切除黄韧带之前，生理盐水安全灌注压力为 35~50 mmHg。使用射频（RF）刀头解剖软组织，暴露小关节内侧、上椎板的下缘、下椎板上缘和椎间隙。“V 点”是一个重要的解剖标志，在用磨钻打磨之前应仔细确认。

3.3.4　部分椎板切开术和小关节切除术（图 11.5）

使用 3.5 mm 内镜钻头进行环向椎板切开术，直到暴露出黄韧带的近端和远端。骨钻孔向两侧延伸，直到确认上、下椎弓根的椎间孔边界。椎板钻孔在内侧小关节的侧面继续进行。

3.3.5　磨除下椎板和上关节突（SAP）（图 11.6）

沿着关节突关节间隙方向用磨钻磨除关节突关节，将潜行切除 IAP，保留关节囊，磨钻磨除下椎板和 SAP 时要预计判断覆盖出口神经根、下椎弓根头侧部分和硬膜囊外侧的骨范围。继续进行打磨直到内侧皮质骨像一张薄纸，确定椎弓根和神经根的轮廓。通过暴露下椎弓根侧方边界确定 SAP 打磨的侧方终点。

3.3.6　椎板打薄和上关节突（SAP）去除（图 11.7）

将磨薄的椎板内侧皮质骨提起并从硬脊膜和神经根分离出来，用咬骨钳取出骨瓣。暴露出硬膜外组织覆盖的神经根和硬膜囊的外侧边界。随后，用 1 mm 椎板钳沿神经根走向潜行磨除侧方已经磨薄的 SAP。根据术者的偏好及病理特点，部分磨除上、下节段椎弓根，充分减压。

3.3.7　扩大减压（图 11.8）

如果神经根仍然受到突出的椎间盘、骨刺和邻近椎弓根的压迫，则需要扩大减压，如椎间盘切除术、骨刺磨除和部分椎弓根切除术。确定从神经根

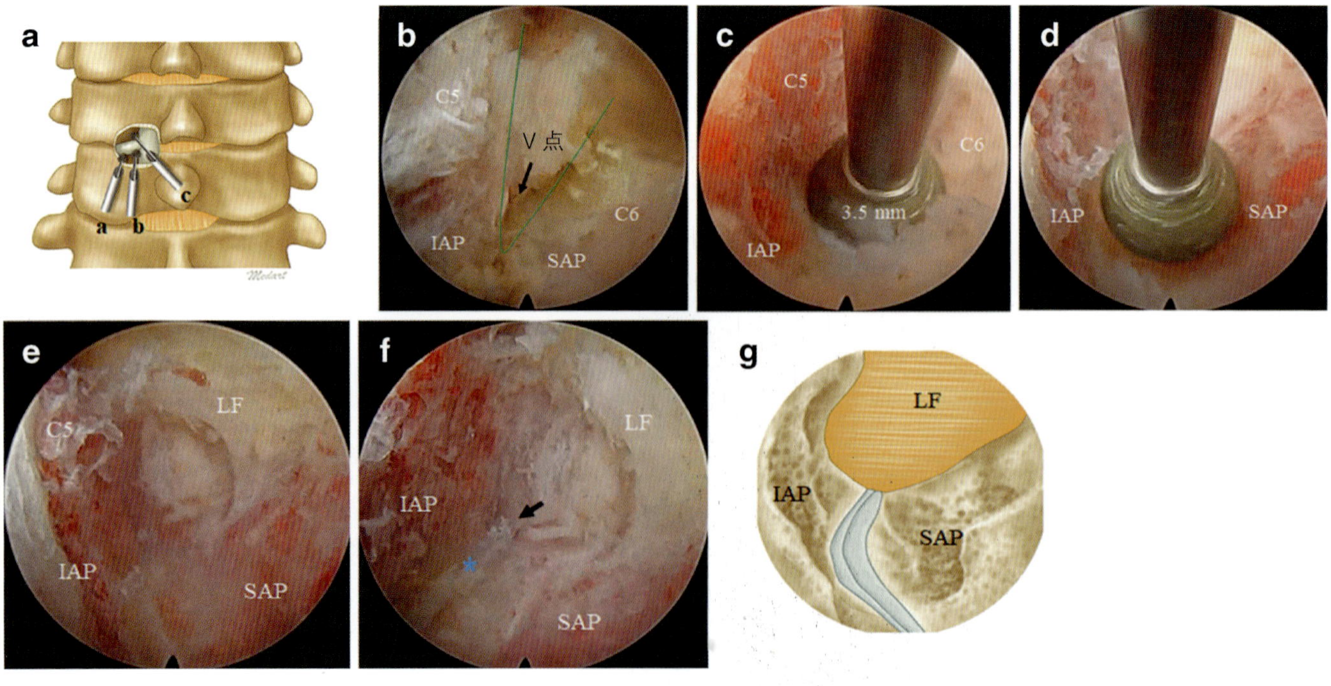

图 11.5　右侧 C5-C6 全内镜下颈后路椎间孔切开术的术中内镜图像。a. 逐步手术过程中的内镜位置。b. 在解剖学 V 点开始骨质打磨（绿色曲线）。c. 磨除上椎板的下缘和 IAP。d. 用金刚磨钻去除关节突关节内侧部分。e. 小关节突关节的内侧磨除后的内镜下的内侧图像［图 a 中的内镜位置（a）］。f. 移动内镜后的手术侧位图［图 a 中的内镜位置（b）］。可清晰识别 SAP 的尖端（黑色箭头）和关节突关节间隙（蓝色 *）。g. 内侧小关节切除后的示意图。IAP，下关节突；SAP，上关节突；LF，黄韧带

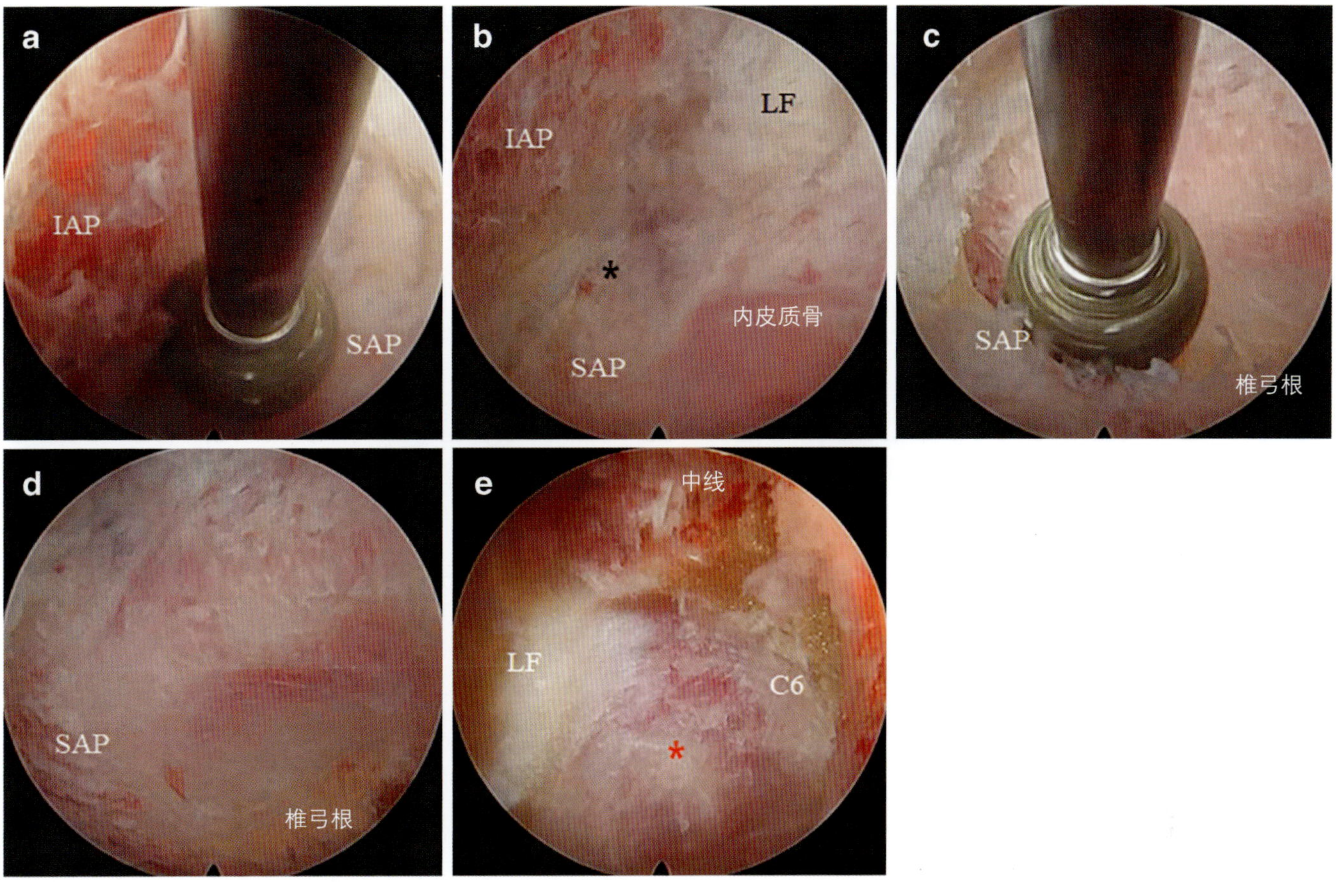

图 11.6　右侧 C5–C6 全内镜下颈后路椎间孔切开术中内镜视图。a. 沿关节间隙进行小关节突关节的磨除。b. IAP 潜行磨除后，SAP 的内侧部分，包括上尖端部分（黑色 * ），被暴露出来。c. 逐层磨除暴露 SAP 和下椎板。d. 通过磨薄的内皮质骨可以识别出口神经根和椎弓根。e. 磨除椎板到下椎板的头侧边界可观察到硬膜外间隙（红色 * ）。IAP，下关节突；SAP，上关节突；LF，黄韧带

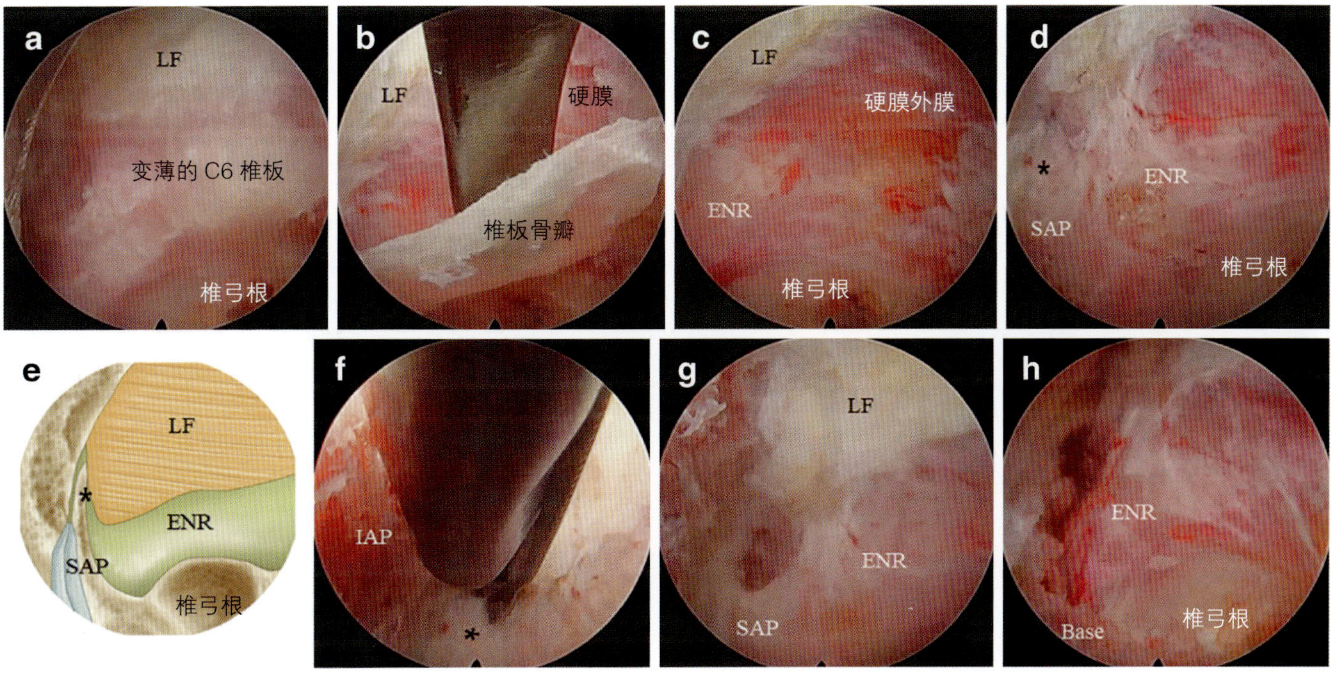

图 11.7　右侧 C5–6 全内镜下颈后路椎间孔切开术中内镜视图。a、b. 用剥离子剥离 C6 椎板骨瓣。b~e. 取出骨瓣后，神经根和硬膜囊的较厚覆盖骨膜被暴露出来（黑色 * 指示 SAP 的尖端）。f~h. 使用 1.0 mm 的椎板钳从 SAP 的尖端至底部将剩余的 SAP 咬除。SAP，上关节突；IAP，下关节突；LF，黄韧带；ENR，出口神经根

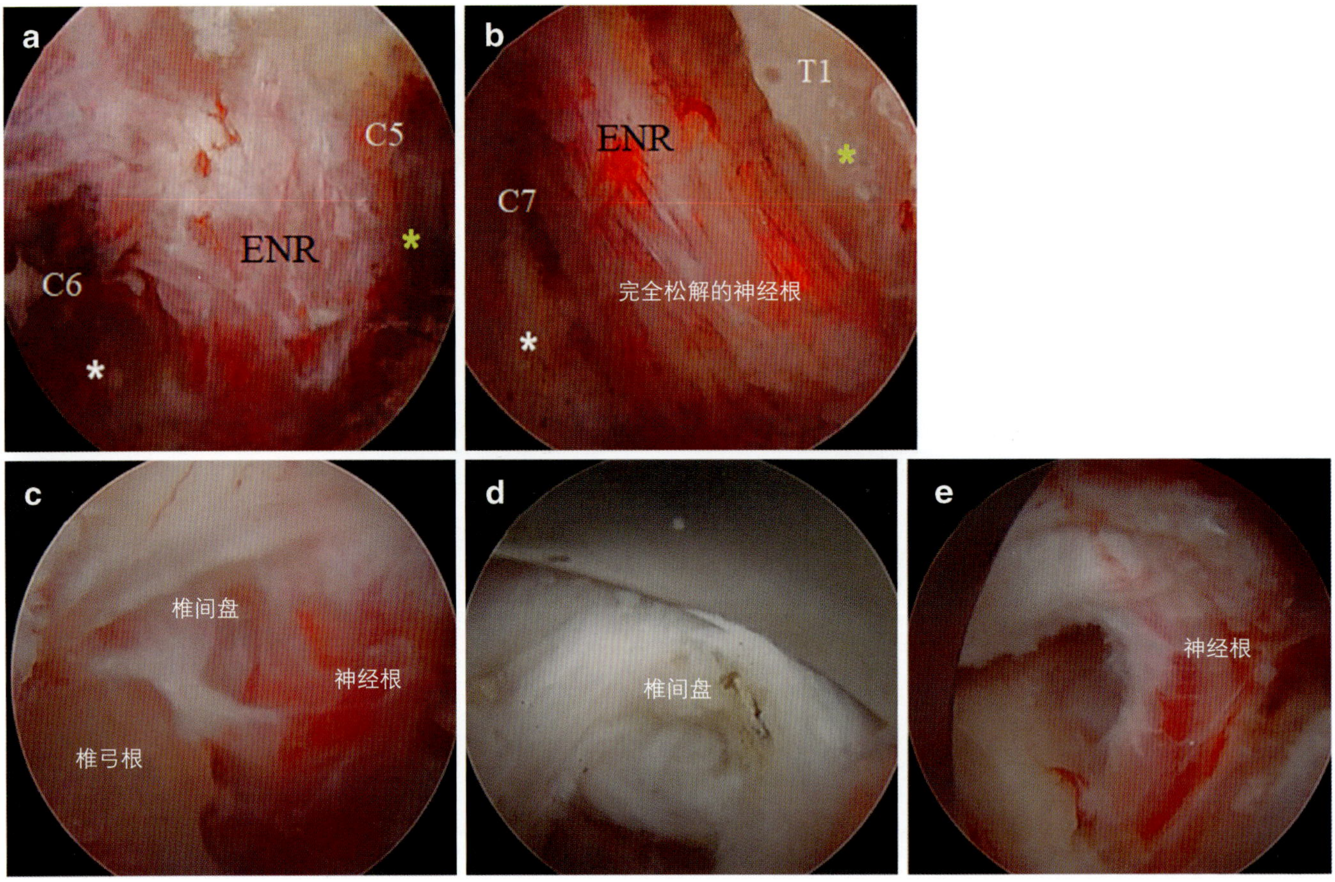

图 11.8　右侧 C5–C6 全内镜下颈后路椎间孔切开术完成骨减压后（a）和左侧 C7–T1 节段（b）。暴露上节段（白色 *）和下节段椎弓根（黄色 *）确认神经得到充分压迫。c. 骨减压后，神经根仍受椎间盘突出的压迫。d. 用套管保护神经根的同时进行椎间盘切除术。e. 完全松解神经根的背侧和腹侧。ENR，出口神经根

腋下到远侧椎间孔区的神经根的充分减压。在上、下椎弓根的椎间孔表面确定骨减压的头尾端点（图 11.8）。暴露下椎弓根的外侧边界可确定 SAP 切除的外侧止点（图 11.7h 和图 11.8）。在切除黄韧带之前，应完成所有的骨减压操作，以防止神经损伤。

3.3.8　黄韧带和硬膜外粘连去除（图 11.9）

将黄韧带外侧部分从磨除的椎板缘分离出来，用镊子和小弯钳将黄韧带外侧部分取出，完成神经根和硬膜囊外侧的减压。如果有严重硬膜外粘连包裹神经根，则去除粘连组织，确保神经完全减压，游离神经根（图 11.9）。

3.3.9　最终探测与缝合

射频刀难以止住的弥漫性硬膜外出血应使用止血剂。确认神经根完全松解及硬膜搏动良好后置入引流管，随后关闭皮肤切口。正确将引流管放入是预防术后血肿的关键，因此在手术完成前，应通过术中 X 线透视确定引流管的位置（图 11.10）。

3.4　IPV 入路行 PECF

对于严重颈椎间孔骨性狭窄的病例，IPV–PECF 可应用于安全地切除椎间孔腹侧病变，并扩大远端椎间孔面积（图 11.2c 和图 11.3c）。该技术对于椎间孔腹侧减压和椎弓根 – 椎体切除术至关重要，其基本手术步骤与常规 PECF 相同。在 IPV–PECF 手术中，使用外径 7.0~7.5 mm、4.5~4.7 mm 工作通道的 30° 角的小孔径内镜，易于进入椎间孔腹侧部分（图 11.1b）。

3.4.1　皮肤入口点

在钩椎关节内侧 1cm 处做一个皮肤切口，这是一个比常规 PECF 更内侧的点。这种偏内侧皮肤切口

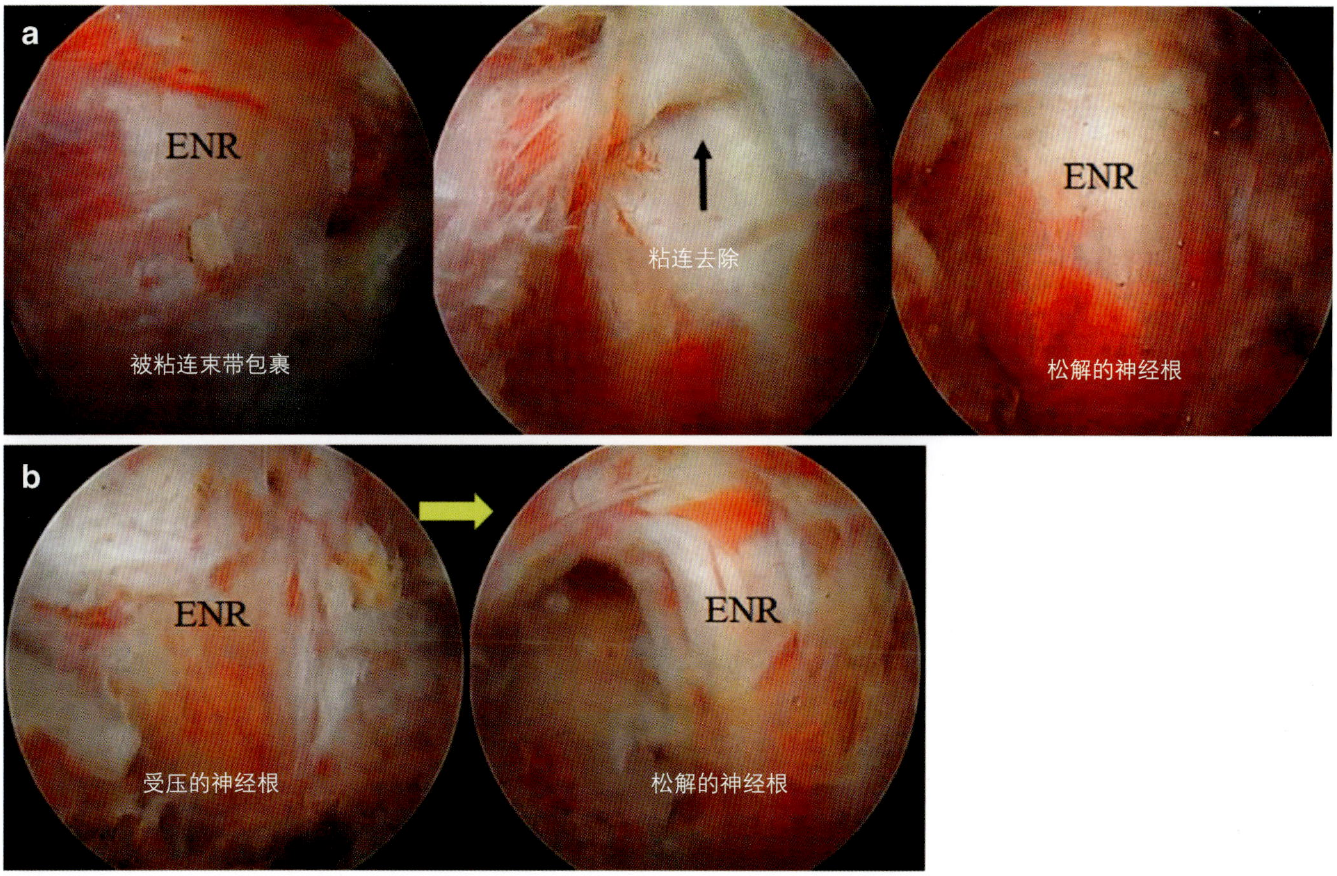

图 11.9　去除包裹 ENR 的较厚的硬膜外粘连束带。粘连去除后，神经根最终得到松解。a.C5 神经根。b.C8 神经根。ENR，出口神经根

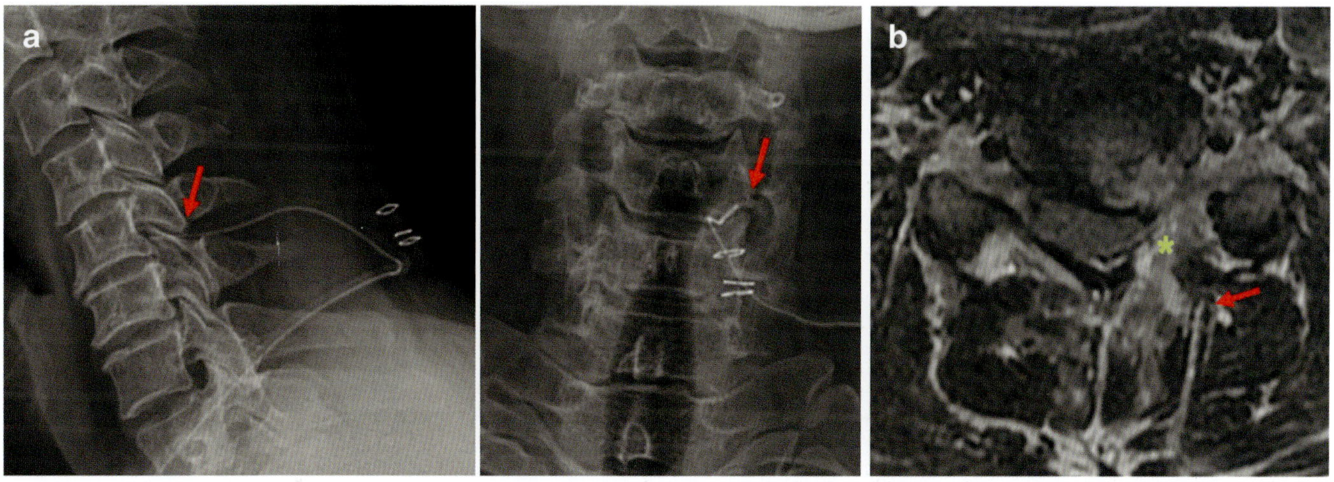

图 11.10　引流管位置。a. 引流管的合适位置。X 线透视示：术中引流管尖端应放置在小关节周围。b. 导管尖端远离减压部位，血肿填充减压间隙

对于沿关节突关节间隙向内外侧倾斜的手术入路至关重要（图 11.4）。

3.4.2　倾斜手术路径（图 11.11）

用磨钻斜向磨除下椎板的头外侧部分，包括椎弓根的上侧面，为内镜进入创造空间。通过这个空间，可以在头外方向增加内镜进入角度，以便探查远端椎间孔区域，并对其空间进行减压（图 11.11a~d），通过这个空间，SAP 底部（SAP 与椎弓根连接处）可以用骨凿去除以松解起始点的向下弯曲神经根（图 11.11e~g）。此外，通过去除 SAP 基底所创造的空间能使工作套管能够进入腹侧和远侧椎间孔区域。

3.4.3　斜椎体切除便于椎间孔腹侧减压（图 11.12）

内镜向头外侧倾斜，通过斜行椎板椎弓根切开形成的空间进入椎间孔腹侧区域。倾斜的手术路径和 30° 内镜有助于获得椎间孔腹侧区域的开阔视野，并且能保留大部分 IAP。通道的斜尖置于神经根腋下区保护神经结构。椎弓根的突出部分用 3 mm 金刚磨钻打磨至椎体水平。使用通道的斜面向上提升并保护神经根，以防止神经根过度地回落。随后，进行斜行椎体切除术，去除骨刺和增生肥厚的纤维环，通过逐步磨孔并重新定位通道，避免过度的切除椎弓根和椎体导致的不稳。椎弓根和椎体的结合部位不超过 3~5 mm 时，需要用 3.0 mm 或 3.5 mm 金刚钻测量，小心谨慎地进行椎弓根的磨除，倾斜入路，行椎弓根的斜行磨除，可减少磨除椎弓根的骨量。

3.4.4　确认完全的神经解压（图 11.13）

斜行椎弓根椎体切开术（IPV）后，SAP 和神经根之间的空间扩大。将一个 1 mm 的骨凿能顺利地插入该空间，并使用潜行切除方式进一步凿除残余的肥大 SAP。在 360° 充分的神经减压后，通过 IPV 产生的空间，恢复神经根的自然向下走行。

3.4.5　IPV 可有效保留小关节突关节

IPV–PEVFR 手术，打磨了一个扩大的空间可通过内镜系统，内镜通过头外侧手术路径进入椎间孔。

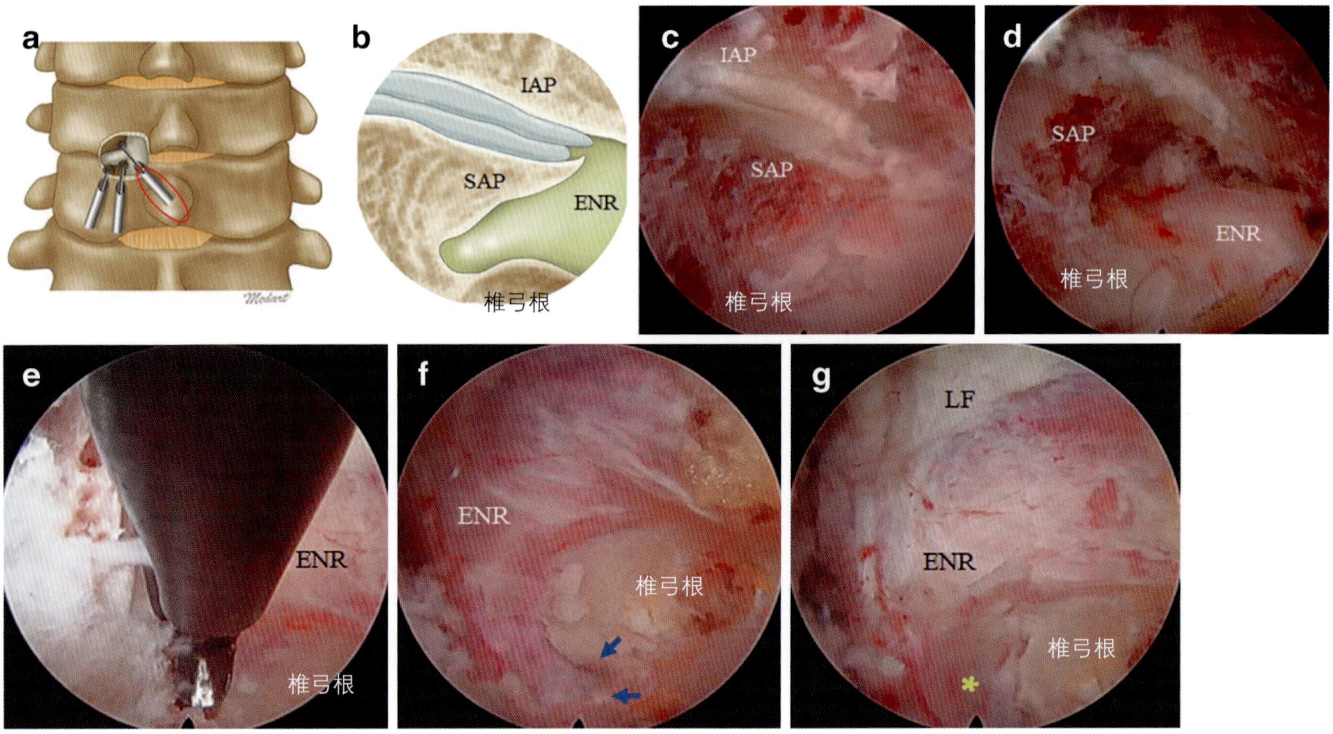

图 11.11　经 IPV 入路全内镜下颈后路椎间孔切开术。a. 调整内镜位置，增加头外侧方向的角度。b~d. 沿 ENR 的远端椎间孔区域的镜下观。e、f. 沿椎弓根边界用 1.0 mm 的椎板钳咬除 SAP 基底部。g. 在充分切除 SAP 基底后，观察到神经根向下的走行。IAP，下关节突；SAP，上关节突；LF，黄韧带；ENR，出口神经根

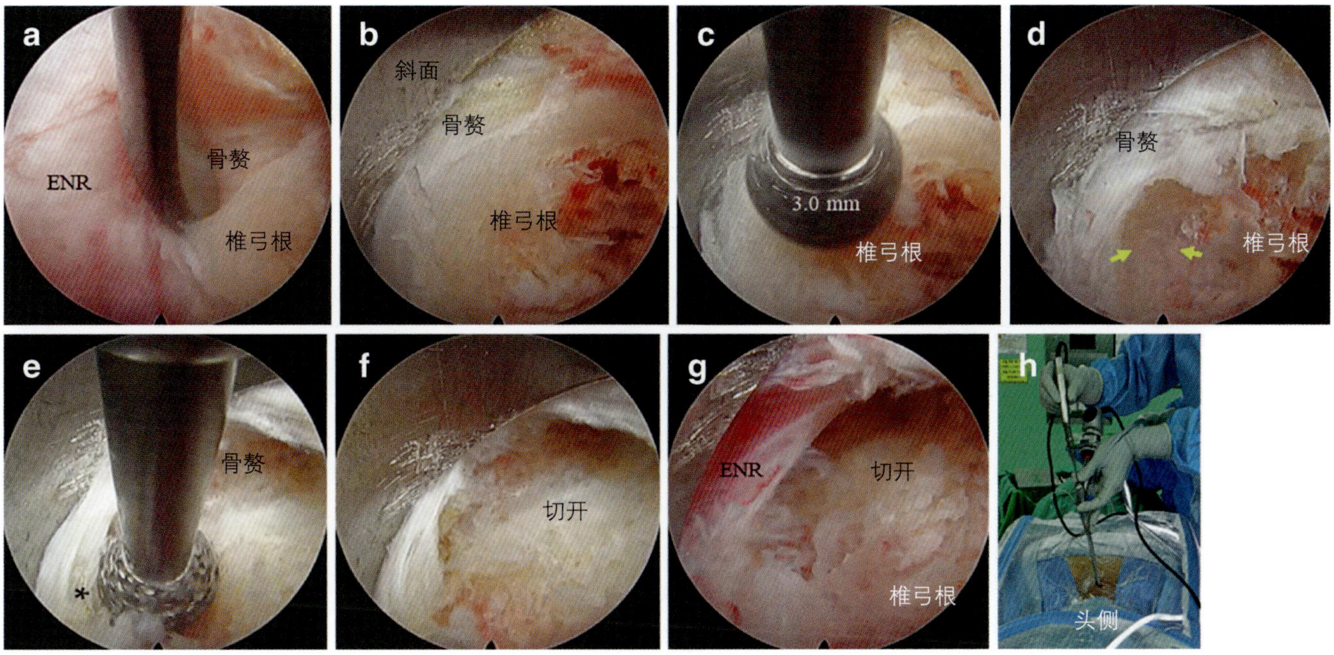

图 11.12　经斜行椎弓根椎体切开术（IPV）入路行腹侧椎间孔减压。a. 仔细解剖 ENR 和骨赘。b~d. 斜行磨除椎弓根的上部分以显露骨赘，同时使用工作套管的斜面保护神经根。e~g. 斜行椎体切开后，在不破坏椎间盘的情况下，将骨赘暴露并用磨钻磨除。h. 通过 IPV，充分去除骨赘。ENR，出口神经根

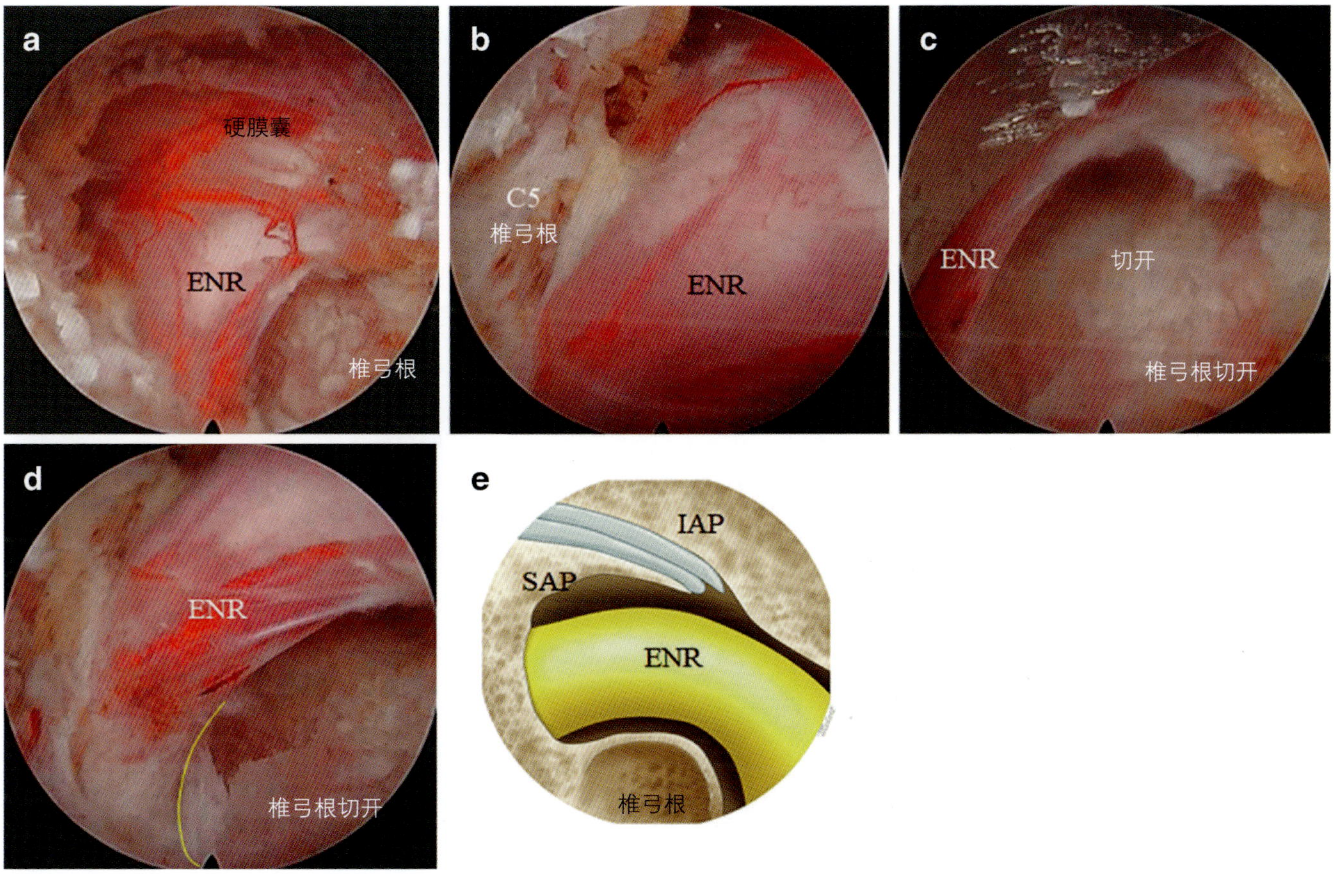

图 11.13　经斜行椎弓根椎体切开术（IPV）入路全内镜下颈后路椎间孔切开术后。a.ENR 和硬膜囊外侧充分减压。b. 确定上节段椎弓根尾侧缘。c. 尾椎间孔区域也完全减压，包括下节段椎弓根的头侧。d、e. 神经根远端清晰可见，确认神经根恢复了其自然向下的走行。ENR，出口神经根

在这种改良入路的基础上，形成了一个足够的空间内镜可到达椎间孔腹侧和背侧区域，并尽可能地保存小关节突关节（图 11.14）。部分椎体切开后，在神经根和 SAP 之间获得了足够的自由空间，便于切除远侧的 SAP。因此，采用 IPV 入路，即使在颈椎间孔严重狭窄的情况下，不用太多牺牲小关节突关节，仍可明显扩大远端椎间孔空间（图 11.14）。然而，采用常规 PECF 手术治疗椎间孔严重狭窄时，不进行腹侧减压，要完成充分的神经减压，常常会过度切除小关节突（图 11.15）。

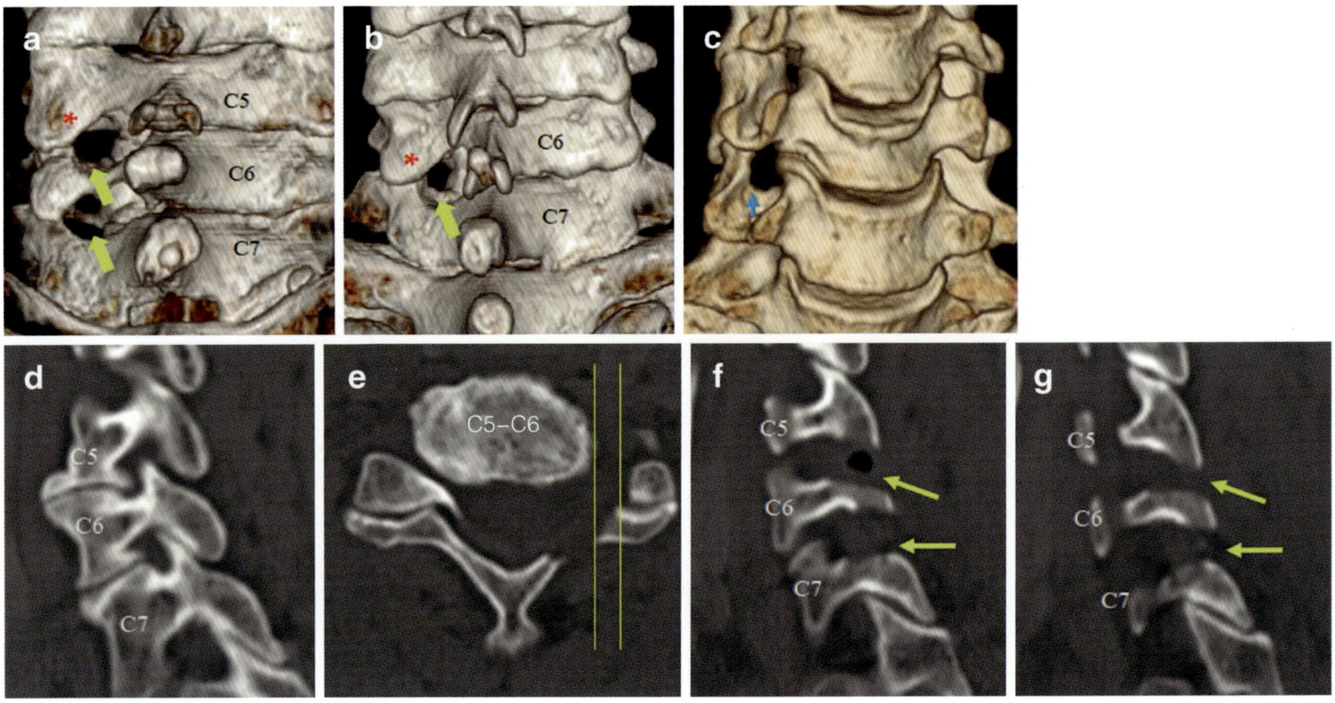

图 11.14　全内镜下颈后路椎间孔切开术（经 IPV 入路）后骨去除的特征表现。a、b. 术后三维 CT 显示 IPV 入路的手术路径（黄色箭头）和保存完好的小关节突关节（红色 *）。c. IPV 手术显著扩大椎间孔下方（蓝色箭头）。d. 术前 CT 图像显示 C5–C6 和 C6–C7 水平有严重的椎间孔狭窄。e. 中、远侧椎间孔面积明显扩大同时保留小关节（两条黄线指示椎间孔中和远端矢状面）。椎间孔中部（f）和远端椎间孔区域（g）的矢状位 CT，显示了骨减压的轮廓。斜行磨除骨赘和上节段椎弓根（黄色箭头）扩大了椎间孔的宽度和高度

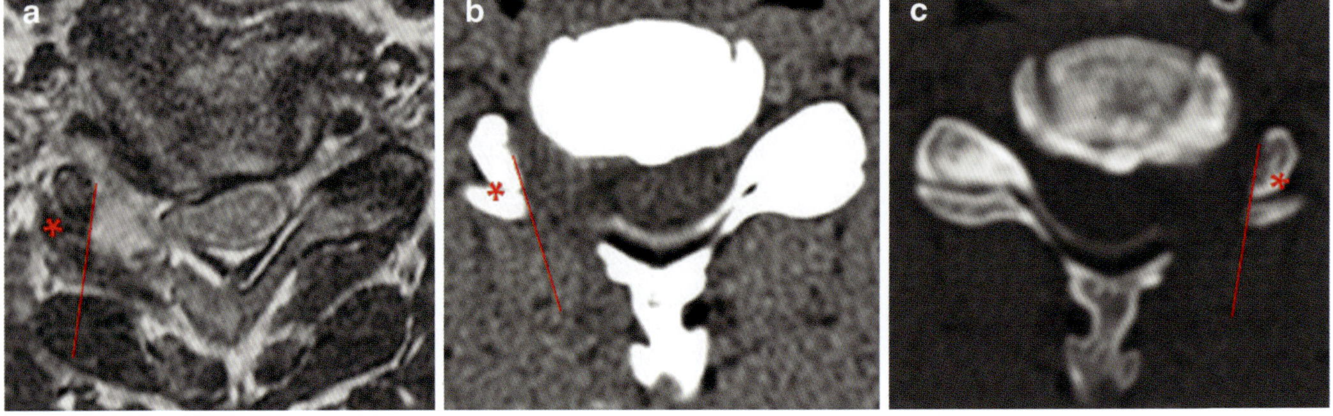

图 11.15　为未行腹侧减压的全内镜下颈后路椎间孔切开术中小关节突过度切除的病例。a. 外侧至内侧方向的入路可导致过多的小关节突切除。b、c. 虽然采用倾斜的手术入路，但由于严重的骨赘，过度的关节突切除是不可避免的

3.5　全内镜下颈后路椎板切除减压术

3.5.1　皮肤穿刺点与通道置入（图 11.16）

在前后（AP）位 C 臂透视图像上，于中线和椎弓根内侧连线之间，确定皮肤切口，进行双侧减压。在侧位片上，在病变椎间盘水平纵向平行于颈部肌纤维切开皮肤，切口长 1.0~1.5 cm，能确保内镜能自由地移动到对侧是至关重要的，按序列扩孔，插入通道。

3.5.2　软组织解剖和解剖标志（图 11.17）

通过术中 X 线透视确定穿刺针、扩张器和通道的位置。通道“着陆”于骨性结构，避免进入椎间隙，以防止脊髓损伤。使用射频刀头分离软组织并识别、暴露整个目标椎板和椎间隙，然后进行磨钻打磨。

3.5.3　边际上和下限水平切片钻孔（图 11.17 和图 11.18）

使用内镜下磨钻沿上、下椎板的边缘行部分椎板切除术，直到暴露近端、远端的黄韧带游离边缘。磨除椎板的内侧骨皮质直到像一张薄纸。上椎板磨至中线便于进入对侧的椎板间区域。磨除椎板延伸至对侧小关节内侧界。3.0 mm 内镜下磨钻仔细打磨对侧的椎板角。

3.5.4　剥离和去除肥大的黄韧带（图 11.19）

确定椎板切除区域范围后，游离黄韧带的近端和远端的边缘，随后，将黄韧带从椎板切除的部位剥离下来，并使用精细的剥离子行硬膜外剥离。用内镜钳取出黄韧带瓣，用 1.0 mm 的活检钳取出对侧角的剩余部分黄韧带。因持续的生理盐水输注压力可增加硬膜外压力，诱发脊髓损伤，因此移除黄韧带后，输注压力应保持在 30 mmHg 以下。确认硬膜囊游离、膨胀、搏动良好。使用止血剂和射频控刀头控制硬膜外出血。因此，术后应置入引流导管，防止术后出现硬膜外血肿。

4　术后注意事项

建议在 PECF 术后 3~4 天佩戴颈椎支具。如果术后磁共振成像（MRI）或计算机断层扫描（CT）发现关节突关节过度切除，颈椎支具应维持 2 周。全内镜颈椎后路椎板切除减压术后可发生椎板应力性骨折，因此，术后颈托也应维持 2 周。

应定期检查引流导管的通畅性，防止术后出现硬膜外血肿，特别是对于后路椎板切除减压术患者。根据引流量，通常 24~48 h 拔除引流导管。

如果在内镜手术中意外损伤硬脊膜，应使用纤维蛋白封闭剂修补，或进行显微镜手术。对于这些病例，建议卧床休息 3~4 天，密切观察神经症状（图 11.20）。

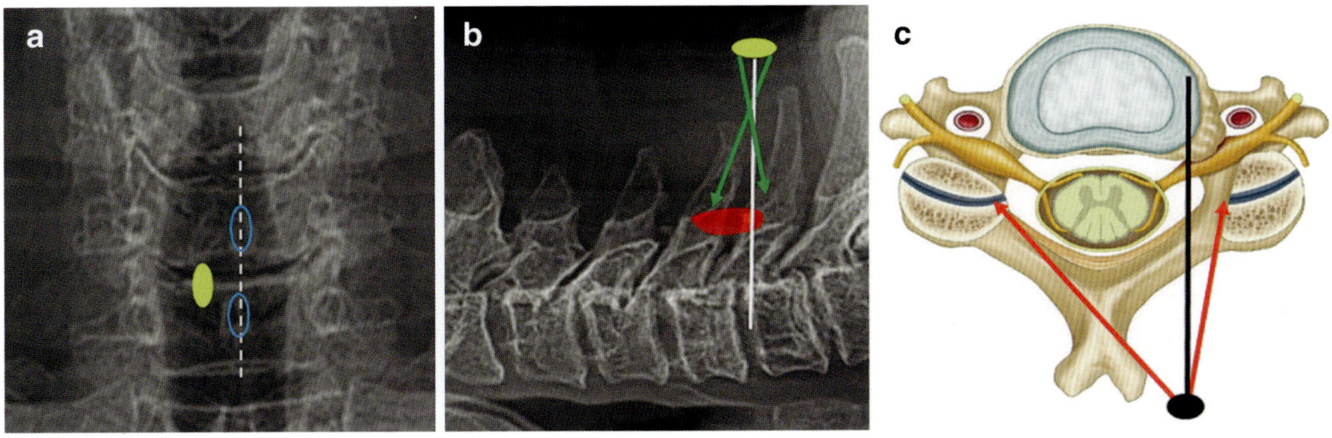

图 11.16　全内镜下颈后路用于椎管减压和椎间孔切开术的皮肤进入点。a. 皮肤进入点应在椎弓根和棘突之间（蓝色圆圈），靠近中线（白色虚线）。b. 侧位 X 线片上，皮肤进入点：在相邻的棘突之间下终板线上方（白色实线）进入椎管病变（红色圆圈）。c. 确定皮肤进入点对后续双侧椎管减压和联合椎间孔切开术至关重要

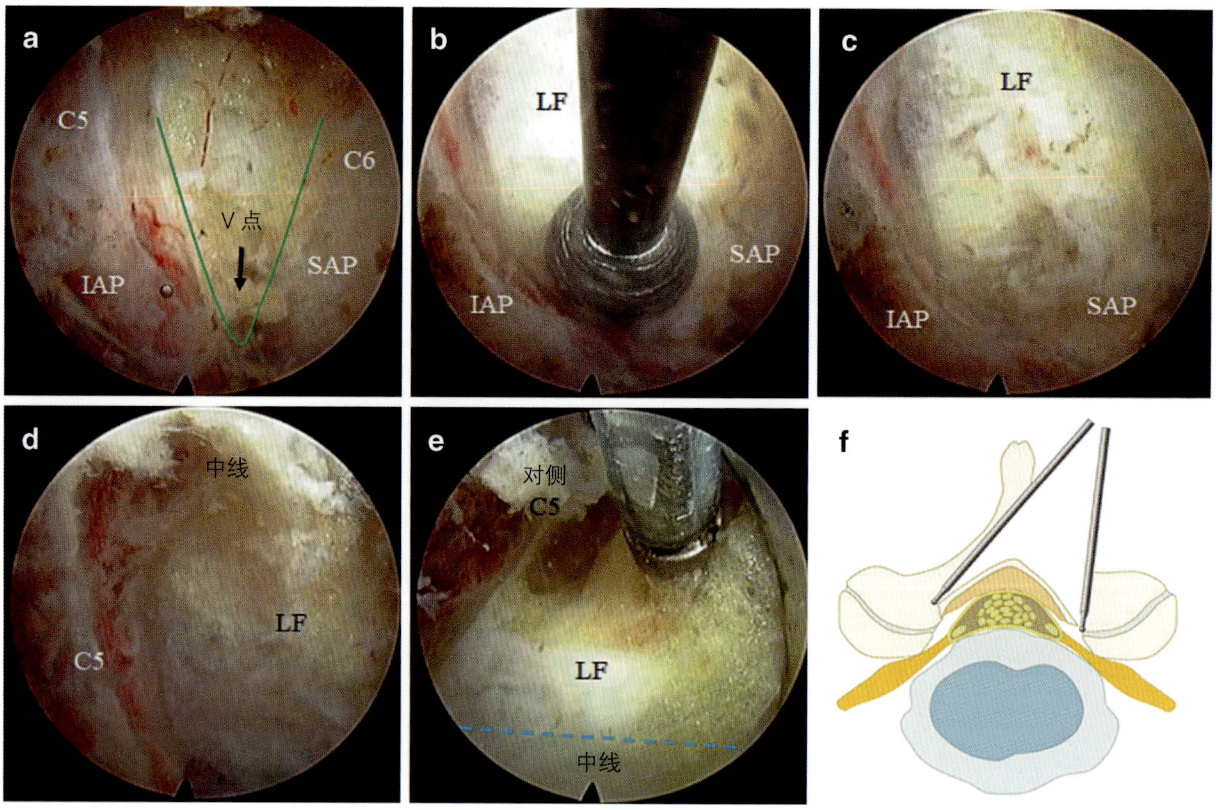

图 11.17　左侧 C5–C6 全内镜下颈后路椎板切除减压术中内镜视图。a. 软组织剥离后，暴露邻近椎板、小关节突关节和椎间隙。b、c. 同侧上椎板切除术，暴露 LF 近端。d. 中线处的椎板挡住了对侧椎板间隙区域的内镜图像。e. 磨除中线处的椎板后暴露对侧的椎板间隙，继续切除椎板直到确认对侧小关节突关节。f. 单侧椎板切除双侧减压的图示。IAP，下关节突；SAP，上关节突；LF，黄韧带

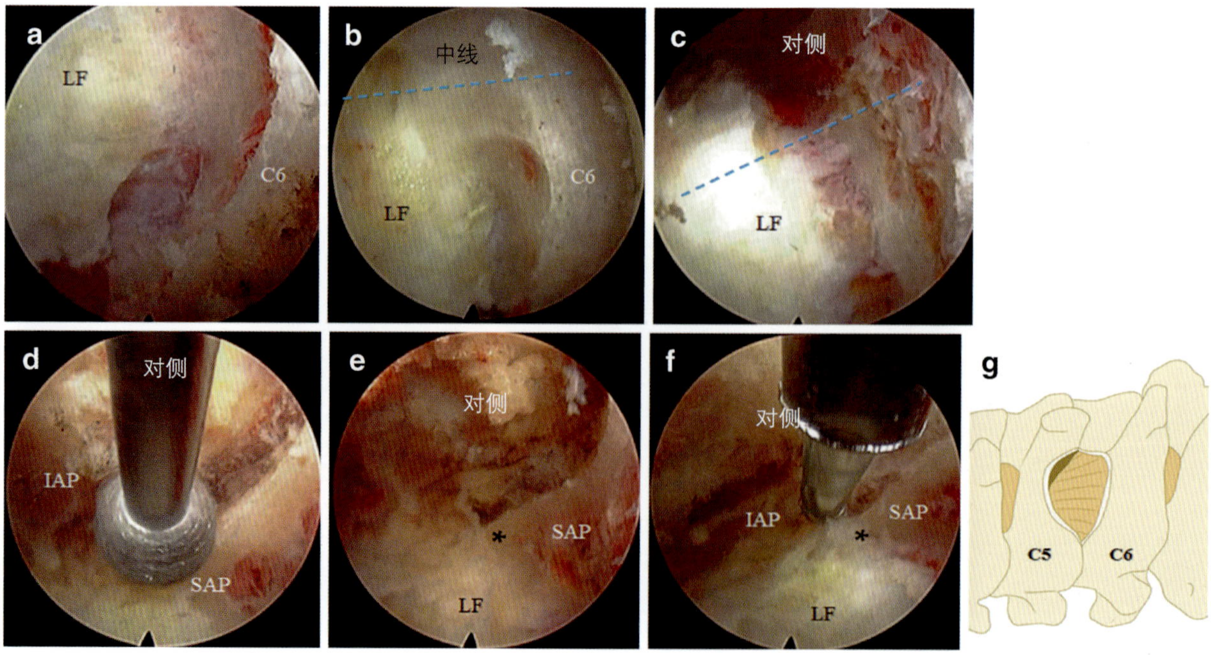

图 11.18　左侧 C5–C6 全内镜下颈后路椎板切除减压术中内镜视图。a. 切除同侧下椎板，暴露 LF 远端。b、c. 切除中线处的椎板后进入对侧椎板间间隙，继续切开对侧椎板。d、e. 为获得彻底的神经减压，应磨除对侧 SAP 内侧边界。f. 对侧骨减压完成后，确认已磨除 IAP 和 SAP 边缘（黑色 * 指示 SAP 尖）。g. 椎板切除和暴露双侧椎板间隙肥大的 LF。IAP，下关节突；LF，黄韧带；SAP，上关节突

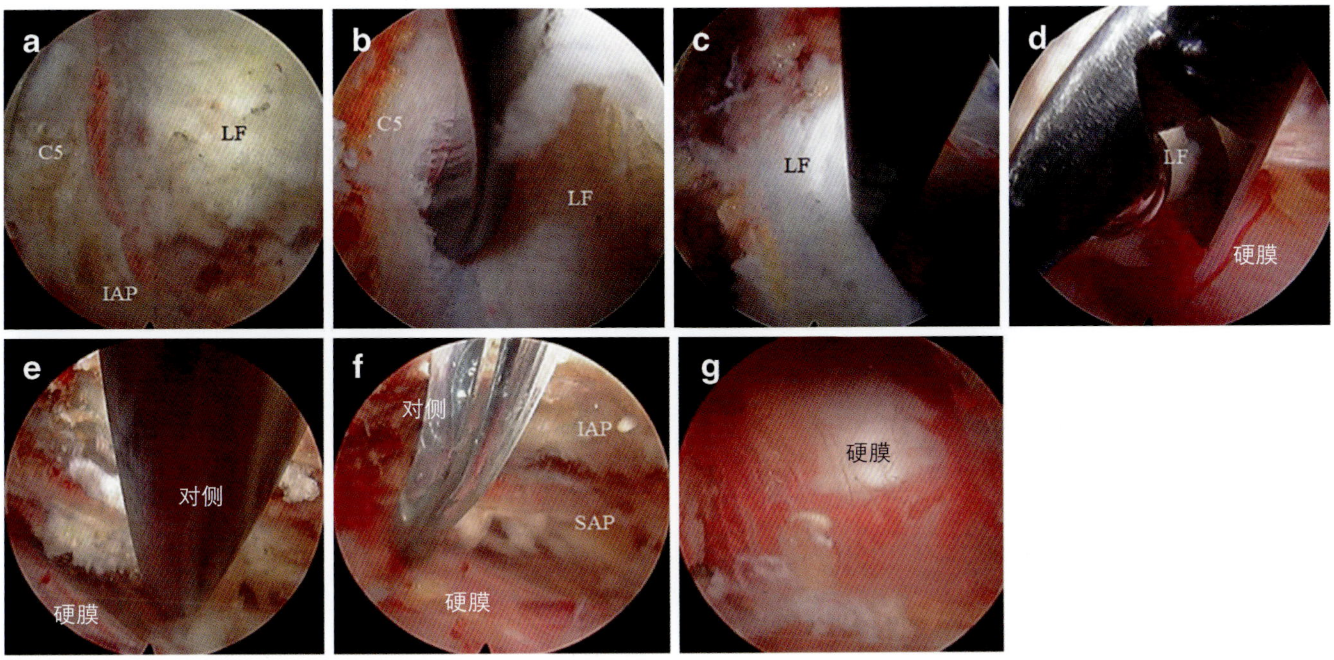

图 11.19　左侧 C5–C6 全内镜下颈后路椎板切除减压术中内镜视图。a. 椎板切除和游离 LF 边界。b. 将 LF 与骨缘分离。c. 仔细进行硬膜外剥离。d. 用骨钳取出游离的 LF。e. 用 1.0 mm 的椎板钳或镊子去除对侧角剩余的 LF。f. 确认内侧小关节突关节和硬膜囊外侧之间有足够的减压空间。g. 确认硬膜囊完全松解。SAP，上关节突；IAP，下关节突；LF，黄韧带

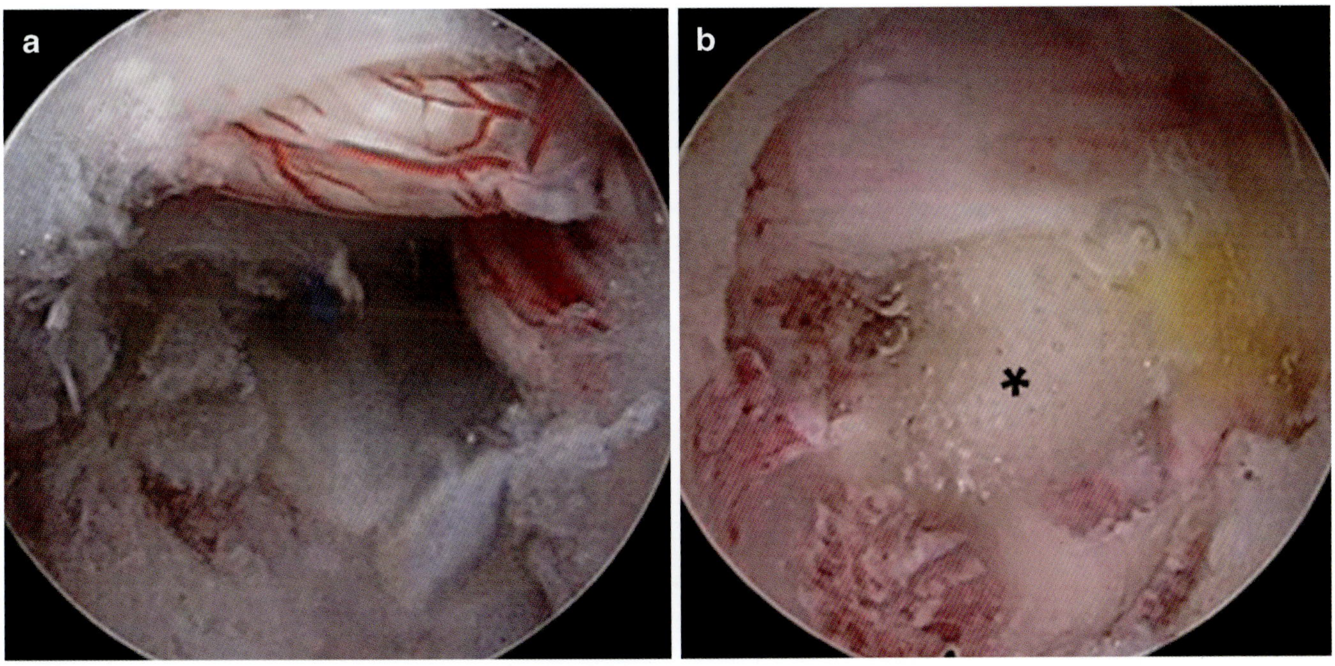

图 11.20　全内镜下颈后路椎间孔切开术中硬膜撕裂病例。a. 椎间盘切除术时，神经根腋窝部分出现大的硬膜撕裂。b. 使用纤维蛋白密封剂修补硬膜缺损部位（*）

5　案例展示

案例 1　一名 36 岁男性患者，保守治疗 3 周后，出现左臂神经根性痛。左侧肘关节屈曲肌力下降到 4 级。术前 MRI 和 CT 显示椎间孔狭窄，左侧 C5–C6 有明显的骨赘和椎间盘突出（图 11.21）。患者接受了全内镜下颈后路椎间孔切开术（PCF）和椎间盘切除术。采用斜行椎弓根椎体切开术（IPV）入路切除了腹侧椎间孔骨赘和突出的椎间盘。术后，手臂疼痛缓解，手臂无力改善，无任何并发症。术后 MRI 显示：神经减压彻底。此外，CT 示 IPV 手术明显扩大了椎间孔区域，椎间孔高度增加，同时最大限度地减少了小关节突关节切除（图 11.21）。

案例 2　一名 54 岁男性患者，临床表现为后颈疼痛和神经根性左臂疼痛，症状持续 3 个月，保守治疗无效。左侧肘关节屈曲肌力逐渐下降至 3 级。术前 MRI 和 CT 显示严重的椎间孔狭窄，左侧 C5–C6 有严重的骨刺（图 11.22）。患者行全内镜下 PCF。采用 IPV 入路切除腹侧椎间孔骨赘，然而由于小关节突磨除过程中发生神经根撕裂，未进行腹侧减压。术后，手臂和颈部疼痛缓解，手臂无力改善。食指出现麻木和麻木痛。尽管未切除腹侧的骨赘，术后 MRI 显示神经明显减压（图 11.22）。

案例 3　一名 43 岁男性，保守治疗 2 年，下肢及上背部、左臂疼痛、肌无力症状逐渐恶化，术前 MRI 和 CT 显示 C7–T1 水平双侧椎管狭窄和左侧椎间孔狭窄（图 11.23）。患者接受全内镜下左侧单侧椎板切除术，进行了双侧减压及左侧椎间孔切开术。术后神经功能障碍和手臂疼痛明显改善。术后 MRI 和 CT 显示双侧椎管和左侧神经孔得到充分减压（图 11.23）。

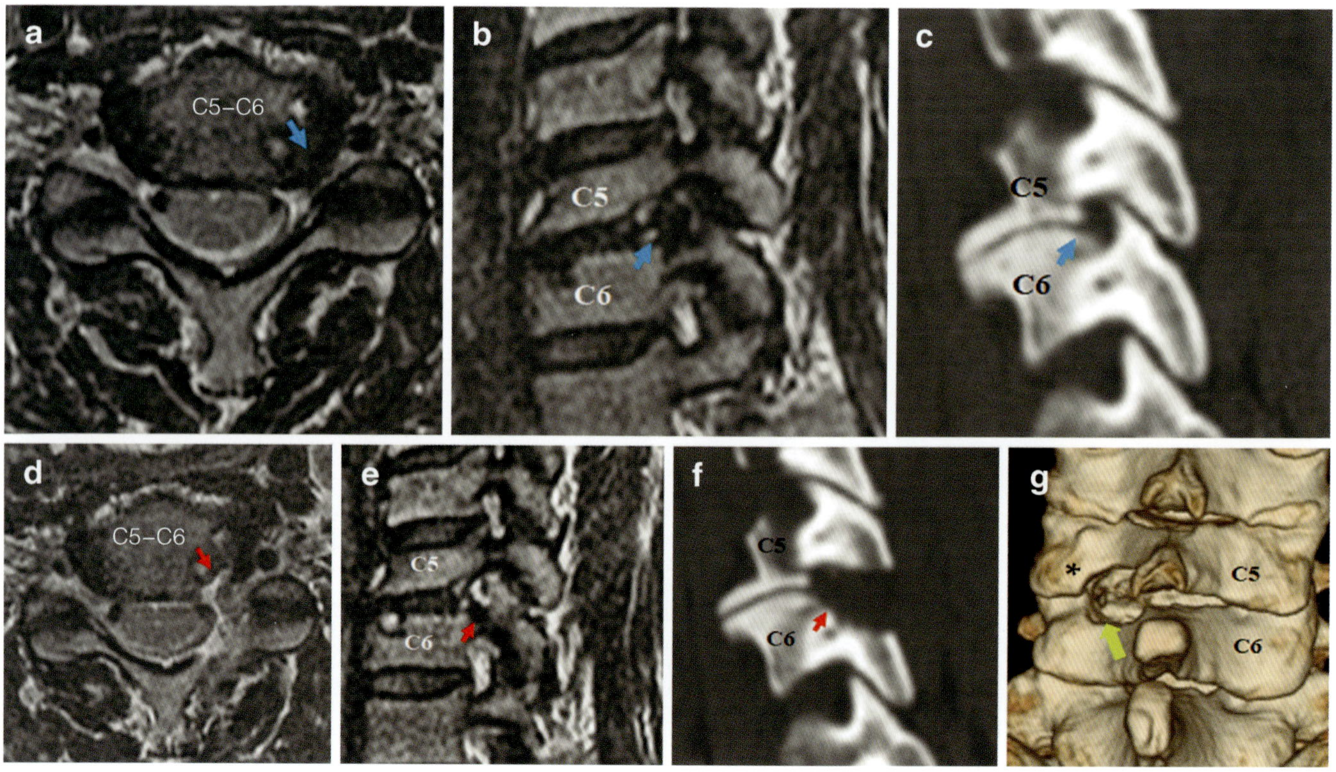

图 11.21　案例 1 图示。a、b. 术前 T2 加权轴位和矢状位 MRI 显示左侧 C5–C6 椎间孔狭窄合并椎间盘突出（蓝色箭头）。c. 矢状位 CT 显示椎间孔空间塌陷，原因是骨赘（蓝色箭头）和 SAP 肥大。d、e. 术后 MRI 显示椎间孔和椎管侧方充分减压。f. 术后 CT，通过 IPV 完全切除骨赘，并形成较大解压空间（红色箭头）。g. 三维 CT 显示手术痕迹（黄色箭头）和保存完好的关节突关节（黑色 *）

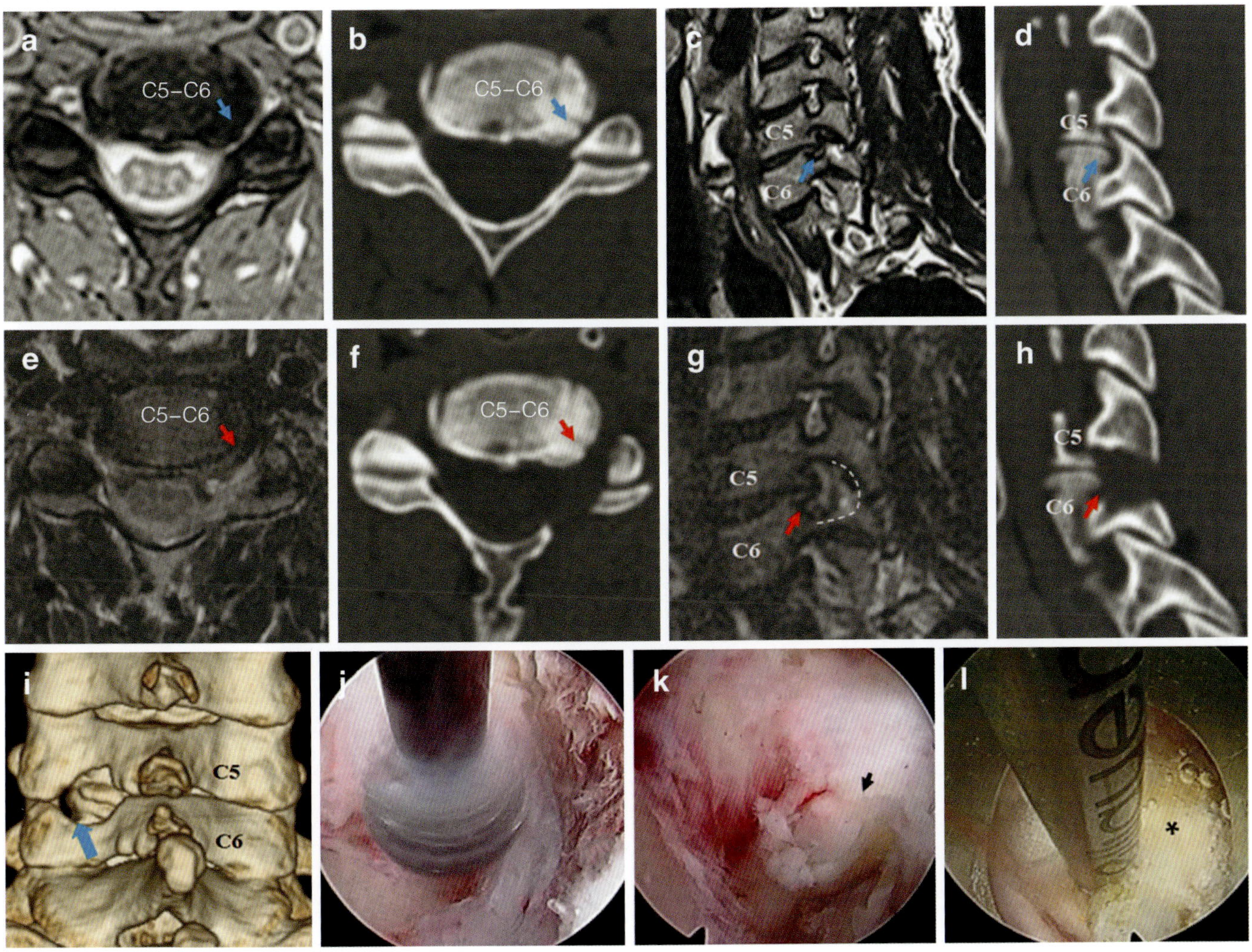

图 11.22　案例 2 图示。a~d. 术前 MRI 和 CT 显示严重的椎间孔狭窄，左侧 C5-C6 有严重的骨赘（蓝色箭头）。e~h. 术后 MRI 和 CT 显示小关节潜行切除和部分椎弓根切开（红色箭头）后椎间孔充分减压，尽管未切除腹侧的骨赘。i. 三维 CT 显示倾斜的手术痕迹（蓝色箭头）和保存完好的小关节突关节。j、k. 关节突磨除时神经根袖部发生硬膜撕裂（黑色箭头）。l. 用纤维蛋白密封胶贴片（黑色 *）封闭硬膜撕裂部位

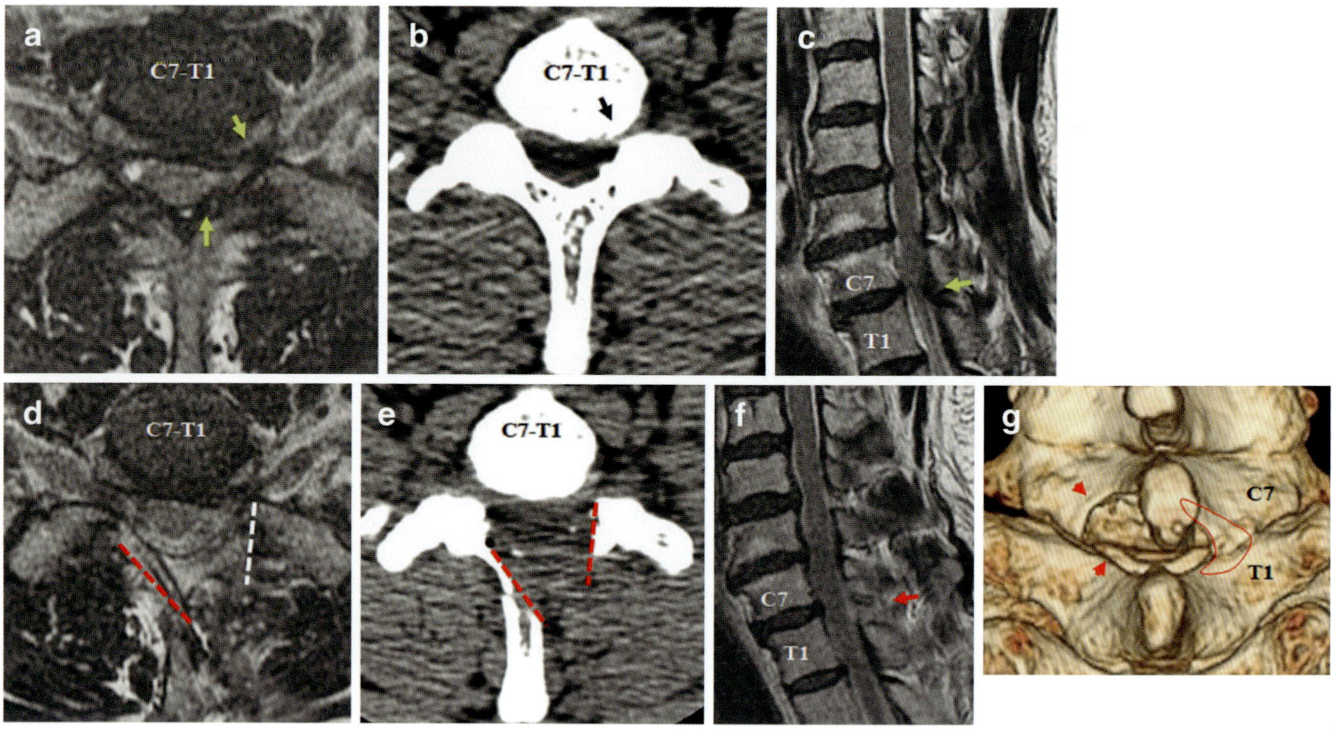

图 11.23　案例 3 图示。a~c. 术前 MRI 和 CT 显示 C7–T1 双侧颈椎管狭窄和左侧椎间孔狭窄。d~f. 术后 MRI 和 CT 显示双侧椎管和左侧神经孔充分减压（红色虚线和白色虚线指示磨除的骨结构边界）。g. 术后脊柱三维 CT 确认椎板切除的范围（红色箭头），通过椎板下潜行打磨进行对侧椎管减压的同时保留棘突和外侧皮质骨（红色实线区）

6　总结（手术技巧和教训）

6.1　后路内镜手术入路

根据临床症状和病理特点确定手术入路的类型。传统的 PECF 入路几乎适用于所有椎间孔退行性病变。然而，对于严重骨椎间孔狭窄的患者，IPV 入路可能比传统入路更有利于扩大远端椎间孔面积和提升椎间孔高度。如果颈椎椎间孔狭窄合并症状性颈椎管狭窄，则需要联合后路椎板切除减压以完成彻底的神经减压。

6.2　PECF 中小关节突关节的保留

在严重椎间孔狭窄的 PECF 中，在凿除 SAP 的远端时，由于肥大的 SAP 与突出的骨赘之间的神经根受到严重挤压，因此手术过程中不可避免地导致了受累神经根的再次挤压。因此，为了达到彻底的神经减压，同时防止神经根挤压损伤，有时会造成超过 75% 的小关节突切除。术中脆弱的神经根的再次受到挤压会导致肌无力和感觉减退区域的扩大。生物力学上，关节突关节限制了脊柱运动节段的活动，过度的关节突关节切除会导致术后不稳和机械性颈痛。

更偏内侧和尾侧皮肤入点可使内镜可以经头外侧手术路径进入椎间孔。这种倾斜的手术入路有利于小关节突关节的斜行潜行切除以减少对小关节突的侵犯。因此，在严重椎间孔狭窄的情况下，在保留小关节突关节的同时，有必要改变皮肤穿刺点或 IPV 入路进行充分的神经减压。

6.3　椎间孔减压不彻底

不良结果最常见的原因是神经减压不彻底。解剖终点的确认对于确保充分的神经减压至关重要。颅侧和尾侧减压的终点是上、下椎弓根的椎间孔表面。外侧终点是去除 SAP 基底后下椎弓根的外侧界。为了达到彻底的神经减压，充分地凿除关节突关节和椎弓根的骨质时，需优先考虑保留关节突关节。

一般来说，小关节突切除不超过 50%，不会引起节段不稳。

6.4　颈后路椎板切除减压术中脊髓损伤的预防

受压的脊髓是十分脆弱的，即使手术器械轻微的挤压，也可能损伤脊髓。在硬膜暴露后磨除对侧椎板时，即使非常小心地打磨，硬膜撕裂和脊髓直接损伤的风险也可能增加。此外，持续上升的生理盐水灌注对暴露的硬膜施加的压力也可能导致脊髓损伤。因此，在进行椎板切除时，最好采用过顶减压（Over-the-Top）的方式，将黄韧带切除作为最后的手术步骤。

利益冲突：无
资金来源：无

参考文献

第 12 章　经椎间孔内镜胸椎间盘切除术

Junseok Bae

1　引言

与腰椎间盘突出或颈椎间盘突出症相比，胸椎间盘突出症相对罕见，占椎间盘疾病的 0.25%~0.5%。然而，随着磁共振成像（MRI）等其他诊断技术的发展，胸椎间盘突出症的诊断在逐步提升。有症状的胸椎间盘突出症患者的临床表现可以是动态的、渐进的。进展性的脊髓病或排尿困难、下肢运动无力以及对保守治疗无效的神经根型患者可进行减压手术。传统的手术方法包括椎板切除术、经椎弓根、经关节面入路和经侧方非椎间孔入路，以及胸骨横截术或胸腔内入路。这些方法已成功开展，但该入路相关的并发症无可避免。尤其是，辨别大根动脉的水平并避免结扎对预防脊髓梗死引起的截瘫非常重要。

总体而言，据报道，超过 25% 的开放手术患者会出现并发症。

经椎间孔内镜胸椎间盘切除术（TETD）可以通过最大限度地减少骨与关节组织切除，从而最大限度地降低术后脊柱不稳定的发生率。它可以在局部麻醉下进行，并且比开放手术恢复更快。另外，其对神经牵拉很少，因此可以减少神经水肿，并且不会导致过度的神经组织暴露，从而最大限度地减少术后神经粘连。由于患者的需求与内镜设备的发展，内镜椎间盘切除术的适应证越来越广泛。

2　适应证和禁忌证

椎旁、椎间孔及中央型椎间盘轻度突出引起的症状。

强化保守治疗（包括经椎间孔硬膜外阻滞和物理治疗）后未能改善症状的情况。

钙化的椎间盘突出伴后纵韧带骨化（OPLL）或黄韧带骨化（OLF）以及严重的脊髓病引起的显著的神经变性不在考虑之列。

3　手术技术

3.1　步骤 1. 设置

3.1.1　仪器

尽管经椎间孔胸椎内镜系统的基础器械与腰椎内镜系统非常相似，但器械角度、直径和长度的细微变化是成功实施胸椎内镜手术的关键。

（1）胸椎内镜与其他脊柱内镜的不同之处（图 12.1）如下：

（a）呈 45° 角操作。因为胸椎背部没有太多的软组织覆盖物，所以可以更陡的入路与更短的长度操作。

（b）直径较小，以适应胸椎的空间限制。

（2）镜下铰刀 / 镜下钻头有各种尺寸和角度可供选择。它们用于切除上关节突或去除部分椎体。它们也可在管腔内中钻孔，使扩张器便于通过。它们也可用于去除小型骨赘或钙化椎间盘（图 12.2）。

（3）椎间盘切除术的器械包含内镜手术钳与解剖器械。这些器械坚硬无比，关节钳要么能够向上咬，要么能够向下咬。钳口可以是锯齿状或是非锯齿状。射频电极可用于软组织解剖和凝固。

3.1.2　体位和麻醉

将患者俯卧位放置在可透射线的手术台和

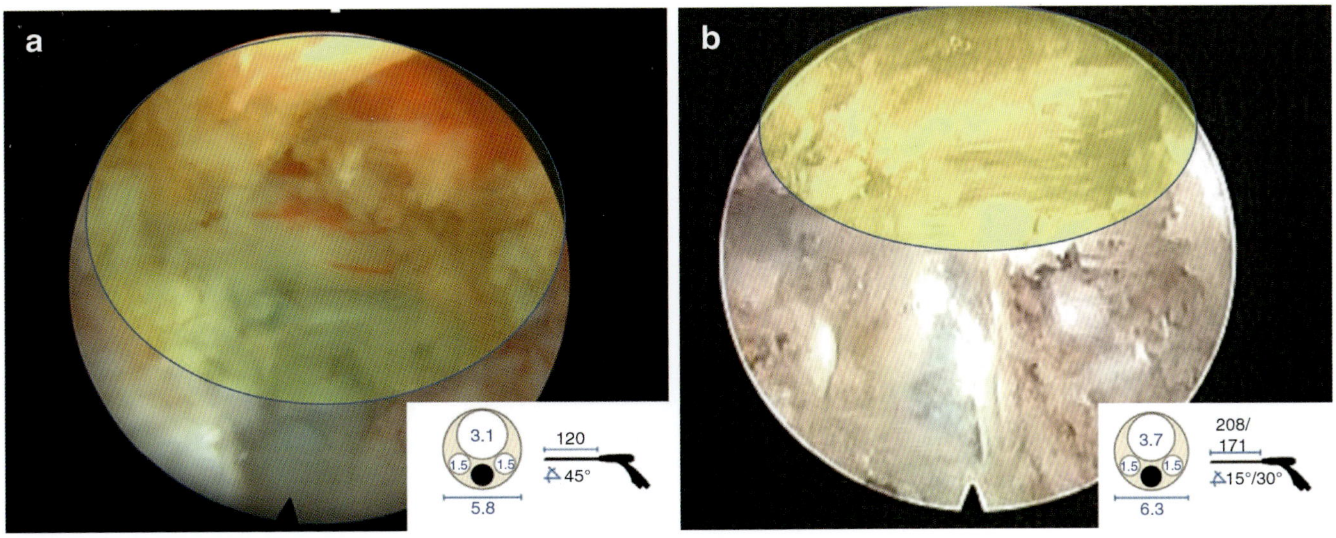

图 12.1　用于 TETD 的 45° 工作角胸腔镜（a）和 15° 腰椎镜（b）术中视野的比较。注：内镜视野（黄色）与胸腔镜相比更宽

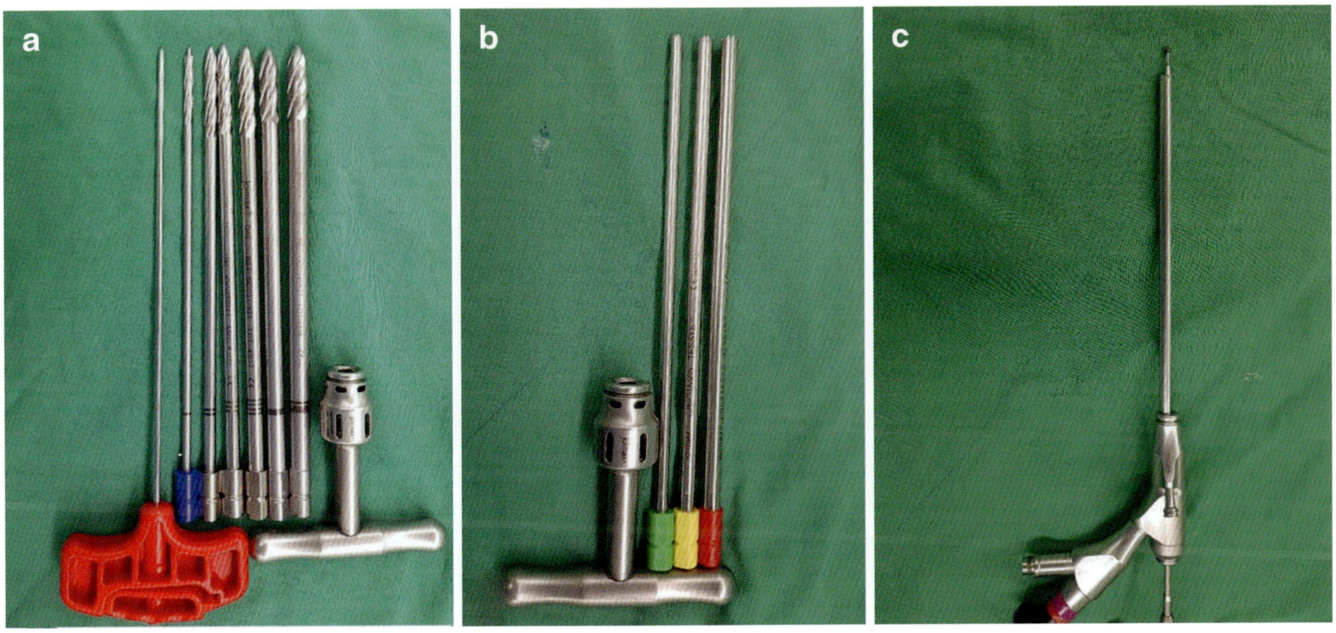

图 12.2　用于椎间孔成形术的专用手术器械。手动骨钻（a）、手动骨铰刀（b）和内镜高速毛刺（c）

Wilson 支架上，待手术的一侧朝向术者。手臂放置在头顶的臂板上。由于只使用轻度镇静和局部麻醉，如有必要，可使用胶带捆绑四肢、臀部和肩部防止抽搐。

在 C 臂的辅助下，进行术前节段及皮肤切口定位，与术前通过 MRI 所看到的病变节段相吻合。通过手术节段的正位像，在关节突外侧及投射到皮肤的投影，从该点出发，连接中线。

在患者就位后，外科医生面向要手术的一侧，助理护士站在外科医生的右侧，旁边是器械桌。视频监视器、C 臂和激光发射器位于患者的另一侧，面向外科医生。所有手术均在局麻和清醒镇静下进行（图 12.3）。

3.2　步骤 2. 皮肤进入点和初始针头放置

通过在轴位 CT 扫描切口上从椎弓根中段的后环带到小关节连接的侧缘画一条线来确定合适的皮肤进入点（图 12.4）。皮肤进入点通常位于距离中线 5~6 cm 处。尽管肩胛骨确实通过提臂进行横向移动，

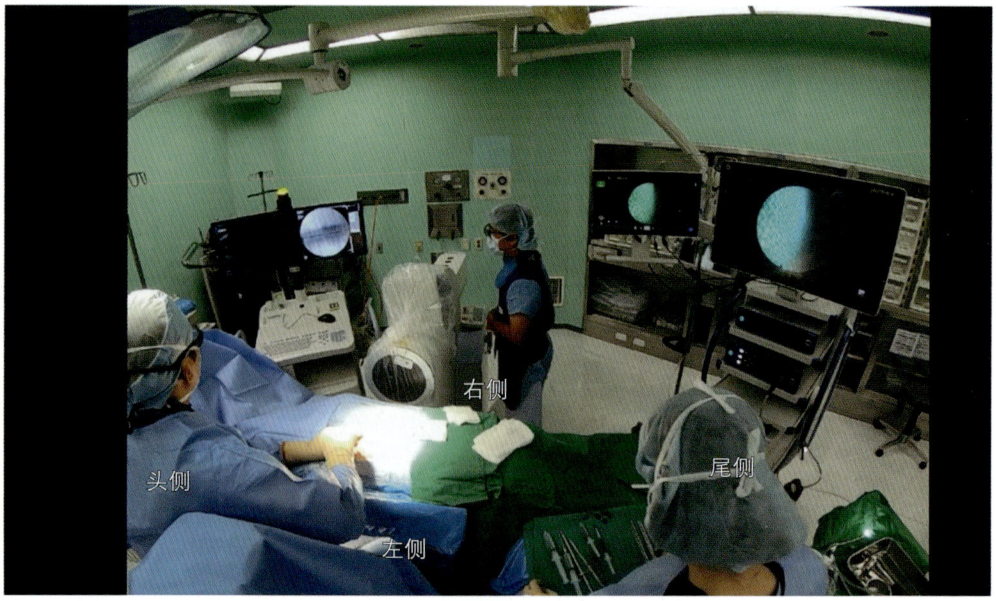

图 12.3　手术室的术中照片。外科医生和洗手护士站在患者左侧，C 臂机、内镜监视器放在另一侧的塔上

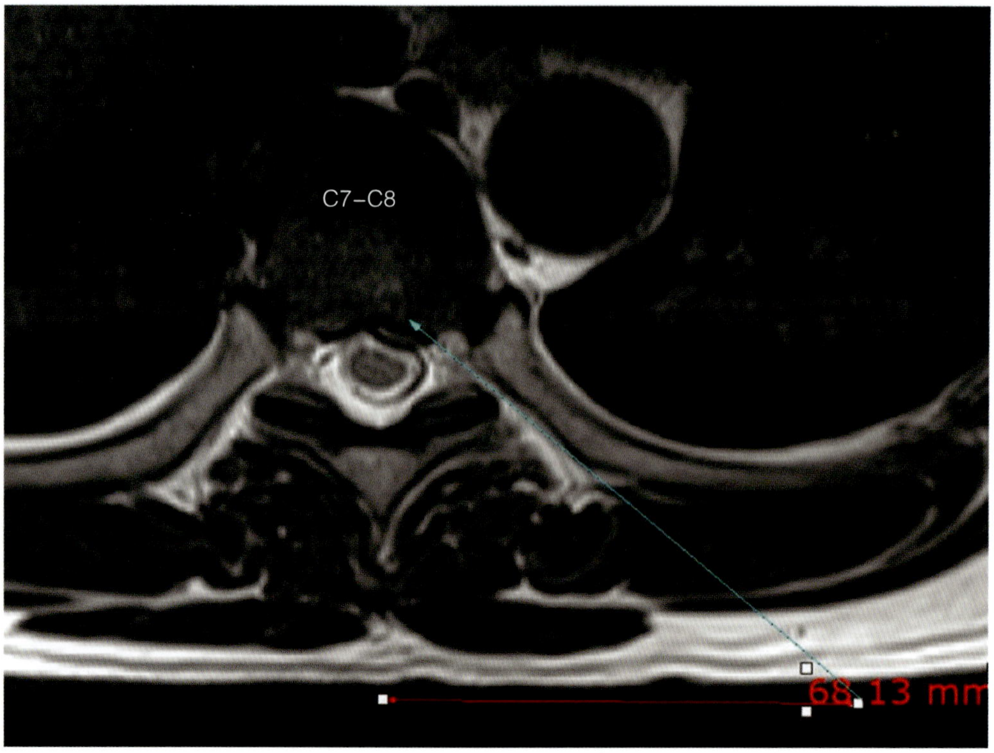

图 12.4　通过在轴位 CT 或 MRI 上从椎弓根中段的后环到小关节的侧缘画一条线来确定皮肤进入点，通常位于距离中线 6~7 cm 的位置

但横向进入点是受限的，因此需要进行广泛的椎间孔切开术。椎间孔成形术的轮廓可能与胸椎其他节段相似。然而，更陡的入路需要更积极的铰刀应用技术。在横向透视图中，通过从下椎骨后终板穿过上关节突尖端及其倾斜度绘制一条斜线来测量入路角，这是为了避免过厚的横向过程阻碍工作轨迹。

在局部麻醉剂浸润后，在侧位透视下，沿着计划的轨迹将 18G 针推进到上关节突的侧面。置入导丝并穿过针头。硬膜外造影术后进行硬膜外阻滞。通过以 2：1：2 的比例注射不透射线染料（Telebrix；Guerbet，France）、靛蓝胭脂红（carmine；Korea United Pharmaceutical，Yoenki，Korea）和生理盐水的混合物进行盘描记术。靛蓝胭脂红染色变性酸性核蓝色，有助于识别椎间盘突出碎片。

3.3　步骤 3. 椎间孔成形术和减压术

使用一系列扩张侧切钻头、铰刀或高速钻头进行椎间孔成形术（图 12.3）。可供选择的椎间孔成形术技术包括：①在直接内镜下，使用高速钻头（Joimax®Shrill，3.5 mm 金刚石毛刺）钻取上关节突的腹侧；②在 AP 位荧光透视图上，使用 Jamshidi 针穿过上关节突，到达椎弓根中段。将导丝插入针中，然后在导丝上插入侧切骨钻进行连续扩张。之后，将外径为 5.8 mm 的倾斜工作套管放置在椎间盘后部空间上（图 12.5）。

然后，3.1 mm 内镜（TESSYS thx, Joimax GmbH, Germany）出场。在直接可视化下，可以识别出蓝色染色的环形表面和椎间盘突出碎片。通过用侧射激光移除后纵韧带（PLL）外层和内层的环带，蓝色染色的突出碎片从锚定中释放出来。之后，使用显微镊移除间盘碎片。由于胸椎间盘突出大多是慢性的，并且突出或许有部分钙化，因此 PLL 的切除不是首要目的，软性突出物减压才是手术的目标。充分减压后，可见腹侧硬膜外间隙和鞘囊（图 12.6）。

即使 PLL 仍然存在，也可以观察到硬膜外搏动。作者使用侧射激光器进行 TETD。钬 : 钇铝石榴石（Ho:YAG）激光（VersaPulse；Lumenis，Yokneam，Israel）用于消融后环和 PLL，热坏死程度最低。Ho:YAG 激光可有效用于：①初始阶段后环带内的内部减压；②环带撕裂周围增厚的后环带的收缩和切除；③切除 PLL 以暴露腹侧硬膜外间隙，去除经韧带挤压；④切除骨赘或牵引棘。

4　案例展示

一名 30 岁男性患者，胸部中部背痛，持续时间 3 年。胸椎 MRI 显示 T7–T8 水平胸椎间盘向前向左突出。他在局部麻醉下行 TETD。术后患者 VAS 和 ODI 评分均有显著改善。使用改良的 Macnab 标准，临床结果被归类为良好，并在术后随访的 12 个月内保持（图 12.7）。

5　并发症的避免

TETD 术中主血管、内脏和神经结构的周围需要重点关注。对三维解剖结构的了解、足够的脊柱内镜技术经验的掌握以及专业的患者选择，有助于获得最佳结果。Adamkewickz 动脉受损的风险极低，但仍需额外注意。Adamkewickz 动脉是一条重要的髓内动脉，主要位于左侧，主要在 T9 和 T11 之间分支。

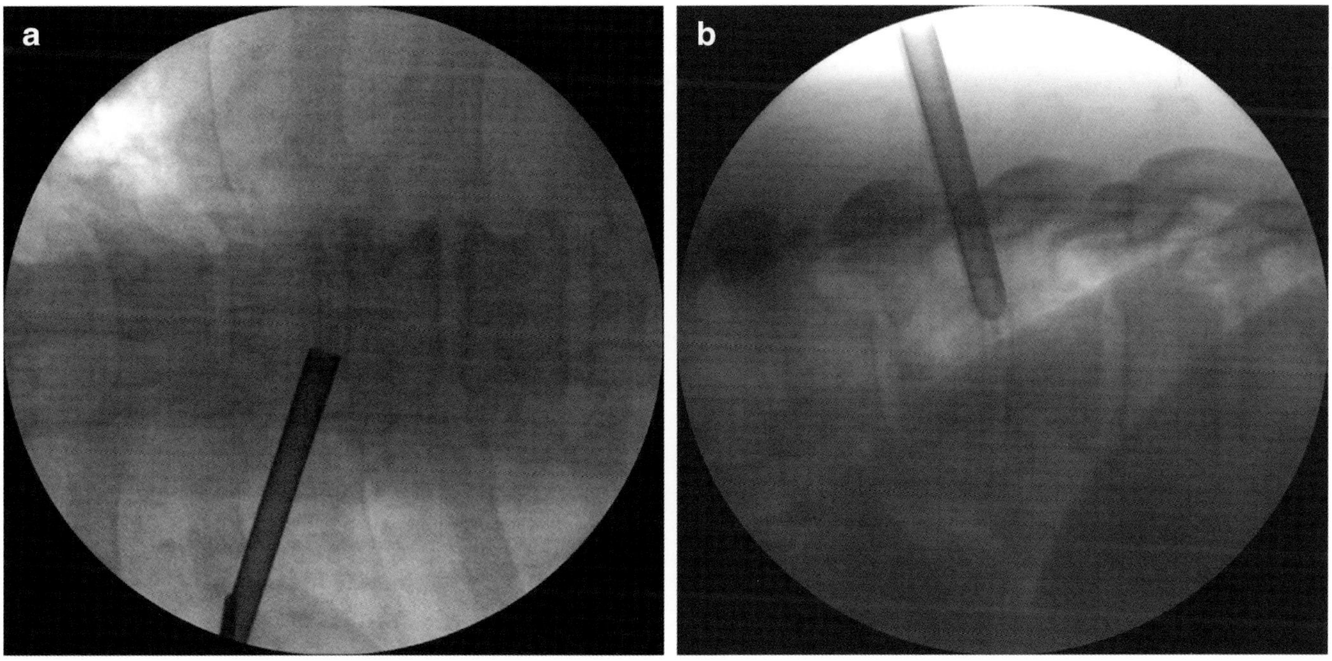

图 12.5　经椎间孔工作通道放置的透视图。注意，在 AP 位视图（a）中，它位于内侧椎弓根线上；在侧位视图（b）中，它位于后侧椎骨线上

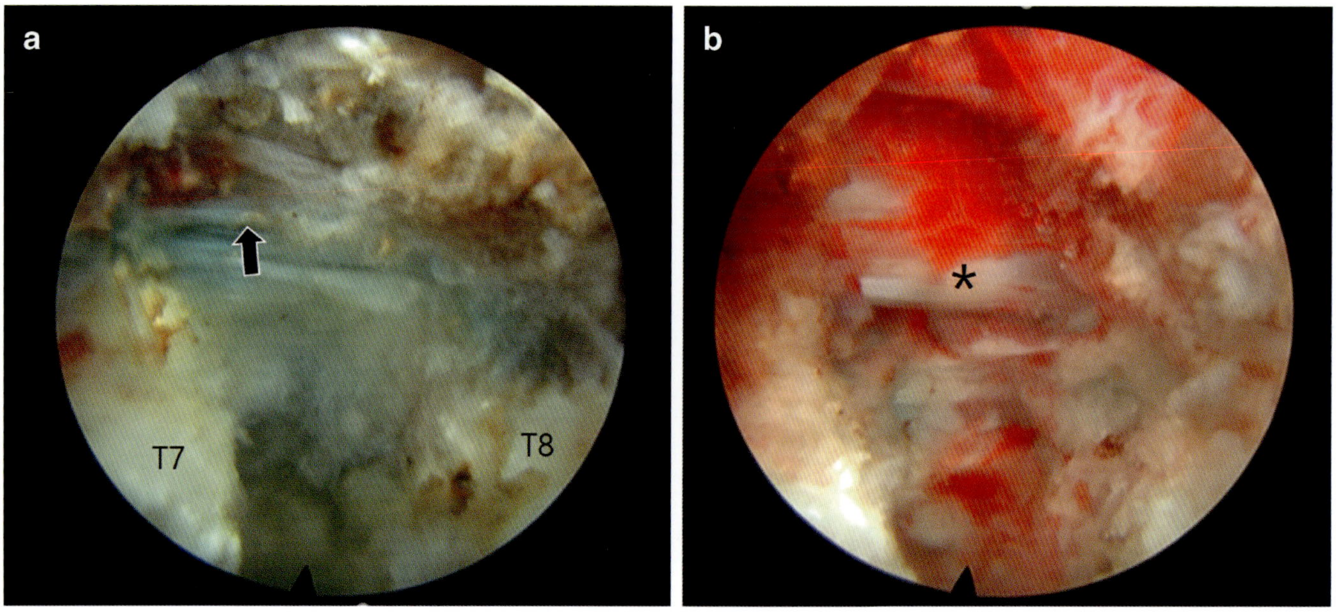

图 12.6　术中照片显示：后纵韧带（箭头）和增厚的后环带（a），硬膜囊完全减压（b，*）

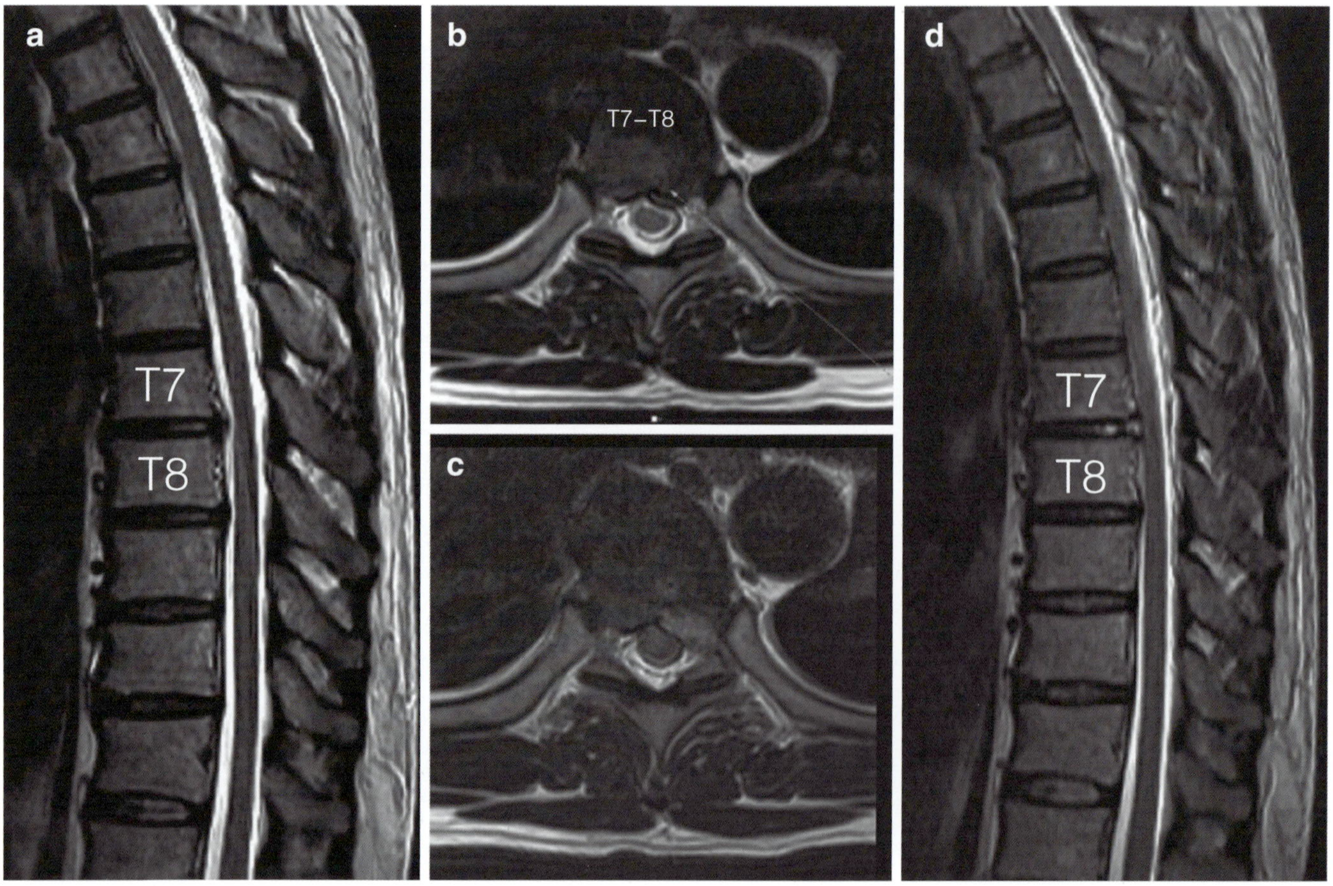

图 12.7　a、b. 术前 MRI 显示左侧中央外侧软性椎间盘突出，位于 T7–T8 水平。c、d. 术后 MRI 显示 T7–T8 水平的减压状态。椎间盘间隙中残留有少量冲洗液，几天后就会被吸收

当节段动脉从椎间孔分叉到髓根支和肋间支时，它靠近椎弓根的下部。在进行椎间孔成形术时，应注意不要用铰刀损坏该部位。为了实现进入椎管的安全手术轨迹，椎间孔成形术是极其重要的一步。术前MRI上绘制了一条安全通道，以避开肺部和肋骨。另一个特别考虑因素是硬膜囊与椎管的比例。经椎间孔穿刺的针轨迹旨在尽可能接近硬膜囊的腹面，避免硬脑膜损伤。铰刀和骨钻可以去除上小关节的腹外侧部分，以揭示腹侧病理。复发性椎间盘突出并不罕见，二次 TETD 可以作为一种选择。与经椎间孔内镜腰椎间盘切除术后复发的椎间盘突出症一样，TETD 后硬膜外粘连很少，二次 TETD 是一种安全的手术。

除了上述提到的手术方法外，内镜手术的成功和安全还需要考虑一些要点。

（1）神经监测：在全麻下，包括运动诱发电位（MEPs）和躯体感觉诱发电位（SSEPs）在内的神经监测是必不可少的。然而，清醒镇静下的局部麻醉通过允许患者对刺激做出反应来提供“自我神经监测”。

（2）钙化：术前应行 CT 检查以确定钙化。据报道，高达 70% 的胸椎间盘突出存在钙化，5%~10% 的钙化椎间盘与硬膜内扩张有关。在严重硬膜外粘连的情况下，钙化疝具有硬膜撕裂的高风险。内部减压或漂浮减压应被视为钙化疝全切除术的替代方案（图 12.8）。

（3）巨大的椎间盘突出症：胸椎间盘突出占据椎管直径的 40% 以上，且经常与脊髓病、钙化、硬膜内扩张有关，与较小的椎间盘相比，其功能结果更差。手术过程中应注意避免脊髓受压。

（4）复发性突出：最近一个较大规模的临床系列研究报告了 2.04%（2/98 例）的患者复发性突出。TETD 后硬膜外粘连最少。可以安全地进行 TETD 修订。

（5）减压不完全：完整突出碎片缺乏可视化是减压不完全的常见原因。经黄韧带突出应通过切除 PLL 暴露腹侧硬膜进行探查。否则，硬膜下减压会留下硬膜外碎片。另一种常见的临床情况与中央型脱出有关，其中内镜可视化受到狭窄神经孔处有限的内镜移动半径的限制。广泛的椎间孔切开术 / 椎

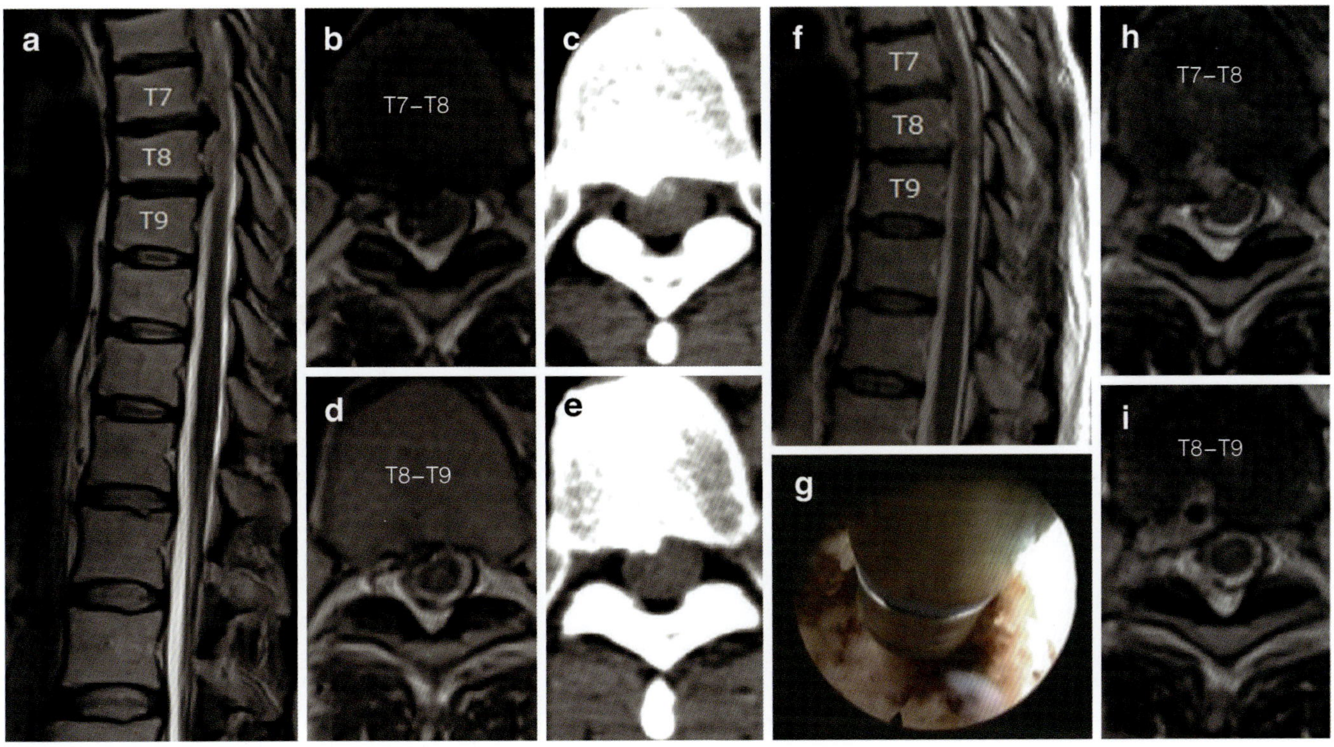

图 12.8　病例报告：49 岁女性，胸部背痛和步态障碍，持续 3 年。术前矢状位（a）、轴位（b、d）MRI 和 CT（c、e）显示钙化椎间盘突出压迫 T7–T8 和 T8–T9 水平的脊髓。在局部麻醉下，使用高速关节毛刺钻骨刺进行经孔内镜椎间盘切除术（g）。术后矢状位（f）和轴位（h、i）MRI 显示完全减压，患者的疼痛和脊髓病得到改善

间孔成形术对于高度移位的中央型椎间盘突出是必要的。

6　总结

全内镜手术是一种安全有效且微创的胸部病理手术选择。微创技术为颈/腰椎疾病的治疗带来了范式转换，类似的技术也被推广到了胸椎。高分辨率可视化与组织保存方法使内镜手术提升了患者的收益。学习曲线问题是目前的障碍。有了足够的颈腰椎内镜手术经验，就有可能安全地对胸椎进行手术。

参考文献

第 13 章　单侧双通道脊柱内镜手术的历史和基本概念

Dong-Geun Lee, Jae-Won Jang, Choon-Keun Park

1　单侧双通道脊柱内镜手术的历史

1.1　单侧双通道脊柱内镜手术的启示、开始和创新

内镜的想法起源于 1806 年 Philipp Bozzini 将膀胱镜应用于小儿神经外科手术中。1931 年，Michael Burman 开创了椎管内的内镜可视化技术。经过几十年来柔性光纤光源和光学技术的呈现及发展，1996 年 De Antoni 等首次报道了关节镜在脊柱手术中的使用。2 年后，他们描述了关节镜在技术手术中的放大、照明和冲洗的作用。Soliman 在 2013 年和 2015 年报道了使用两例单独的切口治疗腰椎间盘突出和椎管狭窄症。如图 13.1 所示，Soliman 使用的手术技术与现如今的单侧双通道脊柱内镜手术（UBE）技术非常相似。

“双通道”一词是从 2016 年韩国作者发表的一篇文章中首次引入的。2013 年，Son Sang-Gu 在日本召开的国际微创脊柱外科学会（ISMISS）上发表的题为“单侧双通道内镜下椎板下成形治疗腰椎管狭窄症”的演讲中也使用了“单侧双通道脊柱内镜手术（UBE）”。

随着脊柱外科医生 UBE 经验的增加，其快速发展，特别是在韩国，韩国脊柱外科医生能够将 UBE 技术应用于多种脊柱疾病，如颈椎间盘突出和颈椎管狭窄症、脊髓型颈椎病以及极具有挑战性的胸椎黄韧带骨化症。UBE 技术也应用于相对常见的疾病，如腰椎间盘突出症、腰椎管狭窄症、极外侧腰椎间盘突出、复发性腰椎间盘突出、腰椎间盘炎和脓肿等。双入路能够在直视下进行终板准备和椎孔减压，这对腰椎间融合术至关重要。

自 2016 年以来所有与 UBE 相关的主要论文都是在韩国发表的，这归功于韩国 UBE 的发展历史。目前，UBE 是公认的重要的脊柱内镜手术技术之一，它几乎可以应用于腰椎退行性疾病的所有领域包括融合，也可以应用于颈椎和胸椎，并能够取得良好的临床效果。

1.2　韩国的 UBE 历史

2001 年，Abdul Gaffar 教授在第 68 届美国骨科

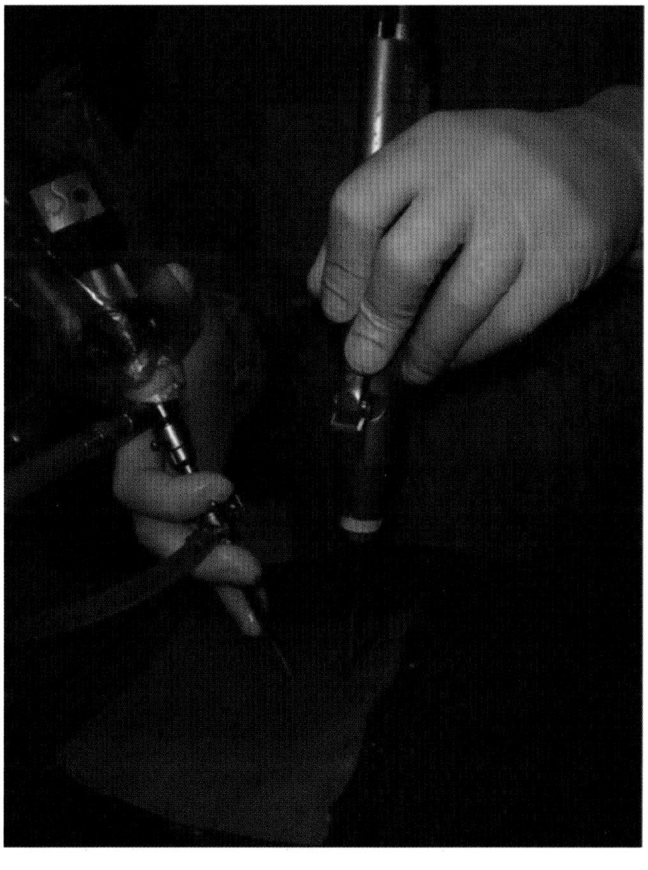

图 13.1　关节镜和刨刀通过两个单独的切口进入

医师学会（AAOS）会议上汇报了题为《中线硬膜外内镜下腰椎间盘切除术》的文章。Choi Young-chul 教授在 2002 年拜访了 Abdul Gaffar，并首次在韩国与 Uhm jin-Hwa 教授一起完成了 UBE（图 13.2）。2003 年，Uhm jin-Hwa 在第 4 届韩日脊柱外科会议上汇报了一篇题为《内镜下腰椎间盘摘除术治疗极外侧型腰椎间盘突出症》的文章，并提到了 UBE 的使用。2013 年，Uhm 教授和另一位韩国 UBE 先驱 Son Sang-Gu 教授在日本举行的国际微创脊柱外科学会（ISMISS）会议上汇报了题为《单侧双通道内镜下椎板下成形术治疗腰椎管狭窄症》的文章。2013 年，Son Sang-Gu 在韩国国际椎间盘治疗学会会议上汇报另一篇题为《内镜下单侧椎板切除和双侧减压（ULBD）、UBE 椎间孔切开和融合》的文章（图 13.3）。2013 年，由 Son Sang-Gu 领导的 UBE 研讨会首次在韩国举行（图 13.4）。

韩国从 2002 年开始进行了与 UBE 相关的试验和研究，自 2013 年以来举行了全面的研究成果报告会和相关研讨会，基于这些成果，2017 年成立了 UBE 研讨会（图 13.5），通过学术活动展和普及 UBE 技术。该学会于 2022 年完成了教科书的出版（图 13.6）。韩国的 UBE 历史包含了许多与 UBE 相关的研究成果和尝试。

2　单侧双通道内镜手术的基本概念

2.1　介绍

传统的脊柱开放手术需要切开 3~4 in（1 in ≈ 2.54 cm）的皮肤切口，用牵开器牵开椎旁肌肉和组织以维持手术视野。尽管可以对病变部位进行最佳的减压，但较大的切口、长时间软组织牵拉和小关节损伤的损伤可能会导致术后持续的腰背部疼痛。大的开放性伤口也会增加手术部位感染的风险。

脊柱外科手术想要达到良好临床效果最重要的一点是完成神经的成分减压，包括脊髓或神经根。脊柱手术中使用显微镜，可以更好地可视化和放大手术视野和神经结构，从而获得更好的临床结果。然而，显微镜辅助的脊柱手术也需要较大的切开和椎旁软组织的剥离，有时硬脊膜腹侧间隙和椎间孔区容易出血，影响手术视野。病变部位的视野模糊可能会导致减压不完全、硬脊膜损伤和神经组织损伤等并发症。

脊柱微创手术（MISS）的发展是为了减少椎旁软组织损伤，改善临床功能，早日恢复正常生活。使用管状牵开器和显微镜可以减少对椎旁软组织的剥离损伤，然而，手术视野的受限可能导致手术过程中神经组织的损伤。有报道表明，MISS 融合术的神经系统并发症和硬脊膜损伤率高于传统开放手术。

要成为一种广泛接受的 MISS 技术，应满足以下几点：①切口小和剥离少，减少椎旁软组织的损伤；②放大手术视野；③对神经组织和病变部位保持干净的手术视野；④透视次数少；⑤闭合手术视野方便，减少感染的可能性。学习曲线对于确保手术可重复性和建立规范步骤也很重要。Kambin（1973）和 Hijikata（1975）首先尝试了经皮脊柱内镜手术，Kambin 三角是治疗脊柱疾病的一个非常重要的解剖区域。然而，椎管中央区域的病变不容易通过

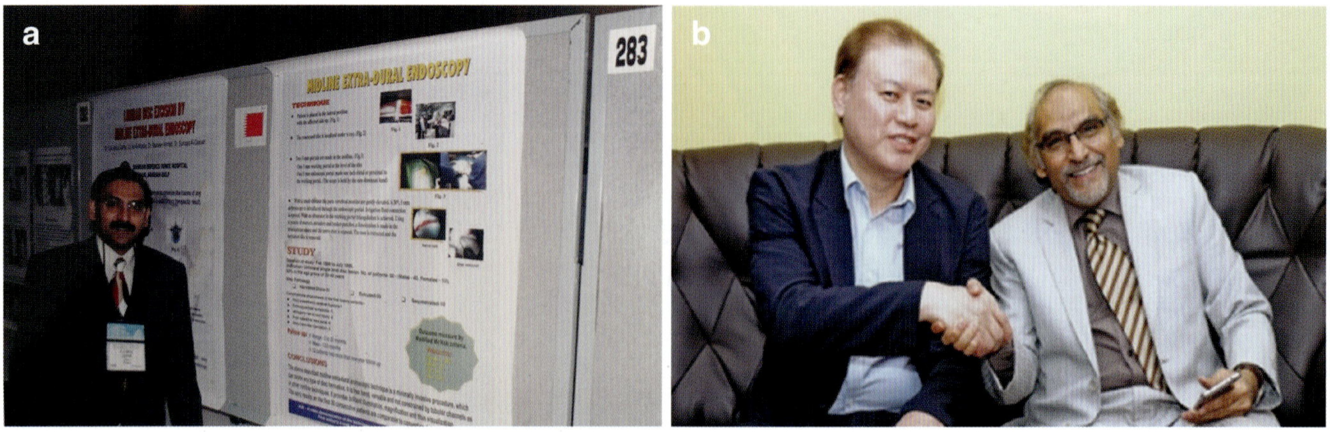

图 13.2　a. Abdul Gaffar，2001 年。b. Abdul Gaffar（右）和 Uhm jin-Hwa（左），2018 年

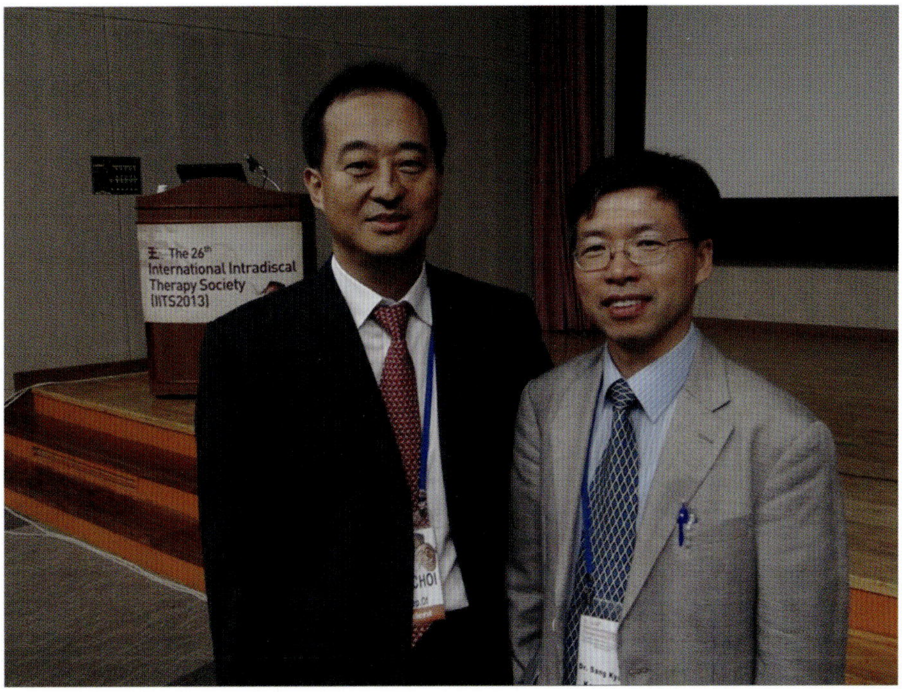

图 13.3 Gun Choi（左，2013 年国际椎间盘治疗学会主席）和 Son Sang-Gu（右），2013 年（IITS）

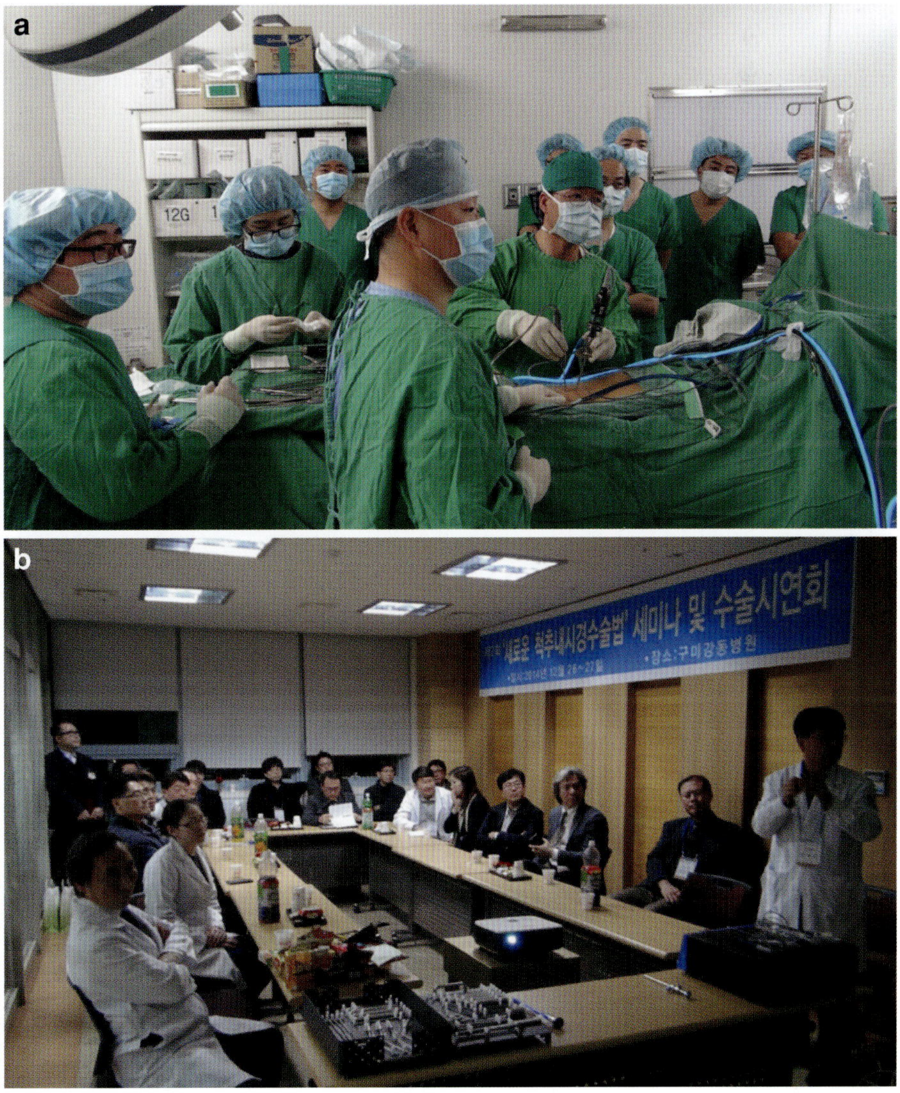

图 13.4 a. 韩国 UBE 演示。b. 2014 年 UBE 研讨会

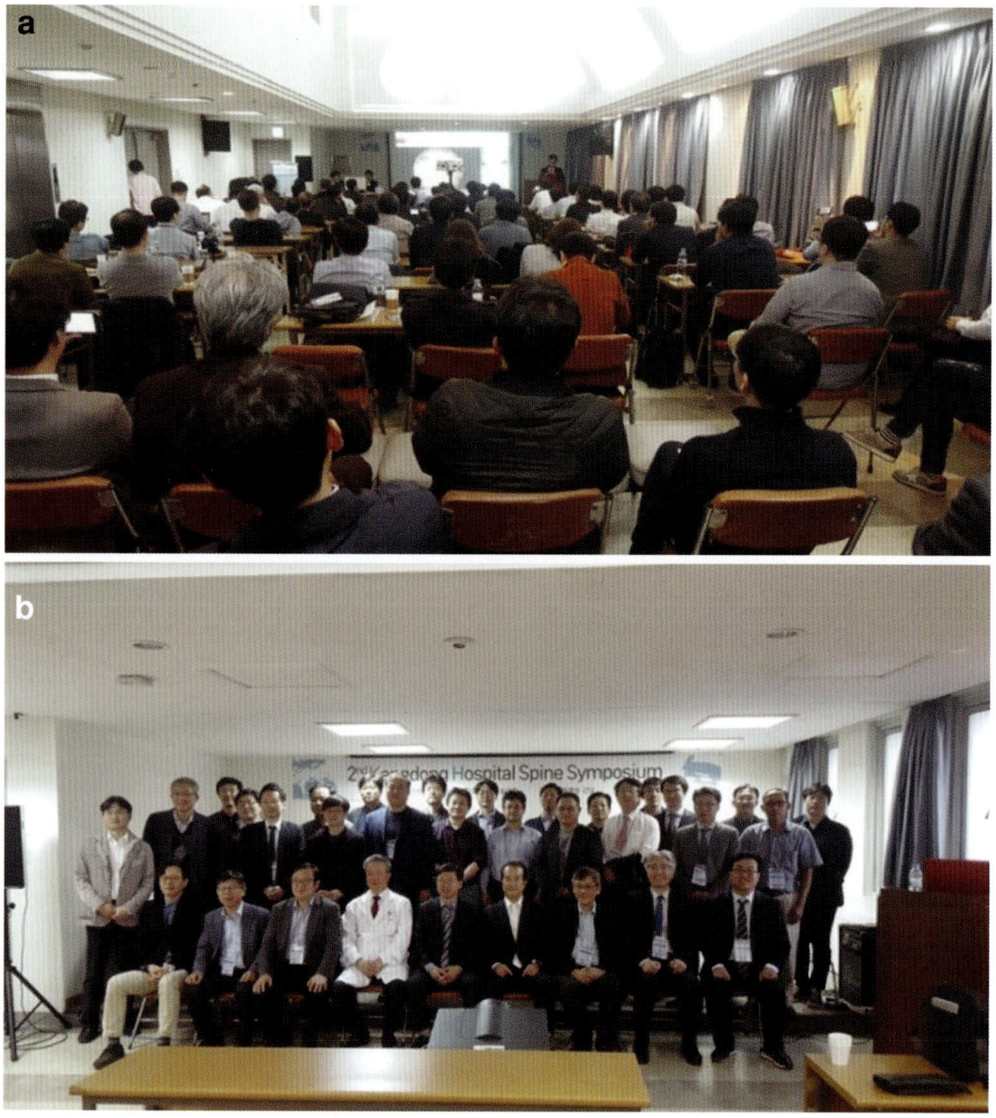

图 13.5　a、b. 2017 年成立 UBE 研讨会

Kambin 三角来治疗。全内镜椎间入路是 Ruetten 教授随着脊柱内镜和专用内镜器械的发展而开创的，可以广泛用于中央管、侧隐窝、椎间孔区的病变。全内镜脊柱手术可能是迄今为止最微创的技术，然而它的学习曲线比较陡峭。

基于上述原因，利用脊柱内镜开发新的 MISS 技术的要求较高。1996 年，De Antoni 等最早提出腰椎单侧双通道脊柱内镜手术（UBE）技术。虽然 UBE 不是一种全内镜脊柱手术，但对于初学者来说，学习这项技术可以获得脊柱内镜手术的优势，同时克服全内镜脊柱手术的陡峭的学习曲线。手术医生应该知道并理解几个重要的概念，以最大限度地提升手术的效果。

2.2　UBE 的主要概念

2.2.1　创伤小

目前脊柱微创手术备受关注，因为其可以获得满意的临床疗效，使患者更快地恢复正常生活。UBE 手术需要两个 1 cm 以内的小皮肤切口，通过通道扩张肌肉为手术创造操作空间。病变部位是内镜和系列扩张器经两个入口进入后的汇聚点。多裂肌内侧和椎板之间的脂肪组织（图 13.7）及多裂肌束之间的脂肪组织形成的空间是 UBE 手术的重要操作空间。与传统的开放手术相比，较少椎旁组织剥离可显著减轻术后腰部疼痛、减少使用阿片类药物和住院时间。

治疗椎管狭窄想要获得足够的减压，通常需要

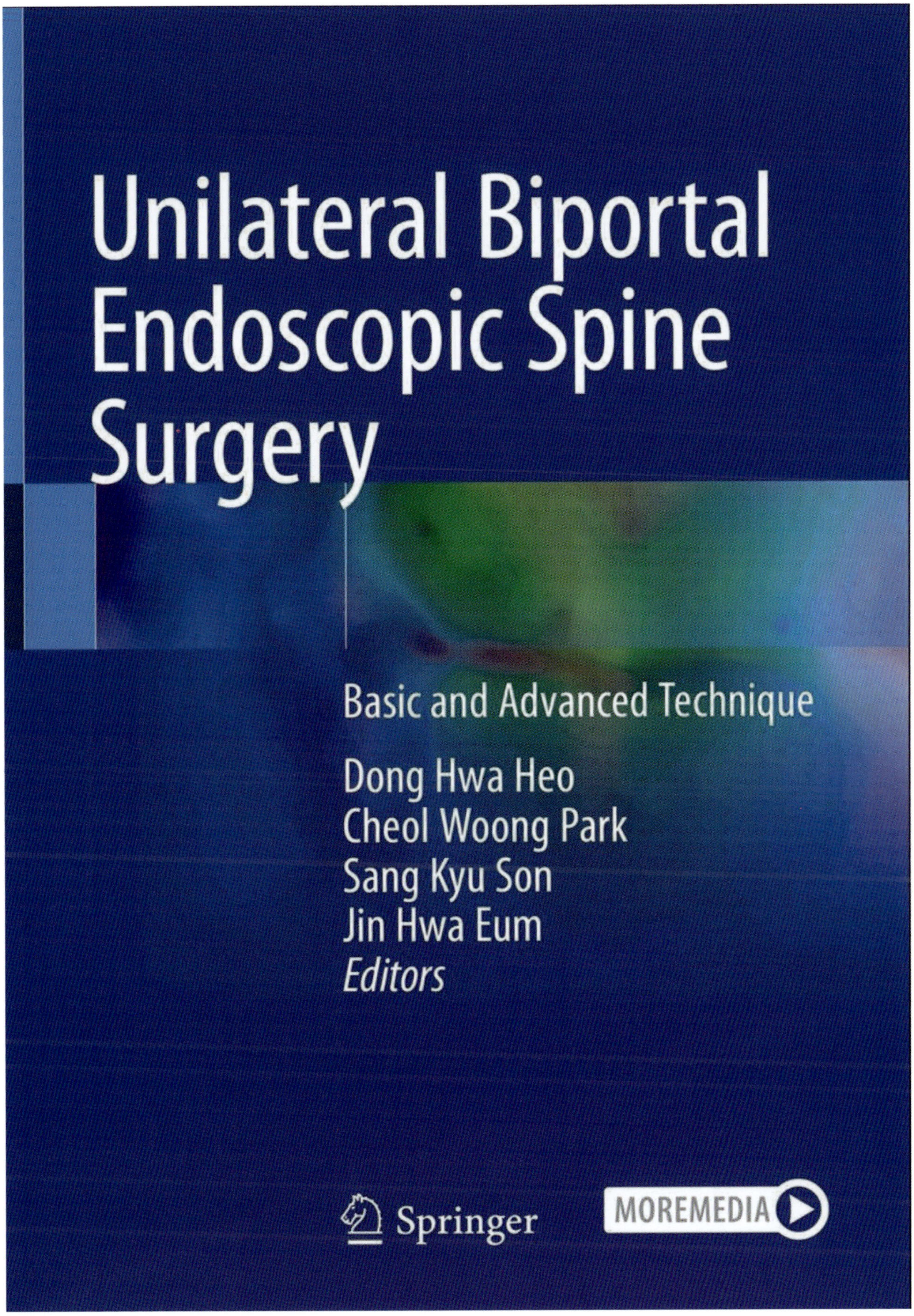

图 13.6　UBE 研讨会 2022 年教科书出版

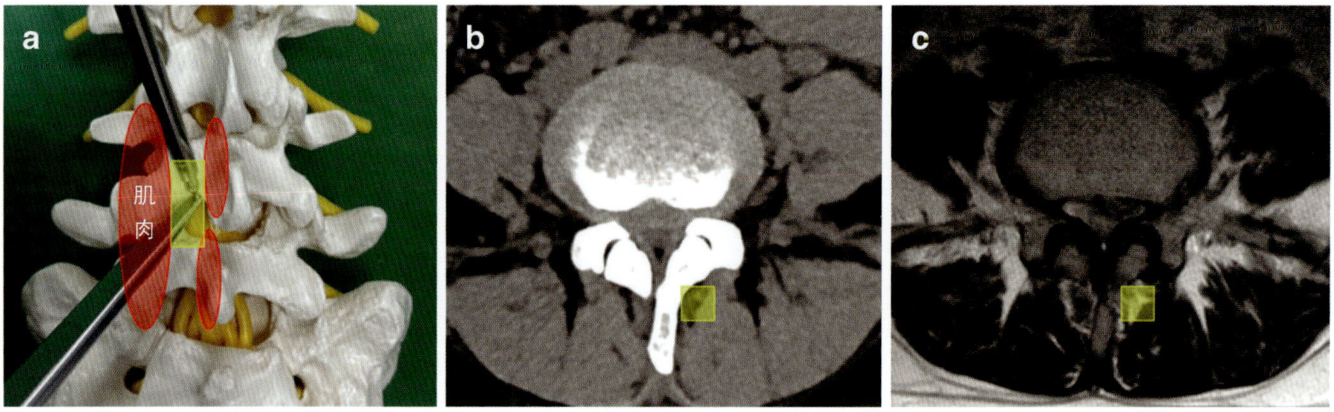

图 13.7　a. 椎板间入路椎板交界处的工作空间。b、c. CT、MRI 显示的椎板与肌肉之间的脂肪间隙（黄色区域）

牺牲一部分关节突，如果椎管减压不充分，会残留神经症状，临床疗效不满意。显微镜下手术时切除约 30% 的同侧小关节才能达到中央椎管和侧隐窝的最佳减压。切除过多的关节突可能导致峡部骨折、手术节段失稳。UBE 技术通过灵活的通道结合内镜及手术器械，在放大和干净的手术视野下，可以减少小关节侵犯。

2.2.2　水介质下的手术及优势

脊柱内镜手术是水介质下的微创技术。UBE 技术也是在水介质下完成的，冲洗用的生理盐水从内镜入口进入，从工作通道流出。UBE 手术中连续冲洗有 4 个主要优点；第一，水流可以冲走骨屑或其他游离的软组织保持手术区域视野清晰；第二，工作空间的静水压可以减少出血，因此，术中调整合适的静水压可以保证手术视野清晰（图 13.8）；第三，在打开黄韧带后静水压可以推挤硬膜，形成的空间减少了硬膜损伤的可能性；第四，据报道，在术前预防性使用抗生素的情况下，显微手术术后感染率为 4.4%，然而在内镜手术中，小的皮肤切口和持续的冲洗可以减少术后感染。因此，UBE 技术也可以降低术后感染发生率。

2.2.3　静水压的控制

管理 UBE 手术期间的静水压是非常重要的，术者可以利用静水压来控制出血和维持操作空间，硬膜外静脉丛和松质骨出血可将静水压控制在约 25 mmHg，有研究表明，在持续灌洗的情况下，30 mmHg 左右的静水压是安全的。有的医生倾向于

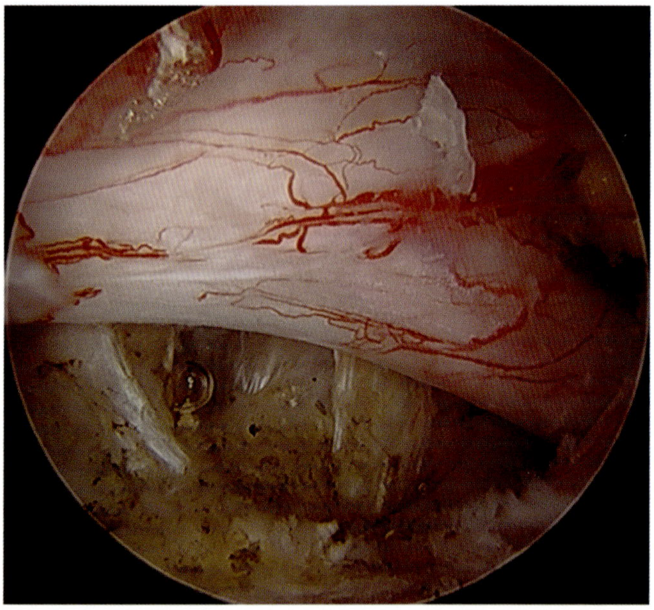

图 13.8　在控制好静水压时清晰的手术视野

将生理盐水袋置于距离工作区域 40~50 cm 的高度（静水压为 22 mmHg/30 cm）（图 13.9），有的医生通过压力泵来维持静水压，在操作通道中使用半圆形管有助于生理盐水的流出。

术者应该关注冲洗液相关的几种并发症。如果出水不通畅，硬膜外压力可能升高，会引起头痛、眼内出血、麻醉癫痫发作等症状。此外，出水不通畅还会导致手术视野可能无法保持清晰。如果出水不通畅，由于 UBE 的工作空间小，冲洗用生理盐水会在腹腔外或腹腔内聚集。长时间使用低温生理盐水会引起体温过低，作者建议冷生理盐水和温生理盐水混合使用。

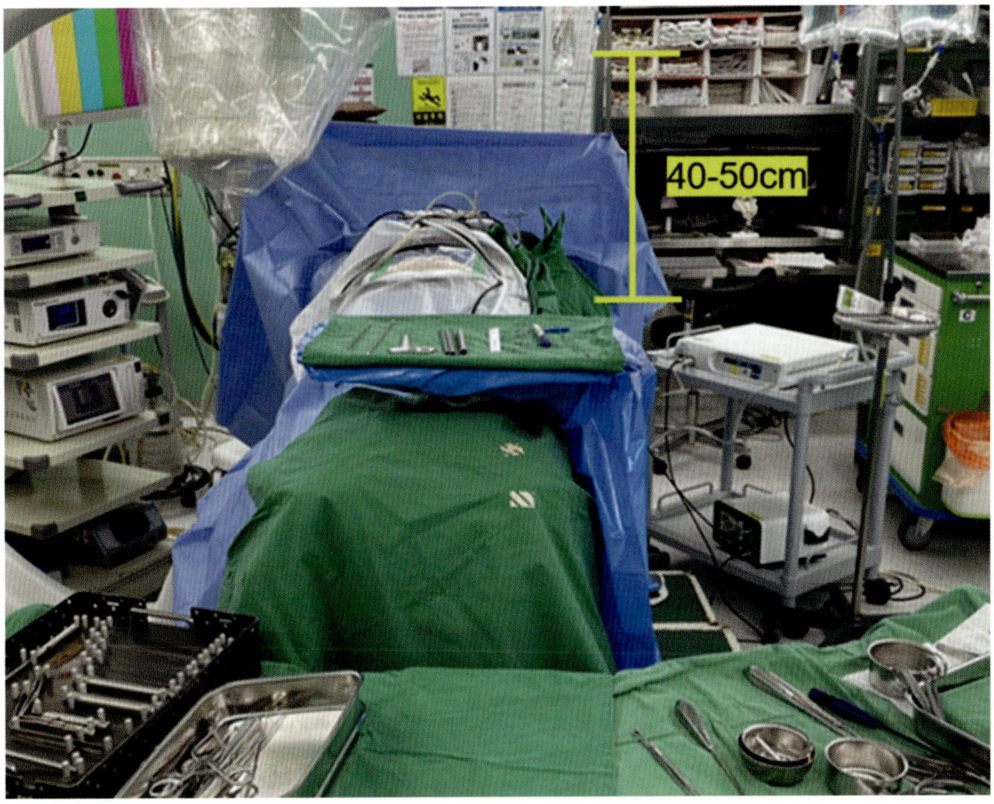

图 13.9　生理盐水袋与手术区域的距离应保持在 40~50 cm

2.2.4　术野放大

脊柱内镜技术的发展使得手术视野高度放大，从而减少了神经组织和硬膜损伤的可能性，随着内镜和器械的发展，使得病变组织的完全切除成为可能，获得良好的临床效果。模糊的手术视野下剥离神经组织与病变组织可能导致硬膜或神经组织损伤。与显微镜相比，内镜可以将图像放得更大，清晰的术野对区分正常结构和病理结构很有帮助。

与显微镜相比，内镜镜头距离病变部位非常近，且位置灵活多变，更便于观察病变部位。与全内镜手术相比，UBE 手术中使用的成像系统直径更大，因此，UBE 手术过程中术野更清晰。

2.2.5　手术器械的操作和学习曲线

UBE 技术的主要优点是内镜通道和操作通道相互独立，工作通道内可以自由操作常规的脊柱器械，椎间入路与显微镜下开放手术的解剖结构相似，术者可以熟悉使用器械操作。而全内镜脊柱手术是在内镜小工作通道内进行的，因此，需要特殊设计的手术器械才能使用，使得全内镜的初学者不容易适应陡峭的学习曲线。

在手术过程中，非优势手的辅助对于确保手术顺利进行是非常重要的。在显微手术中，术者用非优势手使用吸引器，聚焦病灶、出血，非优势手的辅助使得两种器械协调完成精细的手术操作成为可能。

2.2.6　三角原理

内镜和手术器械的头端紧密地挨在一起，汇聚成三角形结构（图 13.10）。在手术过程始终保持三角形结构，可以获得手术区域的清晰图像，使得自由操作手术器械成为可能，而不会让器械和内镜之间相互干扰。如果是肥胖患者，两个切口之间的距离应大于 3 cm，以避免内镜和手术器械的头端过早汇合。如果术中内镜与手术器械之间的未完成汇合，应在 C 臂引导下再次汇合。

2.2.7　无须助手

新术式的成本效益是一个非常重要的问题。开放或显微镜下手术通常需要一名助手，帮助聚焦、精细操作过程中吸血，在腰椎间盘摘除手术中，也需要助手神经拉钩保护神经。然而，大多数 UBE

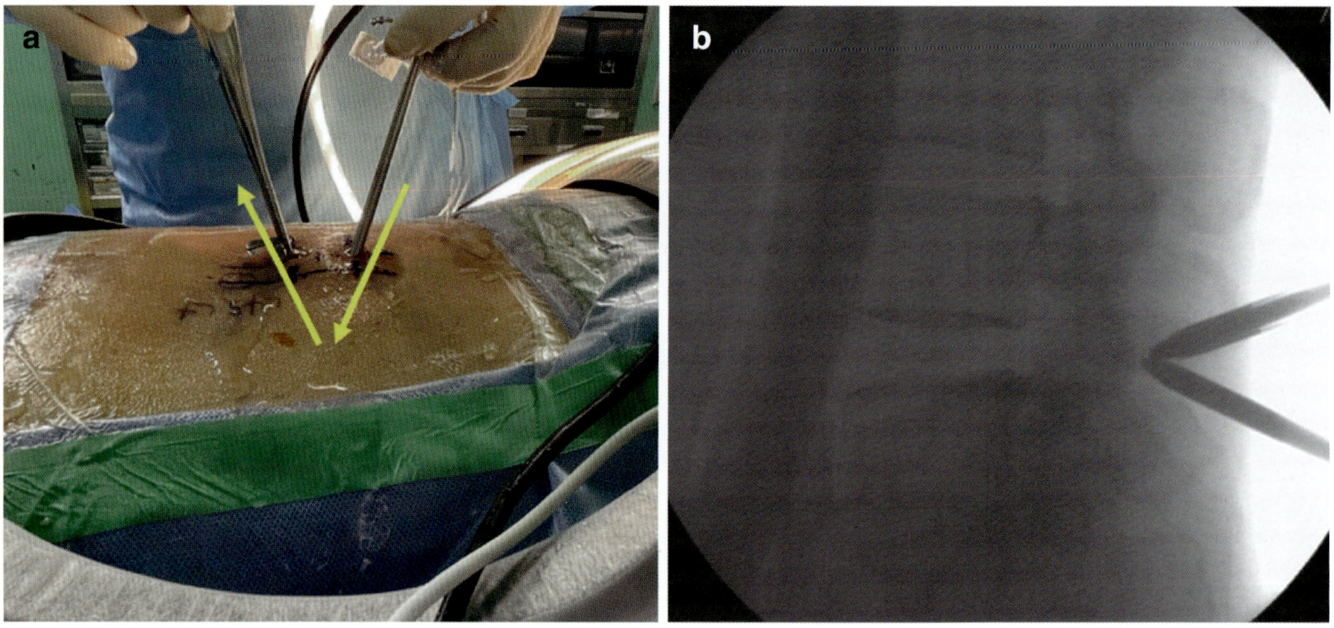

图 13.10 a、b. 内镜与手术器械的汇合（三角原理）

图 13.11 手术室布置。手术由一名术者和一名护士完成

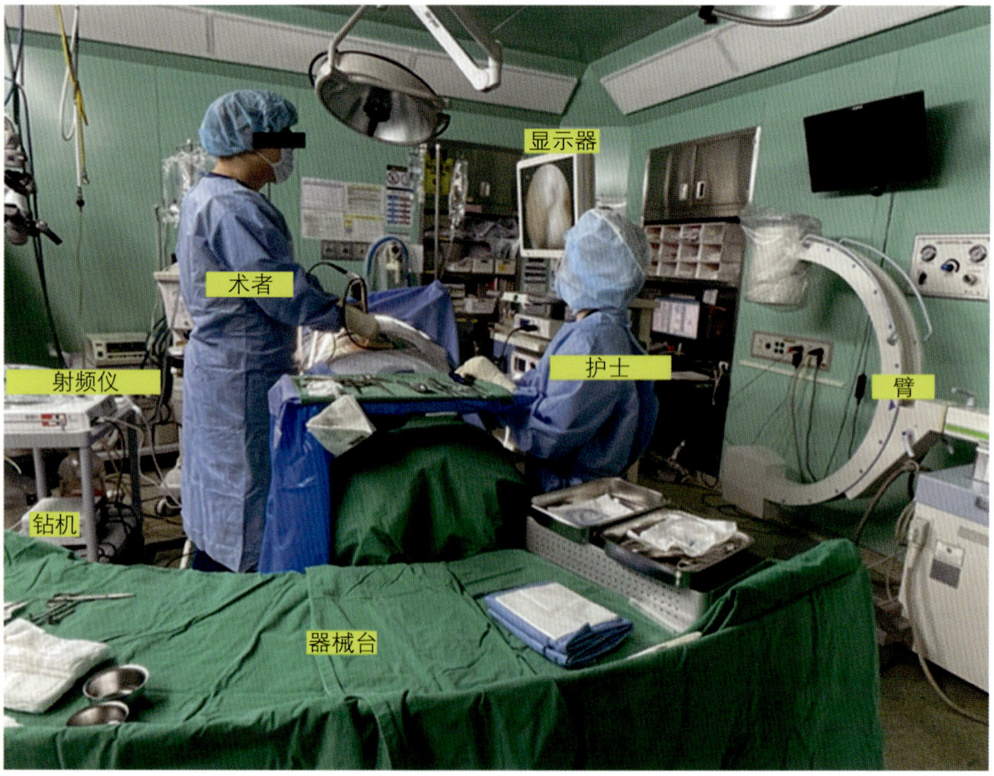

手术可以由一名医生单独完成，不需要助手（图 13.11），在精细的操作过程中有时可能需要助手帮助，但机械臂可以代替助手。在未来的医疗发展中，减少手术室的人数非常重要。

2.2.8 射频消融的有效性和风险

射频（RF）已经应用于脊柱内镜手术的椎间盘消融、软组织的止血等。然而，当射频在神经结构周围使用时，可能导致神经根损伤。有研究表明，射频产生 42℃的温度时可以导致大鼠背根神经节结构变化，但这种变化不是永久性的，80℃的高温会导致永久性神经组织损伤。连续使用射频可能会升高工作空间的温度，导致永久性神经损伤。术者使用射频时，建议间歇、短暂地使用，以避免神经或硬膜的损伤，不推荐在神经组织周围使用射频，尤其是消融功率。

2.2.9 辐射

在全脊柱内镜手术中，尤其是经椎间孔入路内镜下腰椎间盘切除术中，医生和患者的暴露辐射较多。然而，在 UBE 中，只有在定位、工作通道和内镜汇合时才需要透视，无须额外的 C 臂透视，UBE 减少了辐射暴露相关的并发症。

2.2.10 UBE 的未来：扩大适应证

显微镜在脊柱手术中的应用可以改善手术效果，降低手术相关并发症的发生率，因此，显微镜已被应用于脊柱手术的各个领域，包括单纯减压、椎间盘摘除、融合术和硬膜内手术，并取得了良好的效果和手术的可重复性。

UBE 类似于显微手术，不同之处在于它是在水环境下使用常规手术器械在内镜下操作。UBE 最早用于腰椎间盘突出症或腰椎管狭窄症，然后引入对侧减压和椎旁入路对椎间孔和孔外病变进行手术。5 年前，UBE 完成颈椎后路椎间孔切开术取得了良好的效果。UBE 的适应证也扩展到融合手术。最近，UBE 已经应用到颈椎或胸椎脊髓水平的减压。

3 结论

UBE 具有微创、手术视野清晰、放大视野、术者熟悉的解剖结构、常规器械自由操作等优点，是治疗各种脊柱疾病的可行方法。前文提到的 UBE 的优点对于实现脊柱外科的手术治疗是非常有吸引力的。为了最大限度地发挥 UBE 的优势，医生需要了解 UBE 的基本概念，发表具有高水平证据的文章，体现出 UBE 相较于“金标准”的显微技术的优越性。

参考文献

第 14 章　单侧双通道脊柱内镜手术治疗腰椎间盘突出症和狭窄症

Sang-Kyu Son, Man Kyu Park

1　引言

传统的显微手术是腰椎疾病手术治疗的“金标准”，包括腰椎管狭窄症（LSS）和腰椎间盘突出症（LDH）。然而，传统的后路开放手术有其缺点，例如术后腰背部的疼痛、腰椎失稳以及肌肉剥离和持续的牵拉导致的椎旁肌萎缩。

近年来，单侧双通道脊柱内镜手术（UBE）已广泛应用于腰椎管狭窄症和腰椎间盘突出症的减压手术。研究表明，UBE 对于 LSS 和 LDH 的治疗具有良好的临床和放射学结果以及手术优势。

UBE的主要优点是具有熟悉和放大的手术视野，手术过程中内镜和其他手术器械可独立移动。有助于实现彻底的神经减压，改善神经功能，同时可以减少与传统后路开放手术相关的并发症。UBE 是一种侵入性较小的手术，基本保留了关节突关节结构的完整，减少了椎旁肌的剥离，其优势在于术后腰痛的发生率降低、出血量减少、住院时间缩短。

术前仔细阅片，制订合理的手术策略，以安全有效地通过 UBE 技术进行腰椎管减压术和腰椎间盘摘除术。本章介绍后路手术的手术技巧，以及预防 UBE 治疗腰椎管狭窄和腰椎间盘突出的并发症的策略。

2　逐步手术技巧

2.1　UBE 的概念

UBE 是一种内镜辅助下的脊柱微创手术，利用两个潜在空间的操作区域完成手术。多裂肌三角、肌肉椎板间隙（Son's Space）即是 UBE 重要的两个解剖工作区域。多裂肌三角位于多裂肌的两个小肌束之间（图 14.1a）。肌肉椎板间隙是位于多裂肌和椎板之间的含有脂肪和结缔组织的间隙（图 14.1b）。利用好这两个潜在工作区域，UBE 技术可以保证与传统开放手术类似的适应证，同时实现了最小限度的侵入性损伤。因此，在建立手术区域时应使用这两个潜在空间（图 14.1c、d）。

UBE 是在水介质下完成手术，通过内镜入口输入生理盐水，通过工作入口流出。因此，为了降低液体流出受阻相关并发症的风险，建议使用半管式牵开器（图 14.2a），可保持水流通畅。半管式牵开器还可以牵开肌肉，作为器械进出的导向器（图 14.2b、c）。

2.2　腰椎管狭窄症

2.2.1　皮肤切口和手术入口建立

在 C 臂透视下，正位视图的对接点为棘突与头侧椎板下缘的交界处。两个切口相隔约 3 cm，中心是近端和远端椎弓根中线上的头侧椎板下部（图 14.3a）。切口的大小取决于患者的肥胖程度，对于肥胖患者，需要一个更宽的皮肤切口来完成手术。优势手位于器械操作的工作入口，非优势手位于内镜的入口。如果计划进行多节段手术，可以延长内镜入口作为下一个节段的工作入口进行减压。

使用 15G 刀切开腰部深筋膜，插入逐级扩张通道，放置在对接点，C 臂透视。只有通过多裂肌之间的肌束间隙置入逐级扩张阻力较小。然后，由内向外移动，从对接点开始钝性分离多裂肌之间肌束间隙，以扩大手术所需工作空间，从而将对椎旁肌的损伤降至最低。扩张器尖端和内镜套筒可在对接点

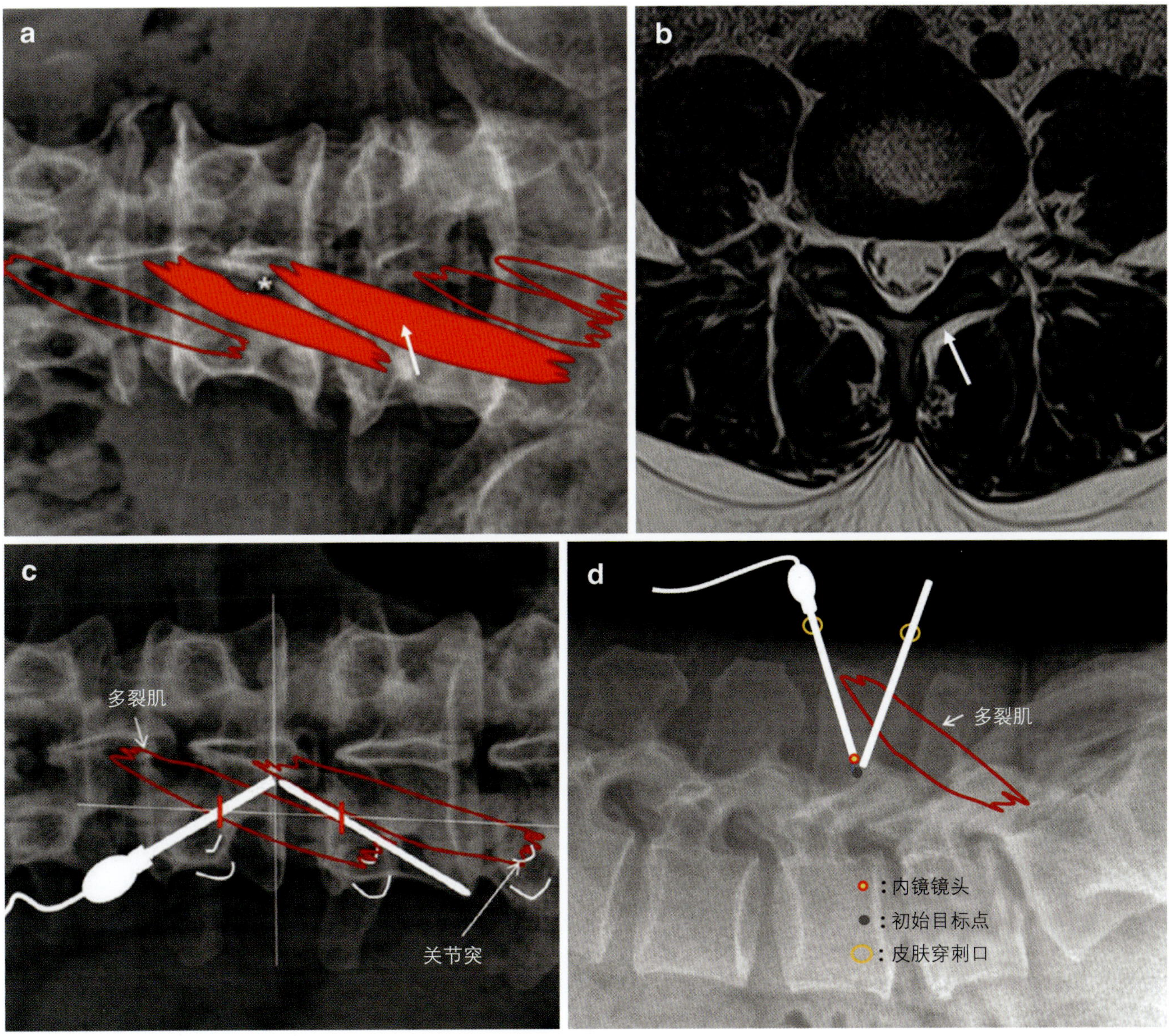

图 14.1　肌肉椎板间隙（Son's Space）的概览：一个是肌束间隙（*），它位于多裂肌的两个小肌束之间（a，白色箭头）。另一个是位于多裂肌和椎板之间的含有脂肪和结缔组织的间隙（b，白色箭头）。内镜和手术器械通过每个入口到达 Son's Space。正位（c）和侧位（d）透视图像

上方形成三角关系，透视上确认位置（图 14.3b）。半管状牵开器通过工作入口插入，向外牵拉上方的小多裂肌，可用作初始工作空间（图 14.2b）。通过半管状牵开器的手术器械和内镜形成的三角关系，对于显示视野范围以及操作范围非常重要（图 14.2c）。

2.2.2　骨性工作间隙创建（图 14.4）

对于 LSS 的 UBE 减压是基于显微单侧部分椎板切除完成双侧减压的手术技术。确认两个入口位置合适后，用射频（RF）清除软组织，暴露头侧椎板下缘、棘突和头侧椎板交界处以及椎板间隙的解剖标志（图 14.4a）。应仔细识别和保护关节突关节。随后，用高速磨钻（最好是圆头磨钻），精确地逐步磨除同侧的头侧椎板下缘，直到显露出下方的黄韧带（LF）（图 14.4b）。去除棘突基底部，以获得更大的操作空间，特别是在对侧减压时（图 14.4c），防止内镜或器械压迫神经。

在充分切除同侧头侧椎板和棘突的底部后，确定中线 LF 间隙，作为中线解剖标志（图 14.4d）。

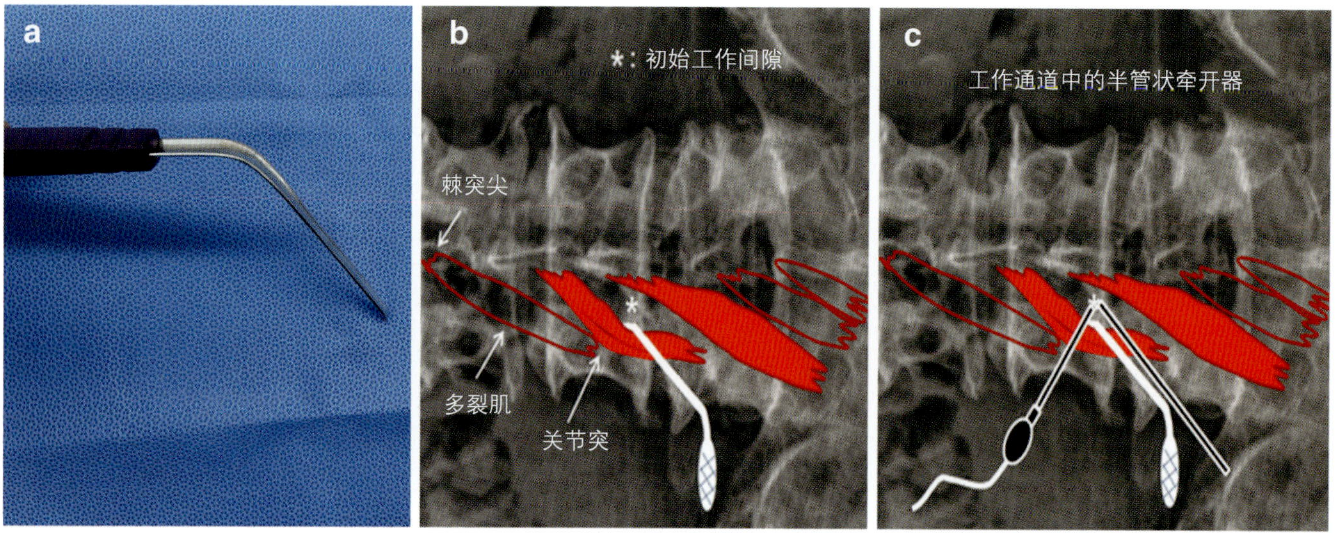

图 14.2　a. 半管状牵开器在操作过程中保持连续的液体输出。b. 半管状牵开器可以收缩多裂肌上方的肌肉组织，并可作为器械导向器（c）

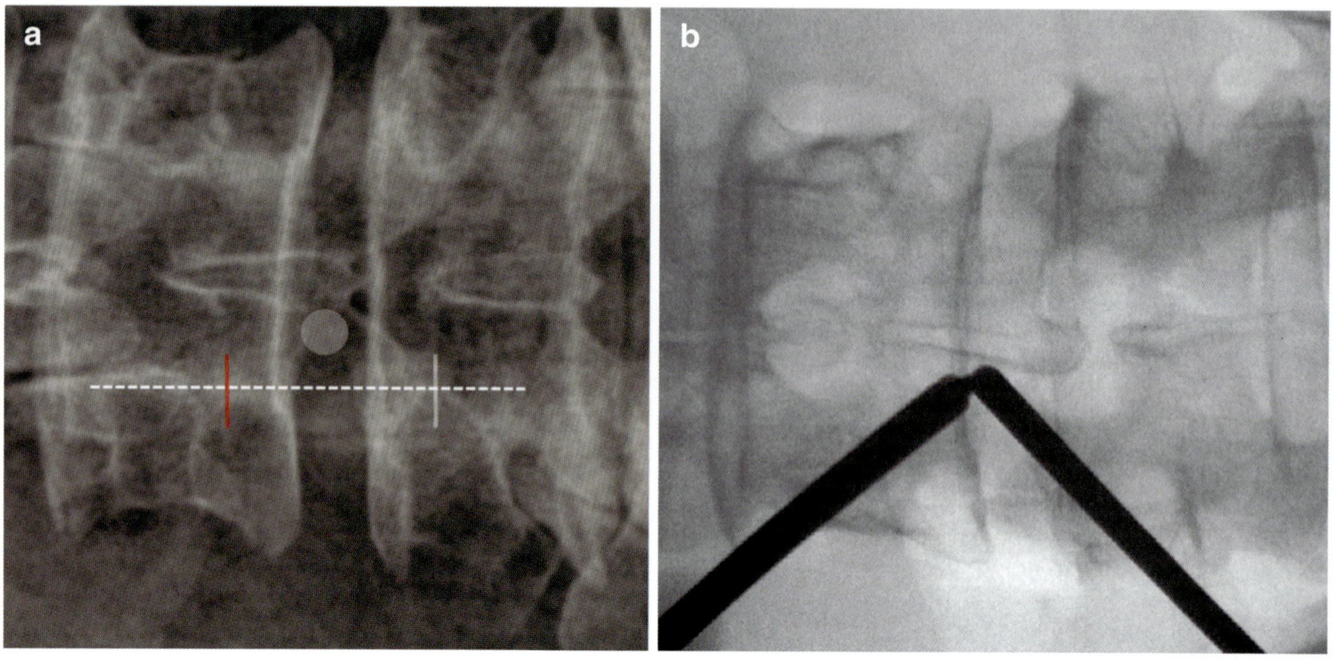

图 14.3　正位透视皮肤切口位置与对接点。对接点（灰色圆圈）是头侧椎板的下部。建立两个皮肤切口（工作入口：白色实线；镜下入口：红色虚线），相距约 3 cm，中心是近端和远端椎弓根中线（白色虚线）的头侧椎板下方（a）。正位透视上内镜套筒和逐级扩张的三角关系（b）

根据这一间隙评估从同侧到对侧骨性切除的程度。切开椎板的外侧缘与小关节的内侧缘部分重叠，应尽可能地保留以维持稳定性。一般情况下，应该保持 LF 的完好无损，直到骨性切除结束，以降低硬膜撕裂或神经损伤的风险。

同侧进行充分骨性切除后，可通过椎板下方入路进行对侧减压。因此，使用剥离子将 LF 与对侧椎板分开（图 14.4e）。LF 从椎板上分离后，对侧建立了一个骨性工作空间（图 14.4f）。使用高速磨钻，将对侧棘突的底部和椎板从棘突底部向下磨除至对侧小关节的内侧（图 14.4g）。因为棘突的底部结构干扰内镜或其他手术器械的操作，必须移除以建立工作空间。同时，去除棘突底部的松质骨会出血。可能会导致术后血肿，应用骨蜡止血。头侧骨性操

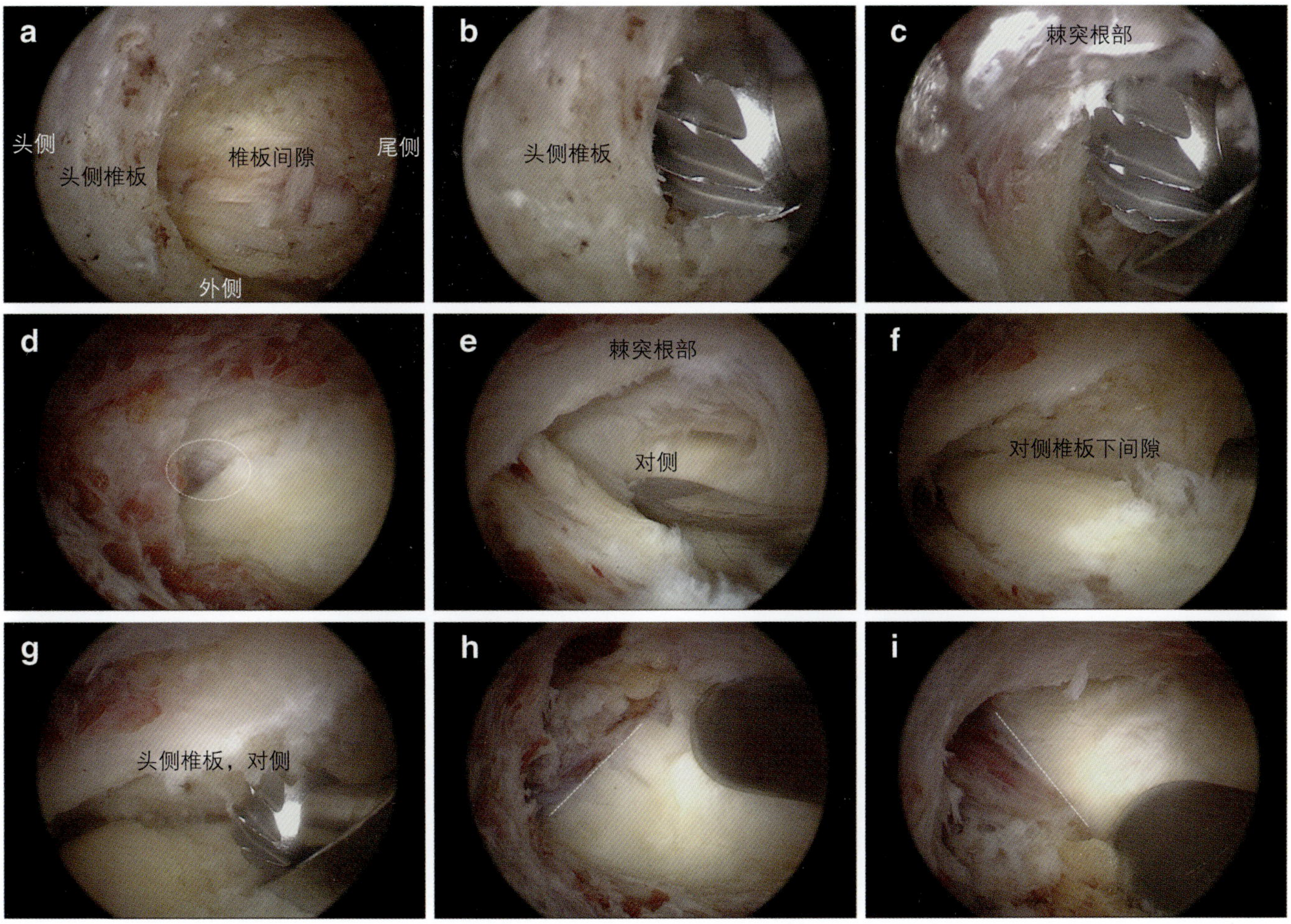

图 14.4　腰椎管狭窄症患者骨性切除连续内镜图像。a. 头侧椎板下缘、棘突与头侧椎板交界处及椎板间隙的解剖标志。b. 切除同侧头侧椎板的下部至黄韧带（LF）。c. 去除棘突底部，以确保对侧减压中安全的骨性工作空间。d. 确定中线 LF 间隙（白色圆圈）作为中线解剖标志。e. 黄韧带与对侧椎板应用剥离器分开。f. 将 LF 从椎板分离后，在对侧建立骨性工作通道。g. 从棘突底部向对侧的小关节内侧切开对侧棘突的根部和椎板。头侧骨性工作的解剖标志。虚线表示同侧（h）和对侧（i）LF 的头侧

作空间远高于 LF 的头端（图 14.4h、i）。如需探查同侧或对侧的出口神经根，必须进行头侧切开以获得足够的显露。

2.2.3　黄韧带切除（图 14.5）

在完成骨性磨除后，使用剥离器或椎板钳将 LF 的浅层从尾侧椎板表面分离（图 14.5a、b）。用剥离器在尾侧椎板表面做刮扫，促进 LF 的浅层分离。在分离 LF 浅层后，尾侧椎板的上部和上关节突（SAP）的内侧缘可被确定为侧方减压的标志（图 14.5c）。从尾侧椎板的上部进行尾侧椎板切除，并沿着 SAP 的内侧缘继续进行，以分离 LF 的深层（图 14.5d~f）。在将 LF 从头侧椎板上分离之前，由于硬膜外血管丰富，使用 RF 探头进行凝固止血非常重要（图 14.5g）。下一步，通过使用椎板钳或剥离器从头侧椎板附着剥离 LF 的头侧（图 14.5h、i）。在严重狭窄的情况下，如果在没有先用剥离器将 LF 与硬膜清晰地分开的情况下，急于移除 LF，肥厚的 LF 和硬膜之间的致密粘连将导致硬膜撕裂。因此，应谨慎分离硬膜和 LF 之间的平面，以减少硬膜撕裂的风险。整块切除 LF 可最大限度地减少椎板钳的使用，从而防止硬膜撕裂或神经损伤的风险。如上所述，如完成了同侧 LF 的切除，则可在对侧进行 LF 的切除。

切除黄韧带后，可确定腰椎间隙和走行神经根。未能充分的关节下减压可能会导致腿部症状残留。减压结束时，使用神经根探钩确认在整个过程中是

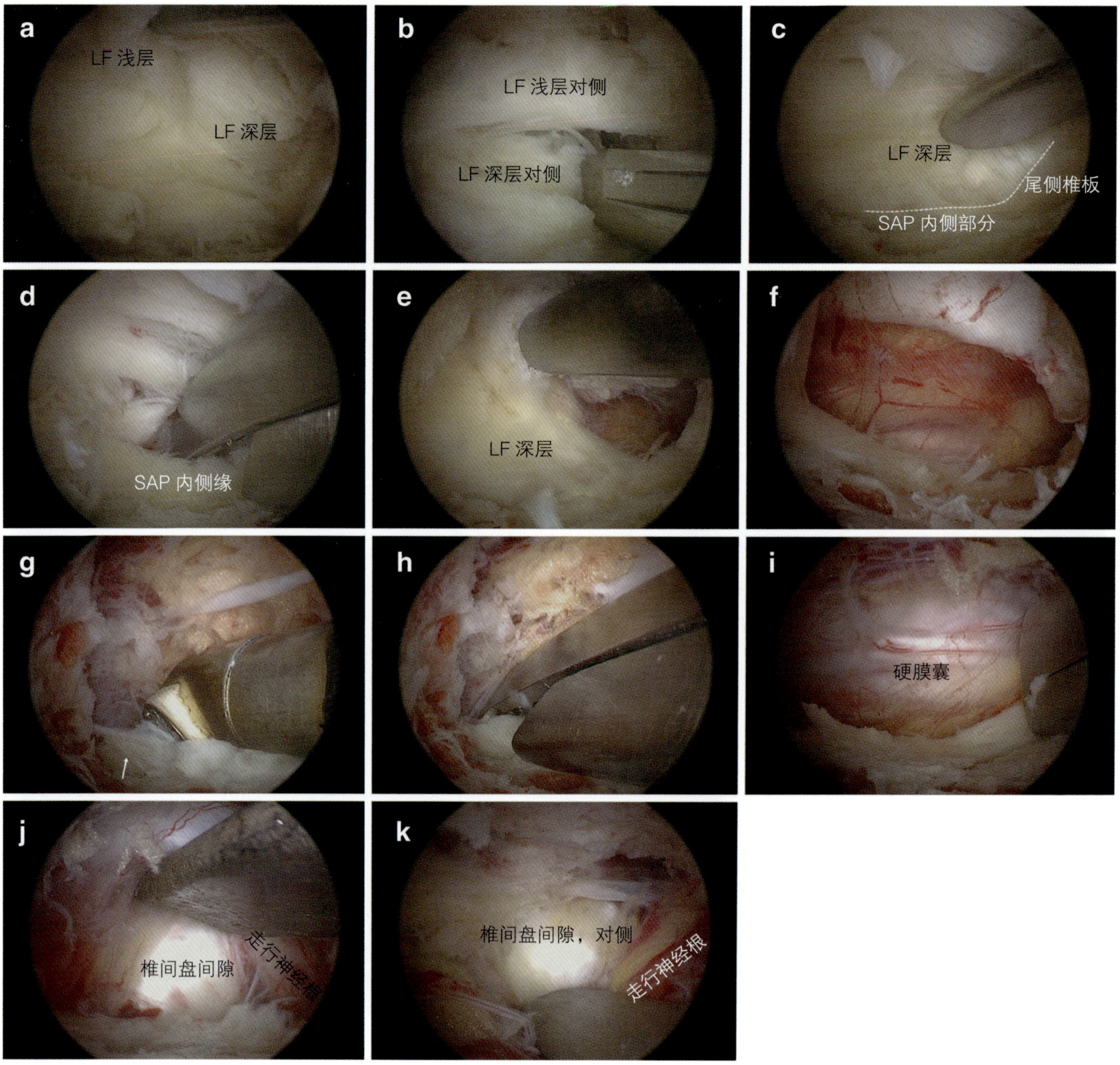

图 14.5　腰椎管狭窄症黄韧带（LF）切除的连续步骤的内镜图像。同侧（a）和对侧（b）的 LF 浅层分离。暴露尾侧椎板板上部和上关节突内侧（c，白色虚线）。从尾侧椎板的上部进行切开，沿着 SAP 的内侧缘继续进行，并分离 LF（d~f）深层。在头侧椎板分离 LF 之前（白色箭头），使用射频探头进行凝固防止出血（g）。LF（h、i）的从头侧椎板上分离。确认同侧（j）和对侧（k）完全减压

否实现了充分的神经根减压（图 14.5j、k）。

2.3　腰椎间盘突出

2.3.1　皮肤切口和手术入口建立

腰椎间盘突出症的皮肤标记和手术入口建立的方法与腰椎管狭窄症的方法相似。

2.3.2　骨性切除和部分 LF 切除（图 14.6）

在确认两个入口位置合适后，使用射频探头凝固并清理软组织，暴露头侧椎板下缘和椎板间隙（图 14.6a）。接下来，定位附着在头侧椎板内缘的回旋肌。应在回旋肌的内侧进行骨性磨除，因此识别回旋肌是必不可少的一步。如果没有，外科医生可能会切除过多的小关节并失去方向。

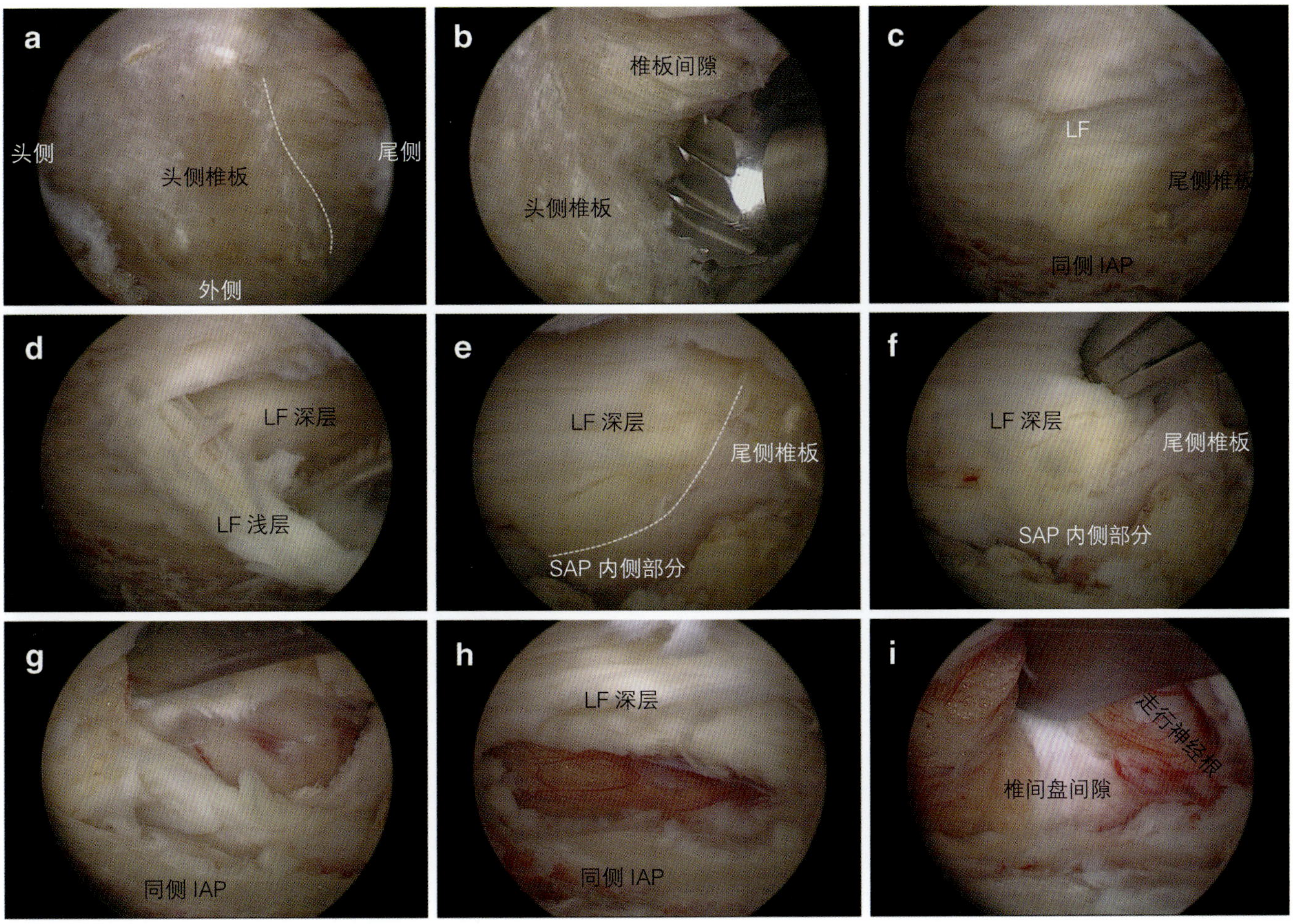

图 14.6　腰椎间盘突出症的骨性工作建立和黄韧带部分切除的连续内镜图像。a. 头侧椎板下缘（白色虚线）和椎板间隙的解剖标志。b. 切除同侧头侧椎板的下部至黄韧带（LF）。c. 在切开头侧椎板后，可以确定小关节的内侧、LF 和尾侧椎板。d. LF 浅层剥离。e. 尾侧椎板的上部和 SAP 的内侧部分可以被识别并用作侧方减压的标志（白色虚线）。f~h. 尾侧椎板的上部被椎板钳部分切除，沿着 SAP 的内侧边缘继续进行，并部分分离 LF 的深层。i. 识别椎间隙和走行神经根

随后，进行同侧椎板部分切除，并使用高速磨钻或椎板钳去除头侧椎板下缘至显露 LF（图 14.6b）。如果完成了充分的头侧椎板切开，则可以确定小关节的内侧部分、LF 和尾侧椎板（图 14.6c）。然后，使用剥离器或椎板钳将 LF 的浅层从尾侧椎板后表面分离（图 14.6d）。在去除同侧 LF 的浅层后，尾侧椎板的上部和 SAP 的内侧部分可以被识别并用作侧方减压的标志（图 14.6e）。用椎板钳部分切除尾侧椎板的上方，沿着 SAP 的内侧缘继续进行，并部分分离 LF 的深层（图 14.6f~h）。该技术保留了大部分 LF，减少了术后粘连。由于 LF 是防止术后纤维化和粘连的天然屏障，除非 LF 阻碍解剖定位，否则应保存。在部分切除同侧 LF 后，可以适当地显示椎间盘间隙和走行神经根（图 14.6i）。

2.3.3　腰椎间盘切除（图 14.7）

神经根通常在椎间盘突出上呈紧绷状态，从而使得神经根和破裂的椎间盘之间的界面很难识别，更不用说在不损伤神经根的情况下活动和牵拉神经根了。如果神经根很难识别，用剥离器通过触诊识别椎弓根可适当地帮助定位神经根。在定位走行神经根的侧缘并向内侧牵拉神经根和硬膜囊后，可识别破裂的椎间盘碎片（图 14.7a）。全面探查硬膜外间隙，以准确确定腰椎间盘突出的类型和椎间盘破裂的位置。使用直形或斜形髓核钳，可以在内镜引导下进行椎间盘摘除（图 14.7b、c）。

髓核摘除的关键是识别可能导致复发性突出的部分松散的椎间盘内碎片，而不是过多地切除椎间盘组织。在完成椎间盘切除后，对椎间盘间隙进行

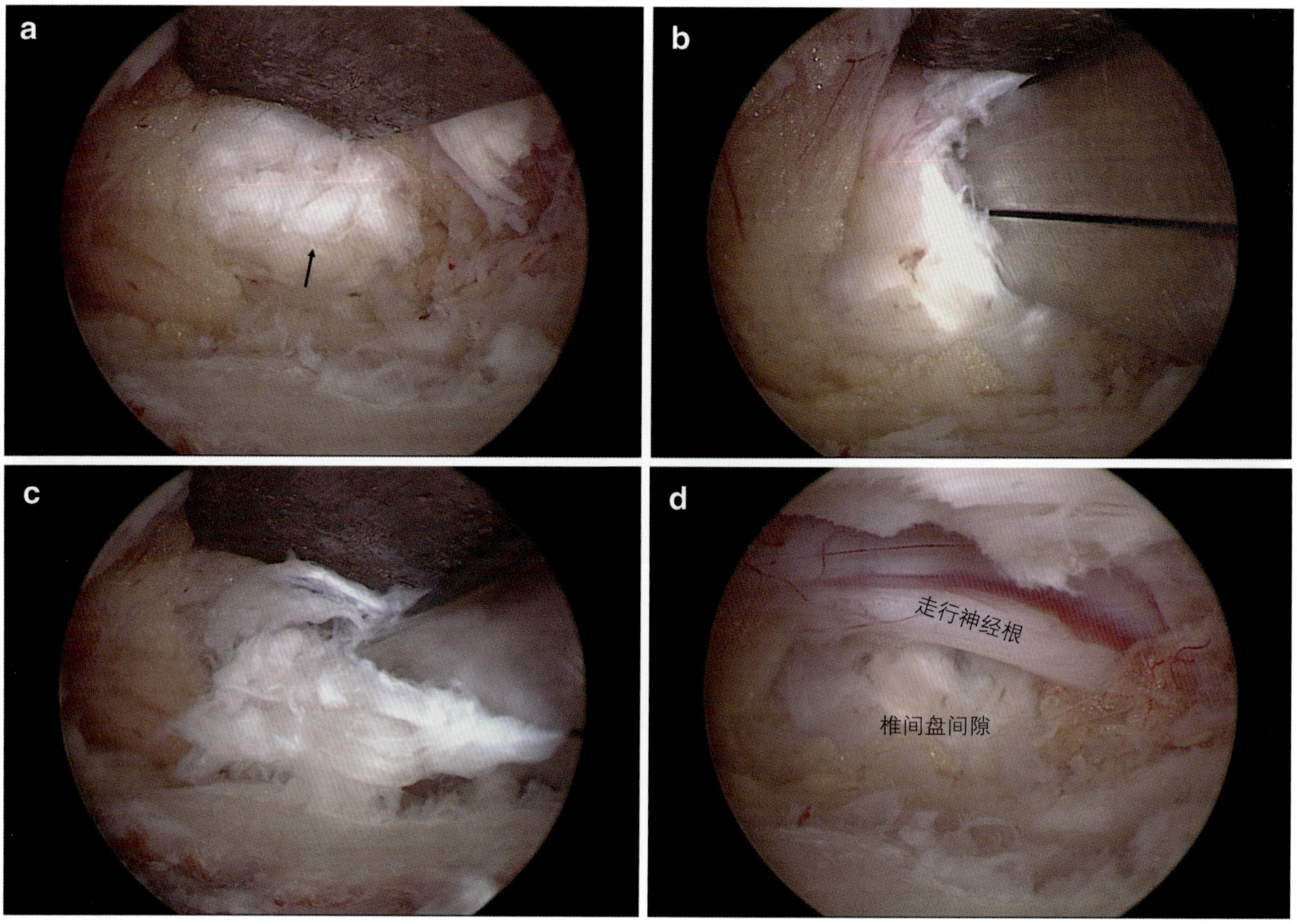

图 14.7　腰椎间盘突出症髓核摘除术的内镜图像。a. 破裂椎间盘碎片的标识（黑色箭头）。b、c. 去除破裂的椎间盘碎片。d. 确认完全解压

冲洗有助于冲出隐藏的椎间盘碎片，并将其取出。外科医生在充分切除椎间盘后，应对硬膜外间隙进行最后一次检查，以寻找残留椎间盘碎片。在搏动良好的基础上，可以识别走行神经根和硬膜囊，表示减压结束（图 14.7d）。

3　术后注意事项

3.1　硬膜撕裂

如果手术中出现硬膜撕裂，必须首先闭合硬膜缺损。小的硬膜撕裂可以用纤维蛋白胶原蛋白贴片（Tacho Comb）缝合，术后建议卧床休息 5~7 天。UBE 缺乏明显的无效腔，可实现更好的填塞效果，并降低硬膜 – 皮肤瘘的风险。

3.2　术后血肿

骨边缘出血是用骨蜡进行止血。使用射频探头可以电凝硬膜外静脉丛出血。吸收性明胶海绵和可溶性止血纱（Wound Clot）等止血剂可有效控制隐匿性硬膜外出血。为防止术后硬膜外血肿，Jackson–Pratt 引流管（100 mL）应放置 1~2 天。如果患者因血肿而出现神经症状，可以通过沿手术切口 UBE 清除血肿。

3.3　与水介质相关的并发症

与水介质相关的并发症包括头痛、颈部僵硬和癫痫。因此，由于 UBE 是一种液体介质手术，应谨慎行事，必须监测液体输出量。此外，液体引起的并发症可以通过半管状牵开器预防（图 14.2a、b）。

4 案例展示

4.1 案例 1：腰椎管狭窄症

患者男，67 岁，L4–L5 节段 LSS 引起神经源性间歇性跛行 9 个月。保守治疗 3 个月，症状加重。术前磁共振成像（MRI）显示 L4–L5 节段 LSS（图 14.8a~c）。在 L4–L5 水平，双侧肥厚的 LF 压迫硬膜囊。选择 L4–L5 节段，经 UBE 行左侧入路单侧椎板切除双侧椎板减压术。术后 MRI 显示 L4–L5 节段硬膜减压充分（图 14.8d~f）。术后，患者的症状明显改善。

4.2 病例 2：腰椎间盘突出症

患者女，42 岁，左侧臀部疼痛，双腿感觉异常，无力 2 个月。术前 MRI 发现 L4–L5 节段 LDH，矢状位 / 轴位显示椎管左侧突出腰椎间盘碎片向尾侧移位（图 14.9a~c）。采用 UBE 行左侧入路 L4–L5 节段的腰椎间盘摘除。取出碎裂的椎间盘，彻底减压神经根。术后 MRI 证实神经减压充分（图 14.9d~f）。术后患者疼痛明显减轻。术后随访 1 个月，患者双腿的肌力恢复正常。

5 总结

总体而言，UBE 手术与开放手术相比具有类似的临床结果，手术并发症发生率更低，术后恢复更佳。与传统手术相比，UBE 具有更低的手术并发症发生率和更好的功能改善。需要进行长期、前瞻性、随机的临床试验，以比较 UBE 的安全性和有效性。

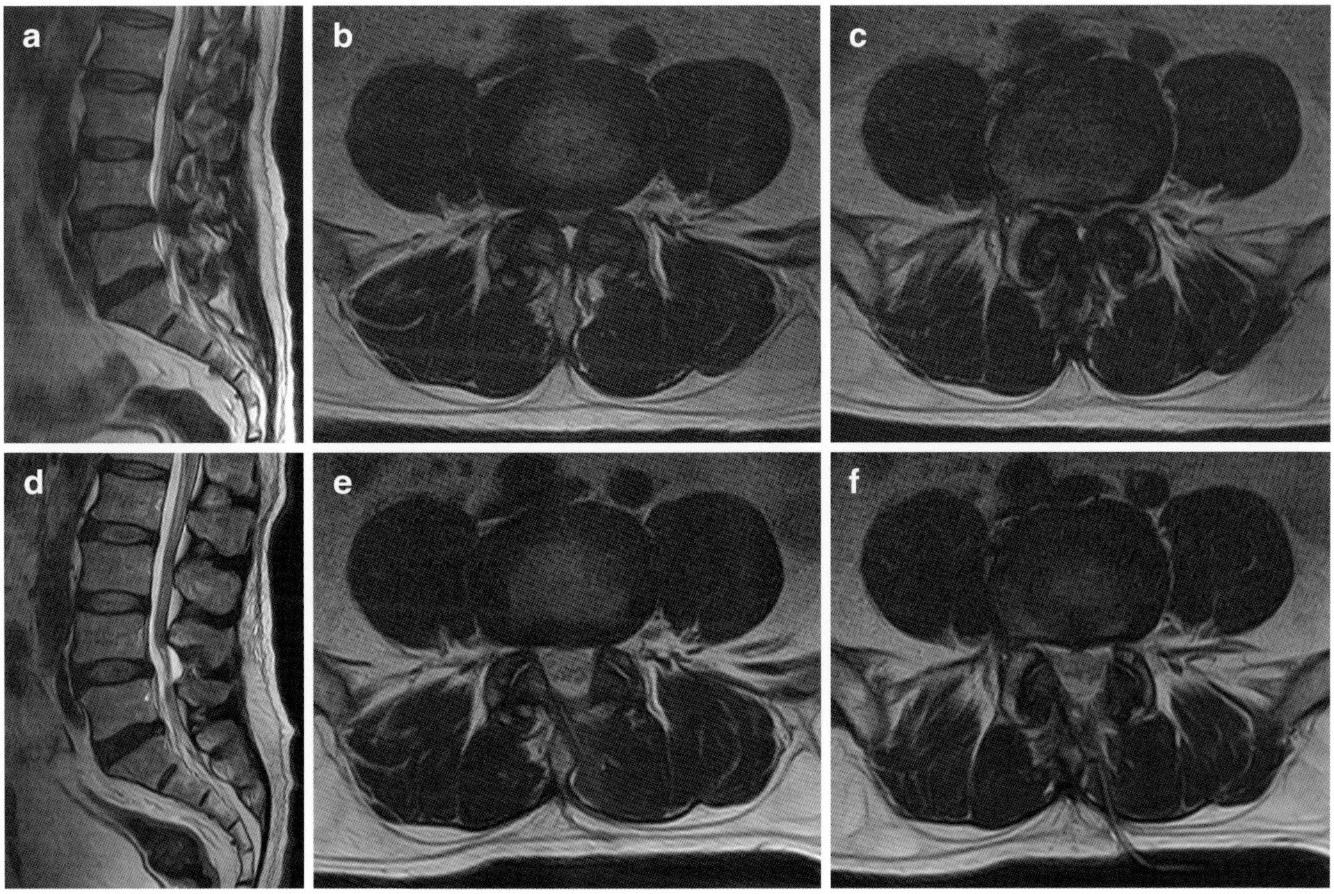

图 14.8　67 岁男性患者 L4–L5 节段腰椎管狭窄症的影像。术前矢状位（a）和轴位（b、c）MRI 显示腰椎管狭窄伴双侧 L4–L5 节段 LF 肥厚。术后矢状位（d）和轴位（e、f）T2 MRI 显示足够的减压，小关节破坏最小

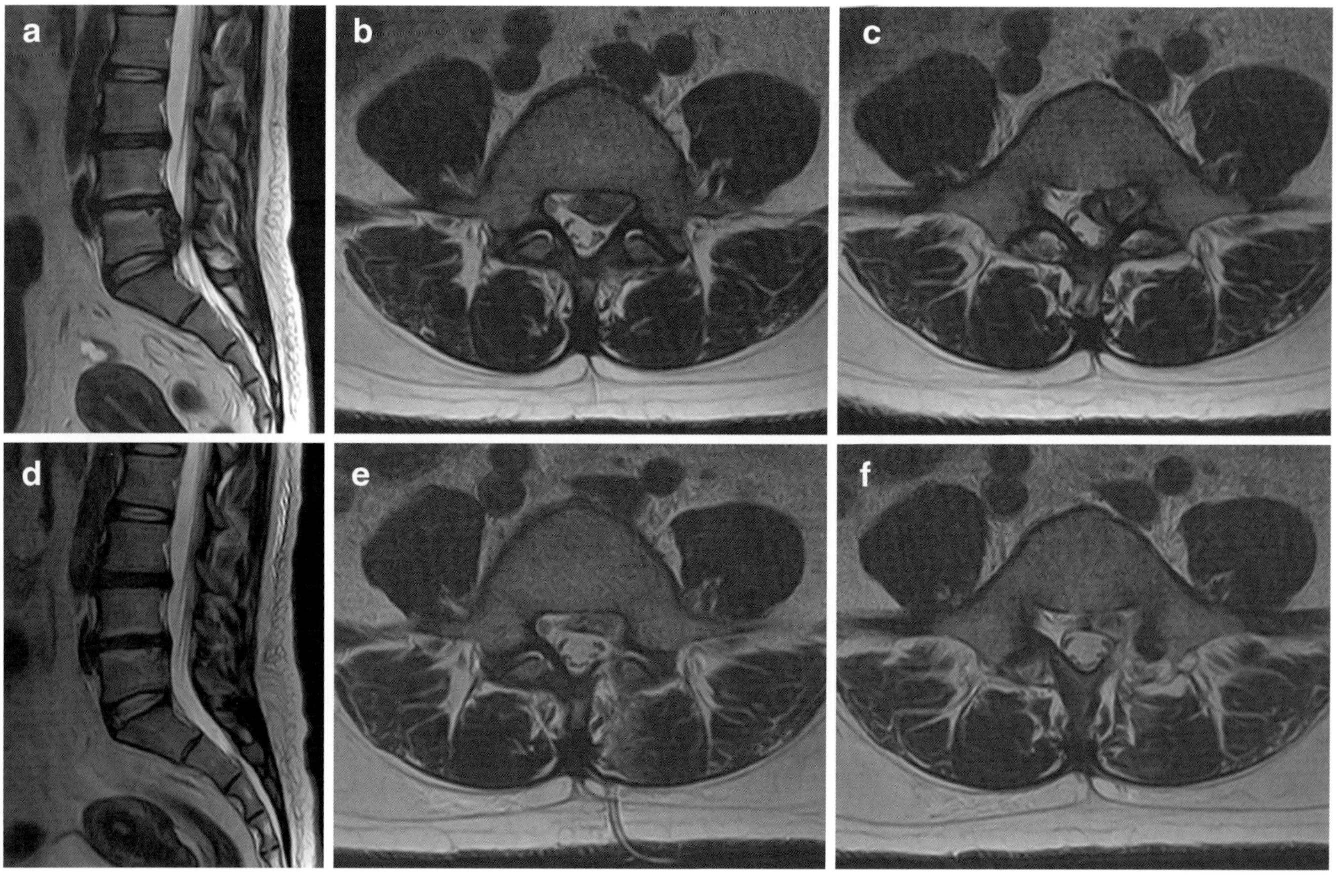

图 14.9　42 岁女性患者 L4–L5 节段腰椎间盘突出症。术前矢状位（a）和轴位（b、c）MRI 显示 L4–L5 节段腰椎间盘突出并向尾侧移位。术后矢状位（d）和轴位（e、f）T2 MRI 显示减压良好，无残存的椎间盘碎片

参考文献

第 15 章　颈椎和胸椎单侧双通道脊柱内镜手术

Dong-Geun Lee, Jae-Won Jang, Choon-Keun Park

1　引言

显微镜下减压手术是手术治疗颈椎和胸椎退行性疾病的“金标准”。特别是，后路钥匙孔椎间孔切开术用于治疗颈椎椎间孔狭窄或颈椎间盘突出已显示出良好的效果。后路显微椎间盘切除术用于治疗胸椎间盘突出也显示出良好的效果。最近，由于内镜脊柱手术系统的发展，我们可以通过单侧双通道脊柱内镜手术（UBE）技术解决这些病变。Park 等报告称，使用 UBE 技术的颈椎间孔切开术可能是退行性颈椎椎间孔盘突出的一种替代手术方法。这种技术类似于传统的后路手术方法，但具有术后疼痛较少和术后恢复更快的优点。本章的目的是详细描述 UBE 技术。

2　适应证和禁忌证

UBE 手术用于退行性颈椎和胸椎疾病的适应证与使用显微镜的常规后路减压手术非常相似。该技术的适应证包括颈椎 / 胸椎间盘突出（旁中央型、椎间孔型或椎间孔外型）、颈椎间孔狭窄和胸椎黄韧带骨化（OLF）。中央型颈椎 / 胸椎间盘突出、脊髓型颈椎病（CSM）和鞘内间盘突出是这种技术的相对禁忌证。

3　特殊 UBE 器械

UBE 手术中主要使用 0° 内镜。射频（Arthrocare®）探头最常用于控制术中出血。术中使用带有灌洗排水管的关节镜系统。高速磨钻系统用于去除骨性结构（图 15.1a）。内镜下牵开器也有助于防止神经根或硬膜囊损伤。弯曲的 Kerrison 钳在减压椎间孔病变方面非常有用。大多数其他常规手术器械也可以在此技术中使用（图 15.1b）。

4　麻醉和体位

气管内全身麻醉用于颈椎和胸椎疾病。作者通常在腰椎病中使用硬膜外麻醉，但这种方法不能用于颈椎和胸椎区域，建议使用全身麻醉。颈椎 UBE 减压适合反 Trendelenburg 体位并固定头部。将手术区域尽可能平行于地面以使外科医生保持舒适的姿势是很重要的（图 15.2）。在胸椎 UBE 减压术中，患者始终采用俯卧位放置在 Wilson 支架上。通常，在手术期间使用弹力袜以防止下肢血栓形成。插入导尿管以检查围手术期的尿量。

5　手术步骤

5.1　颈椎 UBE 减压（左侧入路，C6–C7 水平）

（1）制作两个通道。

在透视成像下，设置真正的前后（AP）位图像是制作通道的第一步。内镜通道的切口位于头侧椎骨（C6）的椎弓根上，器械通道的切口位于尾侧椎骨（C7）的椎弓根上。两个通道之间的通常距离约为 2 cm（图 15.3），每个切口的大小约为 1 cm。皮肤切开后，依次插入一系列扩张器。第一个扩张器应触及 V 点，即 C6 的椎板下缘与 C7 的椎板上缘的交界区域。这个 V 点通常位于目标水平的侧块内侧边界（图 15.4）。作者总是先制作器械通道，然后再制作内镜通道。两个通道的三角定位是此技术的基

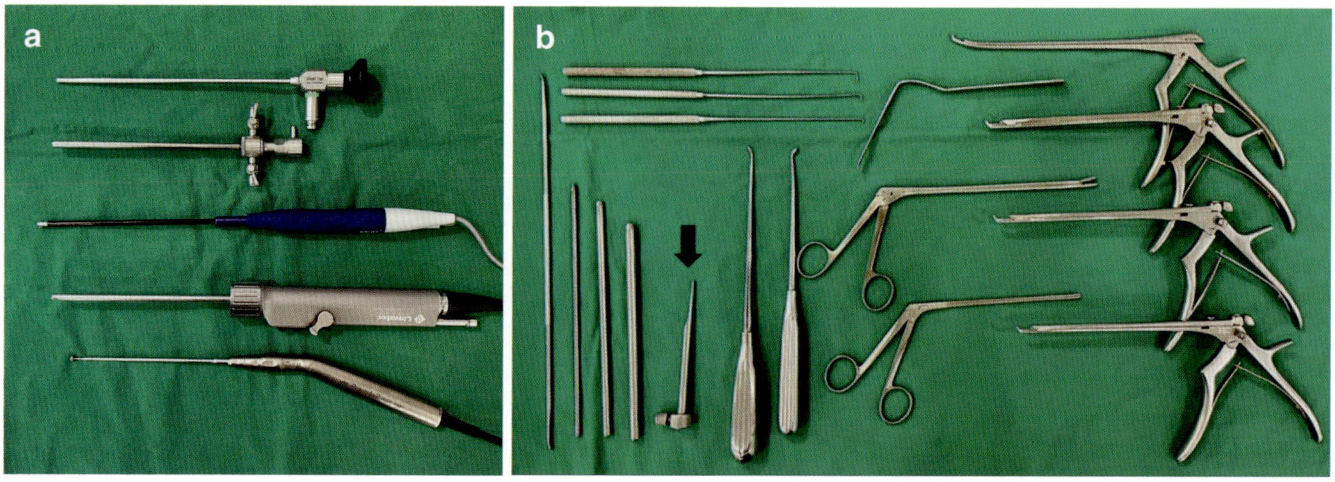

图 15.1　a.UBE 特殊器械。0° 内镜、鞘、射频探头、关节镜钻、高速磨钻（从上到下顺序）。b. 常规外科器械和内镜牵开器（黑色箭头）

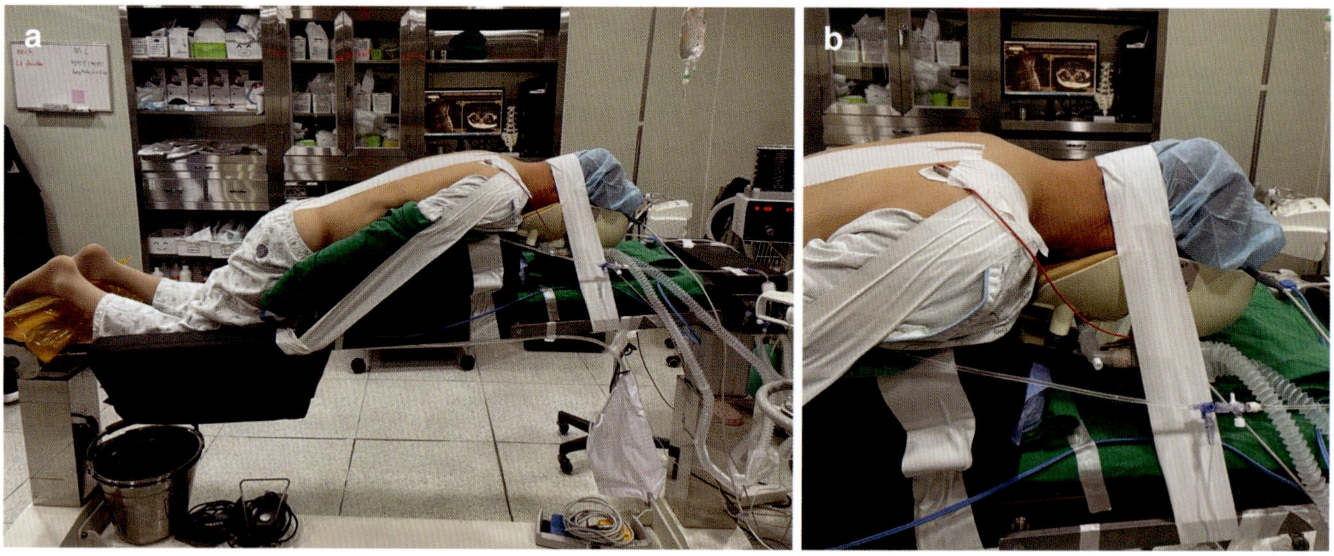

图 15.2　a. 气管内全身麻醉下反 Trendelenburg 体位用于 UBE 颈椎减压。b. 手术区域应与地面平行，颈部略微屈曲

本步骤。

（2）制作初始工作空间。

使用扩张器刮擦 V 点周围骨质表面非常重要。当手术目的是去除旁中央型颈椎间盘突出时，扩张器指向内侧；当目的是减压椎间孔区域时，扩张器指向外侧（图 15.5）。这个步骤对于制作初始工作空间非常重要和关键，因此作者建议在透视图像的指导下进行。在充分刮擦骨质表面后，插入 0° 内镜并启动灌洗泵（压力通常为 30 mmHg）。通过使用射频设备去除覆盖 V 点的细小肌肉或软组织，视野和空间逐渐清楚（图 15.6a）。在这个阶段，射频的凝固模式和消融模式都是安全的。正确使用消融模式可以有效减少手术时间。当灌洗生理盐水良好地流向器械通道且 V 点清晰可见时，这个步骤完成（图 15.6b）。

（3）去除骨性结构（钥匙孔）和切除黄韧带。

由于作者是右利手外科医生，通常从 V 点的头侧骨质（C6）开始钻孔。之后，使用钻头或 Kerrison 椎板钳去除 V 点的尾侧骨质（C7）（图 15.7a）。推荐使用 2 mm 的 Kerrison 椎板钳，以避免脊髓或神经根损伤。通过这种方式，可以逐渐增加钥匙孔的大小。然后，识别黄韧带（LF）的侧缘。由于颈椎覆盖的 LF

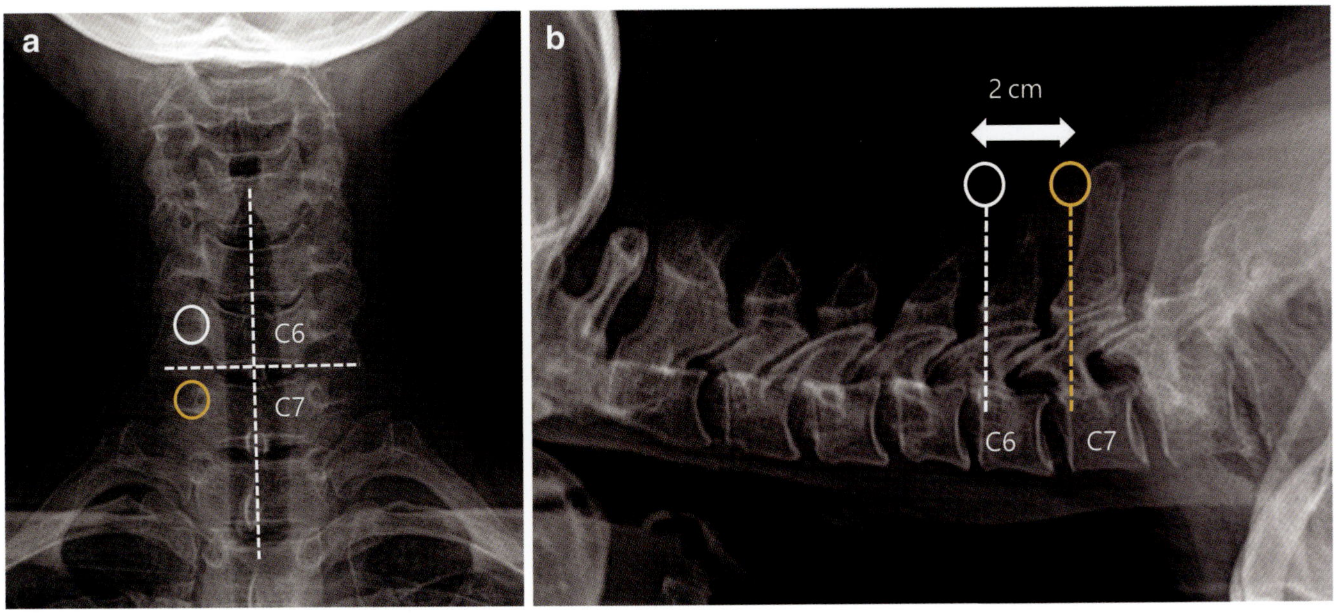

图 15.3 a. 标准 AP 位视图。C6 的椎弓根用于内镜通道（白色圆圈），C7 的椎弓根用于器械通道（黄色圆圈）。b. 侧位视图。两个通道之间的距离约为 2 cm

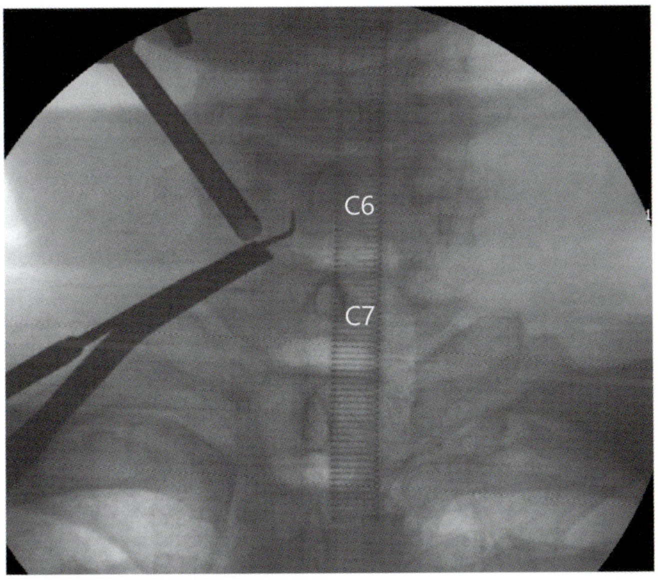

图 15.4 术中 AP 位确认责任水平的 V 点。弯钩指示 C6–C7 的左侧 V 点

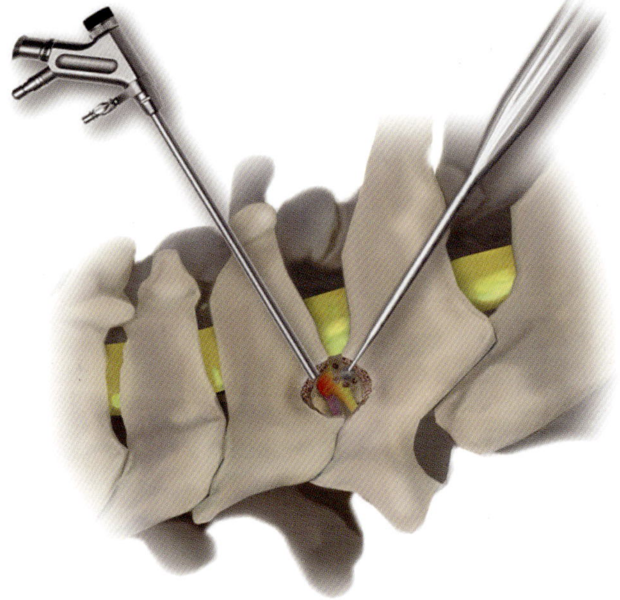

图 15.5 UBE 钥匙孔手术示意图。钥匙孔在责任水平的 V 点制作

区域比腰椎小，硬膜和神经根容易暴露（图 15.7b）。

（4）神经根减压和椎间盘切除。

出口神经根的腋下部分可以在黄韧带侧缘的终点处识别出来。然后，可以沿神经根的走行方向逐渐移除导致椎间孔狭窄的骨结构（图 15.8a）。即使在这个时候，也建议只使用 2 mm 的 Kerrison 椎板钳，以避免神经损伤。C7 椎弓根的上内侧边缘将在腋下的下外侧方向被探查到（图 15.8b）。确认椎弓根的确切位置在手术定位中非常重要。为了实现充分的椎间孔减压，必须移除椎间孔的肥大骨质，使其与神经根一样宽。换句话说，应该在不使用钩子或牵开器的情况下识别出出口神经根的上缘和下缘（图 15.9a）。椎间孔向侧方减压应超过侧块的一半。如果神经探钩能够很轻松地通过侧方椎间孔，那么侧

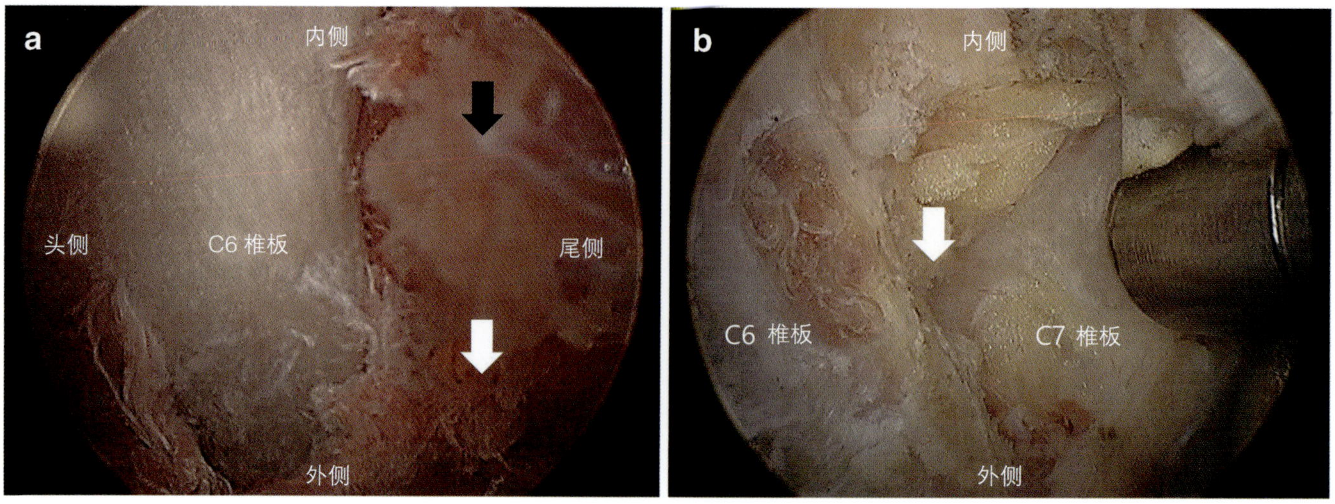

图 15.6　a.UBE 内镜视图。黑色箭头指示细小肌肉和软组织。白色箭头指示 C6–C7 的 V 点。b. 显露后，可以识别出清晰的 V 点（白色箭头）

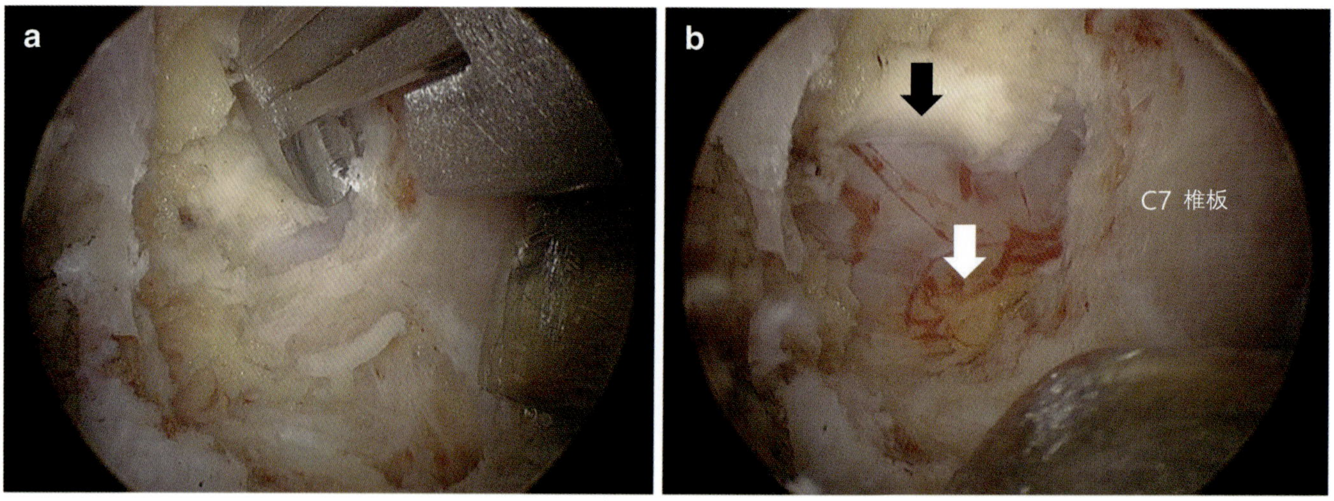

图 15.7　a. 应用 2 mm Kerrison 椎板钳去除下椎板以增大钥匙孔的大小。b. 黄韧带的侧缘被识别出来（黑色箭头）。出口神经根的腋下部分也被识别出来（白色箭头）

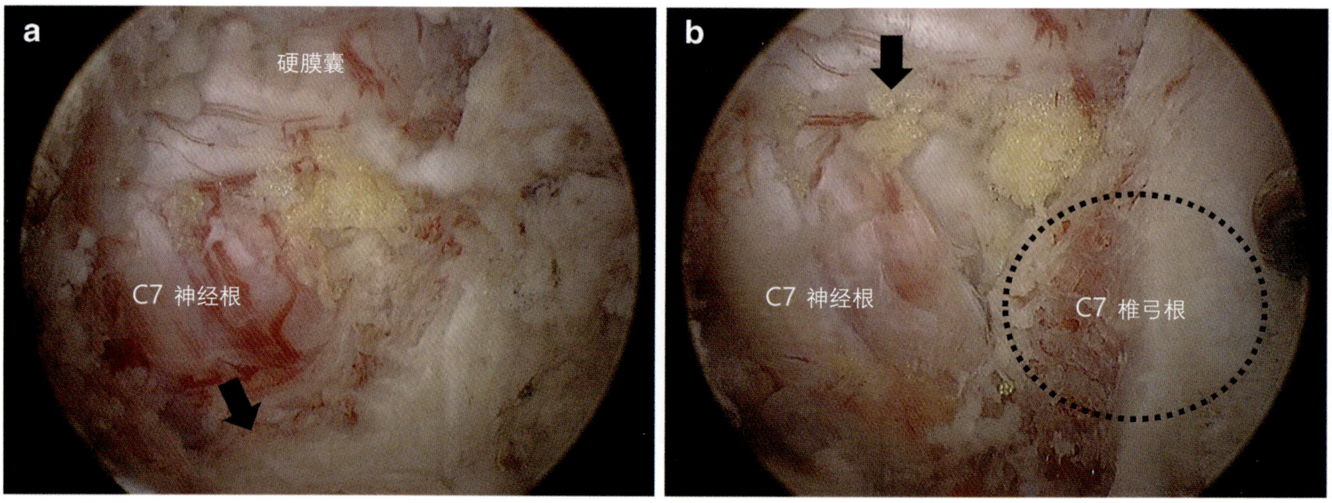

图 15.8　a. 压迫的 C7 神经根被识别出来。应沿黑色箭头方向进行更多的椎间孔减压。b. 虚线圈表示 C7 的椎弓根，黑色箭头指示腋下部分

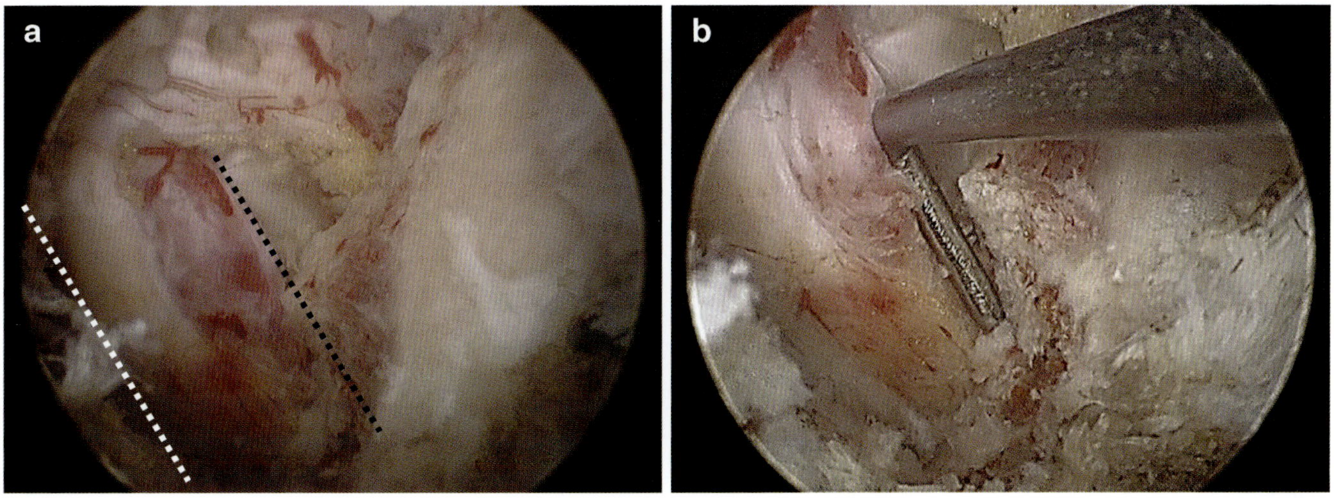

图 15.9　a. 减压后的 C7 神经根被识别出来。虚线白线表示神经根的上缘，虚线黑线表示神经根的下缘。b. 长弯钩可以毫无阻力地进入椎间孔外区域

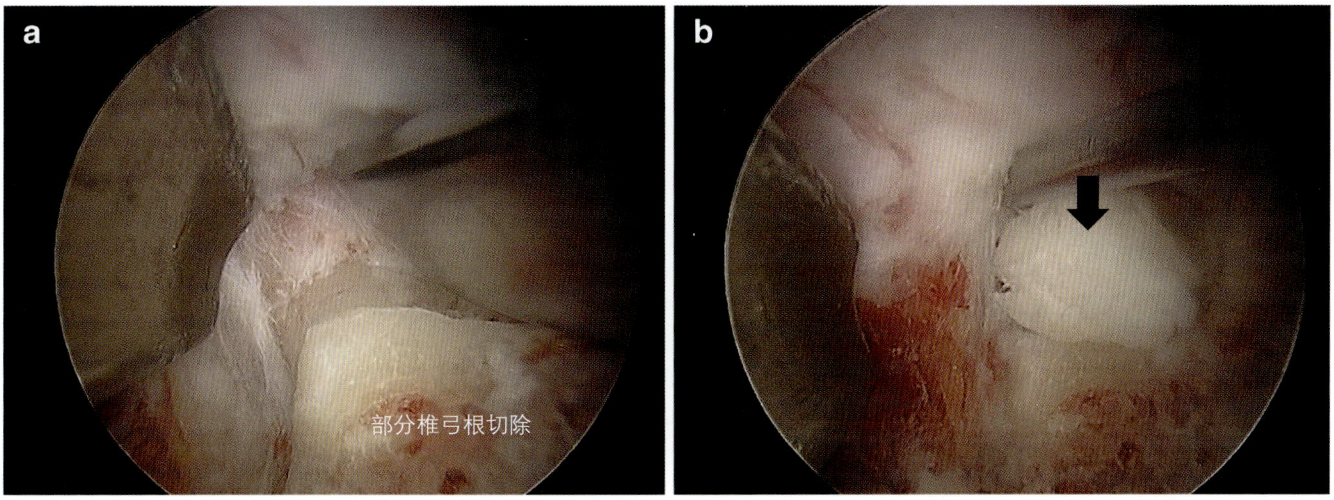

图 15.10　a. 部分椎弓根切除后，器械可以到达硬膜囊的腹侧部分。b. 使用钩子和髓核钳可以去除突出的椎间盘髓核（黑色箭头）

方减压已经充分（图 15.9b）。要暴露颈椎间盘，应轻轻地从腋下部分将硬膜向上内侧牵开。在这种情况下，如果硬膜的压力很高且无法牵开，可以进行部分椎弓根切除。部分椎弓根切除提供了额外的空间，使包括髓核钳在内的器械可以轻松进入以去除突出的椎间盘髓核（图 15.10）。

（5）完成手术和伤口缝合。

在椎间孔狭窄的情况下，应识别从头侧椎弓根（C6）下缘到尾侧椎弓根（C7）上缘的暴露（图 15.11）。在颈椎间盘突出减压的情况下，手术可以在确认硬膜下没有残留的游离髓核时完成（图 15.12）。充分减压后，始终通过器械通道插入引流管，并使用可吸收缝合材料进行皮肤缝合。

5.2　胸椎 UBE 减压（左侧入路，HTD T12/L1）

（1）制作两个通道入口。

透视下的标准 AP 位是开始制作通道入口的前提。在标准正位下，上方（T12）和下方（L1）的椎弓根是皮肤切口点。与颈椎 UBE 手术一样，上部切口用作内镜通道，下部切口用作器械通道。这两个通道应在椎板上以三角形定位相交。

（2）制作初始工作空间。

在使用扩张器充分刮擦椎板表面后，通过内镜通道插入 0° 内镜。连接到内镜鞘的灌洗泵启动，并在操作过程中将压力设置为 30~35 mmHg。当椎板表

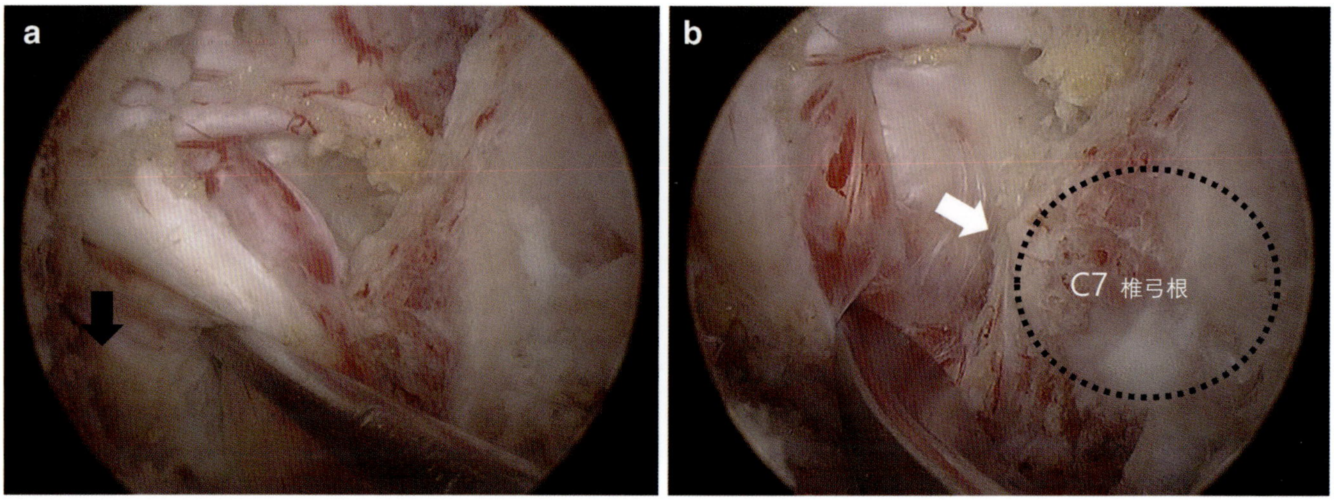

图 15.11 a. 在轻轻向下牵开神经根后，可以识别出上位椎骨的椎弓根下缘（黑色箭头）。b. 同时显示下位椎骨的椎弓根上缘（白色箭头）

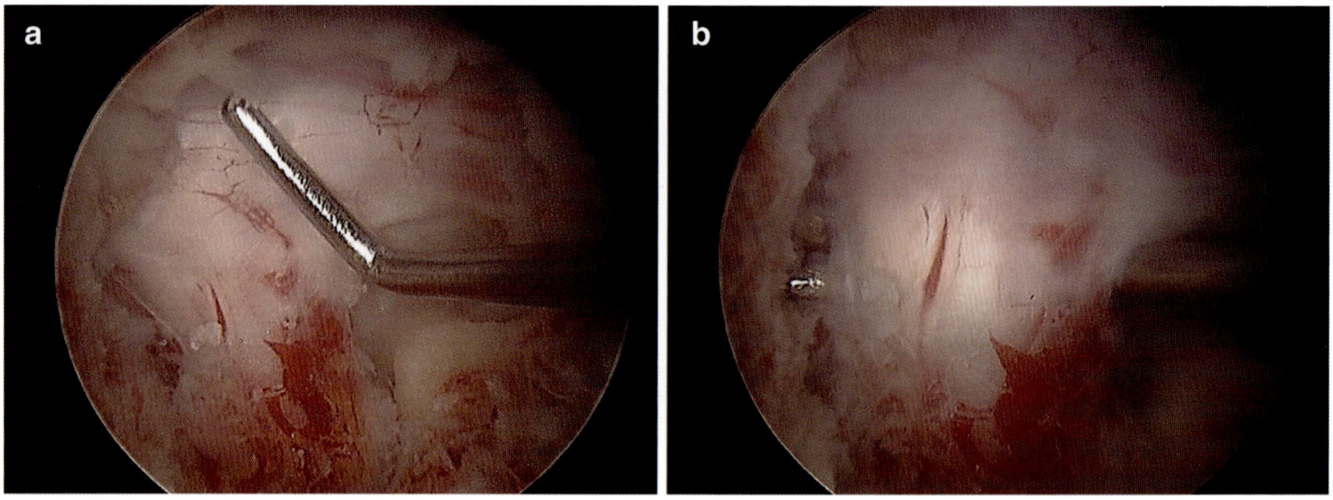

图 15.12 a. 长弯钩可以探查到近中央区域的椎间盘突出髓核。b. 可以识别神经根和硬膜囊的腹侧区域

面被很好地识别并且软组织和肌肉被射频设备清楚地分离后，初始工作空间就完成了。

（3）椎板切开术和黄韧带切除术。

关节镜系统和高速磨钻系统都适用于椎板开窗。作者建议使用 2 mm 的 Kerrison 椎板钳去除椎板的内皮质层，而不是磨钻系统，因为磨钻系统的振动或热量可能会对硬膜囊下的脊髓造成微创伤。应去除棘突基部和对侧椎板下区的骨质，以到达对侧。在完成骨质切除后，可以使用双端剥离器将黄韧带从硬膜囊上分离，并通过 Kerrison 椎板钳将其去除。在黄韧带骨化（OLF）的情况下，外科医生需要小心操作，因为黄韧带和硬膜之间可能存在严重的粘连。

（4）硬膜囊减压和椎间盘切除术。

为了实现完全减压，必须移除从同侧到对侧的所有黄韧带，并且应识别硬膜囊的双侧边界（图 15.13a）。可以使用内镜牵开器或根牵开器轻轻地将硬膜囊向内侧牵开，以识别环状结构的近中央区域并去除突出的椎间盘（图 15.13b）。此外，使用向上弯曲的椎板钳行外侧的椎间盘切除术，以去除突出的椎间盘髓核（图 15.14a）。即使在椎间盘切除术期间，外科医生也应始终检查硬膜囊是否过度向内侧牵开或受到医源性损伤。

（5）完成手术和伤口缝合。

当手术区域内没有残留黄韧带时，硬膜囊的双

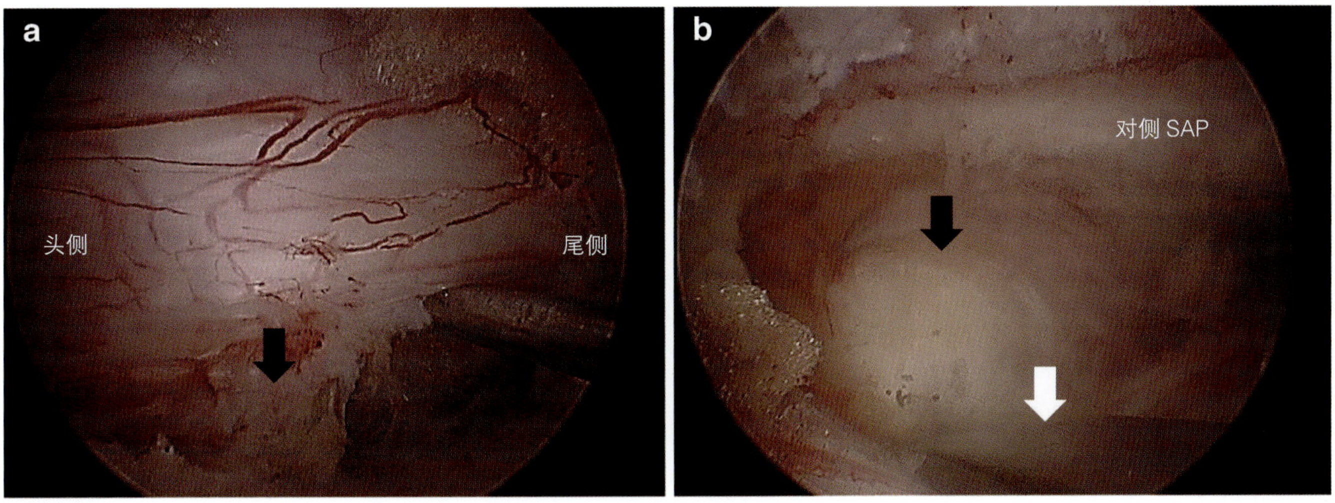

图 15.13　a. 切除黄韧带后，识别出硬膜囊的侧缘，同时确认粘连组织（黑色箭头）。b. 椎间盘突出髓核被识别出来（黑色箭头，对侧），硬膜囊被牵开器向内侧牵开（白色箭头）

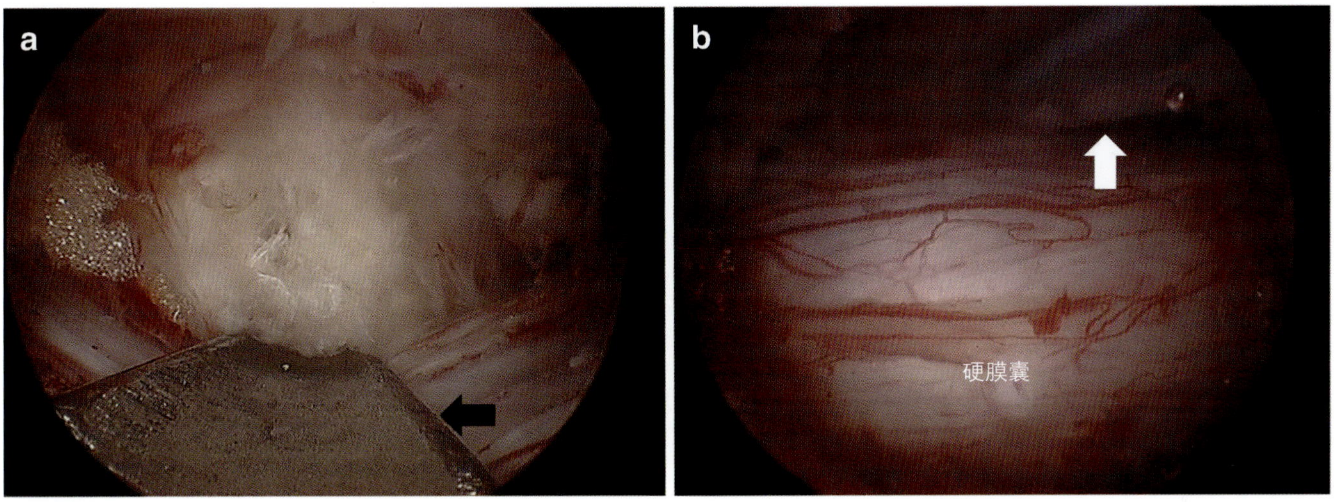

图 15.14　a. 进行椎间盘切除术。内镜牵开器有助于轻柔地牵开硬膜囊（黑色箭头）。b. 最终视图。完全减压的硬膜囊被识别出，并且识别出一个引流管（白色箭头）

侧边界被清楚识别并且脊髓的搏动得到确认后，可以完成手术。在胸椎间盘突出减压的情况下，如果没有椎间盘突出髓核残留并且硬脑膜能够良好移动，就可以完成手术。引流管始终通过器械通道插入。引流管的位置不应压迫脊髓，因此最好放置在离硬脑膜稍远的地方（图 15.14b）。

6　围手术期注意事项和案例展示（如适用）

颈椎椎旁肌肉由多块肌肉组成，每块肌肉都有自己的筋膜，所以如果外科医生使用皮刀未能充分穿透筋膜，将很难插入扩张器。与腰椎不同，在颈胸椎区域，脊髓在椎管中运行，而不是脊神经根，因此将扩张器向椎管内倾斜是危险的。此外，如果颈椎区域靠近大脑，外科医生需要更加注意水压控制。灌洗泵的适宜水压为 25~30 mmHg。如果灌洗生理盐水的流出不连续，工作空间的压力将增加，这可能会影响颅内压并导致癫痫或硬膜外血肿。灌洗生理盐水排水不畅会渗入椎旁肌肉，增加肌肉内压力，从而导致手术部位严重水肿，并导致器械通道变窄，灌洗生理盐水排水变差的恶性循环。因此，作者建议在器械通道上使用鞘。保持器械通道的半圆形鞘对于维持稳定的连续灌洗生理盐水流出非常有用。

6.1 颈椎案例展示

（1）椎间孔狭窄案例。

一名 64 岁男性患者，主诉严重的颈后部疼痛伴左上肢放射痛及刺痛感。术前 MRI 显示左侧 C6-C7 椎间孔狭窄和 C7 神经根明显受压（图 15.15）。作者采用左侧入路进行了 UBE 椎间孔减压手术。减压后，术后 MRI 显示责任水平的 C7 神经根减压良好（POD 第 1 天）（图 15.16）。VAS 评分立即从 8 分显著下降到 2 分，患者术后 3 天出院。

（2）HCD 椎间孔案例。

一名 54 岁男性患者主诉左上肢 C8 皮节的严重

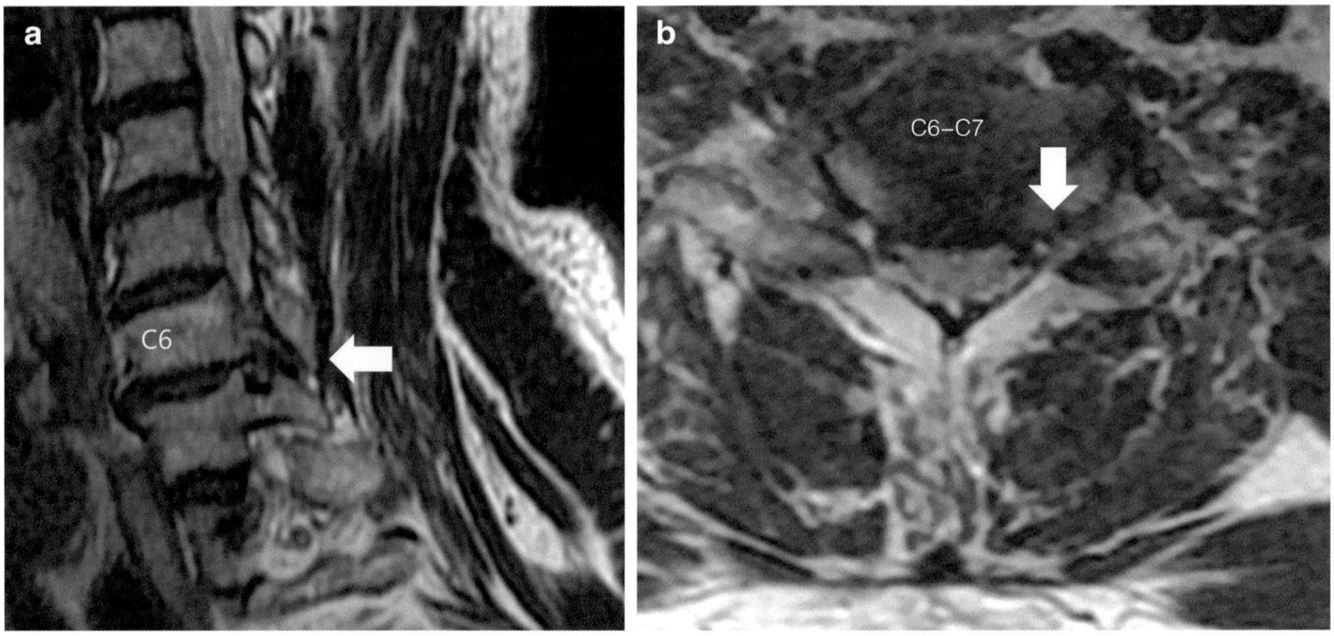

图 15.15 术前 MRI。a. 矢状位 T2WI 序列显示 C6-C7 椎间孔狭窄（白色箭头）。b. 横断面 T2WI 序列显示左侧椎间孔区域严重狭窄（白色箭头）

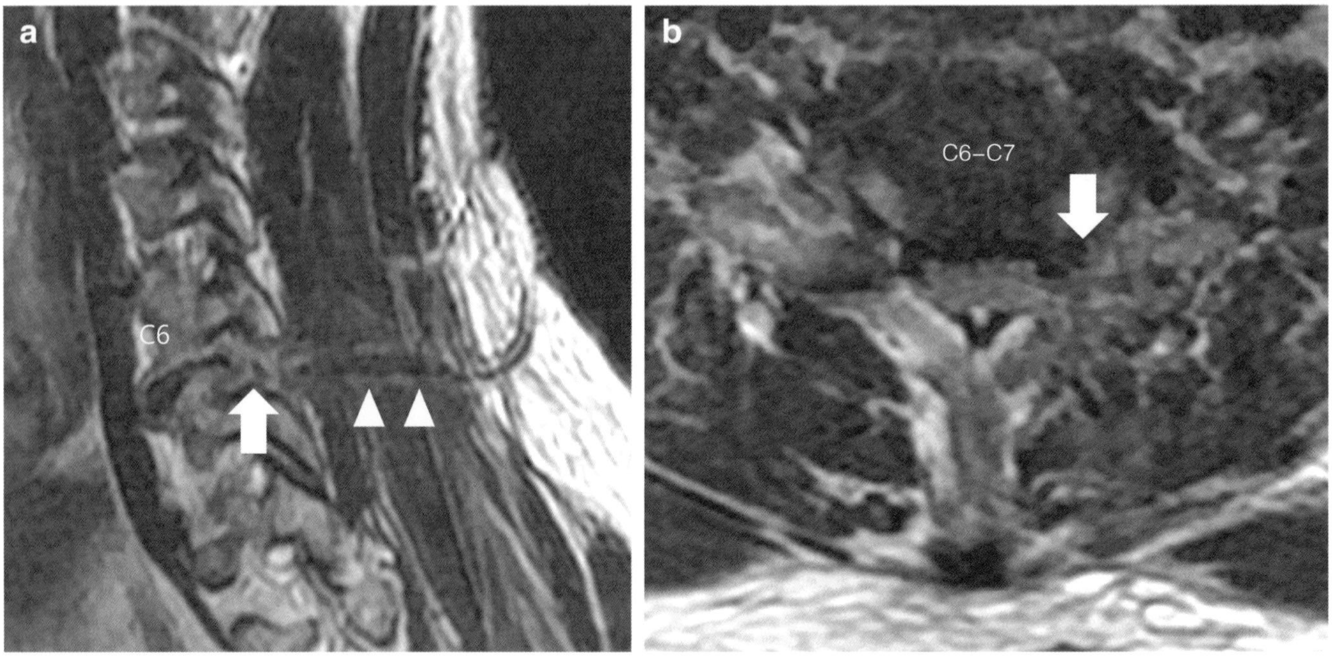

图 15.16 术后 MRI。a. 矢状位 T2WI 序列显示 C6-C7 椎间孔区域减压良好（白色箭头；三角指示引流管）。b. 横断面 T2WI 序列显示椎间孔区域减压良好（白色箭头），无血肿或肌肉肿胀

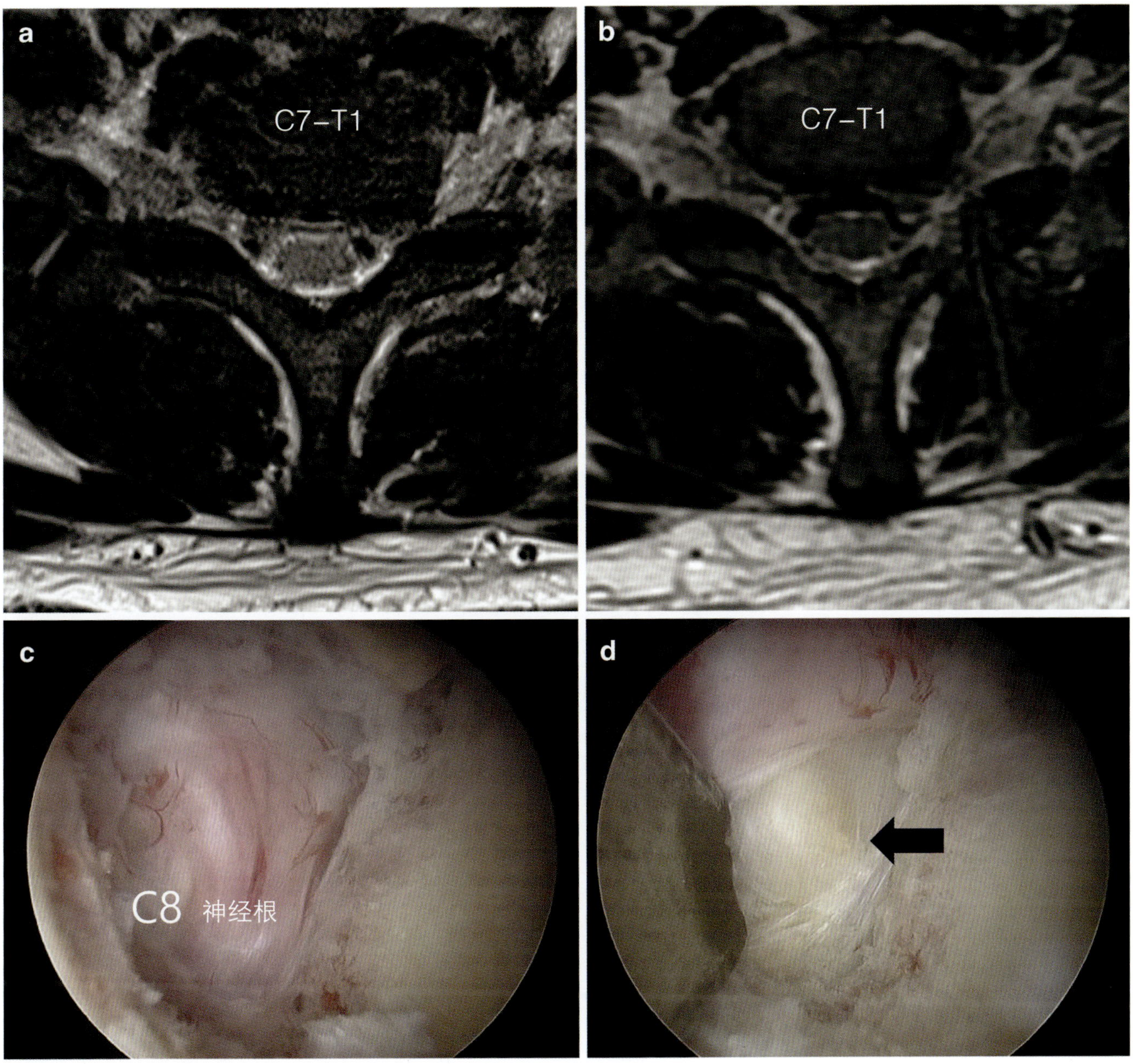

图 15.17 a. 术前 MRI 显示左侧 C7–T1 处的椎间孔 HCD。b. 术后 MRI 显示病变完全去除。c.C8 神经根受 HCD 压迫。d. 破裂的椎间盘髓核（黑色箭头）在神经根下被识别出来

刺痛感。这名患者在另一家医院被推荐进行肘关节手术。然而，病因是颈椎间盘突出，而不是肘关节问题。术前 MRI 显示左侧 C7–T1 处有明显的颈椎间盘突出，C8 神经根受压（图 15.17a）。使用 UBE 技术进行了 HCD 去除。通过在 V 点制作"钥匙孔"暴露 C8 神经根后，通过去除破裂的椎间盘髓核完成了神经减压（图 15.17c、d）。术后 MRI 显示椎间盘突出完全消除（图 15.17b）。手术后即刻，患者的刺痛感和麻木几乎消失，术后 4 天出院（图 15.18）。

6.2 胸椎案例展示

一名 58 岁男性患者，拄拐就诊，主诉走路不稳，右下肢麻木和背痛。术前 MRI 显示右侧 T12–L1 处的旁中央型胸椎间盘突出伴脊髓信号改变（图 15.19）。进行了 ULBD 和对侧间盘切除的 UBE 减压。术后 MRI 显示椎间盘突出髓核完全去除，硬膜囊和脊髓形状恢复正常（图 15.20）。手术后，患者可以不用拐杖行走，麻木显著改善。患者对术后结果非

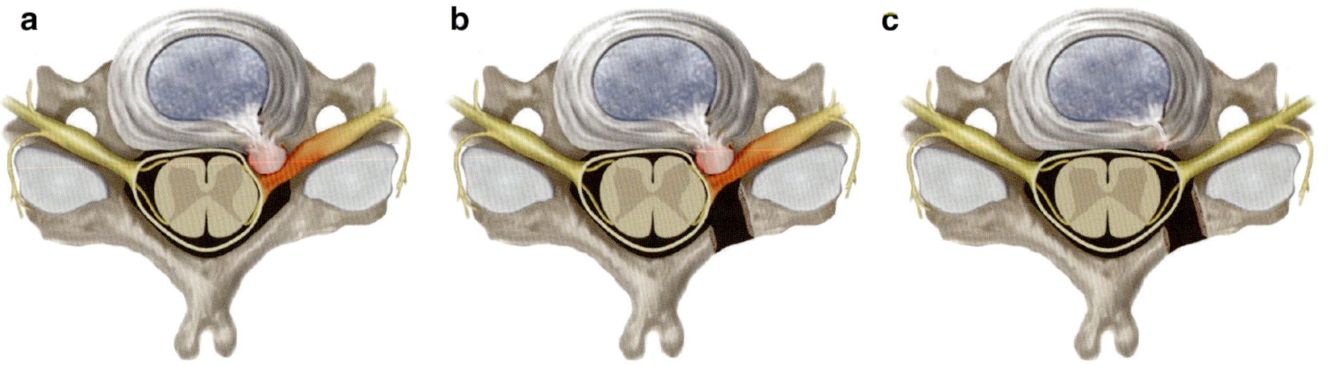

图 15.18　UBE 钥匙孔椎间盘切除手术示意图。a. 神经根被 HCD 压迫。b. 制作了用于去除 HCD 的钥匙孔。c. 去除破裂的椎间盘髓核后

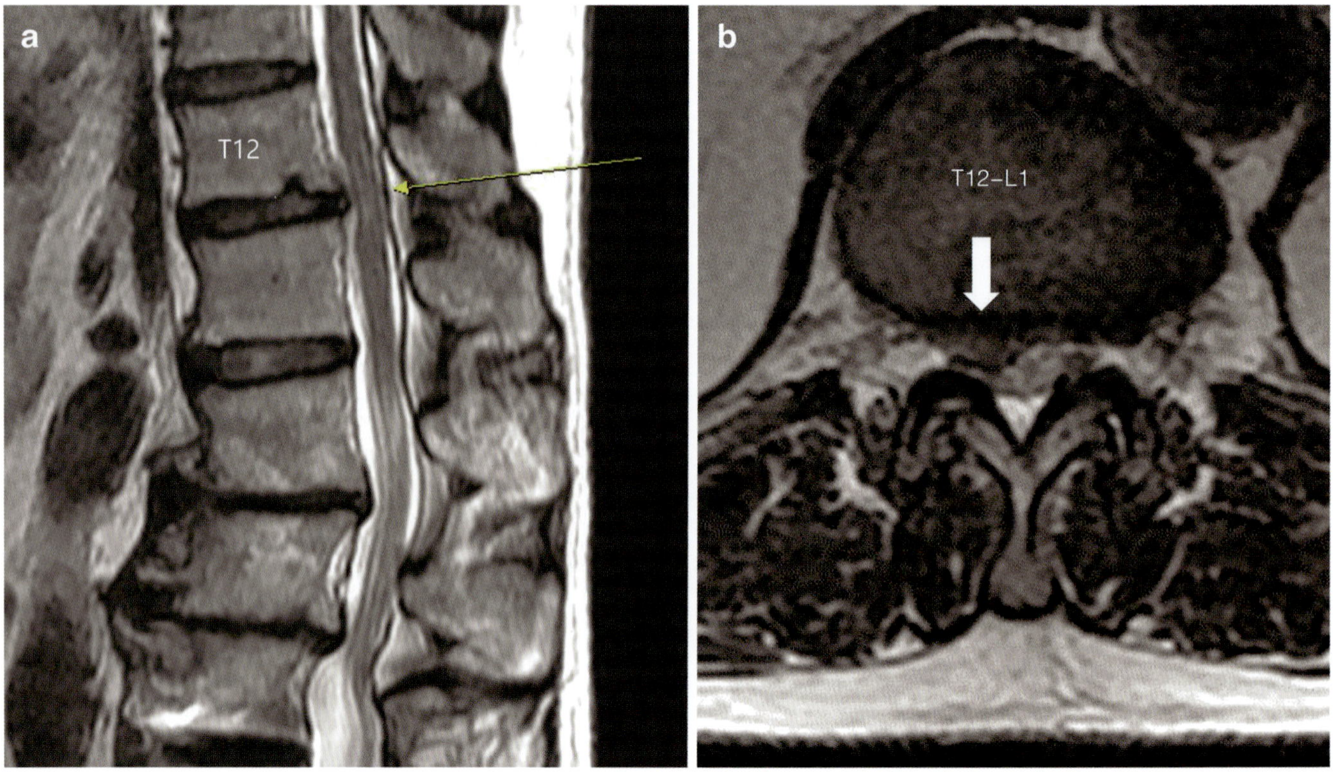

图 15.19　术前 MRI。a. 矢状位 T2WI 显示 T12–L1 处的椎管狭窄和脊髓信号变化（细箭头）。b. 横断面 T2WI 显示右侧旁中央 HTD（白色箭头）和严重压迫的脊髓

常满意。

7　总结

脊柱内镜手术将成为退行性脊柱疾病治疗的主流方式。作者坚信 UBE 技术足以满足这种期望，因为 UBE 技术不仅可以应用于颈椎、胸椎和腰椎，还可以应用于融合手术和 Far-out 综合征。

颈椎和胸椎的 UBE 后发生手术相关并发症是最应关注的问题，因此应在充分掌握该手术技术后应用。然而，正如作者所经治过的那样，颈椎和胸椎区域的 UBE 手术后，术后疼痛较少，术后恢复期短，临床结果非常好。这种技术的优点还包括保持脊柱稳定性，而不过多去除关节突。希望许多外科医生能够学习这种有效且安全的技术，并将其应用于多种退行性脊柱疾病患者。

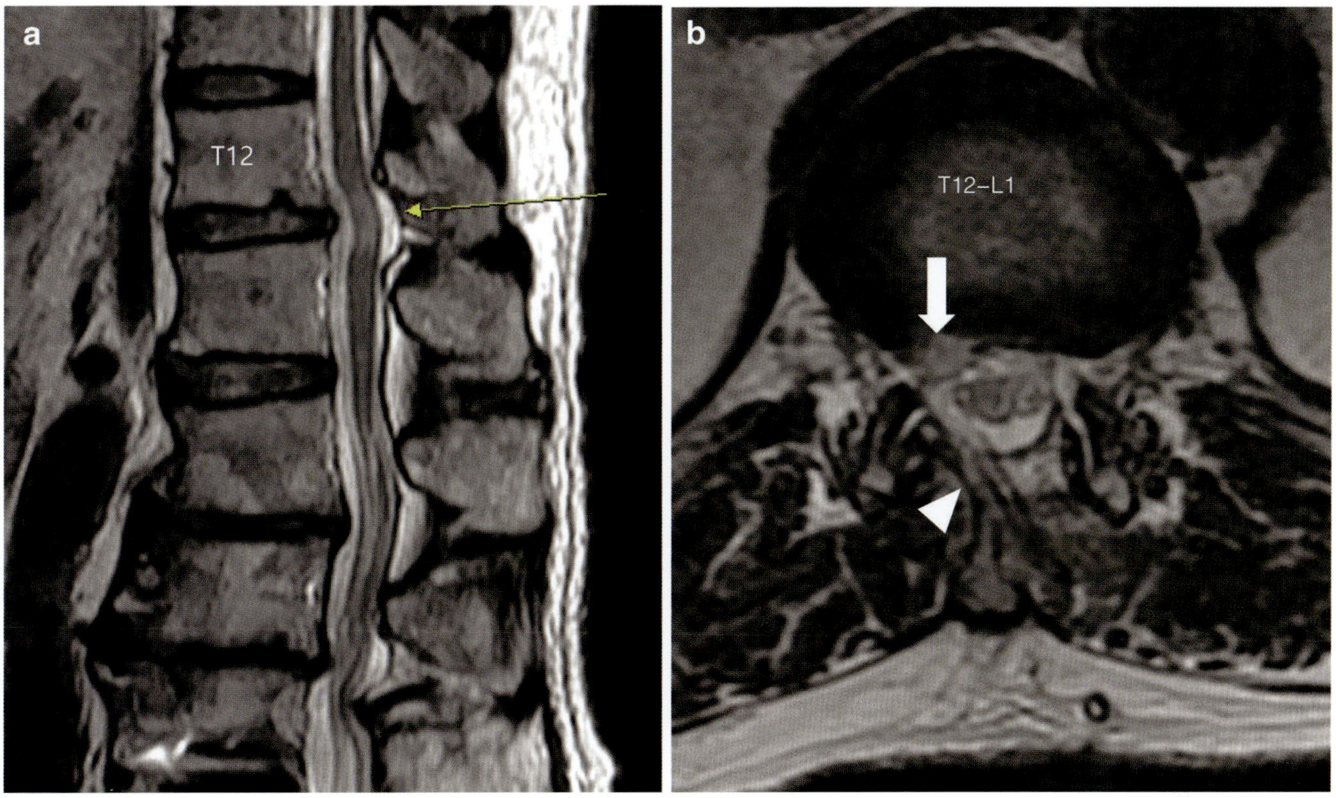

图 15.20 术后 MRI。a. 矢状位 T2WI 序列显示椎管减压良好（细箭头）。b. 横断面 T2WI 显示 HTD 已被去除（白色箭头）并且椎管完全减压。去除了棘突基部以到达对侧（三角）

参考文献

第 16 章　单通道全内镜后外侧经椎间孔腰椎间融合术

Hyeun Sung Kim

1　引言

脊柱内镜手术是脊柱微创手术中越来越受欢迎的一个“分支”。由于内镜远端配有光学镜头，手术医生可以在照明和放大的情况下看到目标结构。恒定的生理盐水灌洗有助于保持手术视野清晰，避免骨和软组织碎片及血液的干扰。由于直接靶点操作，软组织创伤最小。虽然早期的脊柱内镜主要用于椎间盘切除术，但如果能在单通道全内镜技术下进行腰椎间融合术，其受益范围将显著增加。脊柱内镜医生熟练掌握全内镜下腰椎间融合术需要一个陡峭的学习曲线。

在椎间盘间隙进行终板处理时，术者可以选择两种手术路径。第一种路径是经 Kambin 三角靠近出口神经根的自然安全解剖工作区（单通道全内镜，保留关节突的经 Kambin 三角椎间孔腰椎间融合术）。第二种手术路径是通过椎板间窗进行关节突切除，以在走行神经根旁创建所需的工作空间（单通道全内镜，牺牲关节突的后外侧经椎间孔腰椎间融合术）。我们在本章中重点介绍的是单通道全内镜下牺牲关节突的后外侧经椎间孔腰椎间融合术。

2　适应证

单通道全内镜经椎间孔腰椎间融合术的适应证与开放和微创经椎间孔腰椎间融合术类似。文献中描述的常见适应证有退行性椎间盘疾病导致的脊柱不稳定、不稳定的椎体滑脱、因不稳定引起的机械性腰背痛和腿痛的椎管狭窄、椎间孔狭窄、经椎间盘切除失败后的复发性椎间盘突出以及关节突关节不稳定等。此外，不适合全身麻醉的患者可以考虑单通道全内镜下保留关节突的经 Kambin 三角椎间孔腰椎间融合术。

3　分步技术

单通道全内镜牺牲关节突的后外侧经椎间孔腰椎间融合术

单通道全内镜牺牲关节突的后外侧经椎间孔腰椎间融合术的基本步骤与使用管状牵开器的微创经椎间孔腰椎间融合术类似。然而，由于内镜放大倍率更高，移动性更强，设备尺寸受工作通道尺寸限制，因此在技术上有一些显著的不同，而且这种技术的学习曲线很陡峭。在处理下关节突（IAP）方面，该技术可以从外向内或从内向外进行。这两种处理 IAP 的方式在统计学上存在显著差异，由外向内方式比由内向外方式更快。我们建议使用大通道内镜进行这种融合手术。

第一步：单通道内镜精准抵达关节突关节部位

我们将患者在全身麻醉下俯卧于 Wilson 支架上，脊柱略微屈曲。通过放置支架恢复患者的腰椎前凸。术者站在侧面，计划进行全关节突切除和融合器置入。我们在症状侧的上位椎体的椎弓根和关节突水平，标记了一个 1.6 cm 的皮肤切口，这在前后（AP）位图中可以看到（图 16.1）。相应的侧位图显示工作套管与椎间盘空间对齐。我们使用导丝、扩张器和最后的牵开套管进行逐级扩张。工作套管应停靠在 IAP 下缘内侧部分，直接位于关节突关节处。随后术者将内镜移动到吴氏点（Wu's Point）进行由内向外操作或 Kim 点进行由外向内操作（图 16.1）。

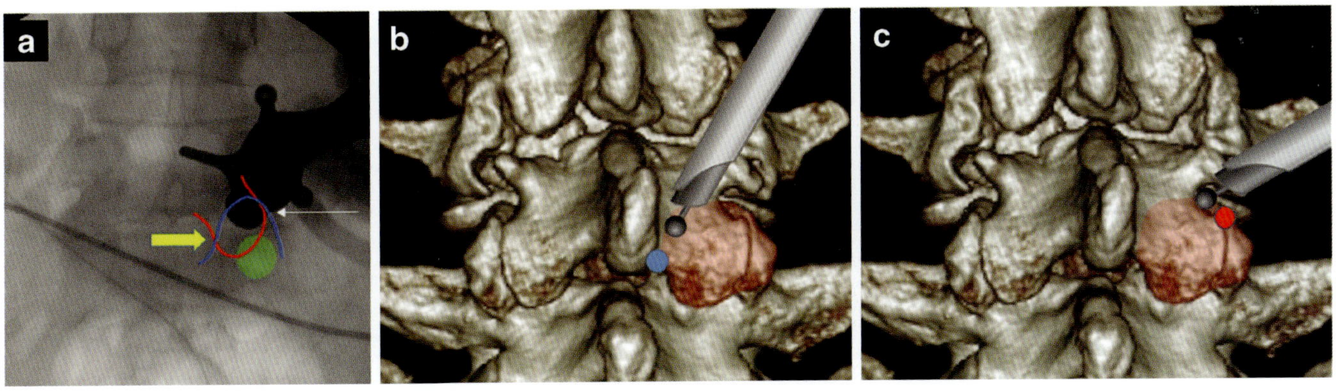

图 16.1　内镜入点。a. 内镜停靠在关节突上，黄色箭头指示吴氏点，接近透视图中下关节突（红色实线）和上关节突（蓝色实线）轮廓的内侧汇合处，而白色箭头指示 Kim 点，接近透视图中下关节突（红线）和上关节突（蓝线）轮廓的外侧汇合处。术前 3D 重建 CT 扫描辅助计划吴氏点（b，蓝色圆圈）和 Kim 点（c，红色圆圈）的停靠区域

在正侧位透视图中检查这个停靠位置以确认内镜的位置正确。我们建议使用 10°～15° 角、10 mm 外径、5.1~6 mm 工作通道直径、120~130 mm 工作长度的内镜进行此操作。内镜灌洗压力在大多数内镜融合手术过程中保持在 25~40 mmHg。

第二步：切除下关节突：由内向外与由外向内操作

使用射频消融器切开软组织，识别出关节突关节的位置，并切开关节囊。在暴露骨性标志期间，我们寻找内镜下的棘突椎板交界和关节突内侧圆形边缘的标志，确定从棘板交界和下关节突最内侧面形成的骨弧中点，即吴氏点。软组织分离，向外侧延伸以暴露与上关节突外侧边缘相接触的下关节突的最上和外侧边缘，即 Kim 点。吴氏点在关节的内侧和相对较尾部的方向，而 Kim 点在关节的外侧和相对较头部的方向。从吴氏点向 Kim 点进行的内镜下钻孔被称为由内向外操作，而反方向进行的内镜下钻孔被称为由外向内操作。在由内向外操作中，IAP 从吴氏点以斜向尾部到头部和内侧到外侧的方向切除至 Kim 点。进行内镜下钻孔时会遇到外皮质骨、松质骨和内皮质骨。我们钻孔直到剩下一层薄薄的内皮质。使用大号工作牵开管对 IAP 的钻孔轨迹进行了控制性骨折。IAP 被作为自体移植骨收集。由外向内操作涉及从 Kim 点到吴氏点的斜向头部到尾部、外侧到内侧的内镜下钻孔。我们发现由外向内操作在 IAP 骨折时出血较少，所需的肌肉软组织剥离较少，这两个因素导致 IAP 的切除速度显著增快（图 16.2 和图 16.3）。

第三步：切除上关节突

IAP 切除后，暴露上关节突（SAP）。我们用内镜下 Penfield 探针触摸 SAP 基部的内侧边缘，然后使用内镜下磨钻从内侧到外侧或从外侧到内侧方向切除 SAP（图 16.2d~f）。或者，可以使用内镜下 Kerrison 椎板钳将 SAP 作为自体移植骨逐块切除（图 16.4）。

第四步：黄韧带切除和神经减压

SAP 切除后，暴露黄韧带的侧缘。随后显露黄韧带头部和尾部边缘的椎板附着处，直到黄韧带的边缘。如果有必要进行双侧侧隐窝狭窄减压，则进行对侧的顶部减压。一旦对黄韧带边缘进行了充分的骨性减压，就可以切除黄韧带。我们观察到了减压后的硬膜神经搏动。

第五步：椎间盘准备和融合器置入

我们暴露椎间盘并对邻近椎间盘间隙的硬膜外血管进行止血（图 16.5）。在透视引导下，使用内镜 Penfeld 剥离子和射频消融器进行椎间盘切开。一个 13.7 mm 外径和 10.2 mm 内径的大尺寸开斜角工作套管被推进并牢固地放置在椎间盘上。通道开口指向远离神经的方向。用工作套管轻轻地将走行神经根向内侧牵开。使用镜下钻和内镜钝弯剥离器将软骨终板剥离，直到看到软骨下骨点状出血，并用镜下髓核钳取出椎间盘碎片。我们检查终板以达到

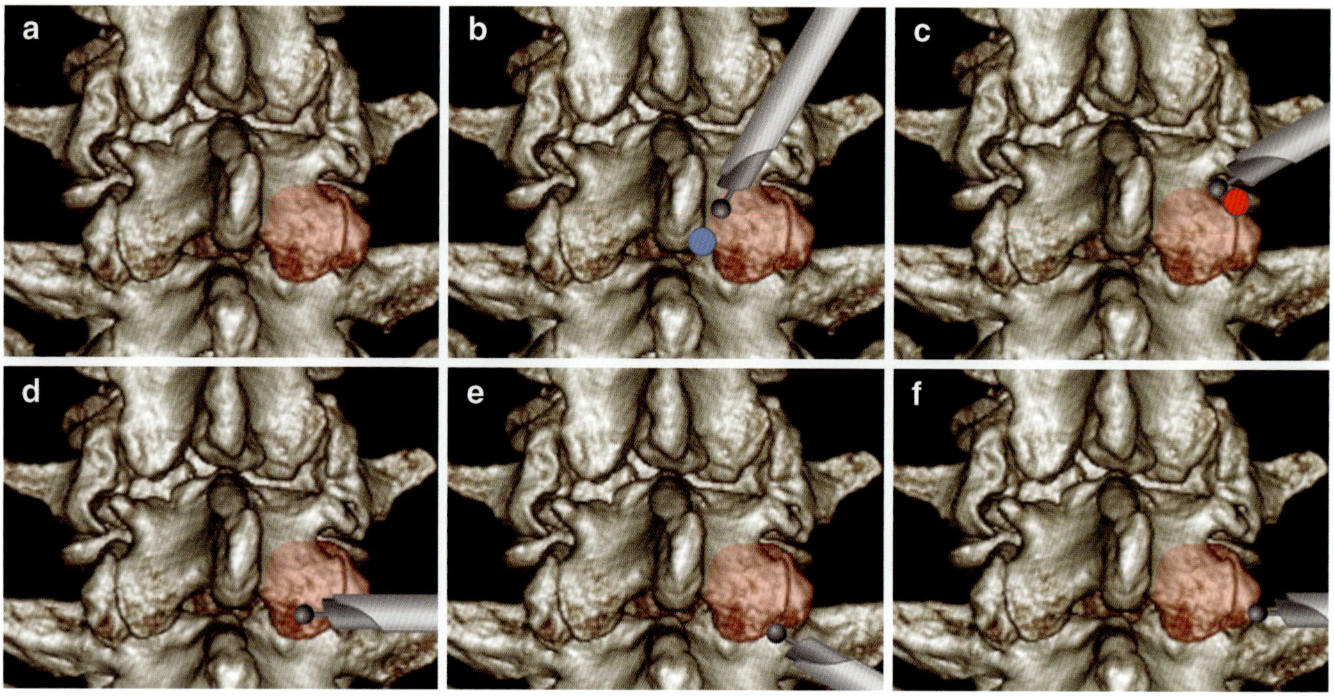

图 16.2　L4–L5 右侧的单通道全内镜后外侧经椎间孔腰椎间融合术的术前 3D 重建 CT，处理上、下关节突。a. 对覆盖在峡部和关节突上的多裂肌进行软组织切开。暴露用红色阴影表示的关节突。b、c. 下关节突（IAP）的内镜下钻孔点。b. 暴露 IAP 的吴氏点（蓝色圆圈）。c. 内镜下逐层钻孔至峡部的内层皮质，将峡部变薄至内皮质，朝向 IAP 的 Kim 点（红色圆圈）。d~f. 上关节突（SAP）的内镜下钻孔程序。d. 在上关节突的内下缘进行内镜钻孔至上关节突在椎弓根上方的中点（e），然后到上关节突的外下缘（f）

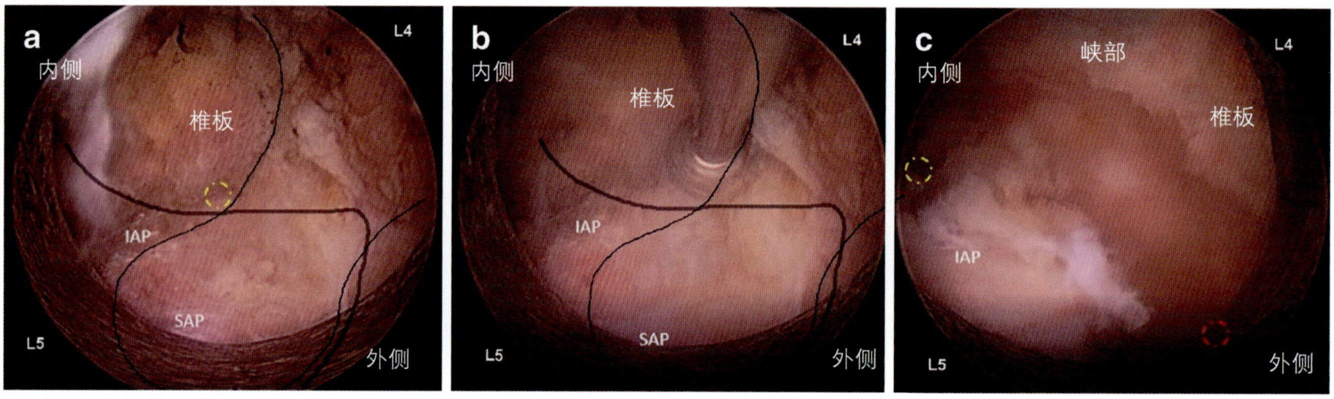

图 16.3　L4–L5 右侧的单通道全内镜后外侧经椎间孔腰椎椎间融合术的术中内镜图像，展示了使用由内向外方法切除下关节突。a. 暴露吴氏点（黄色虚线圆圈），即从棘板交界处形成的骨弧中点和下关节突最上内侧部分。b. 内镜下钻孔峡部。c. 从吴氏点到 Kim 点，右侧 L4–L5 下关节突的峡部完全切除，下关节突的最上、外侧边缘与上关节突的外上缘相接。相反，在由外向内方法中，钻孔从 Kim 点到吴氏点进行

满意的终板准备。然后，我们将工作套管向腹侧推进至椎间盘间隙的后 1/3 处，同时用工作牵开器保护神经，并撤出内镜。手术的下一部分在透视引导下进行。将自体骨和同种异体骨混合物插入椎间盘间隙中。进行融合器大小试验，然后将合适大小的融合器装填自体骨和同种异体骨混合物并插入工作套管中。如果融合器比内镜的工作套管大，在透视引导下插入扩张器并通过 Harrison 融合器滑片将其推入合适位置（图 16.6）。通过 Harrison 融合器滑片在内镜引导下进行最后的融合器置入。插入内镜检查融合器的位置和神经减压状态。通过内镜插入引流管并用缝合线固定。引流管通常在术后第 1 天

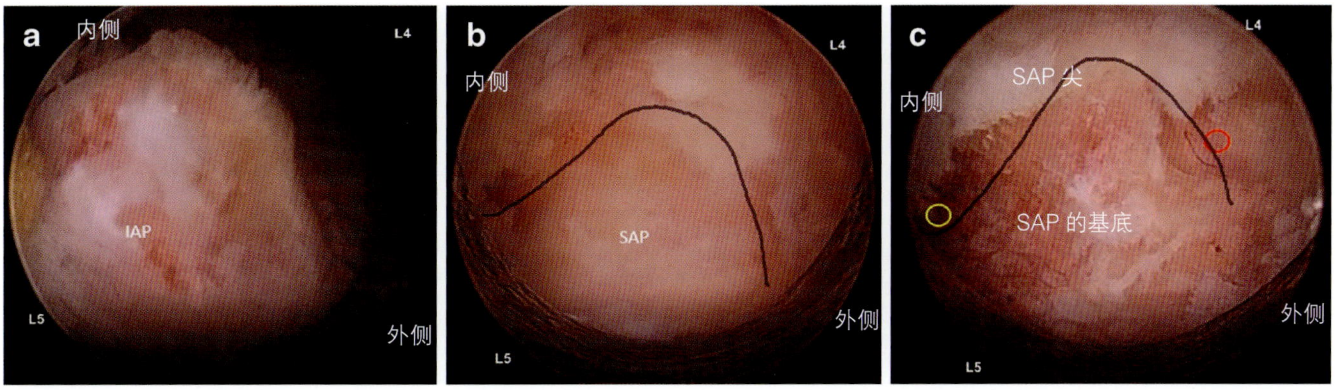

图 16.4　L4–L5 右侧的单通道全内镜后外侧经椎间孔腰椎间融合术的术中内镜图像，展示了上关节突的切除。a. 使用工作套管抬起关节突以移除下关节突（IAP）。b. 暴露上关节突（SAP）。c. SAP 的内侧边缘（黄色圆圈）和外侧边缘（红色圆圈）

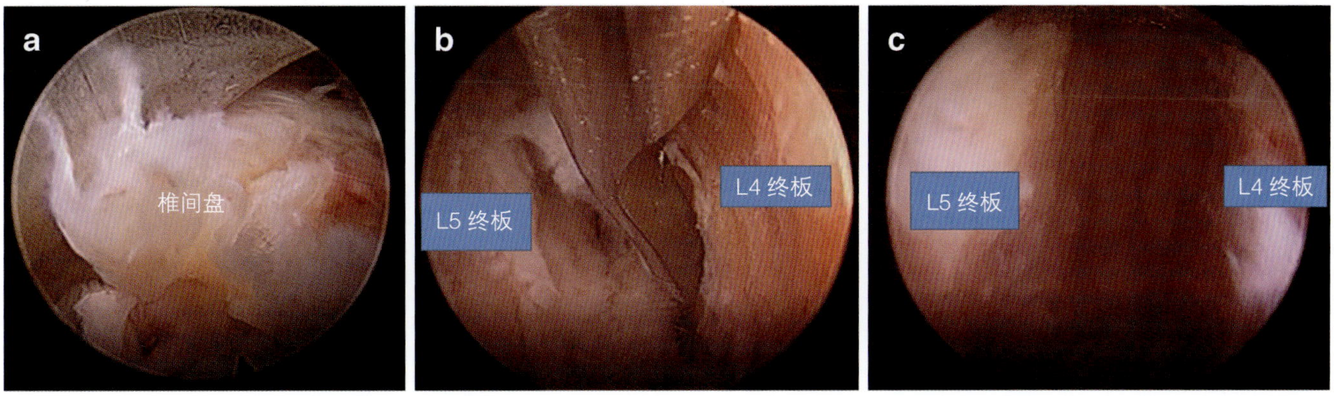

图 16.5　L4–L5 右侧的单通道全内镜后外侧经椎间孔腰椎间融合术的内镜图像。a. 工作套管旋转以保护走行神经根的椎间盘暴露。b. 使用镜下钻、钝弯剥离器和椎板钳从头端终板和尾端终板剥离软骨终板以去除椎间盘和软骨。c. 完成终板准备

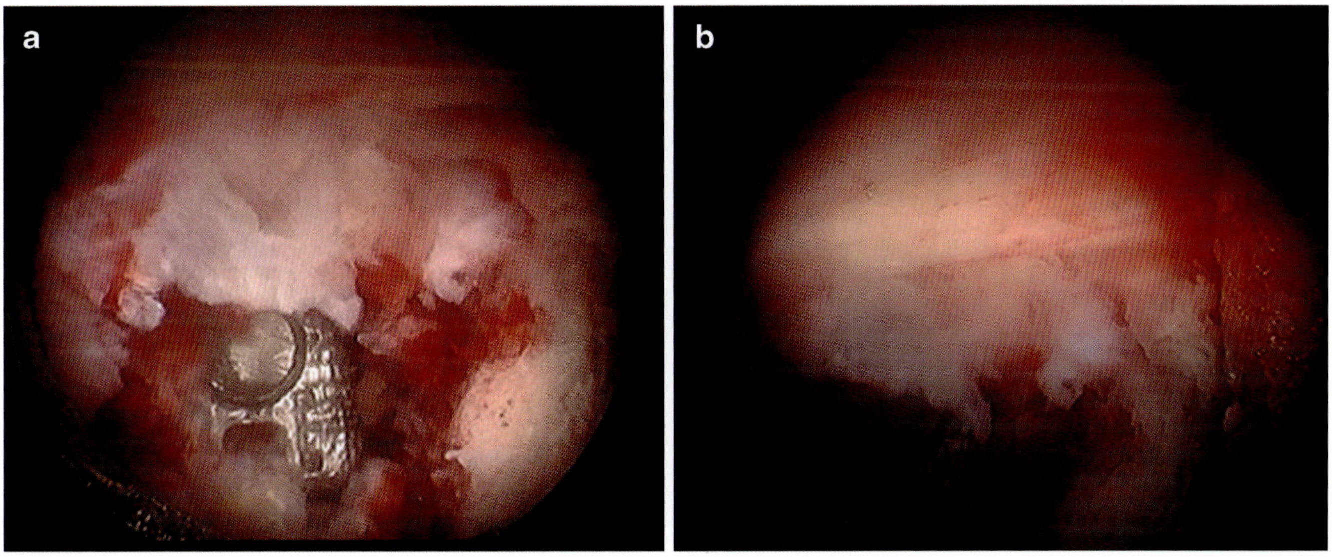

图 16.6　内镜视图中的融合器置入最终确认。a. 插入一个装填有自体移植物的 3D 打印钛融合器。b. 融合器旁可见搏动的走行神经根

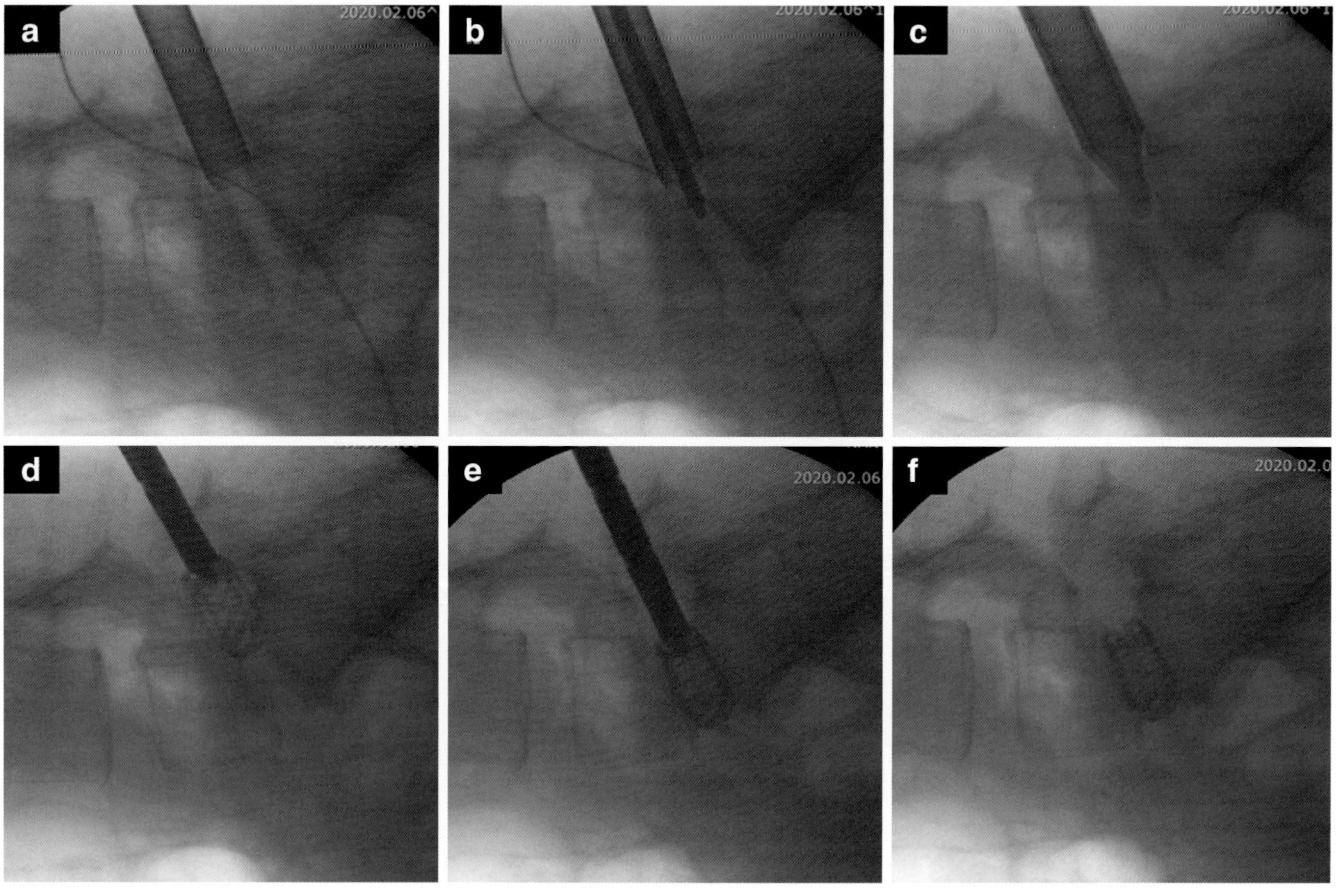

图 16.7　术中透视显示在 L5–S1 后外侧腰椎间融合术中插入椎间融合器。a. 工作套管牵开走行神经根。b. 在椎间空间内填塞骨移植物。c. 插入 Harrison 融合器滑片以保护走行神经根。d. 通过 Harrison 融合器滑片置入融合器，随后移除椎间内置入融合器的腹侧 1/3。e、f. 椎间置入融合器

移除。

融合器置入后放平 Wilson 支架，并在透视引导下以标准方式置入经皮椎弓根螺钉和连接杆，加压拧紧固定螺钉，并分层关闭伤口（图 16.7）。

4　术后注意事项和案例展示

对于两种类型的内镜融合手术，患者在术后当天或次日早上即可下床活动。如果插入引流管，则次日清晨取出。Jewett 支具可以作为一种选项提供给患者以增加舒适度，但不是绝对必要的。术后第 1 天的站立位 X 线检查用于评估融合器和螺钉的位置。术后 1 周内的 MRI 在一些国家是可选的做法，前提是MRI费用和可用性对患者群体是可以接受的。建议在前 2 周进行轻度活动和非负重练习。剧烈活动应在 3~6 个月后进行。我们通常建议避免进行屈曲活动，以避免在融合完成之前对植入物和螺钉施加压力。通过随访 X 线片和 / 或 CT 追踪融合情况。我们的大多数患者在 1 年内实现融合（图 16.8~ 图 16.10）。

5　总结

单通道全内镜后外侧经椎间孔腰椎间融合术和单通道全内镜经 Kambin 三角椎间孔腰椎间融合术在有经验的医生操作下是安全且微创的手术。谨慎选择患者并熟悉内镜下融合的步骤对于提高手术的安全性、有效性和效率至关重要。当执行得当时，它可以提供微创的好处，其长期结果与开放性脊柱融合手术相似。

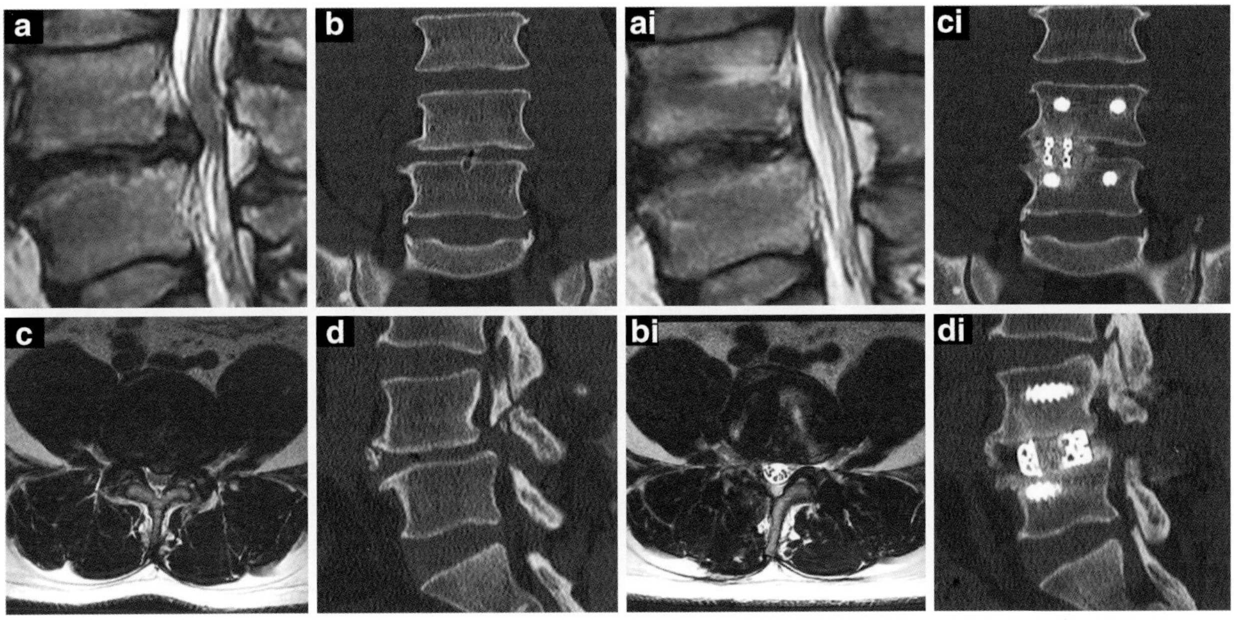

图 16.8　L4-L5 右侧的单通道全内镜后外侧经椎间孔腰椎间融合术的术前和术后 CT 及 MRI。a. 术前 L4-L5 的矢状位 MRI 中线切割显示 L4-L5 椎管狭窄伴Ⅰ度椎体滑脱。b. 术前冠状位 CT 显示 L4-L5 的侧向滑移，L4-L5 椎间盘上有真空征。c. 术前 L4-L5 的轴位 MRI 显示椎管狭窄。d. 术前矢状位 CT 显示Ⅰ度椎体滑脱伴峡部裂。ai. 术后矢状位 MRI 中线切割显示 L4-L5 减压情况。bi. 术后冠状位 CT 显示 L4-L5 椎间隙置入融合器后的侧向滑移矫正。ci. 术后 L4-L5 的轴位 MRI 显示 L4-L5 椎管减压情况。di. 术后矢状位 CT 显示置入融合器后椎体滑脱减轻

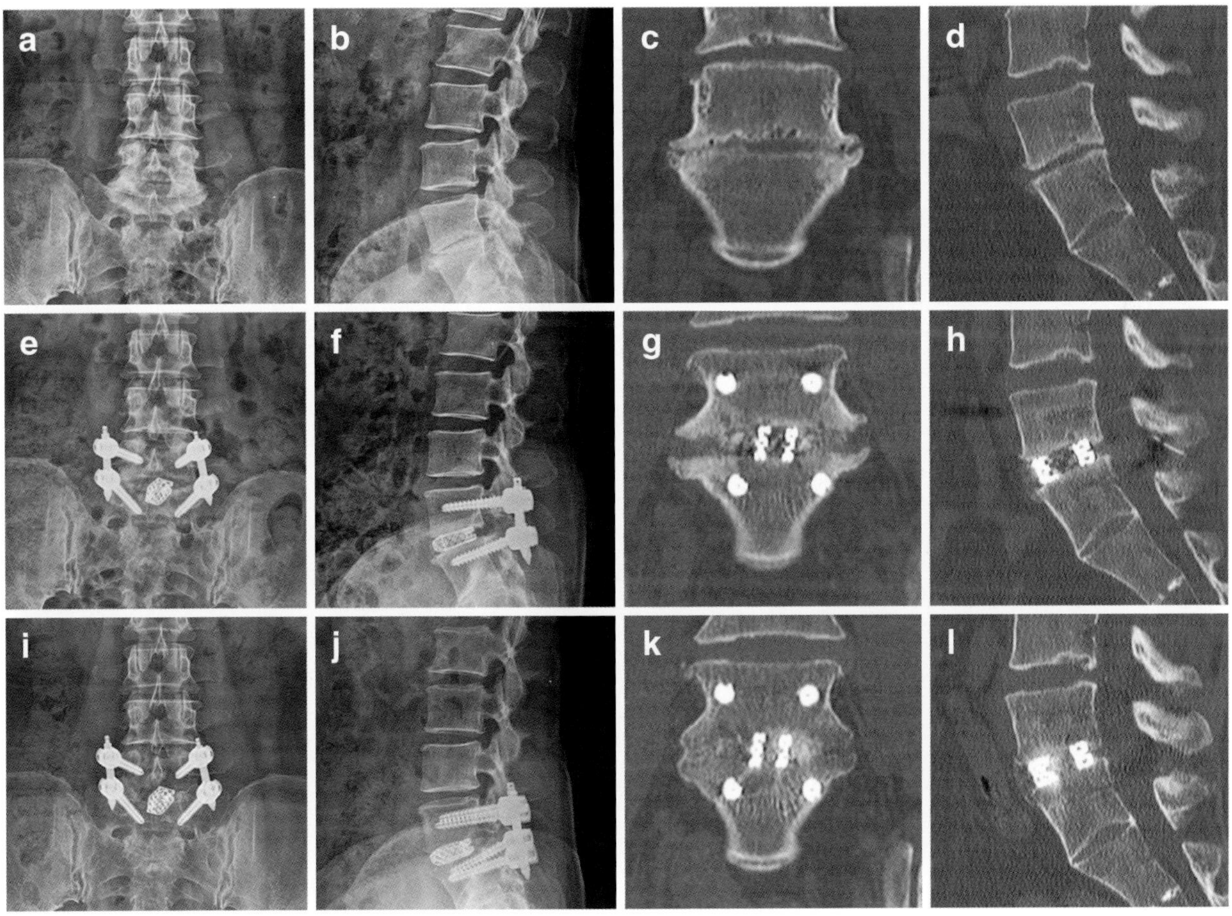

图 16.9　一名 56 岁的女性患者，接受了 L5-S1 单通道全内镜后外侧经椎间孔腰椎间融合术。a~d. 术前 X 线片和 CT。e~h. 术后即刻 X 线片和 CT。i~l.2 年随访时 X 线片和 CT

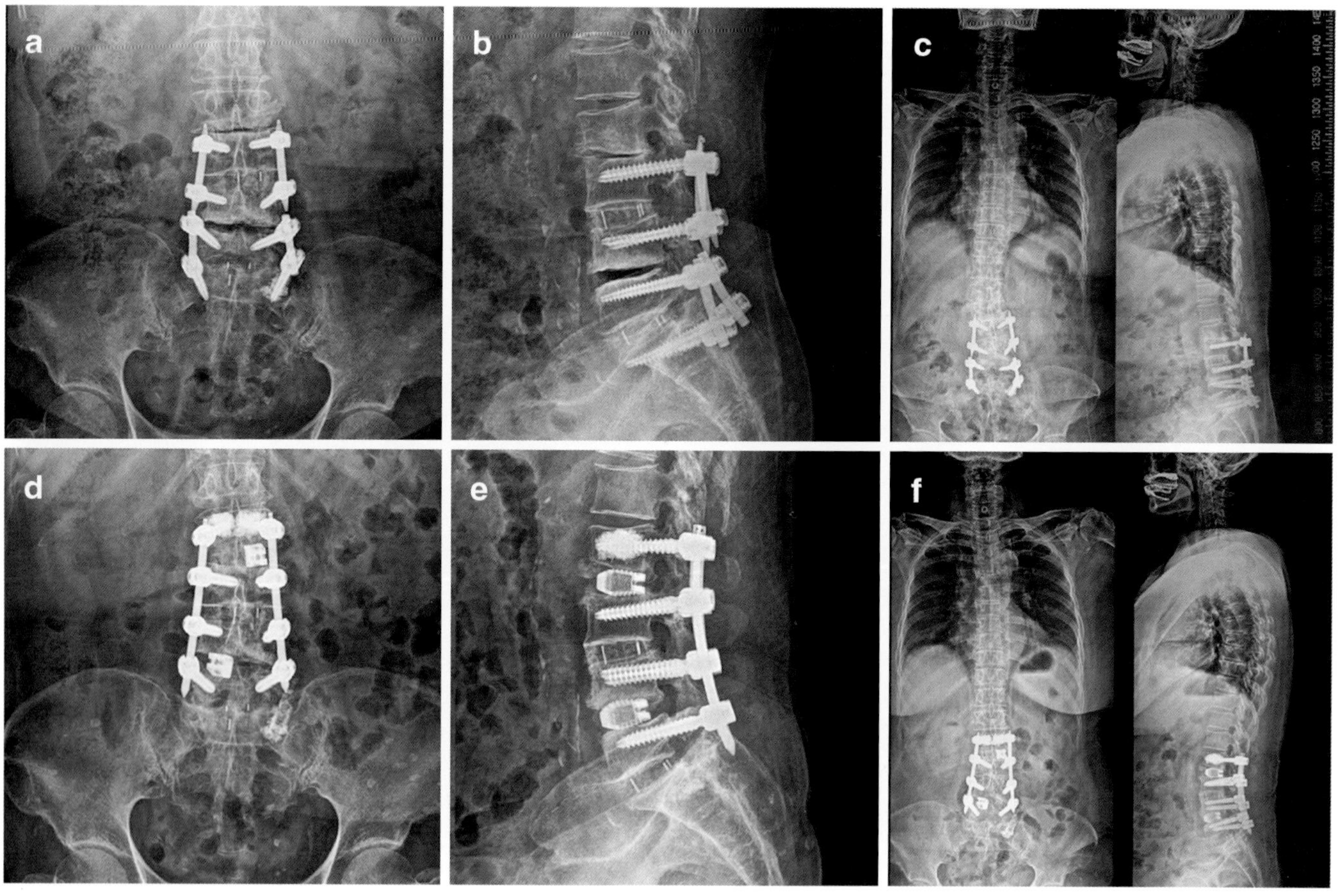

图 16.10　一名 66 岁的女性患者，因先前 L4–L5 融合术后的邻近节段退变而接受了左 L3–L4 和右 L5–S1 的单通道全内镜后外侧经椎间孔腰椎间融合术。a~c. 术前 X 线片和全脊柱图像。d~f. 术后 1 年随访 X 线片和全脊柱图像

参考文献

第 17 章　双通道内镜腰椎间融合术

Dong Hwa Heo, Don Young Park, Young Ho Hong

1　引言

近年来，脊柱内镜手术的适应证得到了大力扩展。内镜腰椎间融合术已被尝试用于治疗腰椎退行性疾病与腰椎不稳。其中，双通道内镜腰椎入路也可以实现腰椎间融合术。双通道内镜腰椎间融合术可能具有微创腰椎间融合术与内镜腰椎入路的优势。

双通道内镜腰椎间融合术技术可以进行完整的融合术，也可以像传统手术或显微镜手术一样进行神经减压。微创和尽可能保留正常结构是双通道内镜腰椎间融合术的其他优势。双通道内镜腰椎间融合术的技术通常遵循使用管状牵开器的同侧经椎间孔腰椎间融合术（TLIF）的方法，脊柱外科医生们熟悉其解剖方向。我们介绍了双通道内镜 TLIF 的手术技术与手术过程，包括其改良技术。

2　适应证和禁忌证

双通道内镜 TLIF 的适应证与使用管道牵开系统的微创 TLIF 相同。双通道内镜 TLIF 的适应证为退行性腰椎滑脱、峡部裂、中央或外侧隐窝狭窄伴不稳、椎间孔狭窄和腰椎病变中复发性椎间盘突出。这种技术的禁忌证包括肿瘤、感染和畸形（如脊柱侧弯和后凸）。

3　循序渐进的技术

内镜 TLIF 有两种方法。一种是经 Kambin 三角入路（图 17.1a），另一种是后外侧入路（图 17.1b）。双通道内镜 TLIF 采用后外侧入路通道。使用后外侧入路的双通道内镜 TLIF 的手术技术类似于使用管道牵开系统的微创 TLIF。比较使用经 Kambin 三角入路的内镜 TLIF，这种后外侧 TLIF 入路（图 17.1b）扩大骨窗，包括同侧椎板切除术和关节突切除术。

3.1　皮肤切口与双通道

在同侧椎弓根上建立两个通道。对于右利手的外科医生来说，通常会将右手通道作为他的工作通道。在左侧入路的 L4–L5 椎间融合术中，在 L4 椎弓根上建立一个内镜通道，在 L5 椎弓根上建立一个工作通道。这两个皮肤切口用于同侧经皮椎弓根螺钉插入（图 17.2a）。

还有其他的切口方式：在椎板上建立内镜通道，在同侧尾部椎弓根周围建立工作通道（图 17.2b）。在椎间盘切除术和终板制备过程中，内侧内镜检查通道对于上、下终板提供了良好可视化环境。内镜通道的小皮肤切口也用于硬膜外引流导管。应在 C 臂荧光镜监测下建立两个通道。非优势手用于照明及其穿刺，优势手则在工作通道中使用手术器械（图 17.3）。插入一系列扩张器以建立工作通道。最后，插入一个工作通道（图 17.3）。

3.2　骨性神经根管减压

对于同侧神经根和对侧神经根的直接减压，需要去除部分骨质。通常，进行同侧部分半椎板切除（图 17.4a、b）。头部和尾部椎板部分半椎板切除术后，应暴露黄韧带的近端和远端。进行同侧关节突切除术，包括移除下关节突和上关节突。有时，在椎间融合器的插入过程中，为了保护出口神经根，部分切除上关节突。椎板切除术和面切除术后，去除黄

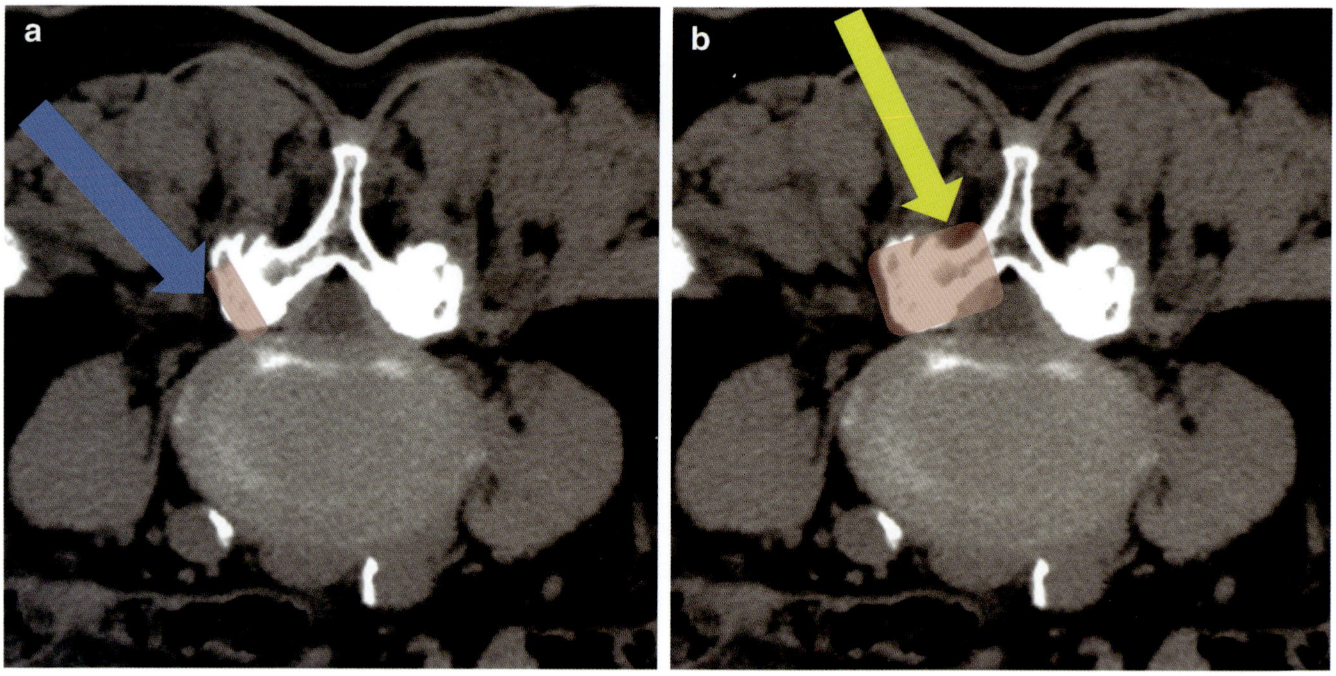

图 17.1　内镜 TLIF 的两种入路：经 Kambin 三角入路（a）和后外侧入路（b）。经 Kambin 三角入路与经椎间孔内镜椎间盘切除术相似。相反，后外侧入路与传统或微创 TLIF 相似

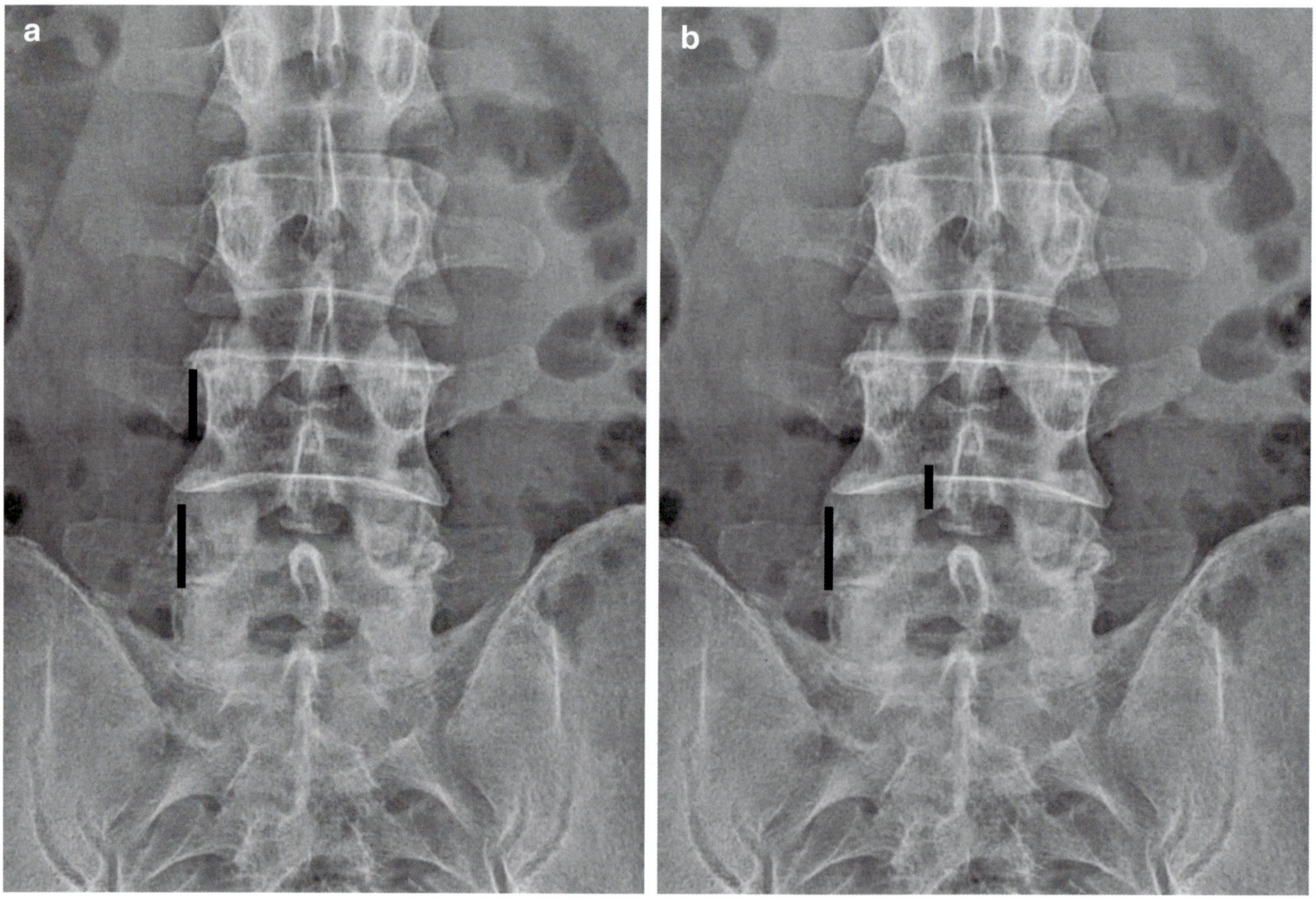

图 17.2　双通道的两个皮肤切口点。a. 在椎弓根外边缘处形成两处皮肤刺伤。b. 内镜通道的另一个位置在椎板上

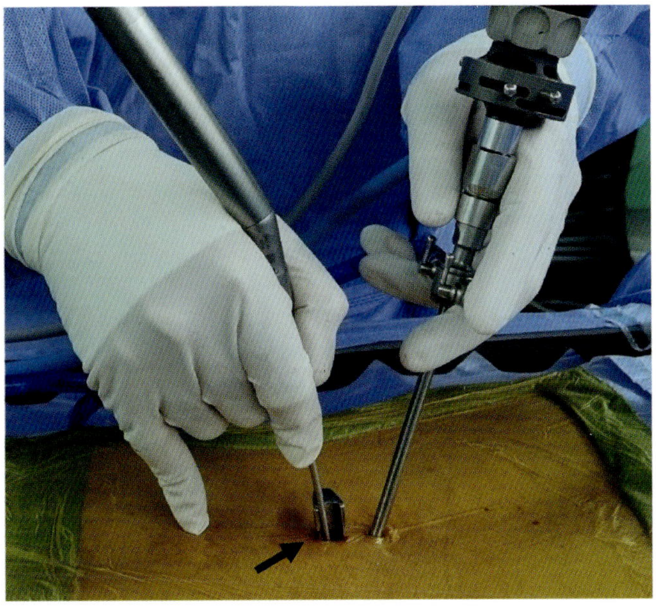

图 17.3 双门内镜入路概览。工作套（箭头）插入工作通道

韧带。如果患者有对侧侧隐窝狭窄，则切除双侧黄韧带。经层下入路切除对侧黄韧带。可以对中央管和双侧神经根进行减压（图 17.4c）。

3.3 终板暴露

在中央管和神经根减压后，进行全椎间盘切除术。通常使用髓核钳和尖刀在椎间盘进行环行切除。髓核钳可用于对侧椎间盘切除。我们可以在清晰放大的内镜下暴露终板（图 17.5a）。内镜可以插入椎间隙。终板由两层组成，包括骨终板和软骨终板。为了防止椎体间融合器下沉，应仅移除软骨终板，而不损伤骨终板（图 17.5b）。在双通道内镜 TLIF 中，只能将软骨终板与骨终板分离并移除。对侧的终板暴露是用斜角刮匙完成的。在清晰且放大的内镜视角下完成了终板的完全准备（图 17.5）。

3.4 置入椎间融合器

单椎间融合器置入术：在椎间融合器置入前，我们使用一系列尺寸的融合器试模或铰刀检查椎间距（图 17.6a）。如果椎间隙较窄，我们尝试分开椎间隙，对椎间孔进行间接减压，并置入大尺寸椎间融合器。一组不同尺寸的椎间融合器试模置入可以分散椎间盘间隙。在 C 臂荧光透视监测下，于硬脊膜回缩并穿过神经根后置入融合器（图 17.6b）。使用撞击器横向旋转倾斜插入椎间融合器（图 17.6c 和图 17.7）。

双椎间融合器置入术：后路腰椎间融合术（PLIF）的双融合器可以同侧插入。第一个 PLIF 融合器应深深插入中线上方（图 17.8 和图 17.9）。然后，将第二个 PLIF 融合器置入椎间隙。最后，将骨片插入两个融合器之间（图 17.8 和图 17.9）。

3.5 经皮椎弓根螺钉置入术

将椎体间融合器置入椎体间间隙后，在 C 臂透视下进行经皮椎弓根螺钉固定。双通道的两个切口用于同侧经皮椎弓根钉螺钉固定。在对侧，做两个

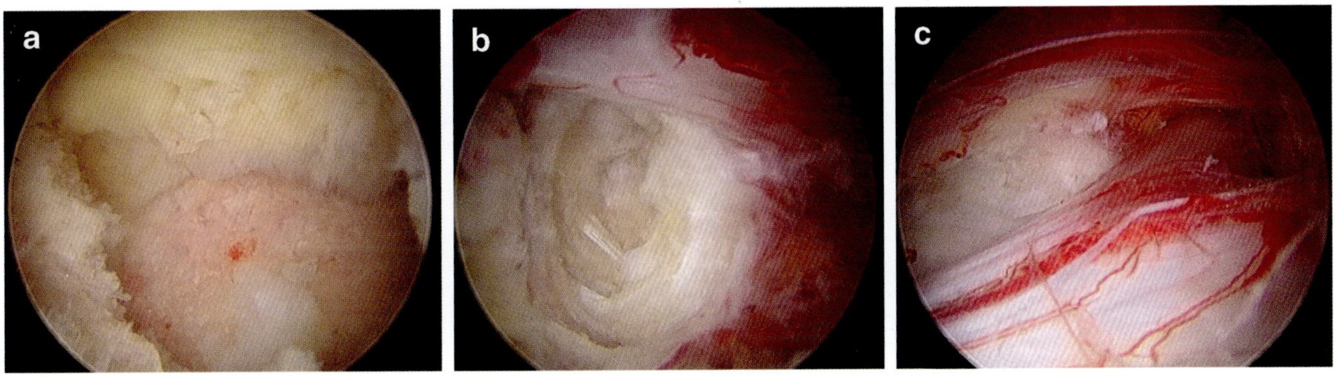

图 17.4 a. 同侧椎板切开术切除下关节突的术中内镜观察。b. 移除上关节突后，有足够的空间进行融合器置入。同侧横贯神经根完全减压。c. 移除对侧黄韧带后，对侧横贯神经根完全减压

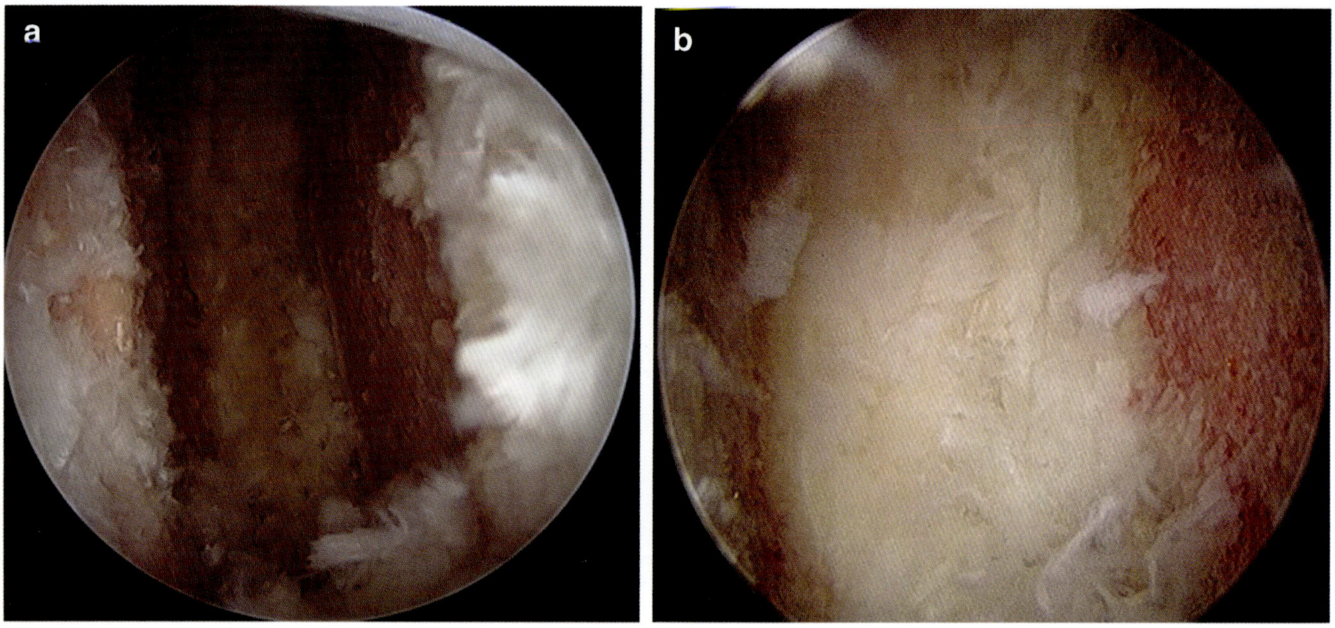

图 17.5 a. 完整终板准备的术中内镜视图。b. 没有侵犯骨终板

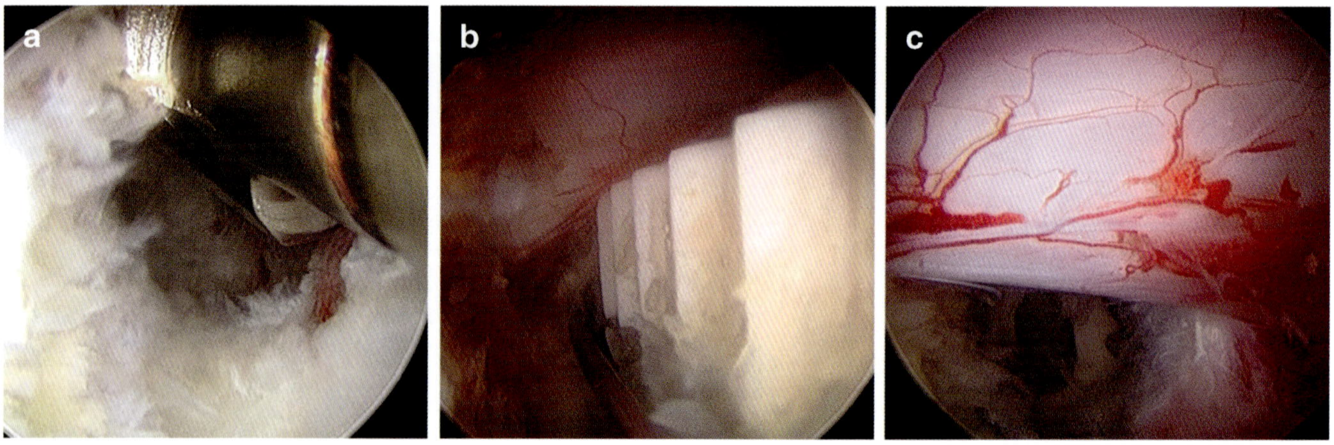

图 17.6 a. 插入了融合器试模，用于测量椎间隙的距离。b. 在硬膜回缩的情况下插入一个大号的融合器。c. 一个融合器被横向旋转

额外切口，用于对侧经皮椎弓根螺钉固定。

4 术后考虑

双通道内镜 TLIF 后 2 天维持引流管。我们建议在手术后 8 周内佩戴矫形器，如紧身胸衣或 TLSO 支架。

5 案例展示

案例 1 一名 61 岁的女性患者表现为双侧腿部疼痛和神经系统间歇性跛行。术前 X 线片和 MRI 显示 L4–L5 处退行性滑脱和狭窄（图 17.10a~d）。该患者使用大号椎间融合器进行了双通道内镜 TLIF。术后 MRI 显示 L4–L5 椎体中央狭窄减压良好，滑脱复位。此外，术后 X 线片显示大号椎间融合器置入 L4–L5，滑脱复位（图 17.10e~h）。该患者的症状在双通道内镜下 TLIF 术后明显改善。

案例 2 一名因双腿放射性疼痛和跛行而苦不堪言的 72 岁男性患者。术前 X 线片显示 L4–L5 退行性滑脱，术前 MRI 显示 L4–L5 中央管狭窄（图 17.11a~d）。我们采用了双椎间融合器置入技术开展

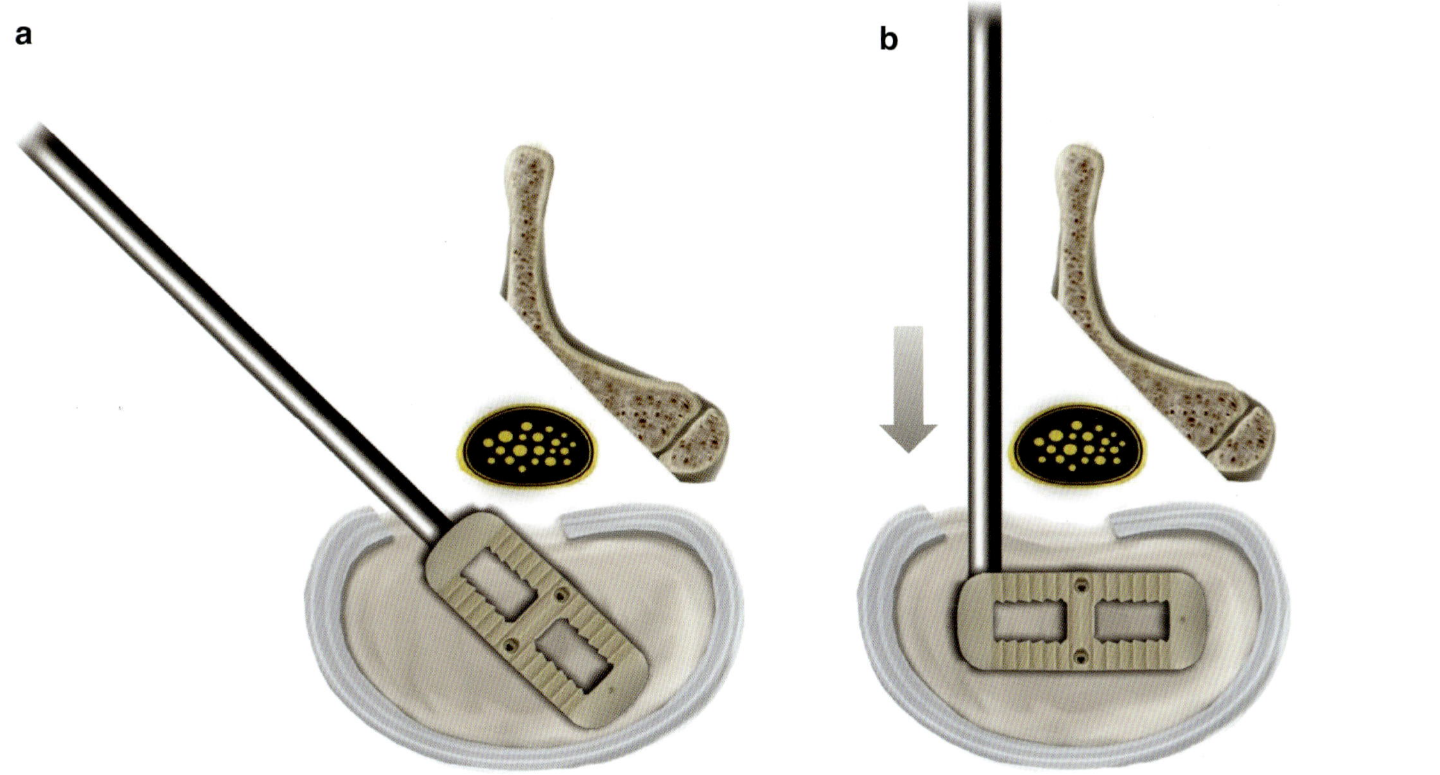

图 17.7　融合器置入（a）和旋转（b）的示意图。a. 最初，将一个椎体间融合器倾斜插入椎间隙。b. 倾斜插入的融合器通常使用融合器冲击器来横向旋转

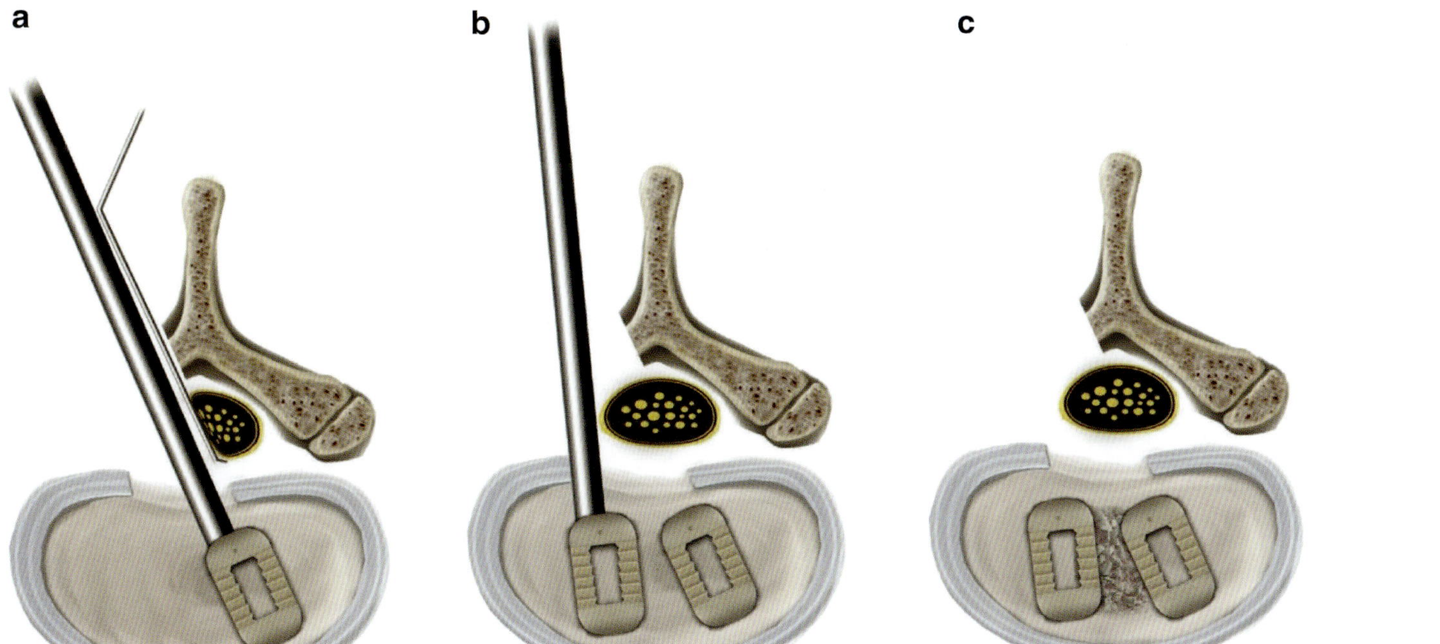

图 17.8　两个 PLIF 融合器置入术的示意图。第一个椎体间融合器插入中线（a），第二个椎体间融合器插入同侧椎间隙（b）。c. 将融合材料装入两个 PLIF 融合器之间的空间

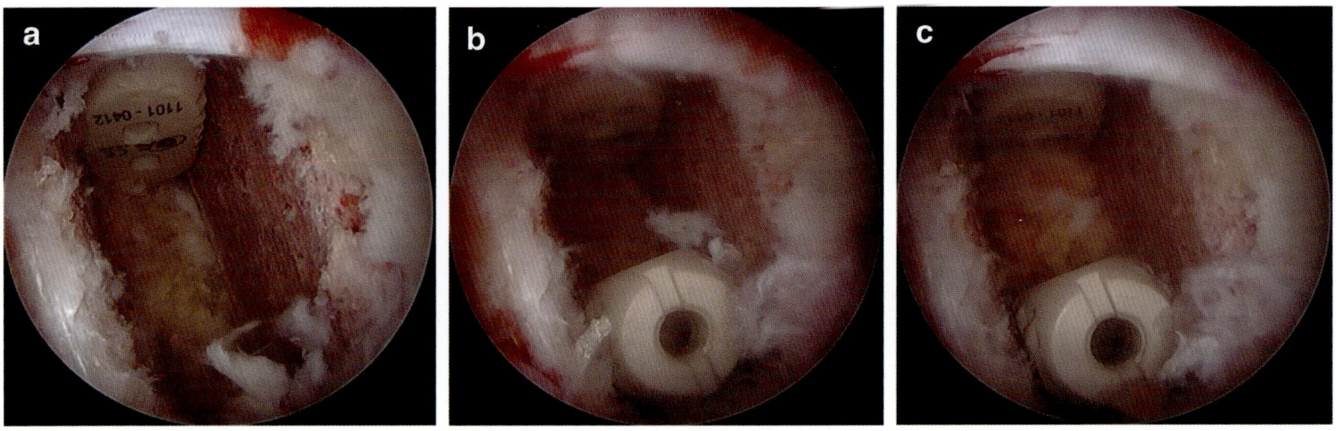

图 17.9　双融合器插入技术的术中内镜图像。第一个融合器插入（a）、第二个融合器插入（b）和两个融合器之间的骨屑填充物（c）

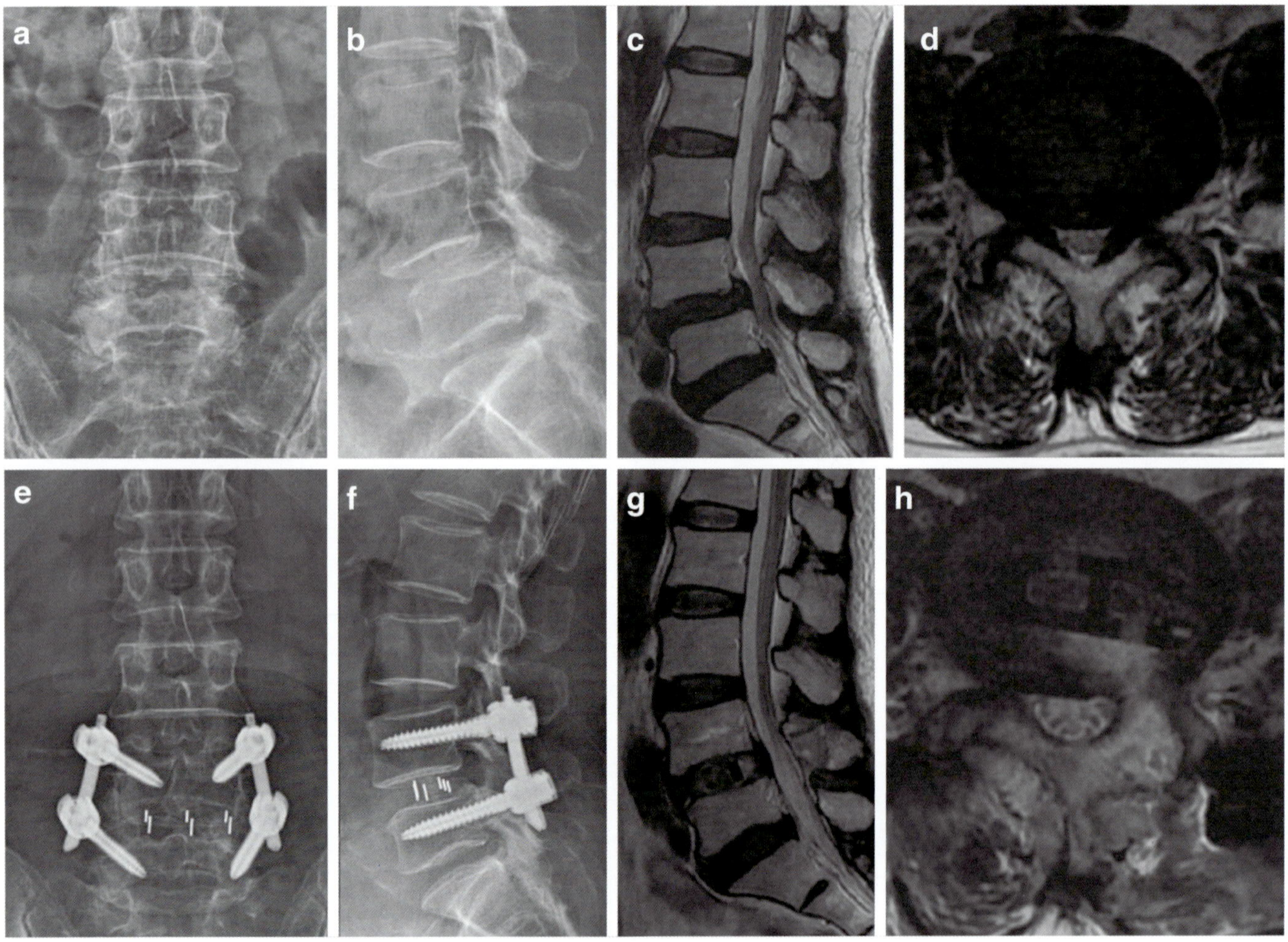

图 17.10　术前 X 线片（a、b）和 MRI（c、d）显示退行性脊椎滑脱伴 L4–L5 中央管狭窄。我们在 L4–L5 区域进行了双通道内镜 TLIF。术后 X 线片（e、f）和 MRI（g、h）显示 L4–L5 节段脊椎滑脱明显减轻，中央管完全减压

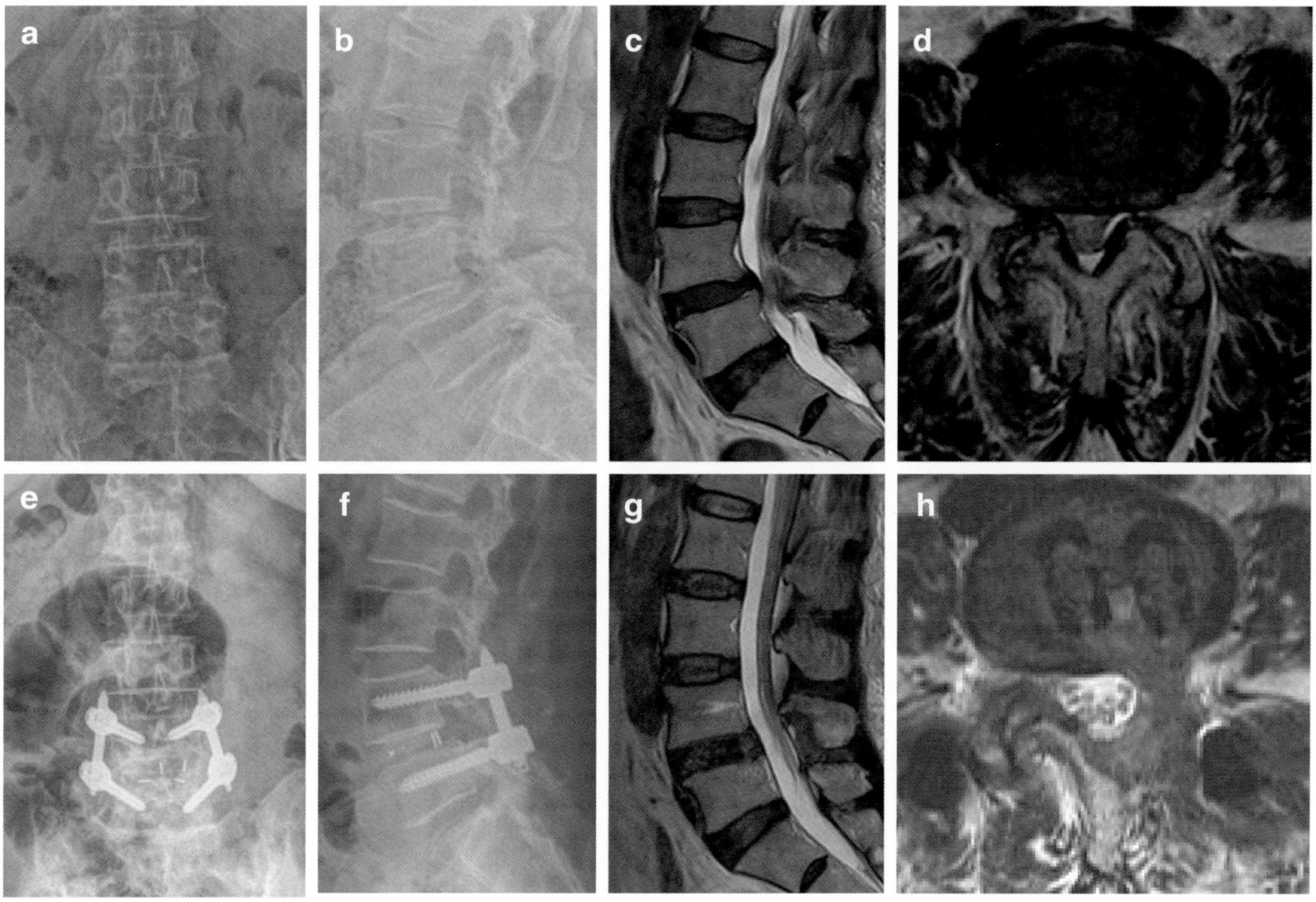

图 17.11　术前 X 线片（a、b）和 MRI（c、d）显示退行性脊柱滑脱伴 L4–L5 中央管狭窄。我们在 L4–L5 区域进行了双通道内镜 TLIF。术后 X 线片（e、f）和 MRI（g、h）显示 L4–L5 节段脊柱滑脱明显减轻，中央管完全减压

双通道内镜 TLIF。术后 MRI 和 X 线片显示 L4–L5 中央管狭窄减压良好，滑脱复位。在 L4–L5 椎间隙处置入两个椎间融合器（图 17.11e~h）。术后，患者的放射性疼痛得到了缓解。

6　总结

这种双通道内镜 TLIF 可以通过椎板切开术和去除黄韧带来实现神经充分减压。内镜下终板制备可防止骨终板损伤与椎间融合器下陷。双通道内镜 TLIF 能最大限度地减少肌肉损伤。此外，双通道内镜腰椎间融合术还能加快术后早期恢复，并减轻术后伤口疼痛。尽管双通道内镜 TLIF 具有以上优势，但这种手术技术可能仍存在技术困难，需要一个学习过程。我们强烈建议在具备丰富的双通道内镜腰椎手术（包括椎间盘切除术与减压）经验后，再开展这类融合手术。

参考文献

第三部分

脊柱微创手术

第 18 章　管状牵开器在微创脊柱外科中的应用综述

Jong Un Lee, Dae-Hyun Kim

1　引言

从微创的角度来看，管状牵开器无疑是脊柱外科技术的显著发展的成果之一。通过固定的或者可扩张的牵开器，这种更加传统的显微外科技术的使用与开放手术类似，因此 MISS 越来越受欢迎。

MISS 最重要的原则是能够避免对脊旁后肌造成伤害。而脊旁后肌负责维持椎间盘、小关节和韧带的完整性。尤其是多足肌位于内侧，其肌腱附着在棘突上。因此，当使用中线入路时，它的损伤最为严重。这种损伤会造成长期的肌肉萎缩，从而导致脊柱姿势及其中立位置的紊乱。通过使用正中入路来替代中线入路，可以实现多节肌腱与棘突的连接以及背柱筋膜的完整性。管状牵开器系统通过撕裂肌肉代替对肌肉进行切割，并且圆柱状牵开器可以使用顺序较大的同心管通过连续扩张打开手术通道。这就降低了在暴露期间对肌肉进行剥离的需要。MISS 使用管状牵开器的另一个原则是用安装在桌子上的牵开器支架代替“自保持”机构。这也将减少为固定牵开器对组织造成的压力。Stevens 等的报告称，牵开器支架固定好后，管状牵开器周围的最大肌间压力在 3 s 内降低了 50%。此外，管状牵开器使表面接触面积最大化，从而使单位面积的压力最小化。通过这些原理，管状牵开器就易于使肌肉承受较小的回缩压力，并且不易受到神经血管供应中断的影响。

2　管状牵开器

管状牵开器由 Foley 和 Smith 开发。它包括一系列可变长度的连续扩张器和薄壁（0.9 mm）管状牵开器。牵开器的适当深度可以防止肌肉侵入视野。牵开器允许在适当尺寸的工作通道进行手术。METRx 系统（Medtronic Sofamor Danek, Memphis, TN）是最早的商用管状牵开器产品，也是世界上使用最广泛的管状牵开器系统之一。该系统包括不同尺寸的扩张器、管状牵开器和可弯曲臂。管状牵开器的直径为 14~22 mm，长度为 3~9 cm。该系统还包含用于常规的脊柱显微外科手术的各种类型的仪器（图 18.1）。管的直径越窄、管越长，手术工具的使用以及获得足够的空间就越难。

但如果使用太宽的管，脊椎旁后肌损伤的可能性就越大。卡口式仪器将有助于通过管状牵开器的受限通道进行成功的操作。

通过该系统可以完成各种类型的手术，如减压术、椎间盘切除术和椎间融合术。新兴的先进重建技术，包括后部椎体切除术和支柱融合治疗爆裂性骨折、肿瘤和感染也是可能的。

手术开始时，将穿刺针朝向骨骼解剖结构从距离中线适当的位置刺入椎旁肌肉组织（图 18.2a）。由于在旁正中入路中无法触及骨标志，因此在放置初始切口之前，应对相关解剖结构进行射线照相确认，以确保能够充分进入这些区域。根据手术的类型设置对接点的标志（表 18.1）。然后取出穿刺针，在穿刺部位做一个纵向切口。切口的长度应与相应的管状牵开器的直径相匹配。在侧位透视下，放置导丝并将其引导至适当的解剖结构。只能小心地通过背柱筋膜推进，不可通过韧带。然后，反复扭转将套管软组织扩张器插入导丝上。一旦筋膜被穿透，取出导丝并将扩张器向下推进至骨骼解剖结构（图 18.2b）。在使用下一系列的牵开器依次扩张后，放置适当的管状牵开器并固定在骨骼解剖结构上。可弯曲臂固定

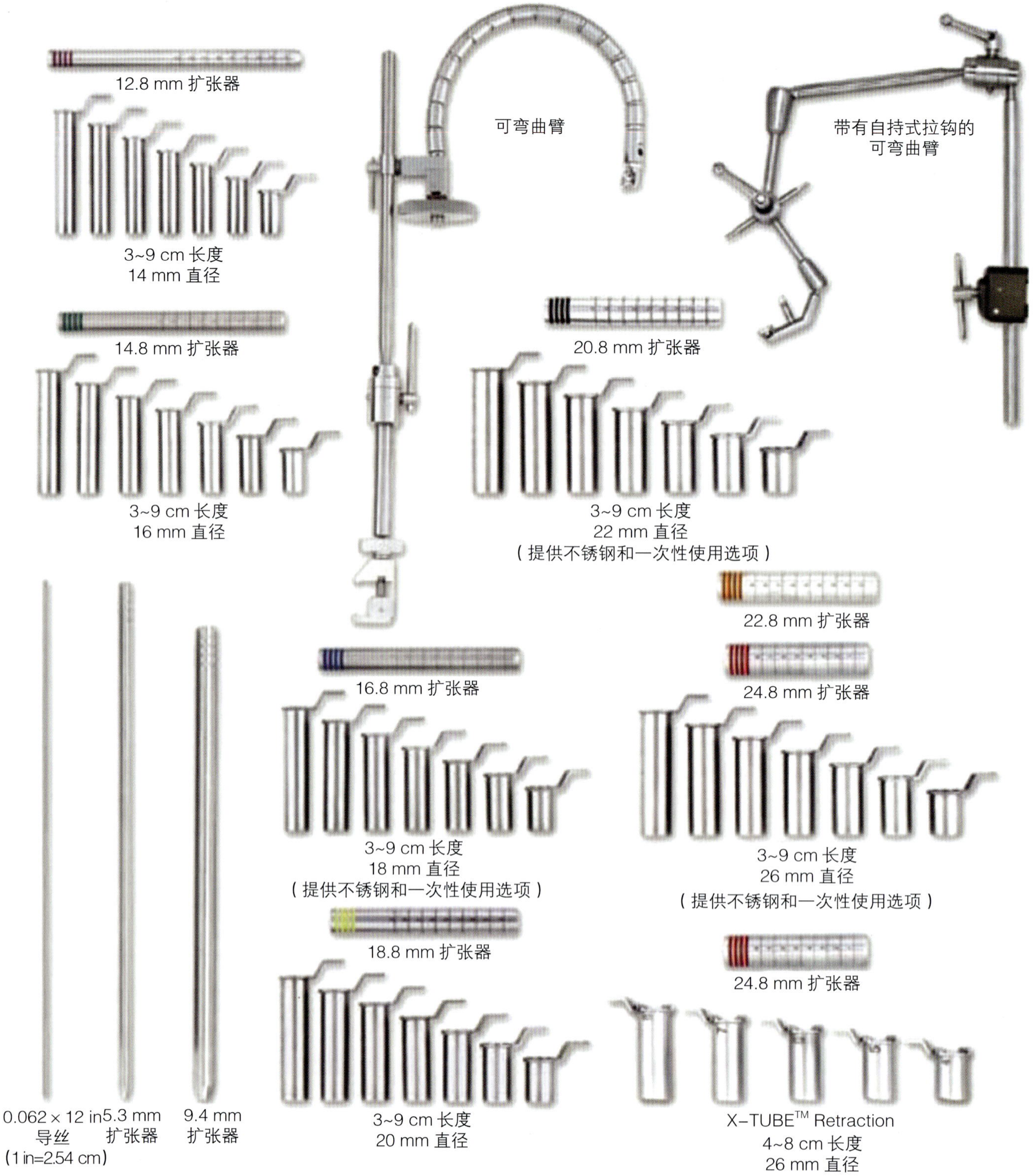

图 18.1 METRx 系统包括不同尺寸的扩张器、管状牵开器和可弯曲臂。管状牵开器的直径为 14~22 mm，长度为 3~9 cm。X–TVBE™ Retraction 系统的长度为 4~8 cm，直径为 26 mm。该系统还包含用于常规的脊柱显微外科手术的各种类型的仪器

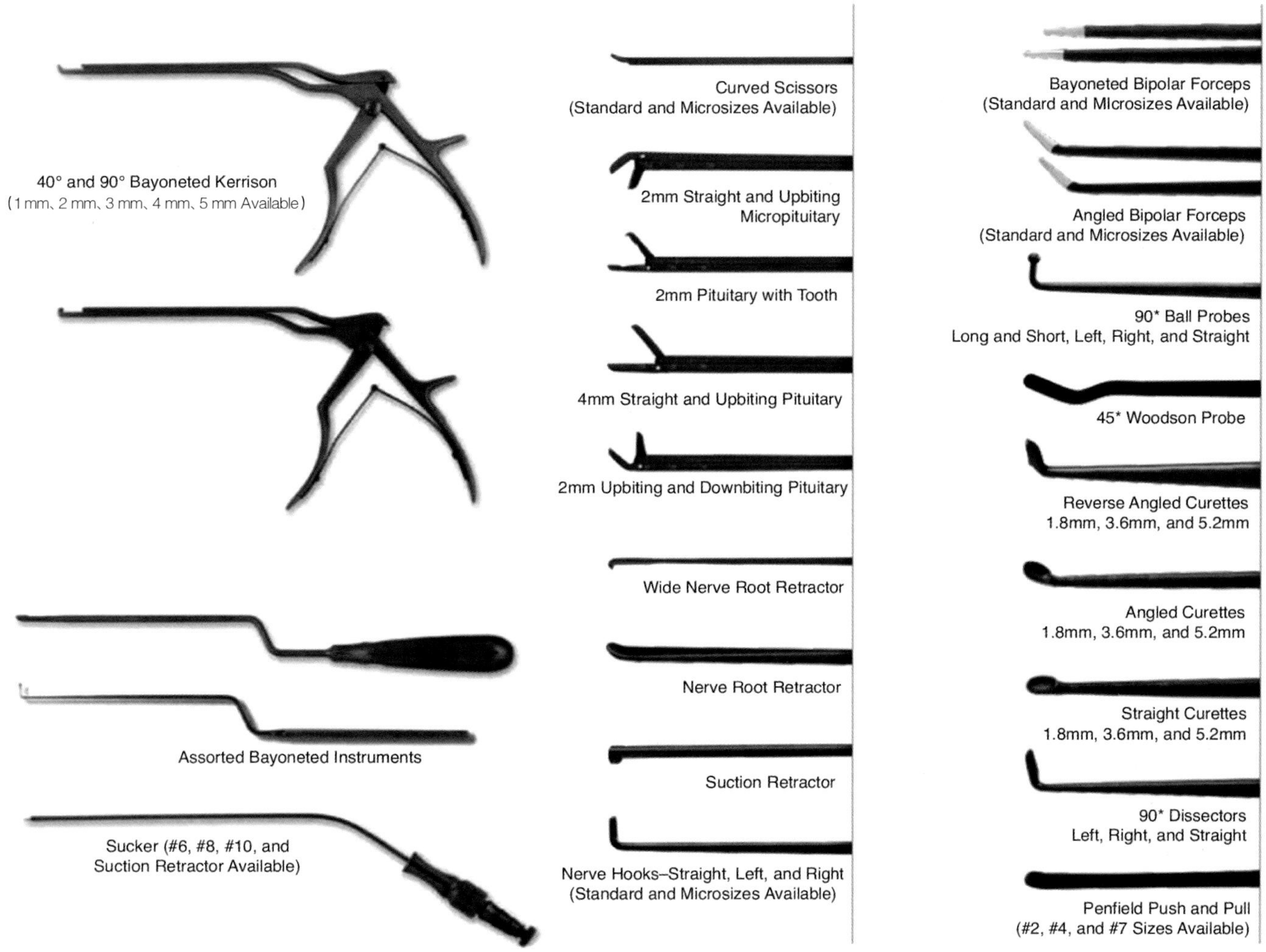

图 18.1　（续）

表 18.1　根据手术的类型设置对接点的标志

手术	对接点的标志
椎间盘切除术、椎板切除术、狭窄	上椎板的下侧面
后路椎间融合	关节突的内侧
椎弓根螺钉	横突 / 小关节交界处
经椎间孔椎体融合术	关节突的外侧
颈孔切开术	内侧小关节 / 椎板交界处
极外侧	上椎体 TP 与 PARS 交界处

在床栏杆和选定的管状牵开器上（图 18.2c）。

管状牵开器与脊柱对接，使用手术显微镜进行手术。

2.1　腰椎间盘切除术

管状牵开器最早用于椎间盘突出症，也是目前最常用的方法。椎板切除术和椎间盘切除术减压所需的空间为 15~20 mm。因此，通常要用到直径为 20 mm 以及长度为 40~50 mm 的管。将管状牵开器对接在上位椎板的下侧面上之后，同开放式手术一样，使用手术显微镜及手术工具进行手术（图 18.3）。有几项随机对照试验对比了传统的开放式微椎间盘切除术和微创管状微椎间盘摘除术。这些研究均表明与公认的传统技术相比，微创管状微椎间盘摘除术是安全有效的。然而，本研究未显示有临床意义

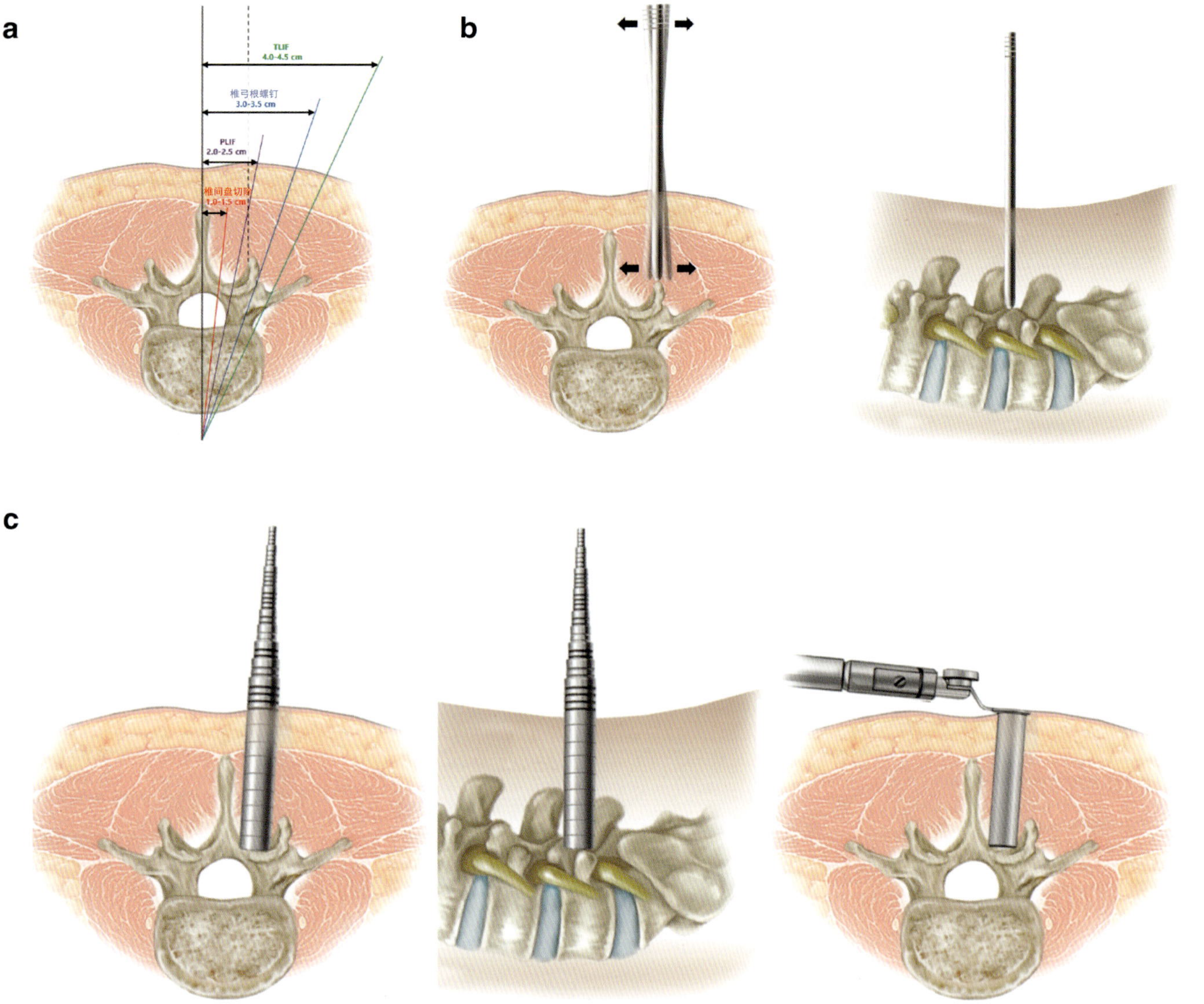

图 18.2　a. 手术开始时，将穿刺针朝向骨骼解剖结构从距离中线适当的位置刺入椎旁肌肉组织。b. 在侧位透视下，放置导丝并将其引导至适当的解剖结构。然后，反复扭转将套管软组织扩张器插入导丝上。c. 在使用下一系列的牵开器依次扩张后，放置适当的管状牵开器并固定在骨骼解剖结构上。可弯曲臂固定在床栏杆和选定的管状牵开器上

的优越性，这可能反映出很难证明两种已经成功的手术之间的差异。在对包含 837 例患者的 6 项试验进行的荟萃分析中，微创组和常规开放组在疼痛和功能方面的临床改善情况相似。

2.2　腰椎减压

管状牵开器是治疗各种腰椎管狭窄症的良好工具。治疗椎间孔狭窄的方法与椎间盘切除术相同。对于中央型椎管狭窄，Weiner 等描述通过半椎板切除术的单侧入路椎管。可以通过将管状牵开器向后倾斜以观察棘突和对侧椎板的下表面来实现中央管和对侧隐窝的减压。因此，通过调整管状牵开器的位置来进行双侧减压，这被称为“魔杖技术”（图 18.4）。关于微创腰椎后段减压的有效性和安全性，已有大量研究报道。Palmer 等使用管状牵开器系统通过单侧入路对 17 例椎管狭窄患者（22 节段）进行了双侧减压，其中包括 8 例与脊椎滑脱相关的脊柱疾病患者。术后 13 节段无狭窄、7 节段轻度、1 节段轻度 / 中度、1 节段中度。在术后早期（3 个月）X 线片上没有任何进一步不稳定的证据。该手术可以在门诊成功进行，手术时间合理，出血少，发病

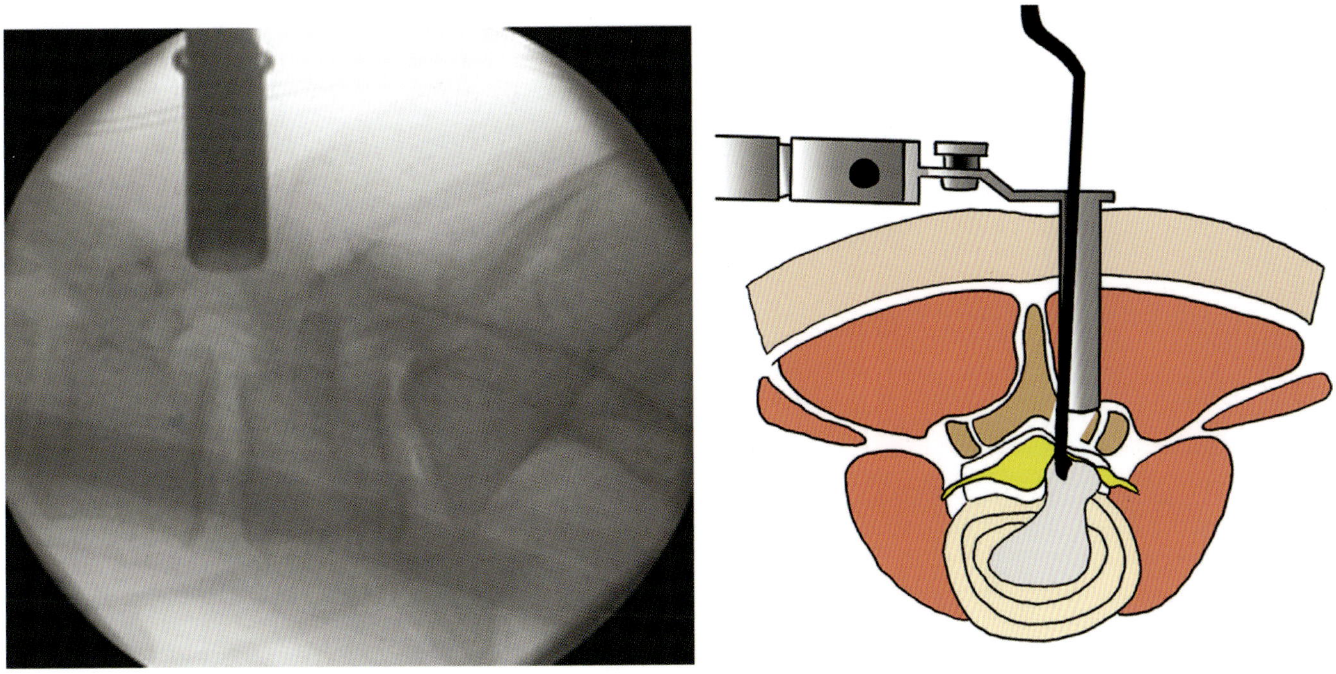

图 18.3 使用管状牵开器进行腰椎间盘切除术的术中透视图像和示意图

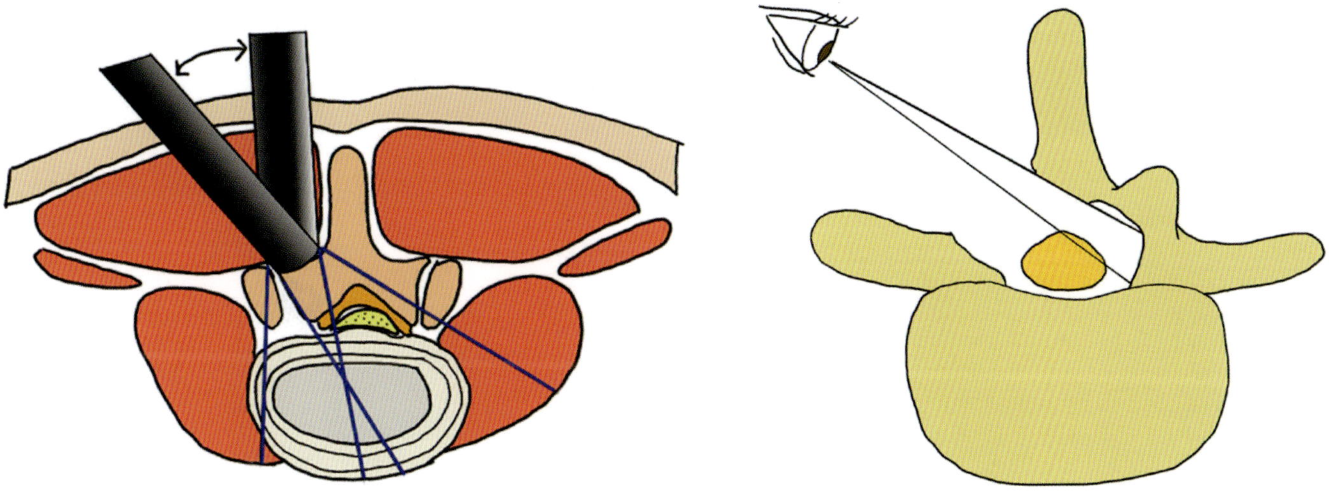

图 18.4 通过调整管状牵开器的位置进行单侧椎板切除术和双侧减压的示意图："魔杖技术"

率可接受。Asgarzadie 和 Khoo 报告称，这种技术与传统开放手术一样可长期缓解症状，但其更显著地减少了手术失血、术后疼痛、住院时间和麻醉药品的使用。

2.3 使用管状牵开器进行远外侧入路

"远外侧"一词在文献中的使用不尽相同，通常指在同一节段上椎弓根最外侧部分的矢状面周围的椎间盘周区的椎间孔外移位。对这一独特的部位，需要有针对性的手术方法。微创由外向内入路能够以最小化的切开和最低的发病率对神经根进行减压。与其他腰椎手术相比，旁正中切口更偏向外侧，与中线的距离将由术前影像学确定。将导丝向上椎骨横突和关节间部的交界处推进。然后，将管状牵开器对接到骨结构上，可以使用显微镜识别横突的内侧、关节间部的外侧、下关节面、上关节面和小关节线（图 18.5a）。出口神经根减压或显微椎间盘切

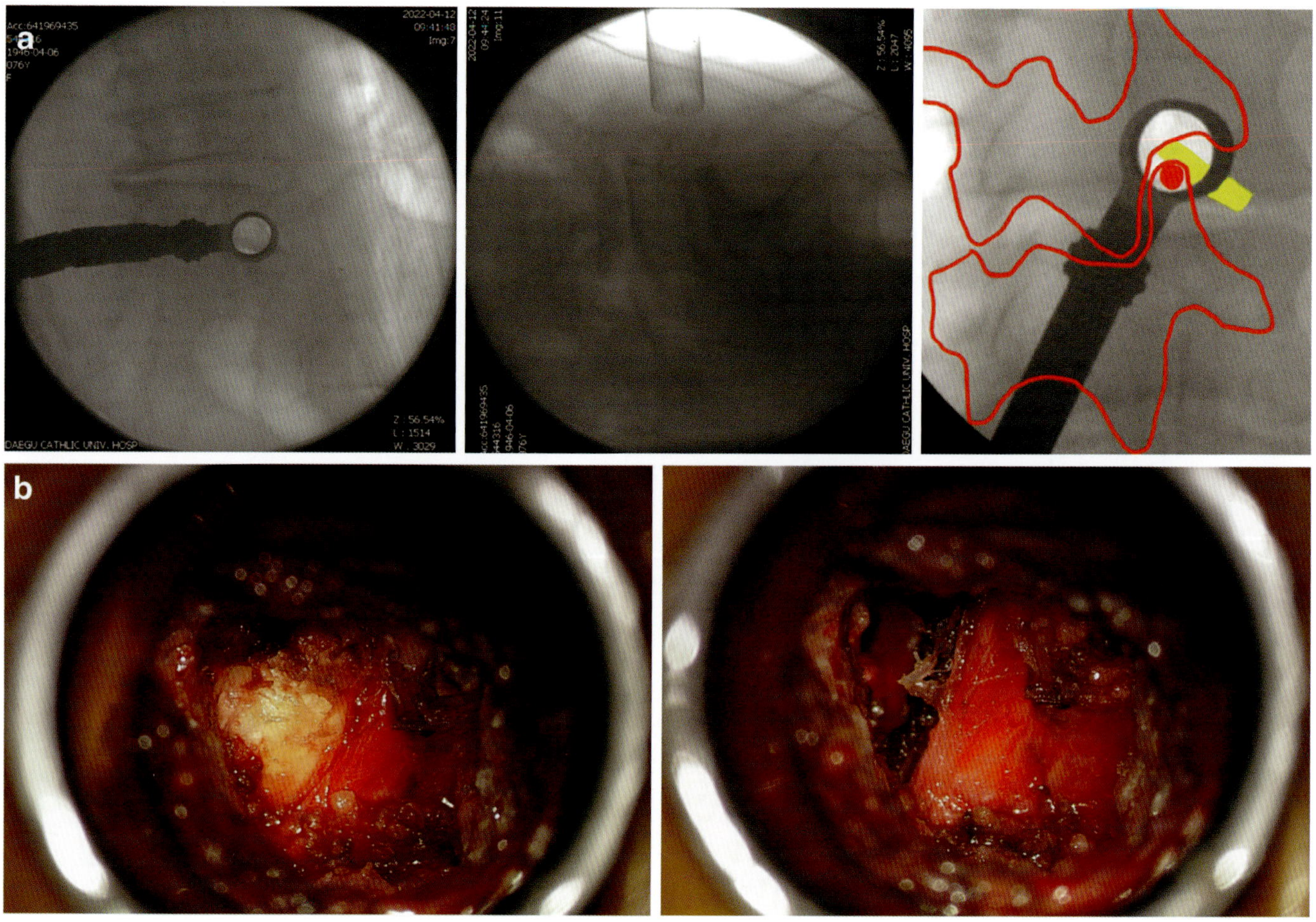

图 18.5　a. 术中影像显示了管状牵开器的放置过程、标志（红色区域）和出口神经根（黄色区域）。b. L5–S1 显微椎间盘切除术的术中内镜图像

除术将通过管状牵开器完成（图 18.5b）。远侧显微椎间盘切除术比其他手术技术（如内侧面切除术、椎板切除术、半椎板切除术和关节部入路）具有更好的长期效果。Knio 等对 42 例患者进行了远侧管减压，并在术前、术后 12 个月和 24 个月随访时收集了腰背痛的视觉模拟评分以及 Oswestry 功能障碍指数（ODI）。他们报告称腰痛、背痛的视觉模拟评分以及 ODI 表明术后有显著改善，且这种改善可维持 2 年。L5–S1 椎间孔外区有几个独特的解剖特征。较宽的椎弓根（冠状位，有较宽的关节面），L5 横突与骶翼之间的狭窄间隙，以及髂腰韧带骶髂部及其腰骶束形成了狭窄的“腰骶管”，L5 神经通过该“腰骶管”走行。因此，L5 和 S1 外侧的退行性骨赘、椎间盘间隙塌陷、冠状楔入和弥漫性甚至更小的椎间盘凸起会进一步缩小这一隧道，导致 L5 神经根病，这被称为“远外侧综合征”。椎弓根间较宽的距离、宽的椎弓根以及关节面导致该区域进一步向外侧移动，使得正中入路具有更大的创伤性，切口更长，肌肉分离更广泛，因此手术进入该区域较为困难。另一方面，通过后外侧劈裂的传统入路，突出的髂嵴、冠状位的宽小关节和骶骨的倾斜使手术通道变窄。使用管状牵开器的微创手术可以克服上述限制，并且可以在对周围组织的损伤最小的情况下进入该区域。Pirris 等使用管状牵开器和手术显微镜通过微创肌肉劈开入路治疗了 4 例症状性 L5–S1 椎间孔外椎间盘突出症患者，所有患者的术前症状均有改善，无一例出现任何术中并发症。他们报告称，该方法在使用熟悉的工具的同时提供了相关解剖的良好可视化。Lee 等使用管状牵开器通过微创远侧入路对 52 例连续患者进行了 L5 神经根椎间孔外减压手术，15 例患者（28.8%）抱怨术后感觉障碍，所有病例在 6 个月内完全缓解。术前和术后平均视觉模拟量

表评分分别为 7.6 分和 3.6 分。术前和术后平均 JOA（日本骨科协会）评分分别为 6.4 分和 13.8 分。平均 JOA 恢复率为 86.1%。根据 Macnab 功能分级系统，随访时优良率为 96%。

2.4 经椎间孔腰椎间融合术

微创经椎间孔腰椎间融合术（MIS-TLIF）被认为是微创半椎板切除术技术的延伸。手术通道在多裂肌和最长肌之间，在钝性手工剥离关节突后，将管状牵开系统放置在关节突的外侧（图 18.6a）。可以使用 Quadrant 牵开器（Medtronic Sofamor Danek, Memphis, TN）等可扩展牵开器，以便获得更多的可用空间。它们可以适应患者的解剖结构并扩大必要的暴露（图 18.6b）。通过椎板切除术和关节突切除术，同侧神经根得到彻底减压。通过一个窗口进入椎间盘间隙，该窗口在 Kambin 三角内形成，其内侧与硬脑膜管相连，近端与出口神经根相连，远端与尾椎的椎弓根和上终板相连。使用微创牵开器能够将大的移植物安全地放置在鞘囊上，这降低了硬膜切开

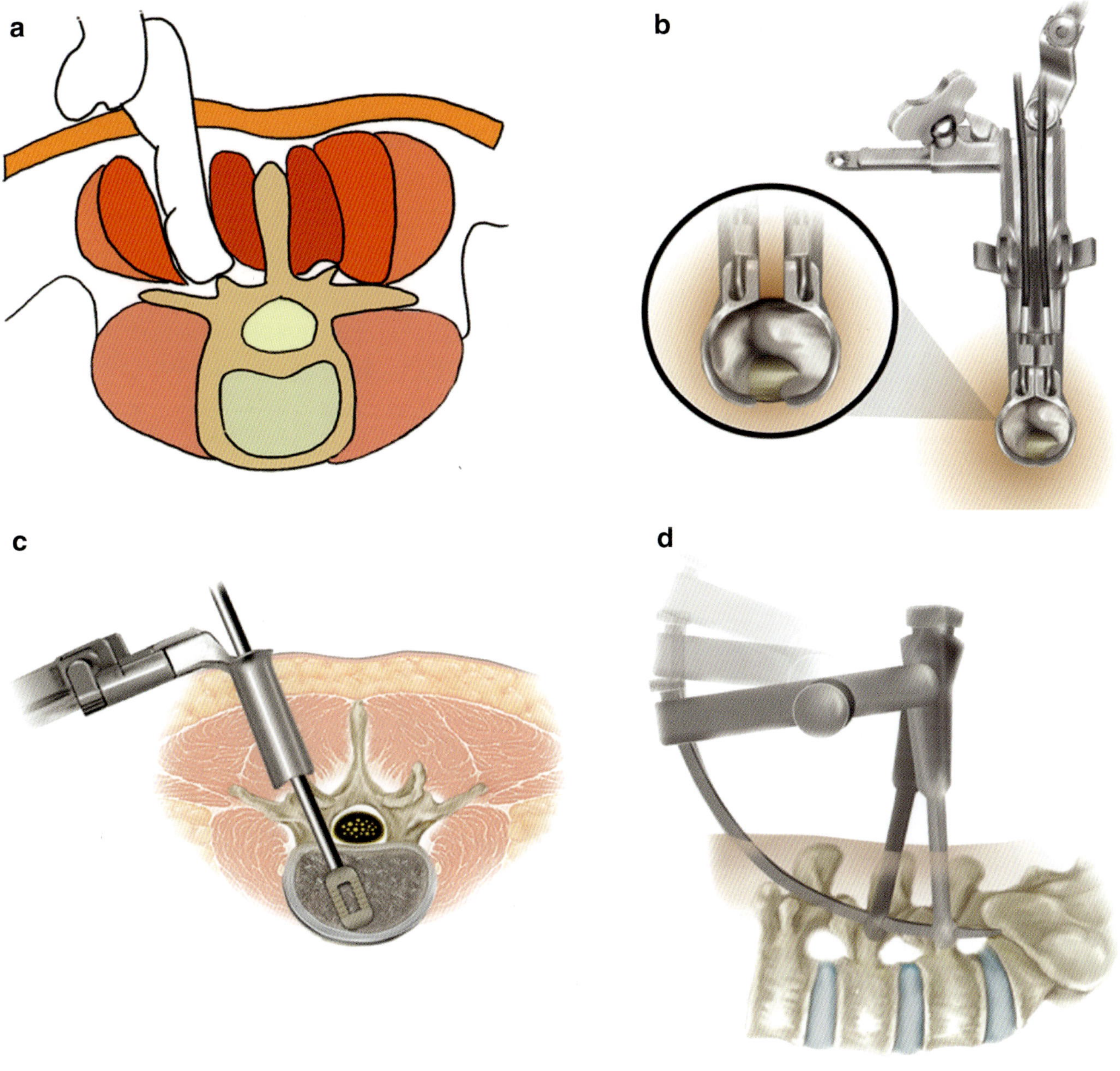

图 18.6 a. 显示多裂肌和最长肌之间钝性手工剥离的示意图。b. 可扩张牵开器系统。c. 融合器置入。d. 经皮椎弓根螺钉固定术

术和神经损伤的风险（图 18.6c）。椎间植入物应填充适当的骨移植物材料，植入物周围的空间也应填充移植物材料。在 MI-TLIF 中，不可避免地要进行经皮椎弓根螺钉固定，以保持稳定，直到节段牢固融合（图 18.6d）。

许多研究证实了这项技术的安全性和有效性。与传统开放手术相比，两者的症状缓解程度相当，但 MI-TLIF 术后疼痛更轻、出血量更少、住院时间更短。一些研究也表明，MI-TLIF 可降低深部感染率。此外，住院时间缩短、恢复工作的速度加快以及感染导致的再次手术率降低，似乎可以降低总体医疗成本。Cheng 等分析了 75 例接受单节段开放 TLIF 或 MI-TLIF 的患者，并对患者进行了平均 5.05 年的随访。50 例患者接受 MI-TLIF、25 例患者接受开放式 TLIF。他们报告称，MI-TLIF 的长期融合率（92%）低于开放式 TLIF（100%）。因此，许多医生对使用各种移植物材料来提高融合率感兴趣。荟萃分析显示，所有重组人骨形态发生蛋白（rhBMP）系列与所有非 rhBMP 系列的融合率分别为 96.6% 和 92.5%。将自体局部骨与扩展器以及 rhBMP 组合起来可观察到最高的融合率(99.1%)。在不使用 rhBMP 的情况下，自体局部骨加骨扩张器的融合率最高（93.1%）。

2.5 胸椎外科

管状牵开器也可用于胸椎减压。在东亚一些国家，胸椎黄韧带骨化（TOLF）是胸脊髓病的主要病因之一。以与腰椎减压相同的方式，通过魔杖技术去除胸椎两侧的骨化韧带（图 18.7）。胸椎排列密集，因而在手术中区分目标节段更具挑战性。此外，较小的胸椎也会给医生在狭窄的管状牵开器通道中进行操作带来麻烦。因此，骨骼开口的大小和位置应该是准确的。Zhao 等通过 3D 重建计算出骨窗的精确位置和大小以及管状牵开器系统的插入角度，进行了 3D 计算机辅助虚拟手术。他们使用管状牵开器系统治疗了 13 例 TOLF 患者，平均手术时间为（98.23 ± 19.10）min，平均失血量为（19.77 ± 5.97）mL。在平均 13.3 个月（中位数：12 个月）的随访中，末次随访时平均 JOA 评分为（7.54 ± 1.1）分，平均 RR 为 49.10% ± 15.71%。按治愈率计算，7 例（53.85%）预后良好、5 例（38.46%）预后一般、1 例（7.69%）预后不良，表明末次随访检查有显著改善（$P < 0.05$）。

胸椎间盘突出症是脊柱手术中的一种罕见疾病，仅占所有椎间盘切除术后并发症的 0.15%~4%。有多种方法可用于治疗胸椎间盘突出症。前方入路有助于腹侧暴露，但会对胸腔内容物造成危险。后外侧入路需要广泛的肌肉剥离，这也增加了术后发病的风险。因此，微创脊柱手术已经成为一种趋势。Perez Cruet 等对 7 例患有椎间盘突出症的患者进行了管状牵开器辅助胸腔镜椎间盘切除术，并报告称，与传统方法相比，该方法安全、有效，且发病率较低。据报道，微创管状入路胸椎间盘切除术的结果在不同系列中具有良好的临床结果。

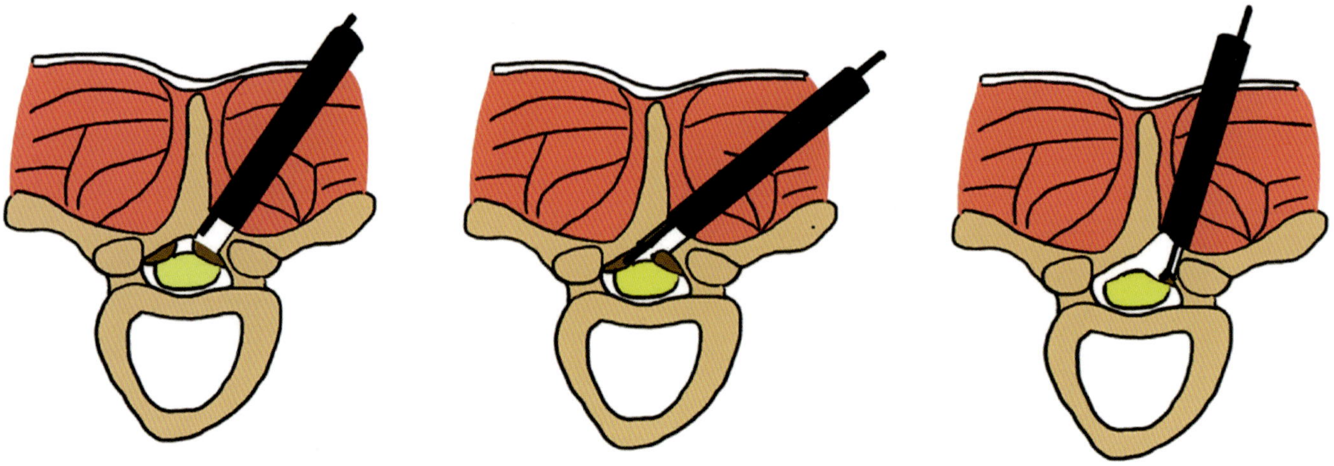

图 18.7 通过调整管状牵开器的位置去除两侧的骨化韧带

2.6 颈椎后路椎间孔切开术

颈椎后路椎间孔切开术是一种公认的治疗神经根型颈椎病的手术技术。在20世纪30年代，Spurling及其同事首次描述了传统方法。然而，椎旁肌断裂会导致术后颈部疼痛并延长住院时间。颈前路可能与这些问题无关，颈前路椎间盘切除术和关节融合术是治疗神经根型颈椎病的标准方法。然而，医生注意到固定节段可能与邻近节段疾病等意想不到的情况有关。21世纪初，由于微创脊柱手术已被证明是治疗脊柱疾病的有效工具，同时可最大限度地减少软组织损伤，因此自然地将管状牵开器系统应用于尾骨。人们认为，对于继发于椎间盘突出或椎间孔狭窄的单侧神经根病患者，颈后路椎间孔切开术是一种极好的治疗方法，它保留了运动功能，减少了邻近节段病变的可能性。通过正中旁切口插入管状牵开器，并在强化引导下将肌肉钝切至指定节段的侧块（图18.8）。切除部分半椎板和不超过50%的关节突，使外科医生能够在不影响稳定性的情况下看到3~5 mm的神经根。必要时可将突出的髓核从腋部或肩部神经根处取出。一些研究提供了有利于微创颈椎后路椎间孔切开术临床效果的数据。Clark等对文献进行了系统综述，并确定了开放或微创颈椎间孔切开术有一种或多种围手术期结果的研究。总结性结果表明，微创颈椎间孔切开术的术中出血量更少、手术时间更短、住院镇痛药使用更少、住院时间更短。

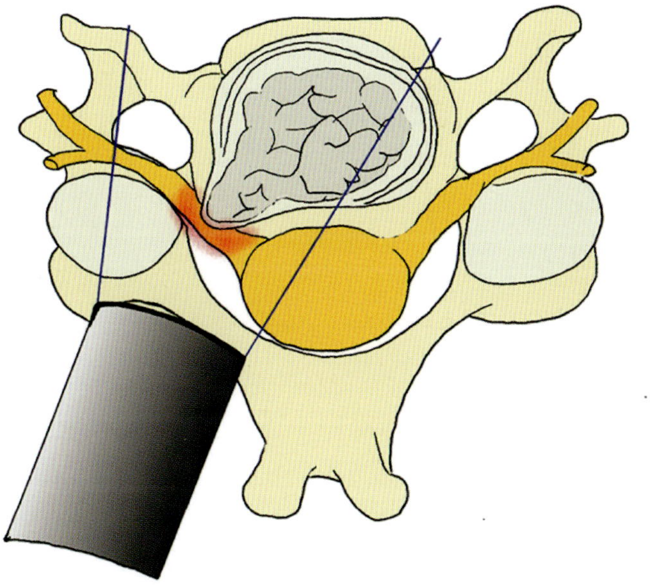

图18.8 颈椎后侧管状牵开器对接点的轴向视图，该对接点允许神经根减压

2.7 颈后路中央减压术

管状牵开器也用于颈椎中央减压术。Hur等成功使用管状切开器对6例患者（13节段）进行了微创颈椎单侧椎板切除术和双侧减压，且无明显手术相关的重大并发症。所有患者的肌肉无力都得到了改善，4例感觉障碍得到了缓解，2例有所改善。神经根痛和颈部疼痛的平均视觉模拟量表分析显示有显著改善。Chung等报告称，使用管状牵开器对21例脊髓型颈椎病患者进行了微创颈前路减压，取得了良好的临床效果。所有患者的肌无力都有所改善，其中80.95%（17/21）的患者感觉障碍完全缓解，19.05%（4/21）的患者部分改善。末次随访时VAS和颈椎功能障碍指数评分均有显著改善。日本骨科协会颈椎评分系统（C-JOA评分）由术前（11.2 ± 2.6）分提高至末次随访时的（16.2 ± 3.1）分。无脑脊液漏、术后感染、不稳等明显手术相关并发症。然而，与传统开放手术相比，颈椎微创手术的获益需要更大样本量的长期随访研究。

3 总结

在回顾了为确定采用管状牵开器的MISS是否具有普遍适用性而进行的试验后，将得出以下几项结论。第一，与开放手术相比，它可以减少手术解剖结构的破坏，从而降低医源性不稳定的可能性。传统的后中线开放入路通过肌腱分离、离断和挤压损伤破坏竖脊肌的功能。总的来说，之前发表的分析炎症标志物的报告表明，有一些证据支持MIS方法创伤较小并且可能也不那么有利于炎症的假设。特别是，与传统手术相比，CK和CRP似乎以一种可重复的方式遵循MIS中明显不同的模式。此外，尽管只有少数论文对其进行了分析，但细胞因子（如IL-6和IL-10）也是有前景的标志物。另一方面，一些研究使用MRI或CT比较了常规开放手术和微创手术后发生的椎旁肌变性。Fan等报道称，与传统开放式入路相比，微创入路导致多发性关节炎的变化更小，术后背痛和功能残疾更少。手术中的肌肉损伤与长期多节肌萎缩和脂肪浸润显著相关。此外，这些多节的退行性变化也与长期临床结果显著相关。这些结果将归因于避免肌腱起源分离的正中旁切口和将回缩压力降至最低的台式非“自固定”管状牵开器。此外，预计维持肌肉功能将对未来的事件产生影响，如邻近节段的退化和功能水平。最后，最近一项考虑间接成本（患者提前退休、延迟返回工作岗位和康复等）的分析报告称，微创手术和开放手术之间的成本差异为 2.54%~33.68%，将成本节约与微创手术联系起来。

大多数脊柱外科医生认为微创脊柱手术是有效的，并希望进行更多的手术。然而，手术的技术困难被认为是微创技术广泛采用的障碍。首先，由于外科医生必须在狭窄的空间内工作，因此需要适当的手术工具和手动技能。其次，在这样一个有限的空间中会有令人困惑的解剖结构。外科医生也可能会体验到，即使在一个狭窄的空间内有效地完成手术后，由于空间内只有少量血肿，也会立即出现症状。Nowitzke 等评估了管状减压的学习曲线，发现前 7 例中有 3 例需要中转开放手术，而随后的 28 例中没有 1 例需要中转开放手术。Scalfani 和 Kim 的一项荟萃分析显示，外科医生前 30 例 MIS 减压的不良事件发生率为 11%。31 例病例后，该比例降至 1% 以下。他们还报告，第 1~15 次 MIS 减压的手术长度显著减少，而第 15~30 次恢复正常。因此，需要着重注意的是，更好地理解学习曲线可以降低与最初采用 MISS 技术相关的并发症发生率。

参考文献

第 19 章　腰椎微创脊柱减压术

Hanyu Seong, Sungryong Lim, Il Choi

1　引言

退行性腰椎疾病的手术始于 19 世纪末。从 20 世纪中期开始，随着技术的发展，减压手术被积极引入，随着器械的发展，融合手术紧随其后。近年来，利用脊柱内镜的各种腰椎手术方法也被引入。显微镜腰椎手术是最常用的技术，由于手术技术和经验的进步，已成为腰椎手术的标准术式。

关于椎间盘切除手术，自 Foley 和 Smith 引入以来，已经开发了管状系统（使用一系列可变长度的同心扩张器和不同的薄壁管状牵开器）和手术方法（使用显微镜）。通过 MIS 小管微椎间盘切除术治疗椎间盘突出是美国最常用的技术。对于腰椎管狭窄症的治疗，Verbiet 在 1954 年报道了通过马尾减压成功的手术方法。

自 20 世纪 90 年代中期以来，已经描述了旨在保留背侧中线结构的微创方法。

本章描述了显微镜椎间盘切除技术，该技术常用于退行性腰椎疾病，通过划分中线和椎旁入路，并描述了单侧入路双侧减压（ULBD）治疗椎管狭窄疾病。

2　适应证

在大多数情况下（＞ 6 周时为 85%），背痛是自限性的，可以通过非手术治疗得到缓解。对于有明显神经系统异常（包括虚弱）或对 5~8 周经保守治疗无效的疼痛患者，可采用手术治疗。

2.1　微创椎间盘切除术（椎板间入路）

手术技术

手术部位

（1）在大多数情况下，手术选择俯卧位（图 19.1）。

（2）改良俯卧位：髋膝呈 90° 屈曲，降低腹压。

（3）注意：肥胖患者由于腹部受压，可能出现腰部硬膜外静脉扩张，增加了术中出血风险。

（4）L3–L4 俯卧位或侧卧位在出血时便于固定术野。然而，外科医生可能并不熟悉解剖结构。

术前标记

（1）准确标记手术部位是至关重要的。

（2）对于肥胖或骶椎腰化的患者，可能无法准确识别手术部位。

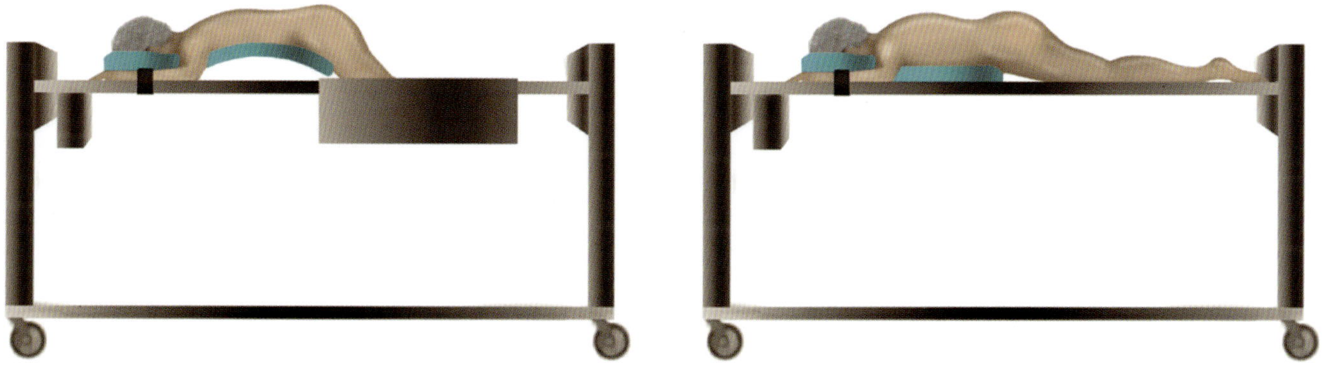

图 19.1　不同的手术体位

（3）如果手术部位不清楚，必须通过 X 线片来确定。

切口

（1）在病变部位棘突之间中线延伸处做一短切口。

（2）将 0.5% 利多卡因和肾上腺素的混合物注射至切口部位，以减少出血。

（3）随后将自固定牵开器自肌肉间隙撑开。这样可以减少出血，便于对出血部位进行电灼。

（4）电切时尽量避免用止血钳，这可能会使血管严重受损。

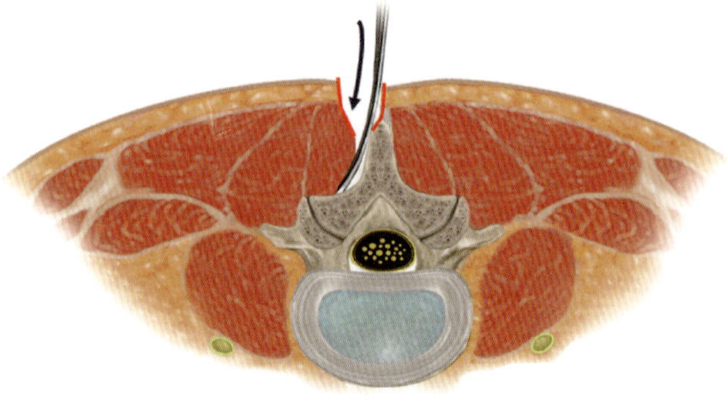

图 19.2　切口肌肉剥离时，必须完全沿棘突和椎板骨膜剥离，否则出血较多

（5）如果是肥胖患者，可将自固定牵开器插入更深并重新安装。

骨膜下剥离

（1）骨膜剥离器沿棘突的边缘剥离，保护好棘上韧带与棘间韧带。这些结构的保存可减少对脊柱支撑韧带的损坏，对稳定脊柱后柱结构至关重要。

（2）肌肉与棘突和椎板分离。用双极烧灼止血，有助于减少术野出血，剥离肌肉必须沿棘突及椎板骨膜完整剥离，否则出血较多（图 19.2）。

（3）肌肉筋膜切口边缘出血可双极烧灼止血。椎板外侧进行骨膜下肌肉剥离，暴露上、下关节突关节。暴露好椎板、小关节和棘突内侧部分后，X 线透视确定正确手术部位。可据医生个人喜好插入半椎板牵开器，撑开肌肉，显露单侧椎板。半椎板牵开器一端结构尖细，尖端成钩状弯曲，一侧有较大牵引面积。插入切口撑开，可充分显露并固定术野（图 19.3）。

显露间隙

（1）椎板有不同的宽度、角度和位置。因此，如果上下椎板间隙足够宽，切除部分椎板就可充分暴露椎间盘，从而切除椎间盘。

（2）通常 L5–S1 椎板间间隙较宽，以上节段则

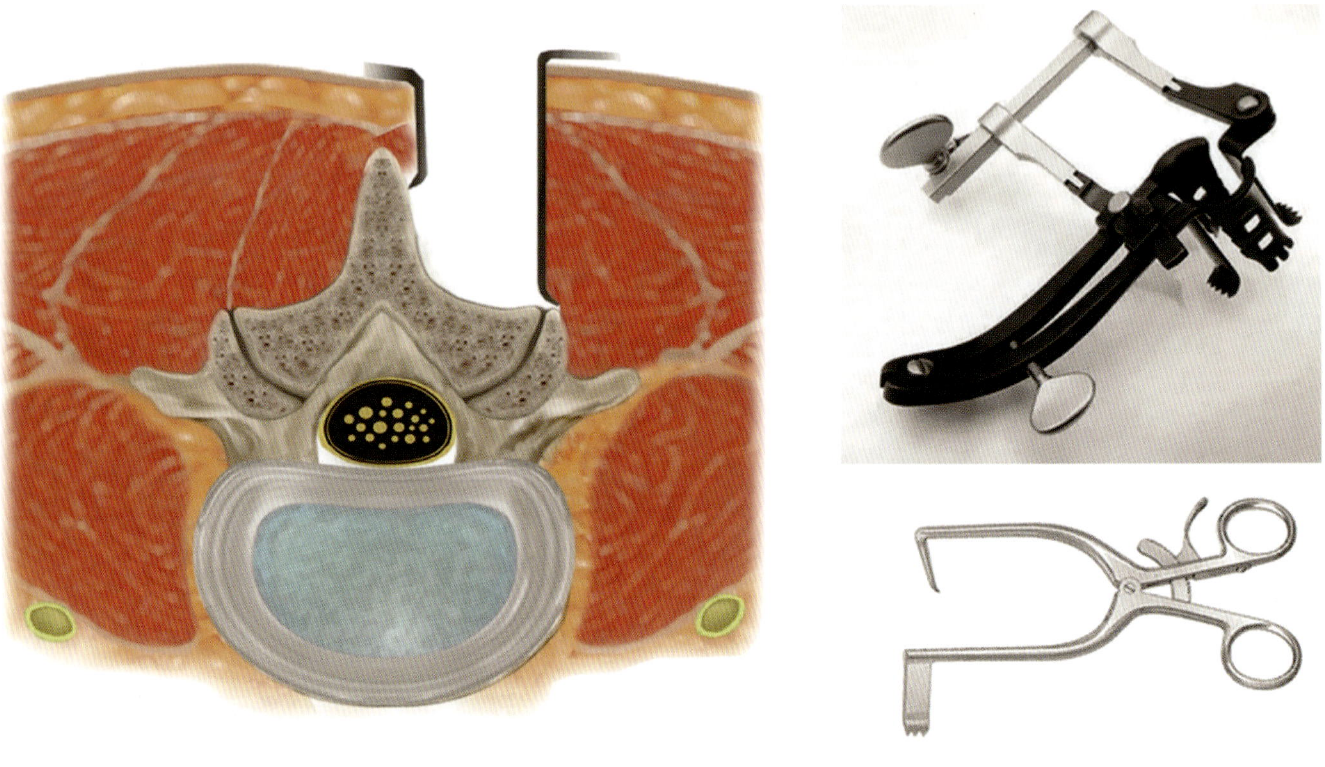

图 19.3　安装半椎板牵开器，以确保更宽的术野

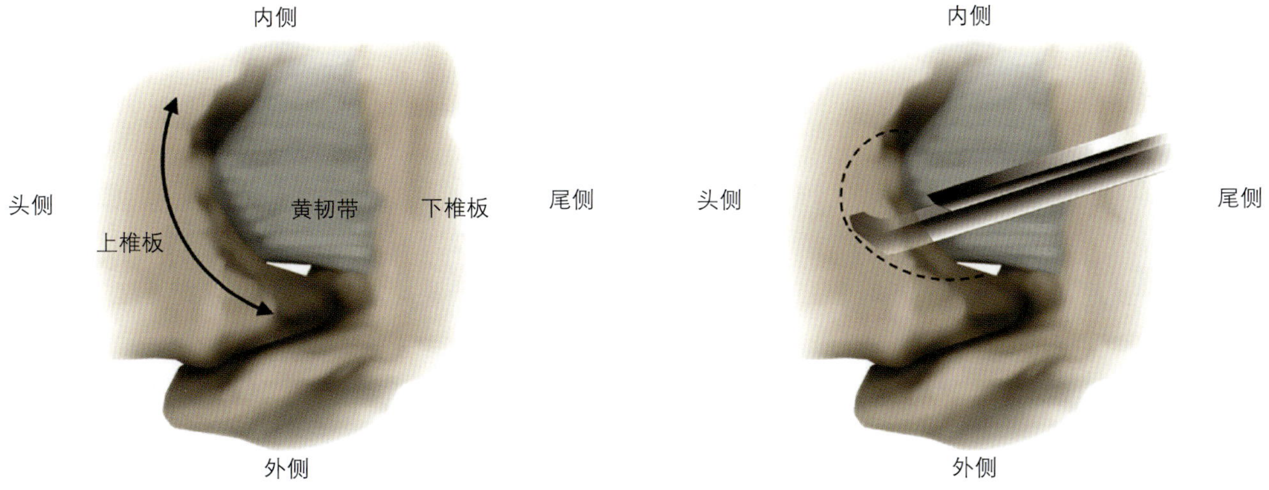

图 19.4　椎板咬骨钳，用于咬除椎板下缘

较窄。如果椎板间间隙较小，可用椎板咬骨钳去除上椎板下缘，扩大椎板间间隙。L5–S1 椎板间显露可切除 L5 椎板下缘部分椎板，甚至切除下 1/3，显露出黄韧带的上缘（图 19.4）。

（3）组织钳抓住黄韧带，去除残余。去除上椎板下 1/3 后，露出宽阔的黄韧带，11G 外科手术刀片沿黄韧带组织走行方向做一个浅切口。

（4）用镊子夹住韧带切口边缘，向外拉，扩大切口。黄韧带下方填塞海绵使其与硬脊膜分离。从上向下扩大切口，椎板钳伸入黄韧带下表面，将黄韧带向外侧剥离并切除。其部分残余附着在下椎板的腹侧。可用刀片或剪刀安全地切除残余部分（图 19.5）。

硬膜外脂肪和神经根损伤

（1）去除黄韧带后，观察硬膜外脂肪组织。保留神经根周围脂肪组织，有助于防止再次手术时瘢痕粘连包围神经根。

（2）为了更好地暴露神经根和硬脊膜，经常牵拉硬膜外脂肪瓣。然后，将硬膜外脂肪置入神经根周围。如果手术野不清，神经根确认有困难，为更好显露可将脂肪取出。

（3）手术的目的是对神经根进行安全减压。这一步中，神经根受损有两种方式。

（4）一个常见的错误，将神经根上方的外侧牵拉黄韧带识别为神经根。切开黄韧带内侧后，向外侧蜷曲成圆柱状，此结构容易混淆。圆柱状黄韧带向内侧牵拉，导致真正的神经根被误以为肿胀的椎间盘。因此，外科医生可能会不小心将神经根切开（图 19.6）。

（5）另一个错误发生在切除黄韧带和椎板骨内侧部分时，随着椎板间空间向外扩张，暴露过程中，需要格外小心，并需要良好的手术视野。使用椎板咬骨钳沿黄韧带及骨面下方扩大术野。如果咬骨钳尖伸入过深，外科医生在操作时可能会误咬住沿骨边缘走行的黄韧带和神经根。此时会有白色有光泽的神经组织突出来，接着会有脑脊液流出。这些错误是可以避免的，只要保证适当的止血、足够的手术野、小心缓慢的手术操作。40° 角咬骨钳有助于上椎板和外侧部位的操作。然而，这可能会导致下椎板的硬膜撕裂。切除部分小关节对于暴露神经根外侧边缘是必要的。该手术无痛，单侧手术时不会引起脊柱不稳定。双侧小关节切除可导致脊柱不稳定和疼痛。充分的椎间盘外侧暴露可减少对神经根和硬脊膜的牵拉，从而更容易进入椎间盘（图 19.7）。

椎间盘显露

（1）症状持续时间较长的患者，可出现神经根与后纵韧带间的紧密粘连。应仔细解剖神经根和硬脊膜，行神经根游离牵引和椎间盘暴露。

（2）如果有来自神经根下方的压力，必须向内侧无阻力牵拉神经根。通常，当神经根向内侧牵拉时，可以清楚地观察到椎间盘突出，并通过轻微提起和内侧牵拉神经根来确诊。在这一步骤中，外科医生一定注意避免过度牵拉神经根。

（3）如果椎间盘突出较广泛，最好不要过度牵

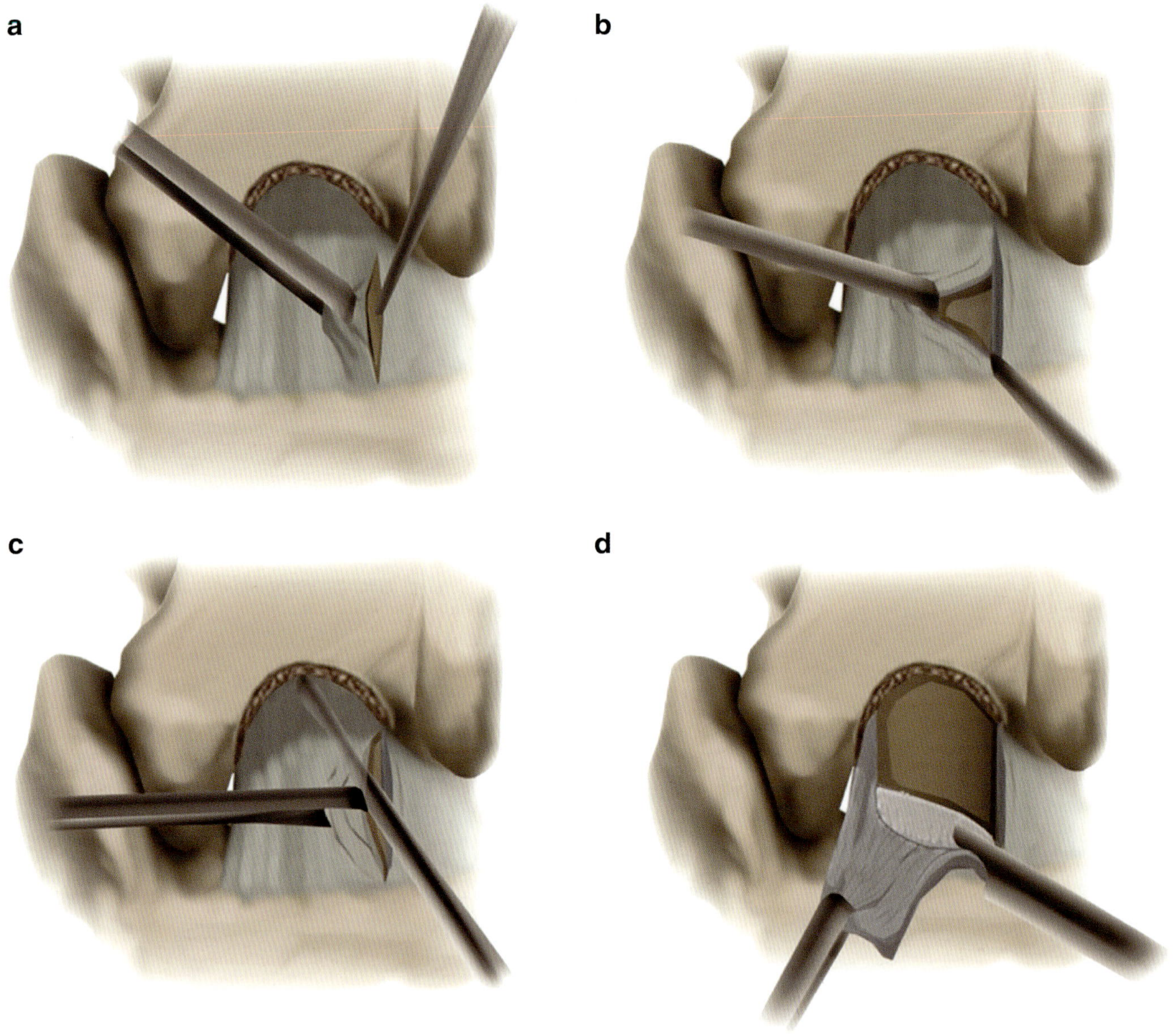

图 19.5 a~d. 黄韧带切除过程

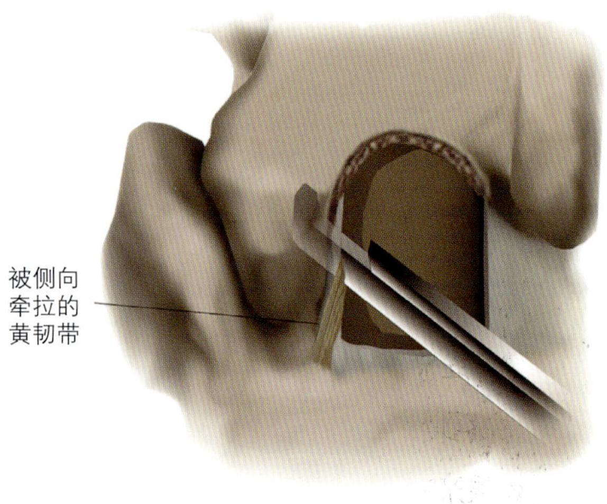

图 19.6 神经根上方的韧带被侧向牵拉时，有时会被误认为是神经根

拉神经根。如果向内侧牵拉神经根需要太大的力，必须在不牵拉的情况下向外侧对神经根进行减压。

（4）如果椎间盘碎片游离于椎管内，可在侧方进行操作，用髓核钳取出椎间盘。

（5）如果椎间盘没有明显突出肿胀，神经根向内移动困难，外科医生必须通过向外侧游离，对纤维化外侧部分进行部分减压，使神经根容易向内侧牵拉，逐渐取出椎间盘组织。

（6）肿胀和发炎的神经根已经因椎间盘突出而受损。因此，必须尽量减少牵拉，以防止进一步损伤。

（7）中央型椎间盘突出，神经根可能不抬高或下方无压迫，但是，如果内侧牵引受损，必须小心抬起神经根和硬脊膜，以确保椎间盘突出在内侧区。

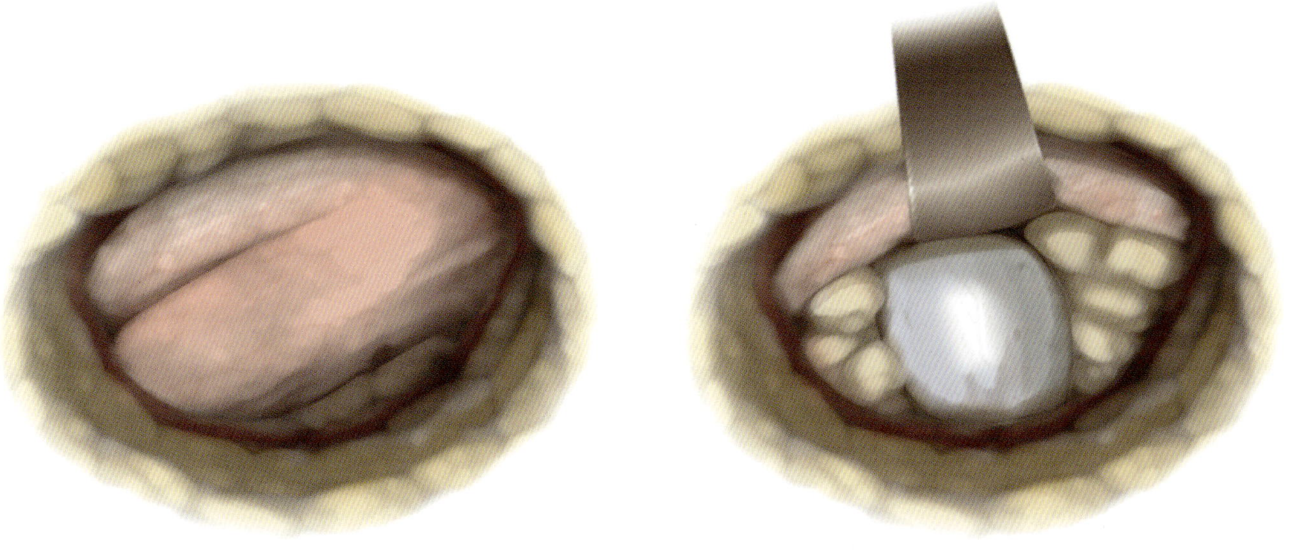

图 19.7　外侧骨窗暴露不足导致神经根和硬脑膜过度牵引。相比之下，足够的侧方骨窗暴露对神经根的牵引力很小

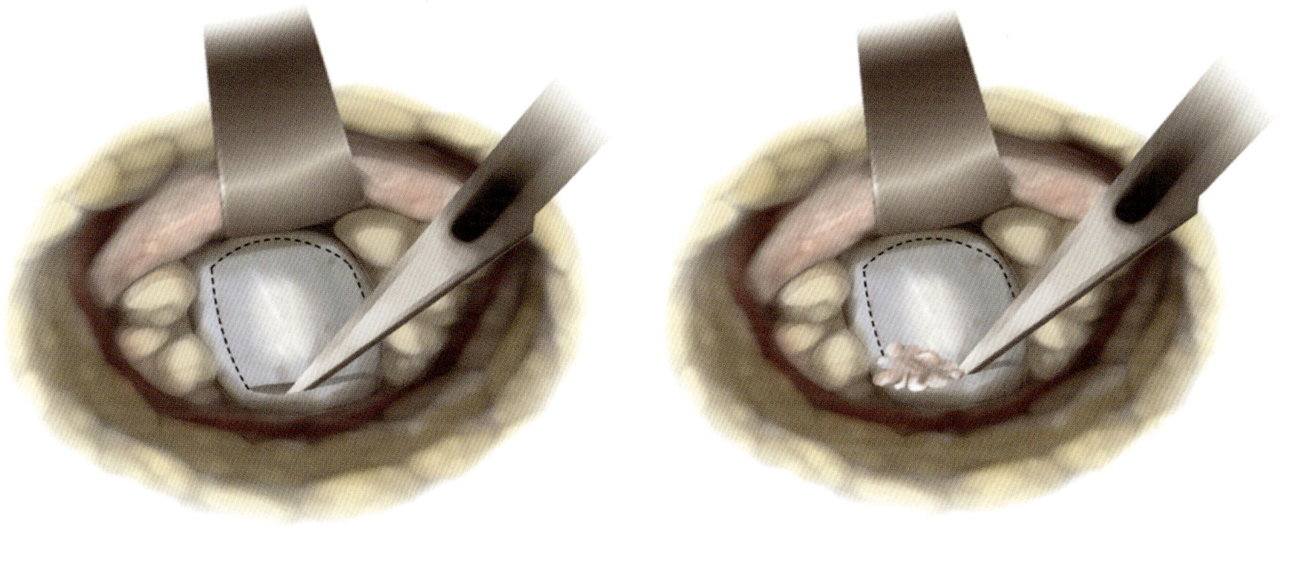

图 19.8　用 11G 手术刀在纤维环上做一个矩形切口，通过这个开口取出椎间盘

椎间盘切除术

（1）一旦椎间盘部分切除，神经根很容易向内侧回缩。因此，在暴露椎间盘间隙时，回缩的神经根会更加安全。

（2）使用 11G 手术刀片在纤维环上做一个矩形切口。通过开口对椎间盘行部分切除。这个开口从暴露的纤维环最内层部分延伸到外侧部分，上、下椎体限制了椎间盘的骨性宽度（图 19.8）。

（3）髓核钳有各种尺寸，用于摘除破碎椎间盘组织。

（4）纤维环的矩形切开可防止椎间盘间隙变窄时剩余纤维环的屈曲。必须防止这种屈曲，因为可能会纤维化，导致术后神经根受压。

（5）在椎间盘间隙内使用髓核钳时必须绝对小心，避免刺穿椎间盘前纤维环，损伤髂总动脉、主动脉和腔静脉（图 19.9）。

切除椎间盘组织

（1）位于神经根与硬膜囊之间的腋下椎间盘突出，切除时必须解剖仔细，避免损伤外侧脱位的神经根。

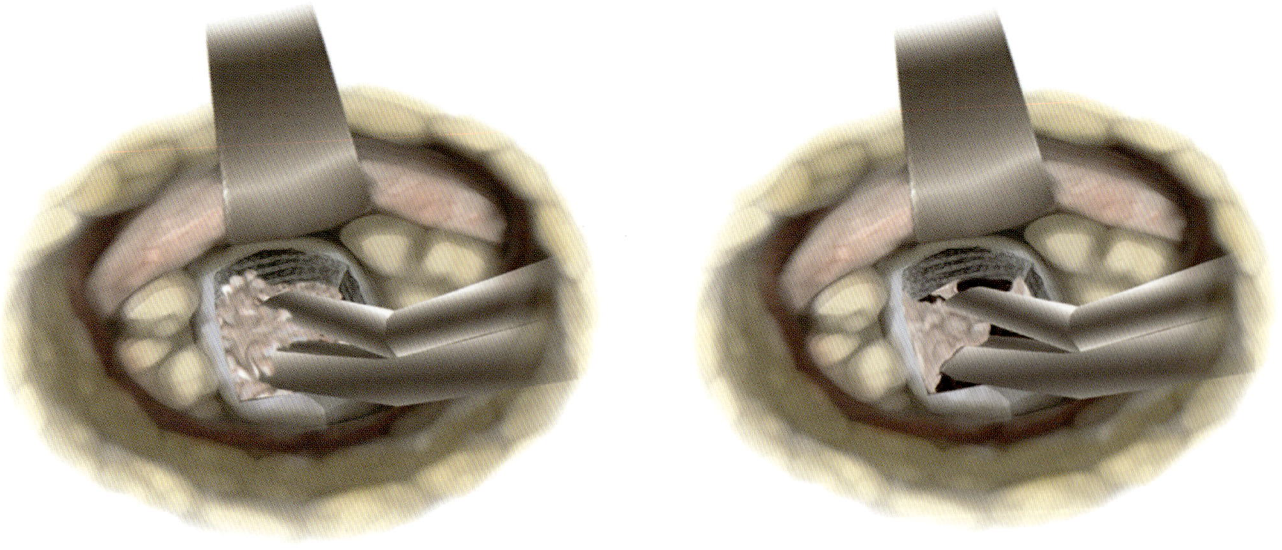

图 19.9　髓核钳摘除髓核组织

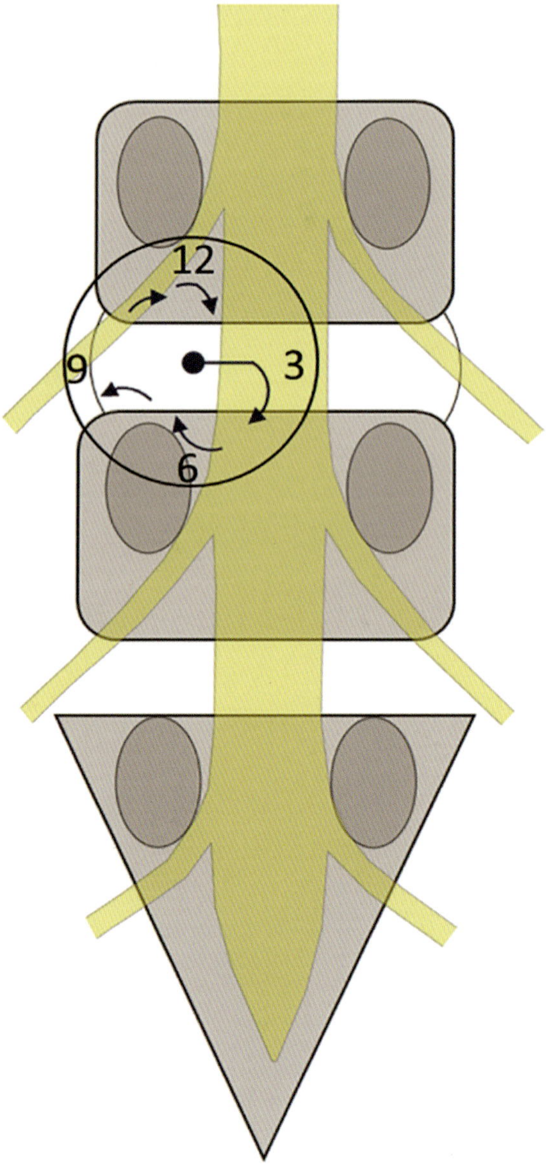

图 19.10　使用神经剥离子仔细评估探查神经根周围区域后取出突出的椎间盘组织

（2）腋窝区突出的椎间盘组织有时与硬膜外脂肪非常相似，隐藏在硬膜囊内侧。因此，必须仔细评估和识别椎间盘组织。

（3）为了清除这些椎间盘组织，将神经根与硬膜囊牵拉向内侧以显露游离活动的椎间盘组织和肿胀突出的纤维化。神经剥离子探查神经根周围区域，以识别并切除突出的椎间盘组织（图 19.10）。

手术注意事项

（1）如果术中未发现严重压迫神经根的椎间盘突出，且仅观察到肿胀，则仅行椎间孔切开神经根减压术。

（2）如果没有椎间盘压迫神经根，一定不能损伤椎间盘。肿胀的纤维化无须切除，特别是对神经根进行减压时。

（3）神经根容易弯曲，如果没有骨性结构压迫，简单的椎间孔切开减压术就足够了。

缝合

（1）缝合前，用生理盐水冲洗椎间盘切除部位。

（2）在冲洗时，必须评估去除部位下方未见到任何椎间盘组织。清理残余椎间盘组织，并预防感染发生。

（3）使用 Vicryl 2–0 线缝合肌肉和筋膜，使用 Vicryl 3–0 线缝合皮下层。然后，用皮肤缝合器缝合皮肤。

2.2　椎旁入路微创椎间盘切除术（远外侧入路）

（1）麻醉：建议行全身麻醉，虽然可能会延长手术时间。术前须用抗生素预防感染。

（2）体位：与一般腰椎间盘切除术相似，但可能根据外科医生的偏好而改变。降低腹压有助于防止静脉充血。患者体位正确可增加横向间隙。

（3）X线定位：建议采用C臂，以节省时间。侧位时，可在皮肤切口的对面标记。避免手术路径脑脊液漏和血肿。棘针向椎间盘间隙下缘约一指90°方向插入，并画一条水平线。在前后（AP）位视图中，在皮肤切口同侧放置一根钝K线，并绘制两条水平线和两条垂直线。此外，在椎间盘间隙下缘画一条水平线，在椎间盘间隙上方横突下缘画一条水平线。利用棘突绘制一条垂直线，连接相应椎间盘间隙上下的节段椎弓根的中线和外侧边界（图19.11）。

（4）软组织剥离：在距离中线5~8 cm处做一3~4 cm长的皮肤切口。在多裂肌与最长肌间锐性分离，安装Caspar内镜牵开器。在最长肌上放置长牵开片，在多裂肌和小关节背侧放置短牵开片，固定椎间孔外腔隙。上、下段横突暴露出来，关节间侧是术区的内侧边界。在手术过程中，放射线检查可降低节段错误风险。

（5）显微减压：手术台与外科医生间倾斜15°~20°，进一步暴露椎弓根外侧部分。骨组织钻孔通常不必要（图19.12）。

（6）然而，如果小关节肥大或L5–S1节段，钻孔可能会有所帮助。当横突间肌的内侧半被切开并向外侧推时，横突间膜变得可见。切开这层膜就可露出神经周围的脂肪（图19.13）。

2.3　单侧入路双侧减压（ULBD）

手术技术

扩张器和管状牵开器的连续插入相比于骨膜下肌肉剥离术有很多优点，可以减少椎旁肌的疼痛和去神经支配。

外科医生的位置

（1）当下肢疼痛主要为单侧时，一些外科医生倾向于站立在病变一侧进行手术，而另一些人则认为站在相反一侧更有效。根据我们的观察，经验较少的人更适合站在病变一侧进行手术。

（2）棘突的弯曲方向也有助于确定外科医生的理想站位。如果棘突向左弯曲，则从右侧入路即可。

（3）如果条件相同，右利手外科医生站在患者左侧时手术效果会更好。

切口

在更远的腰椎水平，切口被标记到离中线1~3 cm远（图19.14）。使用侧位透视做1.5~2 cm的纵向切口。

暴露

用电刀在腰背筋膜上切开，将导丝插入到目标位并接触到病变段上层的下部层状关节面连接处（图19.14）。当插入导丝和第一个、第二个扩张器时，外科医生应小心确保未触及骨。否则，导丝可能进入椎板间隙，导致硬膜破损。在侧位透视引导下，旋转扩张器插入更安全。对于最终的牵开器，可以使用最大24 mm尺寸，这比椎间盘切除术中使用的要大。在安装最后牵开器时，外科医生应暴露以下部分：上位椎板的下半部分、下椎板一部分上区、内侧脊柱–椎板连接处，以及侧面的小关节内侧半部（图19.15）。将管状牵开器固定在安装于桌子上的手臂上。

椎板切除术

同侧椎板切除术

由于椎管狭窄椎板切除范围与黄韧带（LF）相同，因此，了解LF的整体解剖结构将有所帮助。LF 70%覆盖上椎板底部和10%~20%（5 mm）的下椎板顶部。在某些情况下，LF可以在中线处与对侧LF相连。而在其他情况下，可能有间隙。因此外科医生在中线开口减压时注意不要损伤硬膜。它向外侧延伸至上关节突（SAP）（图19.16）。

可使用高速钻头行椎板切除，钻孔后便于切除黄韧带。椎板外侧部分切除过多可能导致关节突间峡部骨折断裂，并损伤关节突关节底部；因此，需要谨慎操作（图19.16b）。

对侧椎板切除术

理想状态下，同侧椎板切除后黄韧带暂时会被保留，因为它可以在钻孔对侧椎板时做保护床。将患者倾斜至对侧后，必须同时将管状牵开器向对侧倾斜（图19.17a）。钻孔应在对侧椎板下部和对侧椎板的黄韧带上进行。应使用Bovie烧灼术和Kerrison

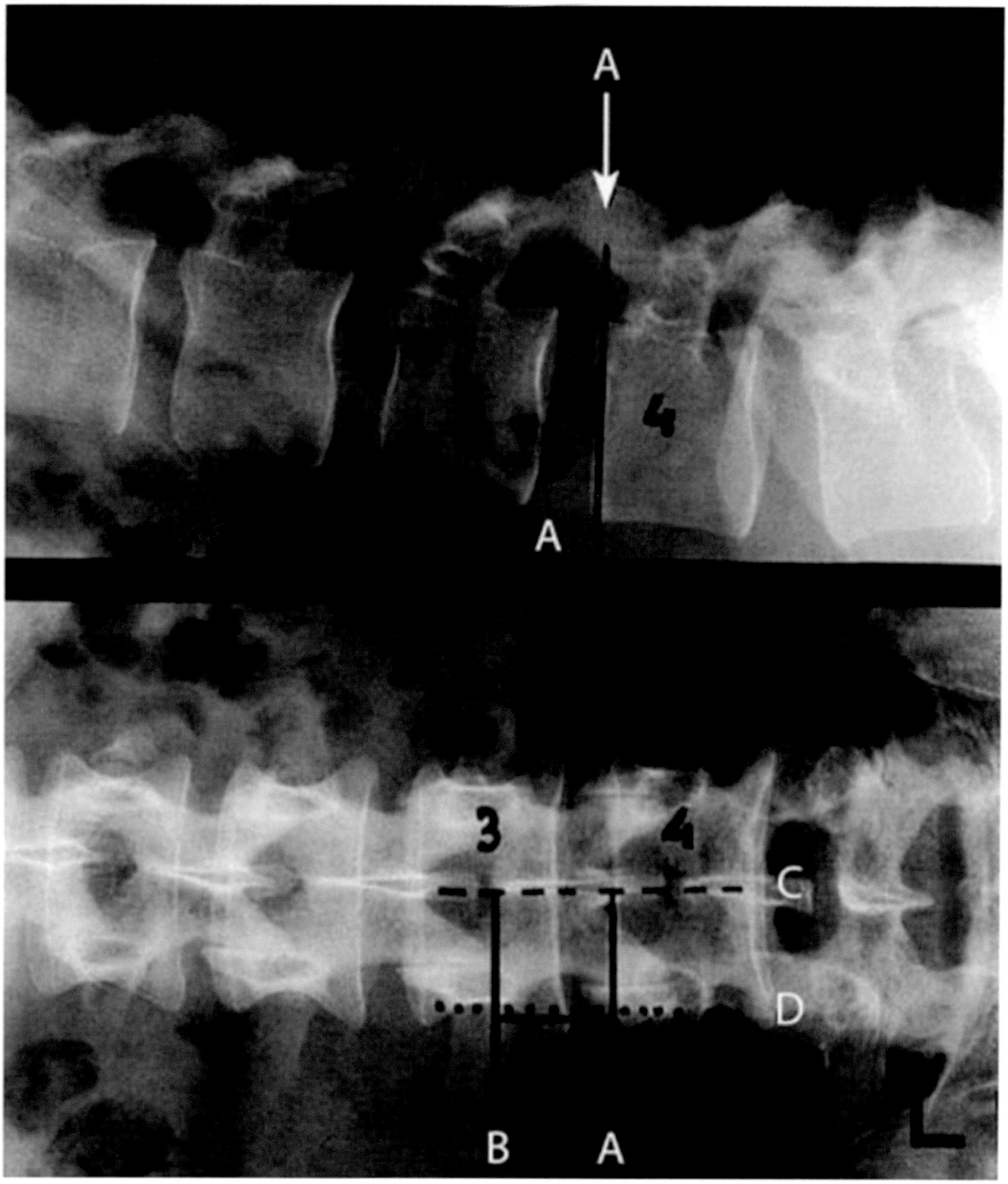

图 19.11 上图：侧位透视显示 L3–L4 的椎间孔外椎间盘突出患者的术前 X 线标记。下图：AP 位视图，患者已就位

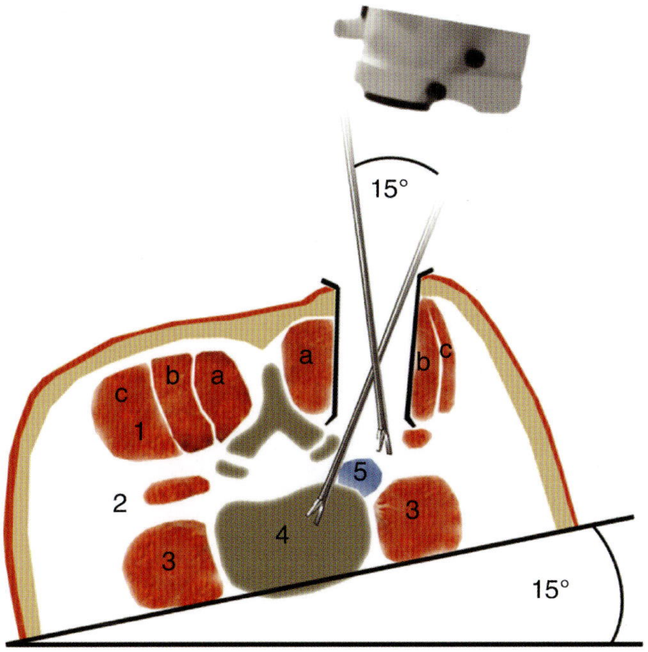

图 19.12　显微镜和手术台的联合倾斜有助于对椎间孔外区域的全面观察，主要避免了小关节骨切除。1. 骶棘肌；a. 多裂肌；b. 最长肌；c. 髂肋肌；2. 椎间肌；3. 腰大肌；4. 椎间盘；5. 突出的椎间盘组织

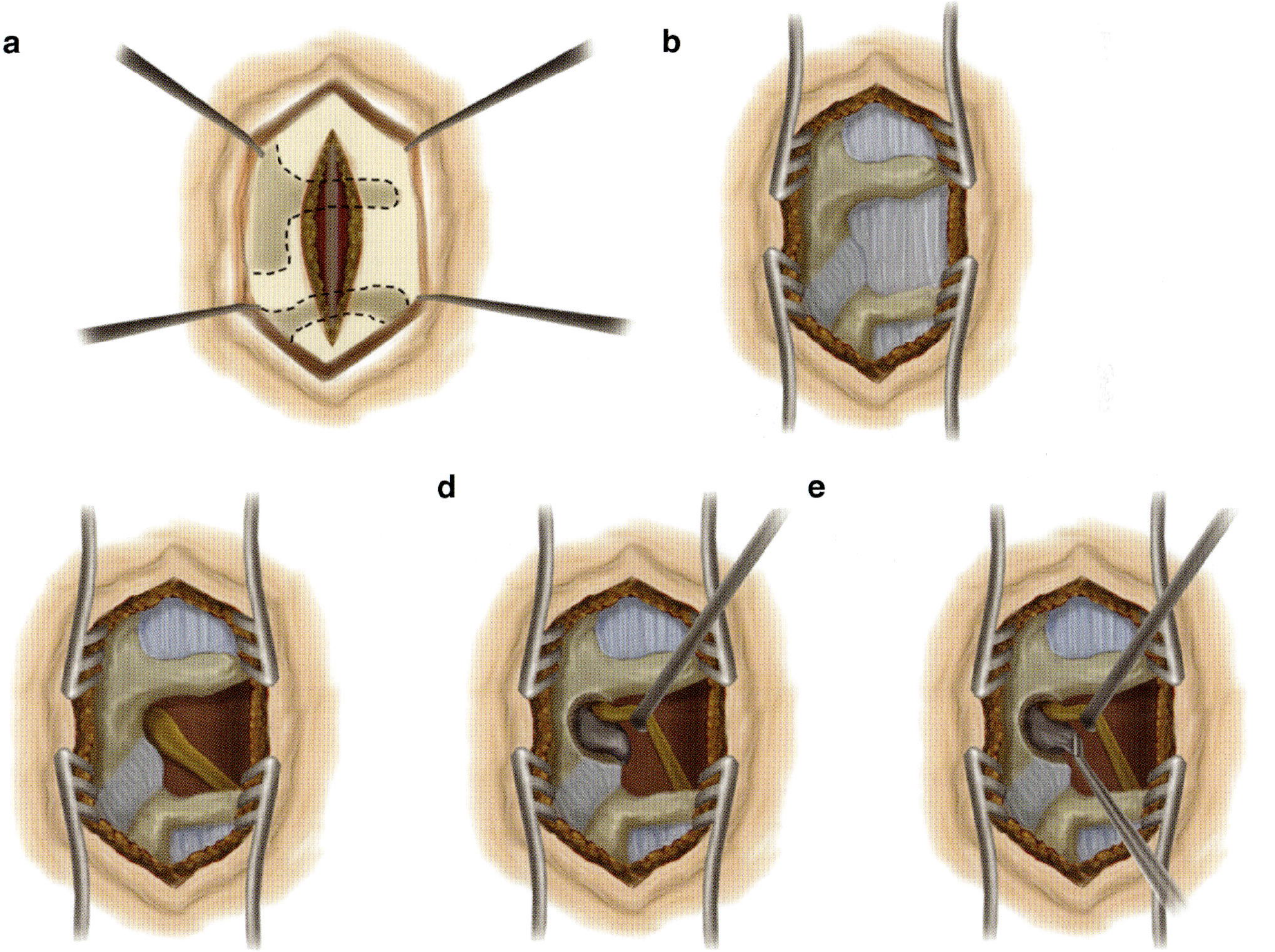

图 19.13　经肌间远外侧椎间盘切除术。a. 用 C 臂检查水平后，在距中线 5~8 cm 处切开 3~4 cm，包括关节间部分。b. 暴露手术标志，如峡部、横突和横韧带。c. 使用高速钻头，将骨组织切除成半圆形，包括峡部的上方和头侧横突的下方。d. 用钝性分离显微镜检查神经内侧，使神经侧向收缩。e. 打开椎间盘间隙后，进行有限的椎间盘切除术

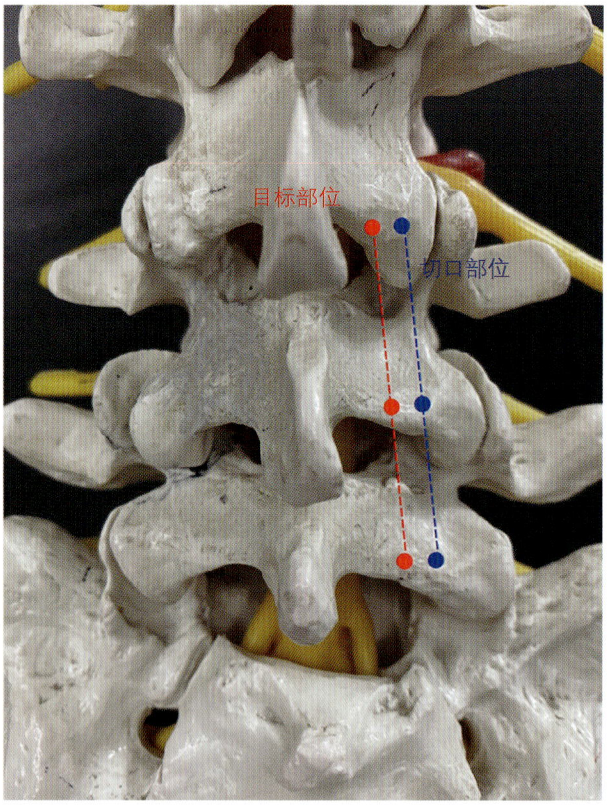

图 19.14 随着椎体节段向下移动，椎板上目标部位离中线越来越远，因此，切口部位也要成比例地向外侧移位

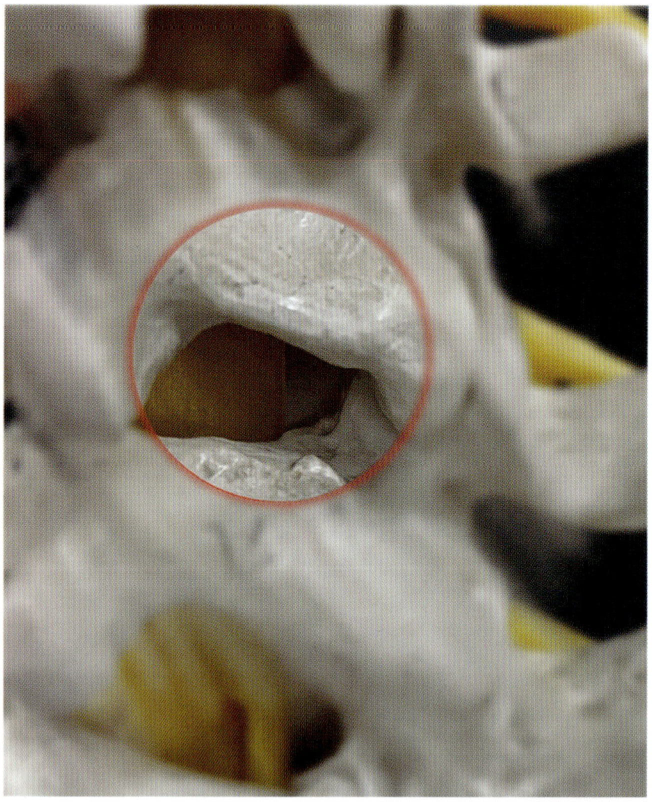

图 19.15 最终牵开器图像。上方—上叶片的一半，外侧—约小关节面的一半，下方—下叶片的上部，中央—脊髓

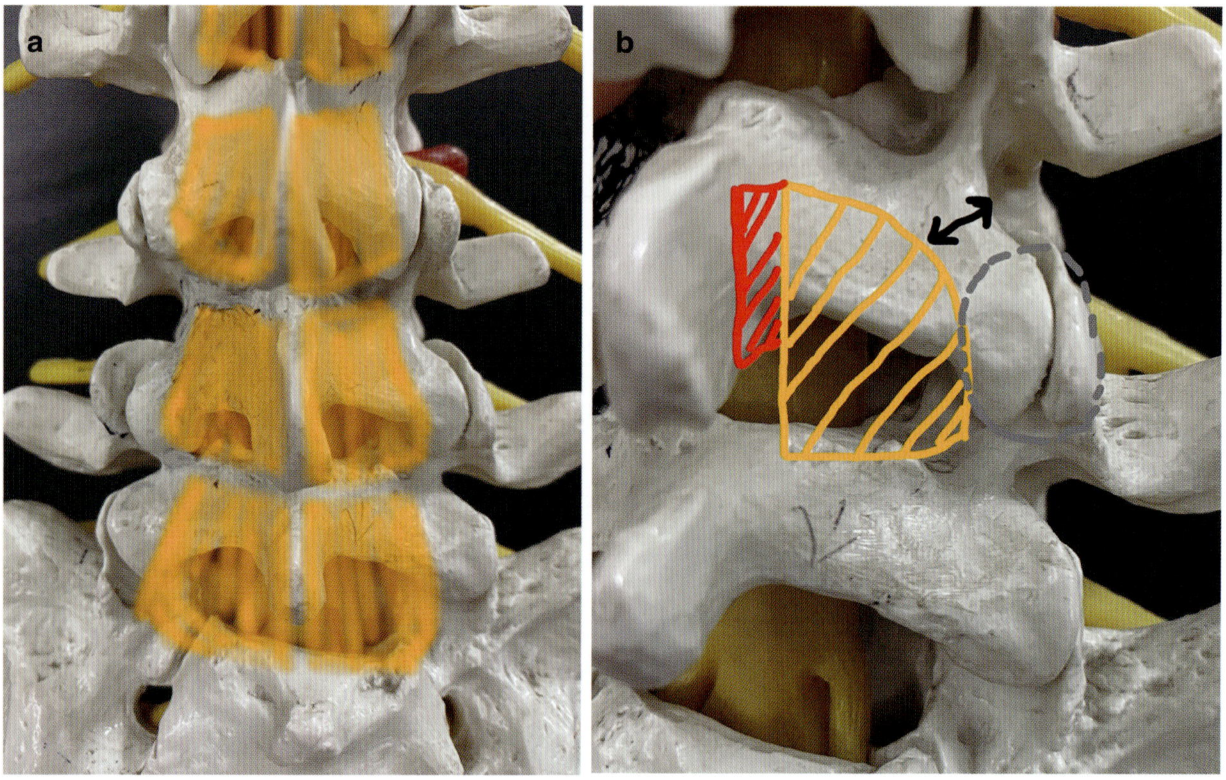

图 19.16 a. 黄韧带覆盖 70% 的上椎板底部和 10%~20%（5 mm）的下椎板顶部。上关节突在侧面。黄韧带在中线处可以与对侧黄韧带相连，也可以有间隙。b. 橙色区域显示单纯椎板切除术，红色区域显示延伸中线，黑色区域显示关节间保留部分，灰色区域显示保留关节突关节

图 19.17　a. 可倾斜工作台和牵开器。b. 与同侧椎板一样，应切除对侧上、下椎板的一部分。去除下棘间韧带有助于去除对侧下椎板和SAP。c. 完成对侧椎板切除术

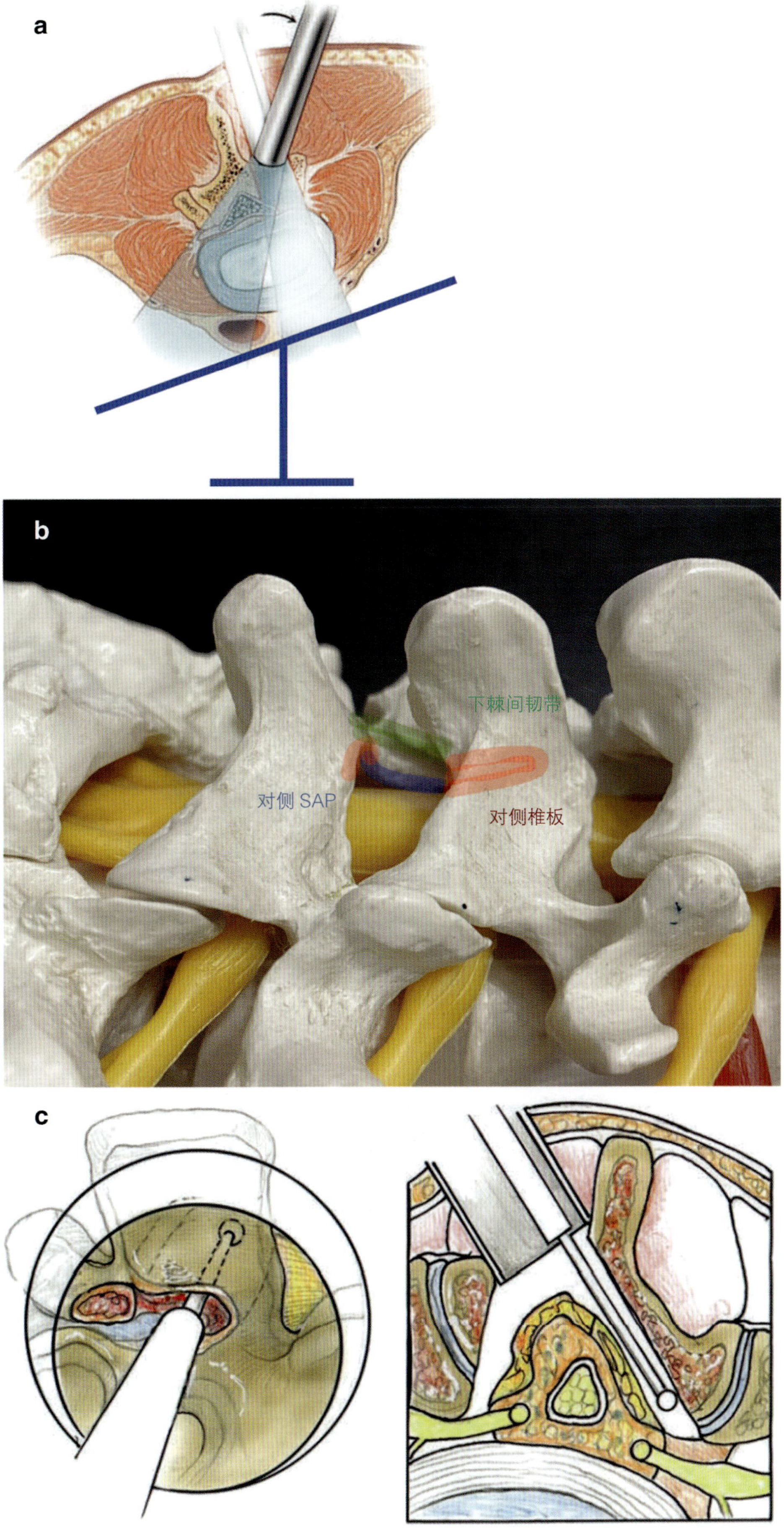

钳切除棘间韧带的下部，然后将覆盖黄韧带的下椎板切除约 5 mm（图 19.17b）。

一旦完成对侧内侧小面区域的椎板切除术（图 19.17c），使用刮匙或 Penfield 剥离子从硬膜上解剖 LF，然后使用 Kerrison 钳切除 LF。由于硬脊膜阻挡了对侧穿行根，因此应通过使用吸引器尖部按压硬脊膜来显露对侧视野。由于横穿根和 LF 受到肥大的关节突的压迫，解剖后应沿根方向插入 Kerrison 钳并随后取出。

有研究报道，对侧出口神经根可以减压。虽然很难对整个椎间孔进行减压，但可以对出口神经根的部分椎间孔进行减压；因此，远外侧入路更适合此目的，因为 ULBD 可用于中央和外侧隐窝减压。

同侧侧隐窝减压术

在对侧减压后，患者应调整到中立位置，管状牵开器放置在原位（图 19.18）。使用 Penfeld 剥离子解剖同侧 LF 和硬膜，并使用 Kerrison 钳取出 LF。部分切除小关节内侧部以减压同侧侧隐窝区。在切除关节突关节时，外科医生应尽可能通过切除 SAP 来保护关节突关节。

由于 ULBD 比椎间盘切除术产生更多的空腔，外科医生应警惕出血以防止血肿。可以使用 Floseal（流体明胶，这是一种含纤维蛋白的凝胶泡沫）用于静脉止血，骨蜡用于松质骨出血。

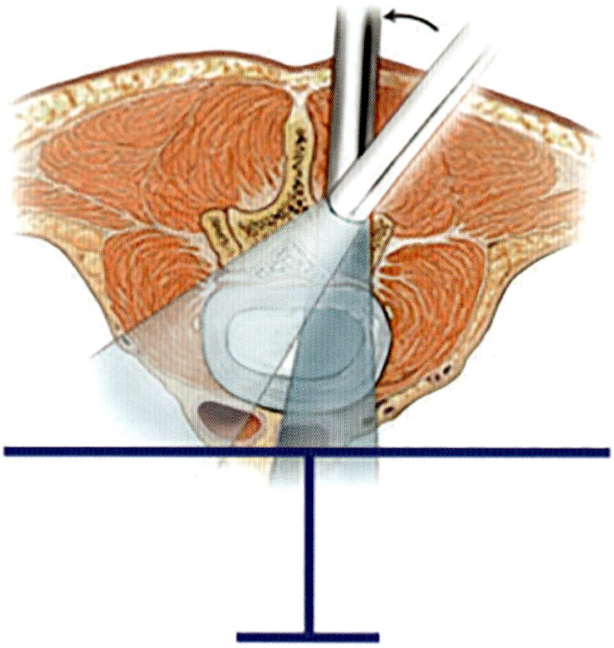

图 19.18 中立位安装牵开器

3 术后考虑及案例展示

3.1 并发症

与开放手术相比，MIS 在出血量、术后疼痛、恢复和住院时间等方面具有优势。然而，由于学习曲线陡峭，可能会出现几种并发症，特别是对初学者而言。最常见的并发症是硬膜破损、脑脊液漏。为了防止意外的硬膜破损，必须保留 LF，直到钻孔完成。当发生脑脊液漏时，在狭窄的手术空间内可能难以进行初步闭合。经验丰富的外科医生可以尝试初级闭合，但初学者在尝试初级闭合时可能会进一步损伤硬膜；因此，使用纤维蛋白胶、肌肉贴片或凝胶泡沫可能会更好。Valsalva 手法可以用来确认修复是否成功。如果脑脊液漏持续，可考虑脑脊液引流。如果脑脊液浸湿了伤口的纱布，感染风险会增加，需要对筋膜层进行严密缝合。

在 MIS 中，切口小、出血量少，因此发生血肿的风险较低。凝血功能障碍和围手术期高血压是已知的血肿危险因素。术后血肿存在时，患者可能有神经感觉异常，或严重的背部、下肢放射性疼痛。因此，有必要紧急行 MRI 检查，以定位和清除血肿。虽然很少能在术野中发现清晰的出血病灶，但仍有必要检查是否有骨或动脉出血。

与开放手术相比，MIS 的感染率更低，较轻的组织损伤和较小的切口大小使感染率较低。术后脊柱感染的治疗尚无标准化治疗措施。在获得足够培养标本后，应开始使用广谱抗生素治疗。

3.2 案例展示

一名 59 岁男性，表现为双下肢放射性疼痛和跛行，两种症状均持续数年。左、右两侧症状相似。棘突为直状而非斜状。术者对左侧入路很熟悉，因此在中线外侧 3 cm 处做皮肤切口。安装串联管状牵开器。切除同侧椎板、对侧椎板下皮质骨和两侧 LF。尝试保存其余结构，包括两侧的 SAP，术后第 2 天即可行走，所有症状都消失了。术后 MRI 显示中央和外侧侧隐窝区减压（图 19.19）。

斜置牵开器并插入棘突，保留两个小关节。

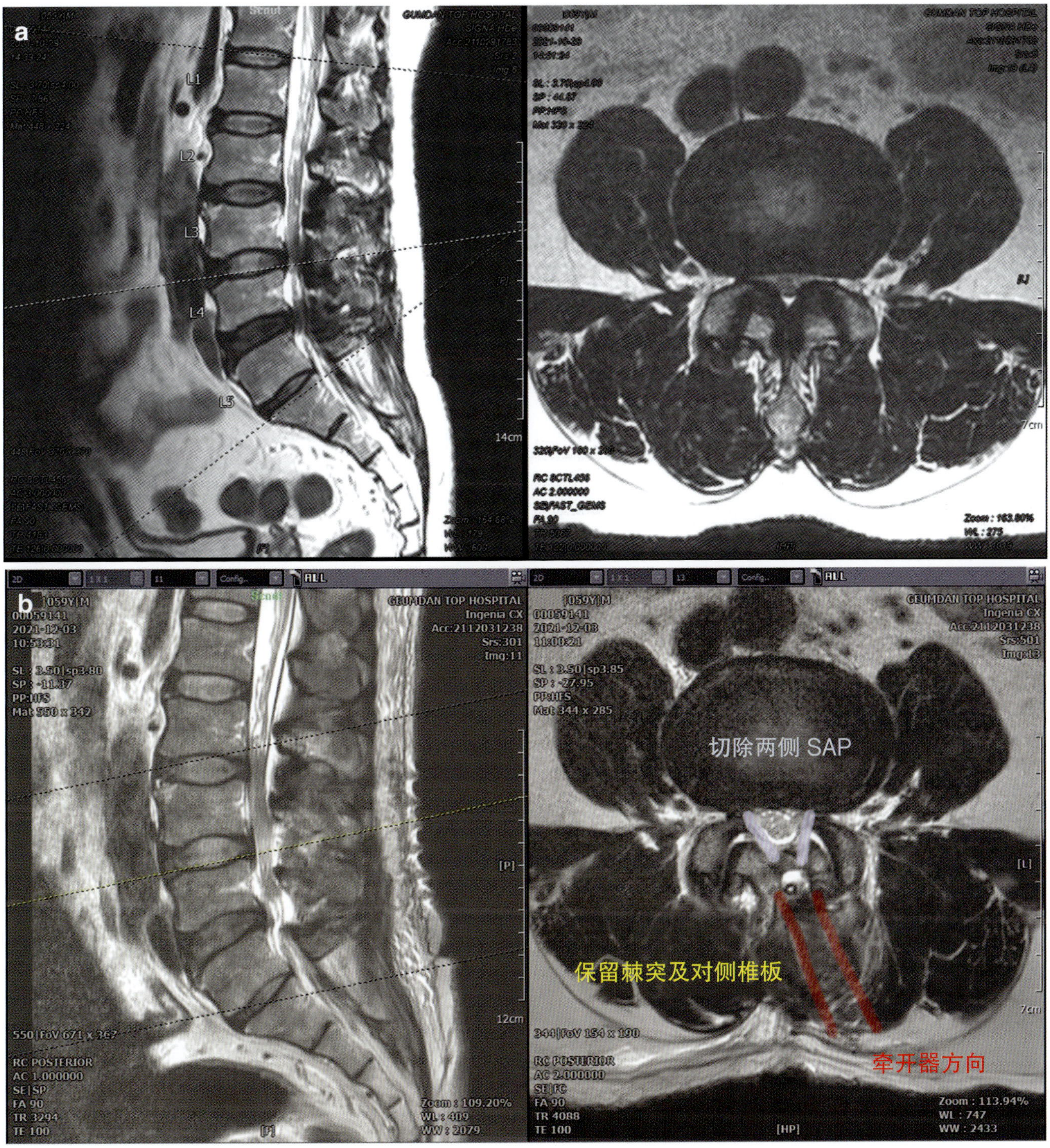

图 19.19 a. 术前影像。b. 术后影像

4 总结

在过去的几十年里，使用管状系统和纤维镜的手术方法得到了发展。迄今为止，它是该领域最常用的标准程序。外科医生的手术时间和经验决定了其结果，它是一项重要的技术。

参考文献

第 20 章　颈椎微创脊柱减压术

Hyeun Sung Kim

1　引言

神经根型颈椎病可能是由于椎间盘突出或退行性狭窄伴颈椎间孔骨赘形成而压迫神经根所致。

当保守方法不能缓解疼痛或受压神经根所支配的上肢肌肉出现明显无力时，手术减压是一种有效的治疗方法，颈前路椎间盘切除融合术（ACDF）和颈椎人工椎间盘置换术（TDR）是治疗的参考标准。由颈椎前路手术所导致的并发症发生率为 13.2%~19.3%，假关节形成和邻椎病是最常见的术后并发症。

椎间孔切开术，无论是前路还是后路，都是颈椎病直接神经根减压的一种替代手术方法。有报道称，颈前路椎间孔切开术（ACF）是一种安全可行的“功能性手术”，可以在保留运动节段的情况下直接神经根减压。

此外，ACF 不需要固定，这使得外科医生可以避免包括假关节在内的融合相关并发症，并降低成本。自 1996 年 Jho 首次描述以来，尽管 ACF 治疗神经根型颈椎病的安全性和可行性令人满意，但该技术仍存在争议，尚未被外科医生广泛采用作为 ACDF 的有效替代方法。限制 ACF 接受的一个主要问题是椎动脉（VA）损伤的风险。

颈后路椎间孔切开术作为 ACDF 的一种替代方法越来越流行，可减少融合相关问题，并具有同样好的临床结果及保留运动节段的额外好处。

颈后路椎间孔切开术是一种保留运动节段的技术，最早是由 Spurling 和 Scovillein 于 1944 年描述的。然而，今天可以使用先进的微创技术来减小切口、减少出血，并提供类似于开放手术的效果，意味着减少住院时间，并在术后恢复日常活动。此外，治疗成本也降低了。

在本章中，作者通过对颈神经减压的概述，以及对手术指征、结局和其他相关问题的简要回顾，尽最大努力帮助读者了解神经根型颈椎病的微创手术技术。

2　解剖的考虑

神经根型颈椎病患者可能由于骨赘积累或钩椎关节肥大而出现神经孔狭窄。对于那些患有神经孔狭窄的患者，采用 ACDF 行钩骨切除术可以获得更好的结果。在脊髓型颈椎病的情况下，两个钩突间的减压是足够的；但对于神经根型颈椎病，则需要更多的外侧减压来减压神经孔。这可能会使钩突附近的神经根和椎动脉处于极大的危险之中。

颈椎间孔从上椎弓根下侧面延伸至下椎弓根上侧面。椎间孔前壁由钩突、椎间盘后外侧和毗邻的椎体组成。小关节与下椎体的上关节突形成椎孔后壁。神经根在吻侧和尾侧椎弓根内侧缘内侧进入椎弓孔，并在通过吻侧和尾侧椎弓根外侧缘时向外侧退出椎弓孔。在矢状斜平面上，可以看到神经根位于钩状突尖端至上关节突尖端的一条线的下方。

V 点（包括头侧椎体椎板下缘、上下小关节内侧连接处和尾侧椎体椎板上缘）是骨钻孔开始的解剖学标志。中年组硬脊膜宽度和板间宽度沿同一方向减小，因此我们可以预测硬脊膜外侧边缘与 V 点的相对位置，误差较小。老年组（70 岁）两项参数变化明显，C4–C5、C5–C6 和 C6–C7 水平的硬脊膜宽度增大，但板间宽度随年龄增长而减小。这些结果意味着硬脊膜外侧边缘在 C4–C5、C5–C6 和 C6–C7 节段的位置比 V 点更外侧，需要注意不要损伤神经结构。另一个重要考虑点是颈椎曲度的手术位置。颈部曲度不足会导致 V 点向更内侧移动。与预测的程度相比，骨切除不足。

2.1 颈前路神经根孔切开术

2.1.1 适应证和禁忌证

（1）适应证：

– 神经根型颈椎病、脊髓型或脊髓神经根型颈椎病患者。

– 前外侧病变，如椎间盘突出或前部骨赘。

– 椎动脉或横突孔病变。

– 进行性神经功能下降或衰竭，保守治疗至少 3 个月。

（2）禁忌证：

– 后路病变和中央位置的前路病变不稳定。

– 后纵韧带骨化（OPLL）。

2.1.2 手术技术

步骤 1：患者体位

气管插管诱导全身麻醉后，患者仰卧于手术台上，姿势与标准颈前路椎间盘切除（ACD）相似。未使用颈椎牵引装置或上肢固定。在颈后放置一个低矮的枕头，将患者的颈部略微向后伸展（图 20.1）。

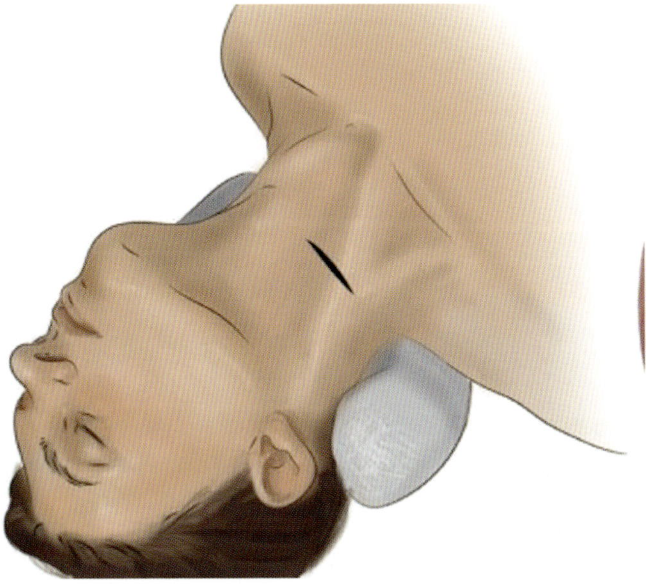

图 20.1 患者位置和皮肤切口

步骤 2：皮肤切开和剥离

沿患者颈部中线与胸锁乳突肌前缘画一条虚线后，首先，C6 横突前结节突出。有时使用便携式透视仪来确认更准确的位置。

在胸锁乳突肌前缘，沿皮肤褶皱方向向内约 2 cm、向外约 1 cm，共切开 3 cm。皮肤切口的位置根据不同的手术方法而不同。在经内镜入路的情况下，当进行皮肤牵引或椎间孔切开术时，在经内镜入路切口线上方约 1 cm 处做切口是有帮助的。

到达椎体前部的方法与一般颈前路入路相同。仔细剥离并展开形成胸锁乳突肌内边界的筋膜后，用手指在每块肌肉之间小心地加宽筋膜。用手指触诊颈动脉确认搏动后，将其向外侧定位以免损伤。在内部解剖位于椎体前部的颈长肌，然后牢固地安装牵开器，将颈动脉向外定位，使气管和食道向内定位。为了再一次确认位置，可进行 C 臂透视。

步骤 3：椎间孔切开神经减压术

经皮入路

如果手术部位被准确识别，第一步也是最重要的一步是使用触诊或透视机识别椎体外侧边界，然后确认上、下横突边界。

这是因为钩突位于上、下横突之间，这是靶点。然后，在要扩张的椎间孔区域，切开颈长肌的内侧，开一个窗口。

如有出血，可用双极电凝止血。如果术者技术娴熟，可以在暴露钩突后进行手术，在钩突上方牵开颈长肌，则是无须切开颈长肌（图 20.2）。

颈神经椎间孔切开术的起始点为椎弓孔与椎体的连接处，切开椎弓孔后，切除压迫神经根的髓核或骨赘。

在用这种方法进行手术时，椎间孔切开术起始处的孔往往倾向于位于比病变部位略低的位置。这是因为颈椎的解剖结构矢状面椎间盘呈头侧倾斜。因此，当椎间孔完全扩张，手术中用这种方法切除椎弓根后部时，颈椎的前部和上部容易暴露出来。

此外，位于非椎体连接处前方的椎间盘外侧部分必须在一定程度上切除。因此，当需要更宽的手术视野时，如脊柱减压或硬膜内肿瘤切除时，仍然使用这种方法，但在治疗单侧神经根病时，可以通过切换到椎体上部经孔镜入路进行手术（图 20.3）。

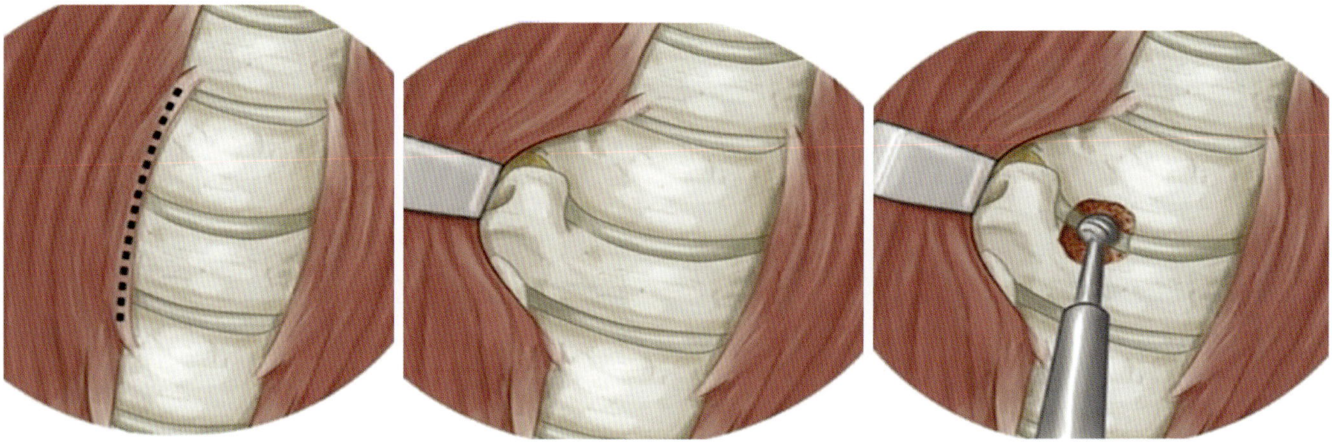

图 20.2　解剖位于前部的颈长肌及部分椎体，牵开器安装牢固，将颈动脉牵开定位于外侧，气管、食道定位于内侧。切开颈长肌内缘部分，局部开窗，扩大神经根孔区域

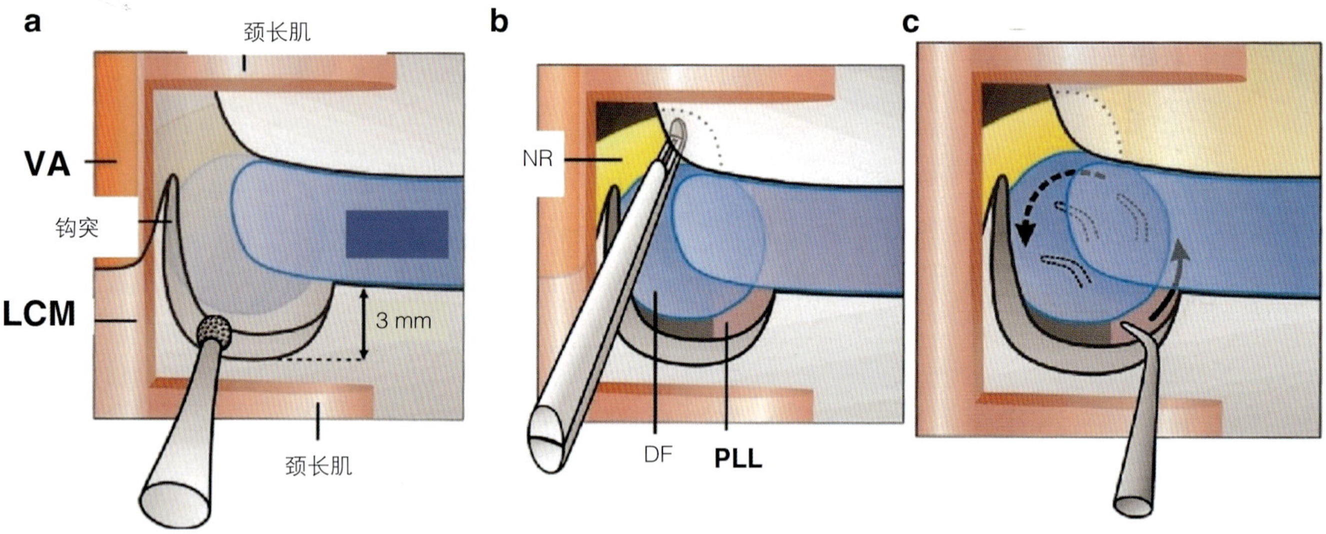

图 20.3　显微外科颈前路椎间孔切开术（Uncoforaminotomy）治疗单侧神经根病。a. 去除颈长肌后，当椎间孔完全扩张并去除钩突后部时，使用磨钻从椎间盘向下移除钩突约 3 mm。b. 使用咬骨钳去除上位椎体后缘并去除压迫神经根的椎间盘碎片。c. 使用神经根钩，小心取出椎间盘残余碎片，减压神经根。LCM，颈长肌上钩突；VA，椎动脉；NR，神经根；DF，椎间盘碎片；PLL，后纵韧带

上位椎体入路（UVTC）

由于椎间盘在矢状面向头部倾斜，因此椎间孔扩张的起点应比椎体连接处更向颅骨方向移动。其位置在上椎体的左下方。如果从这里开始向后伸展，向椎间盘方向调整角度，神经根所在的椎间孔立刻暴露出来。

这样，神经根减压可以在钩骨前部进行。换句话说，在椎间孔切开术中，只需切除后 1/3，同时尽可能保留椎间盘的前 2/3，即可实现神经根减压（图 20.4）。

减压确认和结束手术

困扰着许多外科医生的一件事，是在进行颈椎间孔切开术中何时结束手术。外科医生去除骨赘或脱出的压迫神经根的髓核，检查后纵韧带有无缺损，并去除部分韧带检查有无椎间盘突入椎管的髓核存在。然而，当切开后纵韧带后，出血可能会延迟手术，但切开并不总是发生。最后，在最终确认髓核碎片和骨赘残留去除之后，用细神经根钩沿神经根探查，如果减压彻底，可见神经根向后膨起，并可见硬膜搏动。

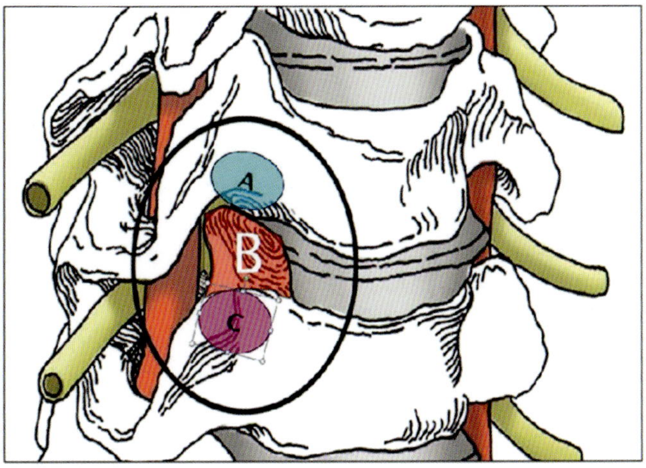

图 20.4　各种进入椎间孔切开术入路示意图。上位椎体入路（A）、经钩突入路（B）、经下椎体入路（C）

2.1.3　术后注意事项及案例展示

- 喉返神经损伤导致声音嘶哑。
- 颈动脉、颈静脉损伤。
- 食管穿孔。
- 气道损伤。
- 胸淋巴管损伤。
- 交感神经链损伤引起 Horner 综合征。
- 脊柱不稳定。
- 脑脊液漏。
- 神经根或脊髓损伤。

案例展示见图 20.5。

2.2　颈后路椎间孔切开术

2.2.1　适应证和禁忌证

适应证

（1）伴有明确神经功能障碍的神经根型颈椎病（感觉障碍、反射异常、运动无力）。

（2）颈源性头痛或颈椎间盘突出引起的盘源性轴性疼痛。

（3）神经根阻滞后持续性根性疼痛无缓解。

（4）保守治疗至少 6 周无改善。

放射学指征

（1）椎间孔区周围颈椎间盘突出经计算机断层扫描（CT）和 / 或磁共振成像（MRI）证实。

（2）动态 X 线片无明确节段不稳（屈伸位）。

（3）椎间孔狭窄伴椎间盘间隙变窄。

禁忌证

（1）后纵韧带骨化或颈椎管狭窄。

（2）脊髓型颈椎病或严重的神经缺陷。

（3）颈椎滑脱或节段性不稳。

（4）其他病理状况，如骨折、肿瘤或活动性感染。

2.2.2　手术技术

手术时，患者全身麻醉，取俯卧位，头部固定于三点式颅骨架中。显微镜用于优化照明和可视化。

步骤 1：位置和定位

患者颈部处于中立位或微屈位，以使颈椎放松

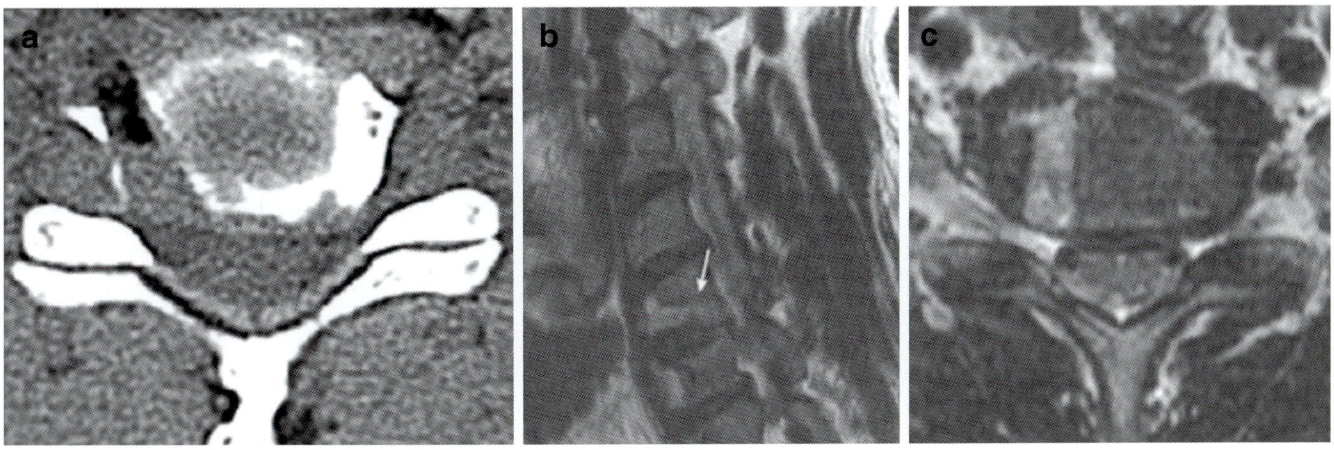

图 20.5　术后轴位 CT 和 MRI。a. 术后轴位 CT 显示右侧椎间孔切开术。b. 术后矢状位 MRI 显示椎间孔切开和 C5–C6 神经孔减压。c. 术后轴位 MRI 显示右侧 C6–C7 神经孔切开术

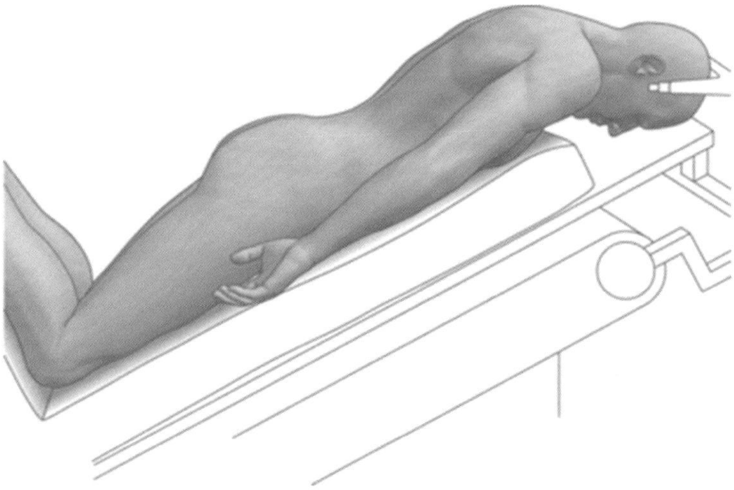

图 20.6　颈后路椎间孔切开术的反 Trendelenburg 体位。将患者置于俯卧位，将颈椎区域抬高至右心房水平以上，以降低静脉压。头部采用 Mayfeld 架固定

（图 20.6）。调整手术台，使头部位于心脏上方，以减少静脉出血量。

通常，手术台头部抬高呈反 Trendelenburg 体位，使血液分布到腹部和腿部，从而为患者创造安全的生理状态，并提供良好的可视化视野。

为了适应这个位置，手术台的头部放在最上面的横挡上，手术台的尾部放在最下面的横挡上。

使用金属定位针通过侧位透视来确定手术节段。背侧小关节是定位的良好靶点。一旦确定了正确的节段，在离中线约 2 cm 处标记一个 2.5 cm 的直形切口。

步骤 2：管状牵开器的连续扩张和放置

将第一个管状扩张器通过解剖层面放置在椎板上后，使用一系列扩大直径的扩张器进行连续扩张。一旦通过 18 mm 扩张器，就可以确定工作深度，并选择合适的 18 mm 管状牵开器固定于桌臂上。侧位透视检查用于确认合适的水平（图 20.7）。

需要暴露头端椎板的下半部、尾侧椎板的上缘、棘突的基部和椎板连接处（图 20.7）。识别由两个椎板和小关节突关节形成的三角是一个有用的解剖标志。

步骤 3：同侧椎板切开

V 点（包括头端椎板下缘、上下小关节内侧连接处和尾端椎板上缘）是骨钻孔开始的解剖学标志（图 20.8）。

使用高速金刚石磨钻进行开放式椎板孔切开术，以创建一个可以进入椎间孔的工作窗口。使用咬骨钳去除骨头上残余的肌肉。使用高速金刚石磨钻头在显微镜下或内镜下进行椎板间孔切开。术者进行磨钻开孔时，助手进行生理盐水冲洗。均匀切除等量的头椎板和尾椎板，从内侧椎板和小关节突连接处开始，向外侧小关节突关节方向（图 20.9）。识别相对于神经孔定向的椎弓根内侧和头侧边缘。直到椎弓根外侧缘开始脱落。此时，应切除 1/3~1/2 的关节突内侧（图 20.10）。少量切除尾侧椎板可改善显露神经根的视野。

一般情况下，手术时硬膜外出血频繁发生，手术视野明显受阻。在这种情况下，可使用含有凝血酶的粉状明胶（Floseal、Boxter）或双极烧灼。双极烧灼，可以在确认出血点后只对出血区域进行准确烧灼，但一定要注意避免直接烧灼神经结构。

步骤 4：椎间孔减压和椎间盘切除术

神经根拉钩将神经根向上牵拉，行椎间盘切除减压。可使用小刮匙或神经钩探查识别尾椎弓根的近端边界。完全椎间孔减压需要对尾椎弓根内侧到外侧的神经进行完全减压（图 20.11）。

一旦确定了椎弓根的顶部，就可以在椎弓根之间插入一个神经根拉钩来评估椎弓根孔的狭窄程度。使用 2 mm 的 Kerrison 钳取出部分骨质，直到为神经根减压创造足够的空间。用神经根拉钩轻轻向上牵拉神经，以探查椎间盘碎片组织。用小髓核钳去除压迫神经根的所有椎间盘碎片（图 20.12）。包裹的椎间盘碎片需要切开后纵韧带。对于用小髓核钳未完全去除的椎间盘用反角刮匙刮除。椎间孔骨赘用咬骨钳去除。

步骤 5：伤口闭合和术后护理

用双极电灼或止血泡沫止血，用生理盐水彻底冲洗术腔后逐层缝合切口。

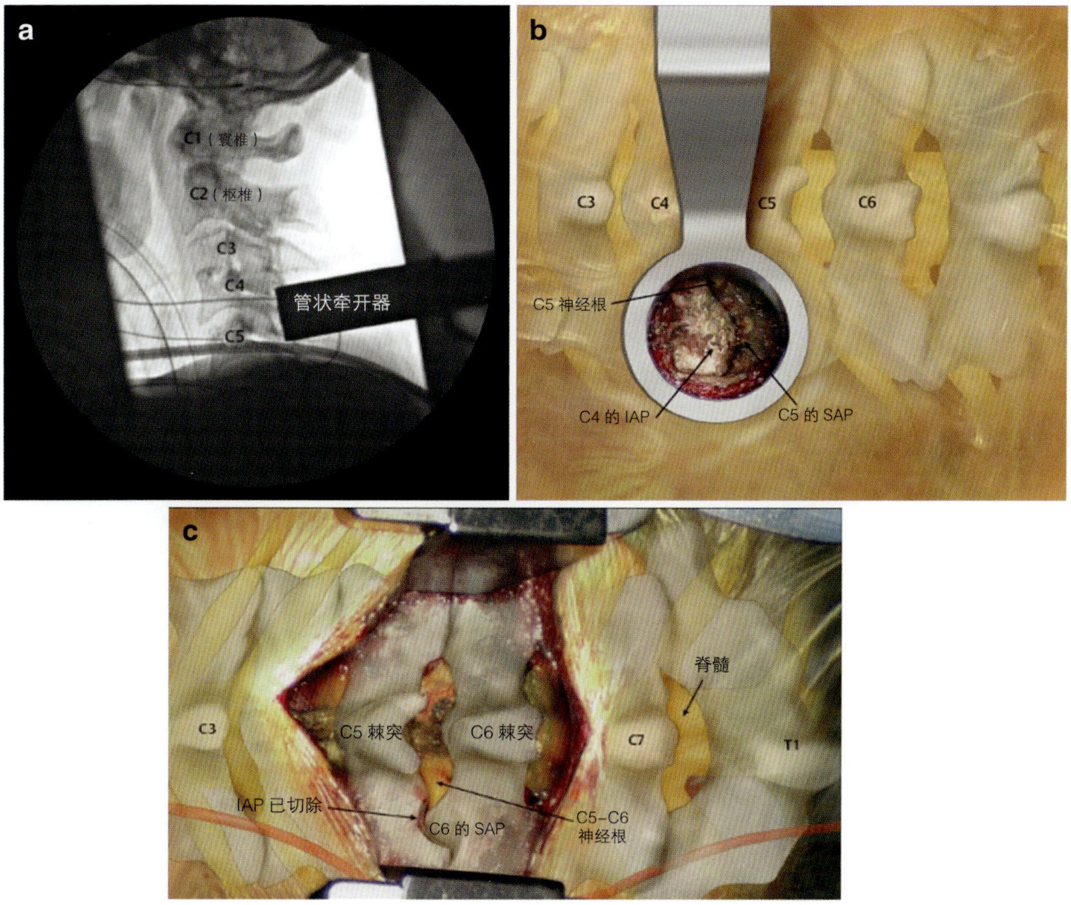

图 20.7　a. 使用管状扩张器（18 mm）撑开棘旁肌。b. 去除软组织，露出小关节面的内侧和下半部及尾侧上椎板的一部分。c. 显微镜下在 C5–C6 节段可见上位椎体的下关节突（IAP）

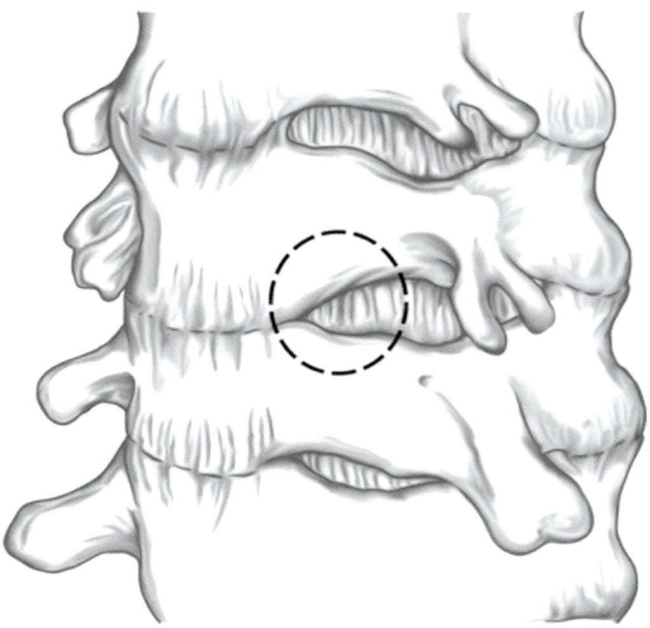

图 20.8　后路颈椎间孔切开术。椎间孔切开前的“锁孔”范围。V 点（包括头椎板下缘、上下小关节内侧连接处、尾椎板上缘）是骨钻孔开始的解剖学标志

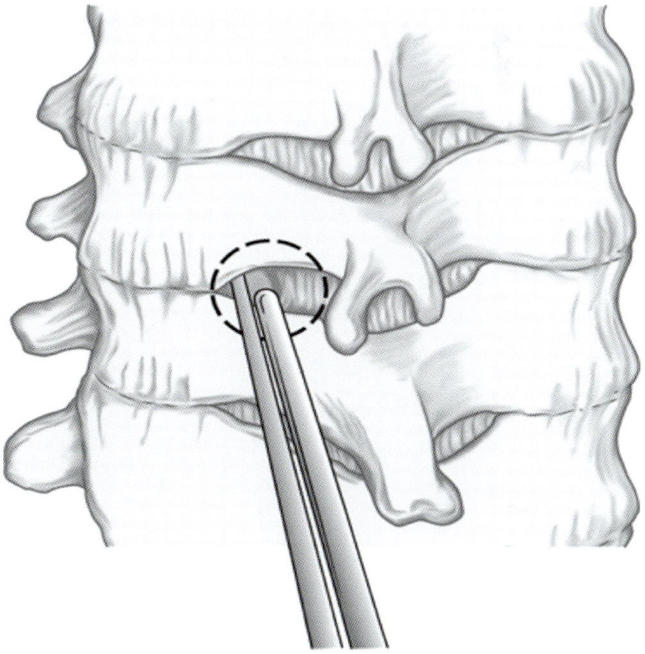

图 20.9　用咬骨钳打开“锁孔”。在靠近神经根背侧的下位椎体上关节突内侧面 3~5 mm 直径的上内侧角钻孔，通向神经根近端

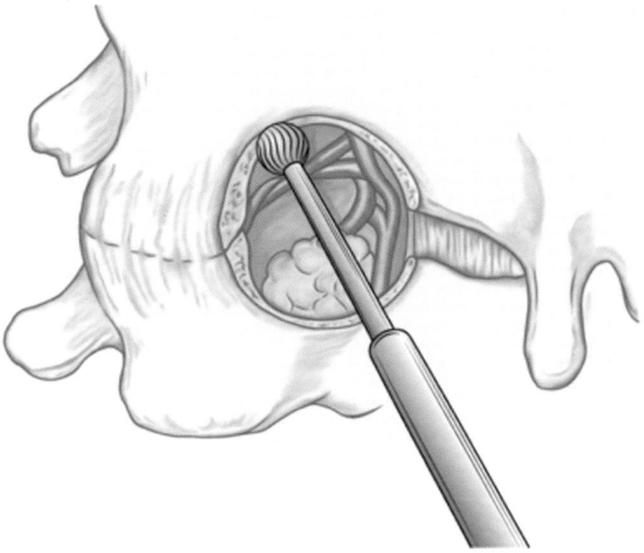

图 20.10　去除 1/3~1/2 的内侧关节突。从上位椎板外侧下侧面以圆形方式切除 3~5 mm 直径的骨，然后从椎板 – 小关节面边界（V 点）切除上小关节面内侧下侧面约 3 mm 的骨质

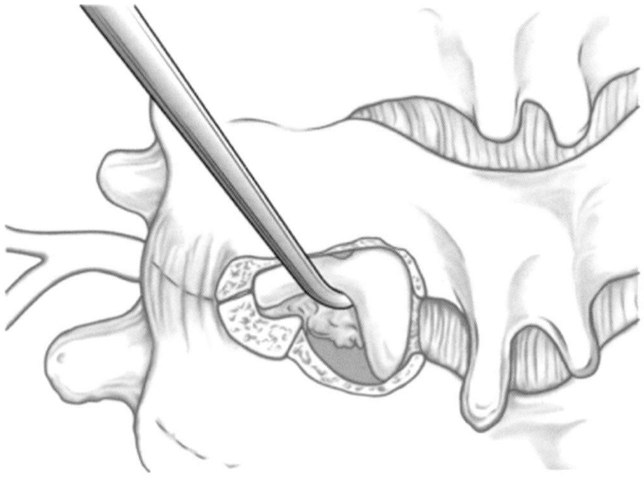

图 20.12　显微镜引导下轻轻抬起神经根，露出膨出或突出的椎间盘后表面，用髓核钳去除压迫神经根的所有椎间盘碎片

重建颈深筋膜。使用 UR–6 针和 Vicryl 线缝合，避免过度收紧肌肉。使用 Vicryl 4–0 线行皮下缝合。无菌敷料包扎。我们术后不常规使用颈托保护，鼓励患者进行常规活动。

2.2.3　并发症

– 颈椎不稳。
– 感染。
– 脑脊液漏伴或不伴脑膜炎。
– 新出现的短暂或永久性神经根功能障碍症状，

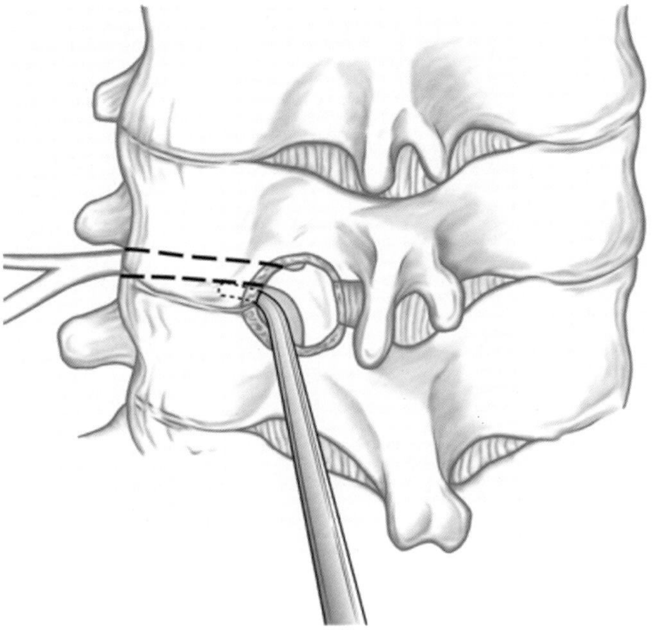

图 20.11　尾部椎弓根的近端边界可以通过小刮匙或神经钩来识别。完全椎间孔减压方面，需要对尾椎弓根内侧到外侧的神经进行完全减压

如原有神经根病加重和感觉异常。
– 脊髓损伤。

3　总结

神经根型颈椎病可能是由于椎间盘突出或退行性狭窄伴颈椎间孔骨赘形成而压迫神经根所致。保守治疗后仍持续存在神经根病需要手术治疗，可采用微创手术技术（前路或后路入路）。经椎间孔入路显微锁孔前椎间孔切开术是一种微创技术，可直接切除神经孔内压迫性病变（椎间孔狭窄或突出的椎间盘碎片），并对受压的神经根进行完全减压。此外，颈后路椎间孔切开术在减压颈椎间孔狭窄时可以保留更多小关节和关节囊结构。这些优点可使颈前路或后路椎间孔切开术的预后更好。

参考文献

第 21 章 微创经椎间孔腰椎间融合术

Dalsung Ryu, Jeong-Yoon Park

1 引言

Kevin Foley 于 2003 年首次报道了微创经椎间孔腰椎间融合术（MIS-TLIF）的肌肉保存技术，至今已有 20 年。从那时起已积累了足够的证据，甚至于在 PubMed 搜索检索到了 1000 多篇与 MIS-TLIF 相关的论文。

目前，MIS-TLIF 与外侧腰椎间融合术（LLIF）已成为标准的微创融合技术。最近的论文倾向于使用 MIS-TLIF 作为对照组来比较其他微创融合技术的有效性。此外，除 Kambin 三角入路外，最近的大多数内镜融合技术都是基于 MIS-TLIF 的。多年来，MIS-TLIF 在全球范围内的广泛采用是由于它比传统融合技术优势明显。与传统融合技术相比，MIS-TLIF 具有更优秀的临床结果，包括更少的失血、最小化的椎旁肌肉损伤、术后疼痛减轻、早期恢复和更短的住院时间。

与其他微创脊柱手术技术相比，MIS-TLIF 的最大优点是其有更广泛的手术适应证。与传统的开放融合技术类似，各种类型的腰椎退行性疾病都可以用 MIS-TLIF 治疗。唯一的绝对禁忌证是因严重骨质疏松症、退行性改变或肥胖导致的透视检查中看不到椎弓根。与外侧腰椎间融合术（LLIF）相比，血管异常和椎管狭窄的严重程度并不限制 MIS-TLIF 的使用。MIS-TLIF 不需要额外的设备，如神经电生理学监测。尽管初学者可能会害怕将 MIS-TLIF 作为初次减压的翻修手术，但已有类似的患者报告结果，并与初次 MIS-TLIF 进行了比较。与常规经椎间孔腰椎间融合术（TLIF）组相比，MIS-TLIF 组的术中出血量较少。此外，两组的并发症发生率没有差异。因此，当需要进行翻修手术时，MIS-TLIF 仍然是一种有效的治疗选择。根据 Lee 等的研究，MIS-TLIF 在手术时间和估计失血量方面比传统开放式 TLIF 有更好的结果。此外，作者还对比了 MIS-TLIF 和传统 TLIF 在矢状面的术后改善，消除了人们对“MIS TLIF 不足以矫正脊柱曲度”的误解。通过双侧小关节切除术获得更大的前凸角度，可以完全释放节段。矢状面和冠状面平衡的矫正也受到椎间融合器的放置和轮廓的影响。与典型的斜置不同，将长椎体间融合器置于冠状面和前方可以纠正该节段的脊柱侧凸特征，类似于 OLIF（图 21.1）。当由熟练的专家进行手术时，在双侧小关节切除术后，可以利用倾斜的椎体间融合器进行冠状面放置，以实现矢状面矫正。使用可扩张的椎间融合器也有助于恢复节段性前凸。

然而，应该指出的是，初学的外科医生在开始使用 MIS-TLIF 时需要一个学习曲线。MIS-TLIF 的手术时间和出血量逐渐减少，直到开展 20~40 例后趋于平稳。尽管在达到平稳之前的早期阶段可能需要更长的手术时间，但临床结果仍然良好，症状性并发症极为罕见，融合率与开放式融合相似。

2 手术步骤

2.1 术前准备

术前计划是外科手术的一个重要方面。外科医生必须使用术前成像技术仔细识别导致患者主诉的潜在病变。基于全面的术前检查，必须制订适当的手术策略。

（1）单纯单侧减压或双侧减压。

（2）根据症状较重的一侧选择左入路或右入路。

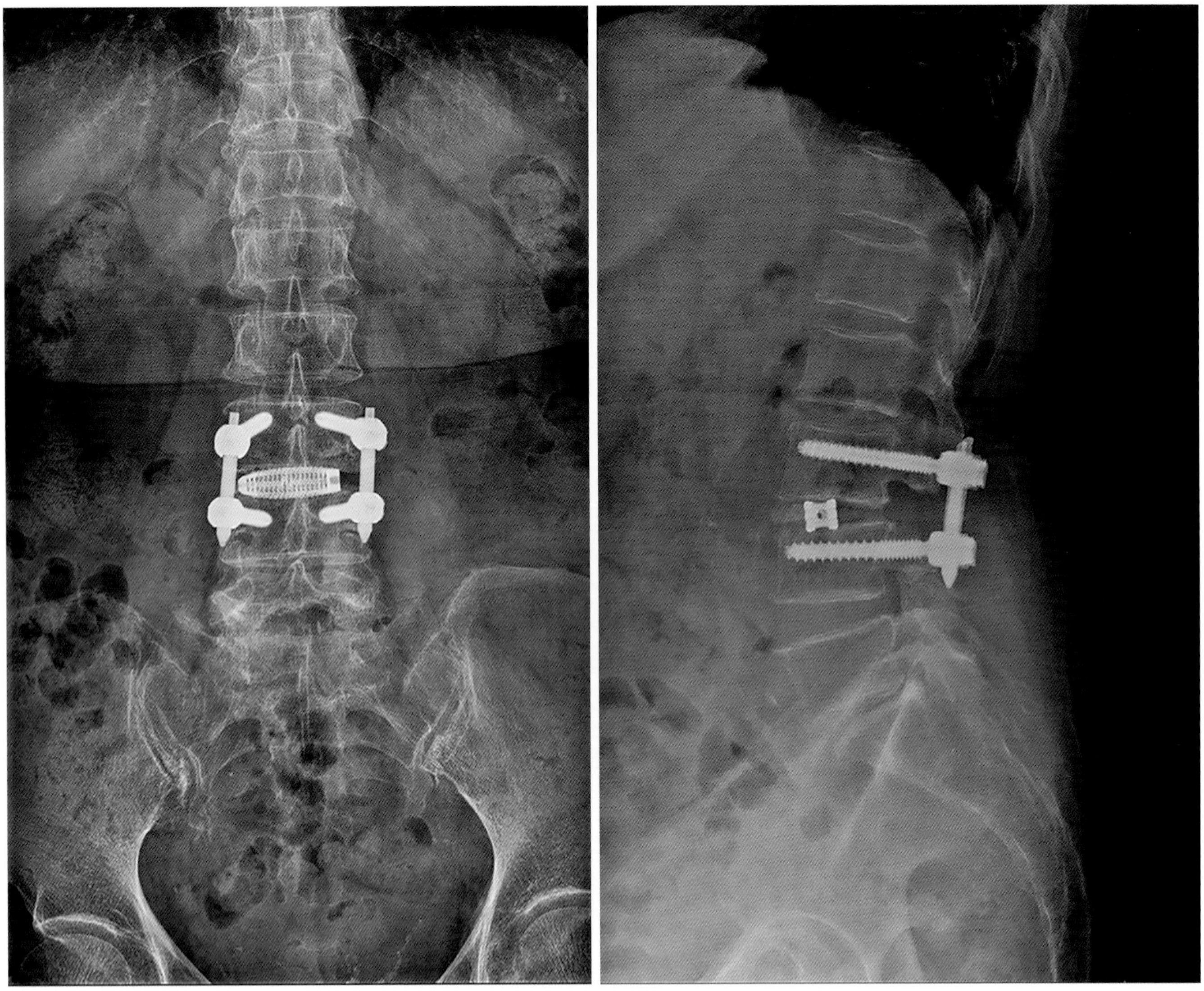

图 21.1 术后 CT 显示了微创经椎间孔腰椎间融合术（MIS-TLIF）后椎体间融合器的冠状位和前方位置，证明了该技术在纠正脊柱侧凸方面的实用性，其方式与 OLIF 相似，而不是典型的斜向放置椎体间融合术

（3）融合器数据（高度、长度、宽度和角度）。

（4）融合器位置（斜向或冠状位）。

（5）附加相邻节段减压。

（6）螺钉数据（长度、直径）。

（7）可选择骨水泥增强（严重骨质疏松症）。

2.2 患者体位

腰椎融合术患者通常取俯卧位。在对侧减压过程中，需要倾斜手术床，因此，必须适当固定患者以防止任何潜在的伤害。此外，避免压迫周围神经或血管也很重要。灵活的臂组件应固定在手术台上，并仔细考虑臂长。如果手臂靠得太近，可能会扭曲，无法牢牢握住管状牵开器。还应确保 C 臂透视有足够的空间，以确保前后（AP）位和侧位扫描之间的无限制切换。通过确保适当的患者体位和足够的手术工具及成像设备空间，外科医生可以安全有效地进行减压手术。

2.3 皮肤标记

在 MIS-TLIF 中，透视是一种重要的成像方式。通过回顾透视图像，外科医生可以更好地了解椎体的三维结构。考虑到椎间盘间隙的方向，特别是在 L5-S1 节段，将手术台调整到反 Trendelenburg 体位。在透视成像中，获得真实的 AP 位和侧位图像以减少

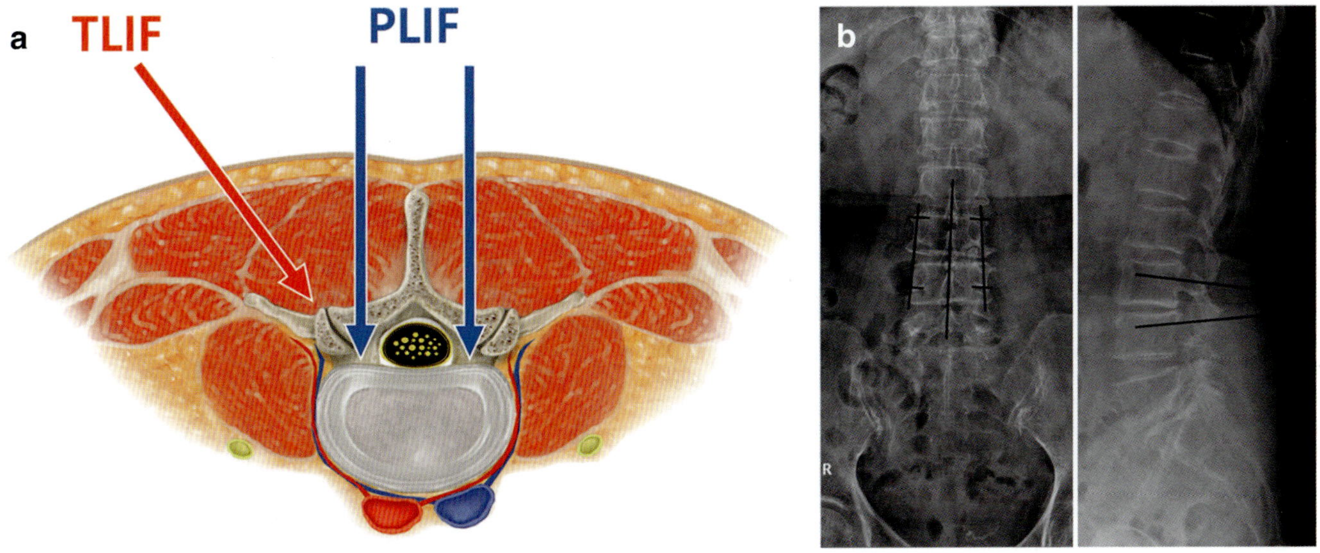

图 21.2　a. 与 TLIF 和 PLIF 方法比较的示意图。b. 用透视法标记皮肤的案例

任何潜在的干扰是至关重要的。通过侧位透视扫描，外科医生可以标记经皮椎弓根螺钉的进入点。

手术前，外科医生必须确定每个椎体在头尾侧的定位，以便在插入椎弓根螺钉时设置合适的头尾侧透视角度。通过确保准确的成像和透视机的正确定位，外科医生可以成功地在脊柱手术中放置椎弓根螺钉，降低并发症的风险。为了确保准确的切口位置，外科医生首先使用前后位透视沿着棘突绘制中线。然后用棘突的触觉来确认真正的中线。接下来，绘制两侧椎弓根外侧缘，作为切口部位（图 21.2）。

重要的是要确保切口不要太靠近外侧椎弓根线，因为这可能需要更长的切口来置入螺钉。相反，如果切口位于椎弓根线外侧，由于棘突旁肌肉的干扰，对侧减压可能会很困难。切口应长于头侧椎弓根螺钉与尾侧椎弓根螺钉入钉点之间的长度，长度至少为 25 mm，以尽量减少牵拉对皮下组织的损伤。

2.4　皮肤切口与管状牵开器的应用

皮肤消毒准备后，根据皮肤标记线切开。胸腰筋膜也被充分切开以进行椎弓根螺钉固定。然后，用手指轻轻剥离肌肉，直到触摸到椎板和小关节。第一个管状扩张器向下触及椎板和关节突关节的连接处。一系列扩张器逐级插入并以帽状覆盖小关节。根据扩张器上的深度标记，从皮肤上选择 1 cm 长的管状牵开器。管状牵开器置于扩张器上方，工作通道连接到管上并固定（图 21.3）。然后，取出扩张器。透视扫描确认手术节段。显微镜下，用单极电凝去除软组织，包括关节突囊。外科医生应该知道

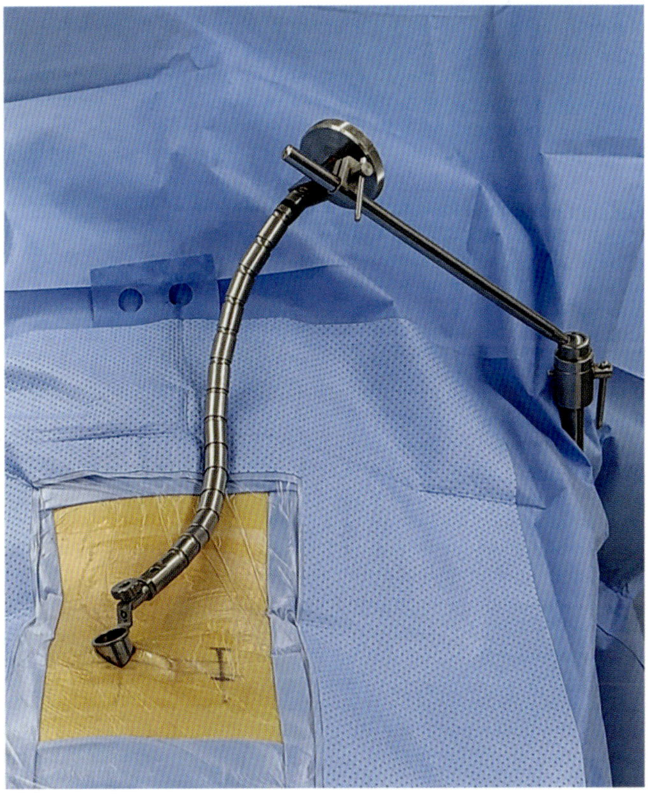

图 21.3　将管状牵开器固定在手术台上

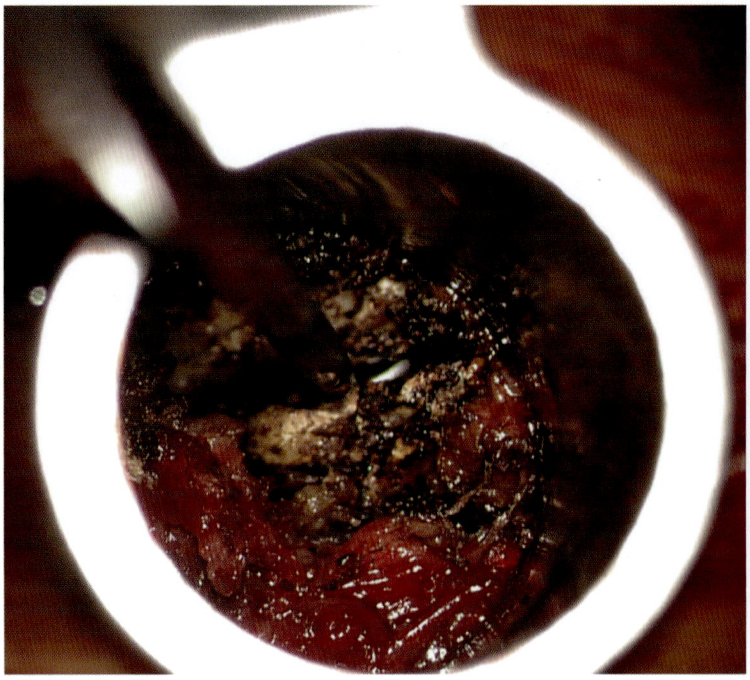
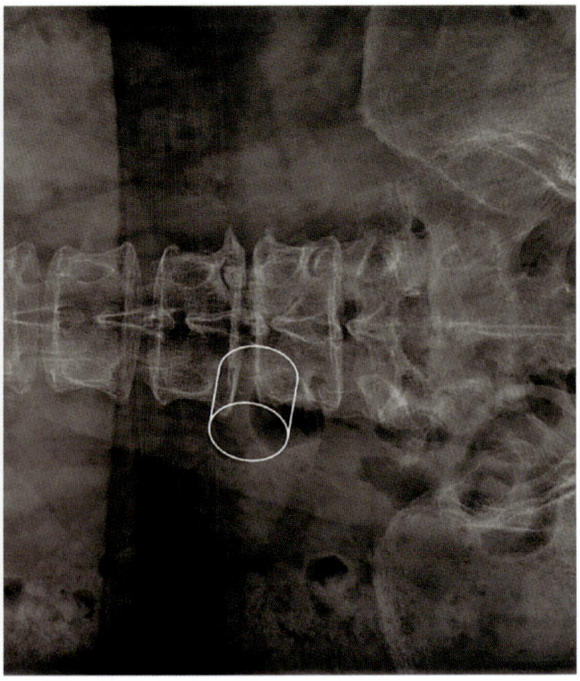

图 21.4　清除软组织后，确认上、下关节突之间的关节间隙。关节周围的活动总是被下关节突轻微压迫

它在显微镜下的位置。暴露内侧 2/3 处的下关节突和外侧 1/3 处的上关节突是管状牵开器理想的初始放置位置。如果关节突关节严重增生或碎裂，关节间隙的识别可能是困难的。通过压迫下关节突确认活动是定位关节间隙的一种简单方法（图 21.4）。

2.5　关节突切除术

首先用磨钻或骨刀去除下关节突。在敲击过程中，需要一个直角手柄的骨刀来保持视野（图 21.5）。由于 MIS–TLIF 中自体移植骨并不丰富，因此建议只在骨刀安全操作的范围内进行最小钻孔。L 形骨槽是用骨刀一点一点制作形成的。在某种程度上，随着骨槽的加深，下关节突的一部分被破坏（图 21.6）。

然而，去除碎骨并不总是那么容易，因为它们与周围的软组织紧密。在这种情况下，将骨刀再次插入并扭转将使骨与软组织分离。这样就可以很容易去除碎骨。下一步是切除上关节突。在切除上关节突时，必须避免损伤椎弓根。上关节突内侧用 Kerrison 钳去除。然后，可以用钝钩触摸椎弓根边缘，这是上关节突的切割边缘。切割上关节突的方法与用截骨术切割下关节突的方法相同（图 21.7）。需要对小关节外侧缘和椎间盘间隙的出血进行止血。

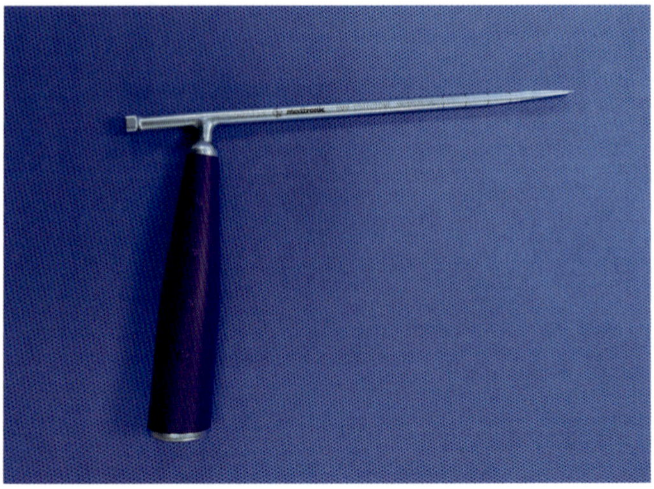

图 21.5　直柄骨刀示例（Medtronic Sofamor Danek, Memphis, TN, USA）

2.6　中央管减压

关节面切除后，可以识别椎间盘的远外侧部分。然而，黄韧带应保留到截骨工作完成，因为它在截骨工作期间保护神经根。椎板切除到黄韧带的附着处的头侧。此时，必须确定是否需要对侧减压。如

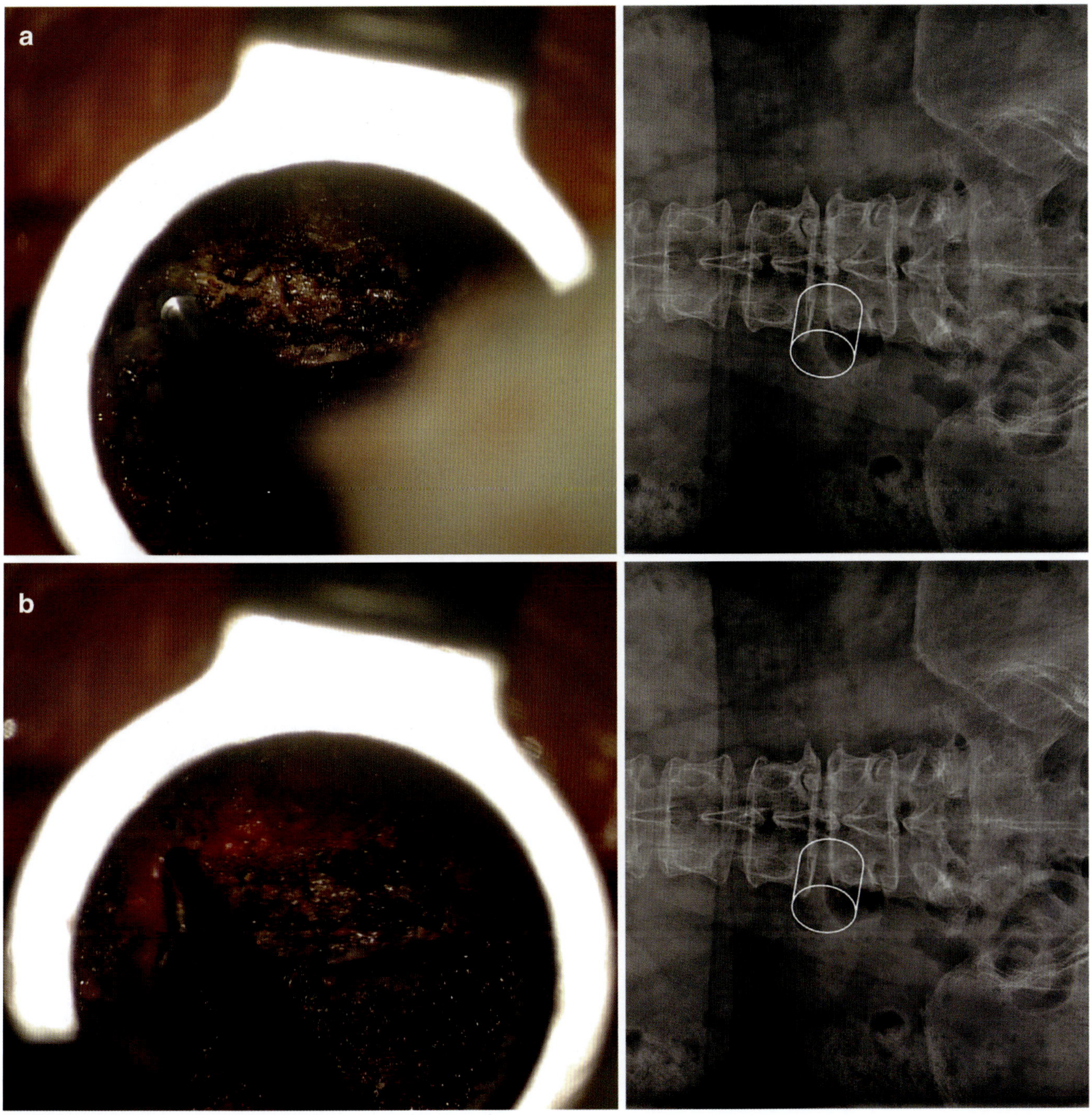

图 21.6　a. 用磨钻打一个浅骨槽。它将作为骨刀的对接线。b. L 形骨槽随着骨刀切除而加深。在某一点上，下关节突的一部分会断裂和分离

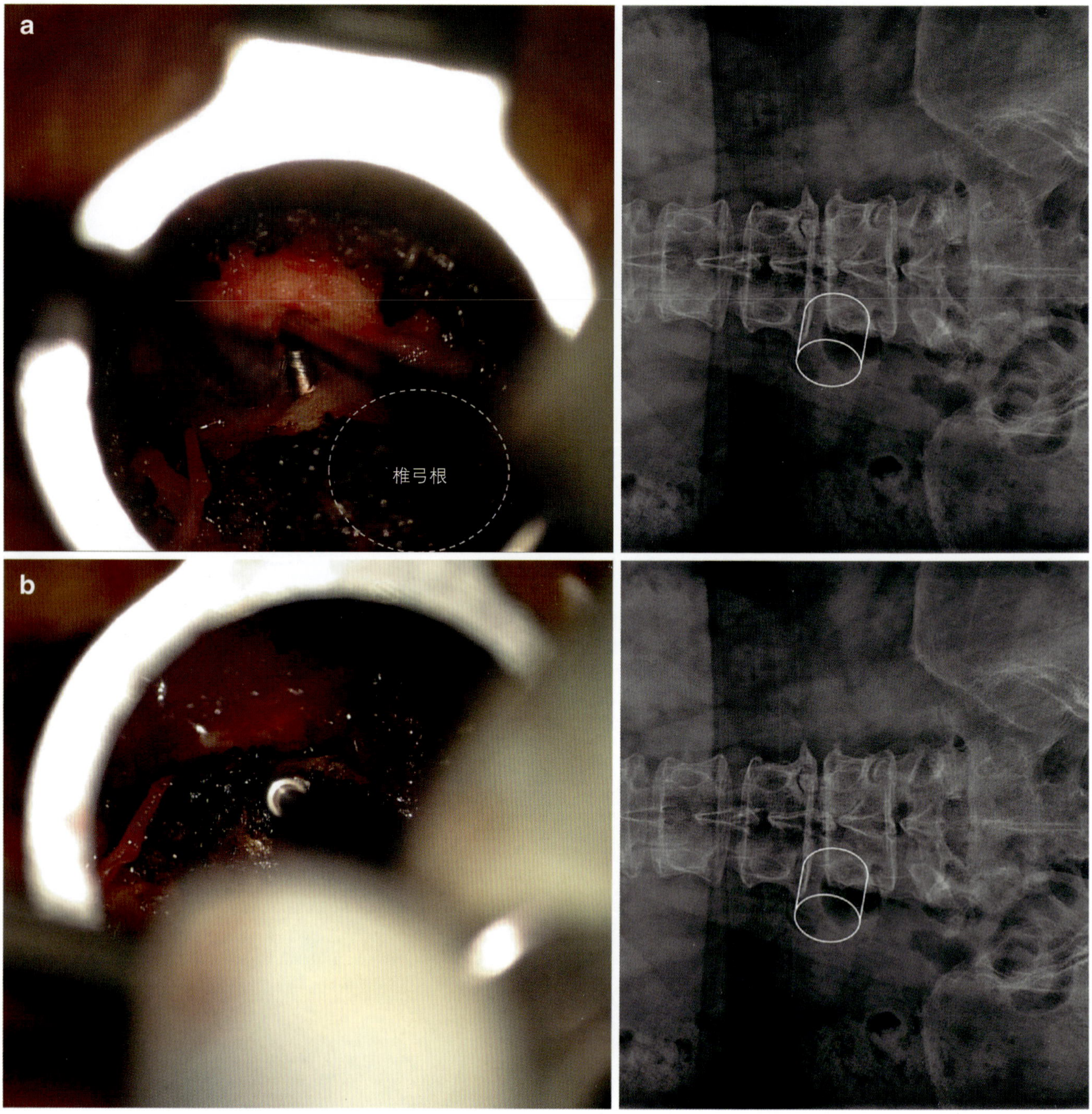

图 21.7　a. 用弯钩触诊切除上关节突的边缘，这是椎弓根的上缘。b. 用钻头去除上关节突尖端。椎间盘间隙将在切除上关节突后暴露出来

果不需要对侧减压，可以进行下一步。

对侧减压时，手术床向另一侧倾斜。随着手术床倾斜，管状牵引器的内侧成角，观察椎板和棘突的基部（图 21.8）。与小关节去除类似，用磨钻制作凹槽，并用骨刀去除所需的部分。一边控制角度一边去除。如果患者有严重的关节突增生，切除对侧关节突的内部是对侧中央管减压的一个不错的方法。然而，需要谨慎操作，因为角度太陡可能导致棘突骨折。此时，用 Kerrison 咬骨钳行对侧减压。如果减压不成功，可以再进行一次截骨术。

所有手术都可以在黄韧带的保护下安全进行，黄韧带是刻意保留的。另一侧对侧全关节切除术是另一种对侧减压方式。然而，一旦外科医生确认进行单侧椎板切除术和双侧减压术并倾斜手术台，则没有必要这样做。根据"微创手术"的基本理念，不建议这样做。在完成足够的截骨工作后，用 Kerrison 咬骨钳咬除黄韧带。特别注意的是，对于严重椎管狭窄的患者，应从硬膜中剥离黄韧带，以解除它们之间的粘连。暴露应允许神经根自由活动，以确保椎间孔充分减压。在严重椎管狭窄的情况下，需要切除下椎板的上缘。应将走行神经根和出口神经根的完全减压推迟到置入椎间融合器后，因为在将椎间融合器置入椎间隙后，由于散在的骨碎片的存在，神经根经常受到压迫（图 21.9）。

2.7　椎间盘切除术

手术台向对侧倾斜后，再回到中间位置。在解剖走行神经根和腹侧硬膜后，用双极电凝控制静脉出血。椎间盘切除术从以下切口开始用尖刀切开椎间盘，同时保护硬膜囊（图 21.10）。用髓核钳取出椎间盘碎片。用铰刀或刮匙刮除软骨终板（图 21.11）。需要特别强调的是，同侧远外侧椎间盘切除是在出口神经根抬移的情况下进行的（图 21.12）。此步骤对于减压节段并置入所需的融合器至关重要。使用刮匙或弯曲髓核钳尽可能多地去除对侧椎间盘。当有足够空间时，插入一个 8~12 mm 宽的试模，旋转 90° 松解该节段（图 21.13）。

对于严重骨质疏松症患者，应非常小心地用铰刀或刮匙去除软骨终板，以防终板损伤。对于可以插入扩张器的椎间盘严重塌陷的患者，骨凿应在透视引导下穿透狭窄的椎间盘。在大多数情况下，腰椎滑脱（＜Ⅱ级）可以通过椎间盘切除术和牵引来实现。随着宽度逐渐增加，该节段将完全松解。当

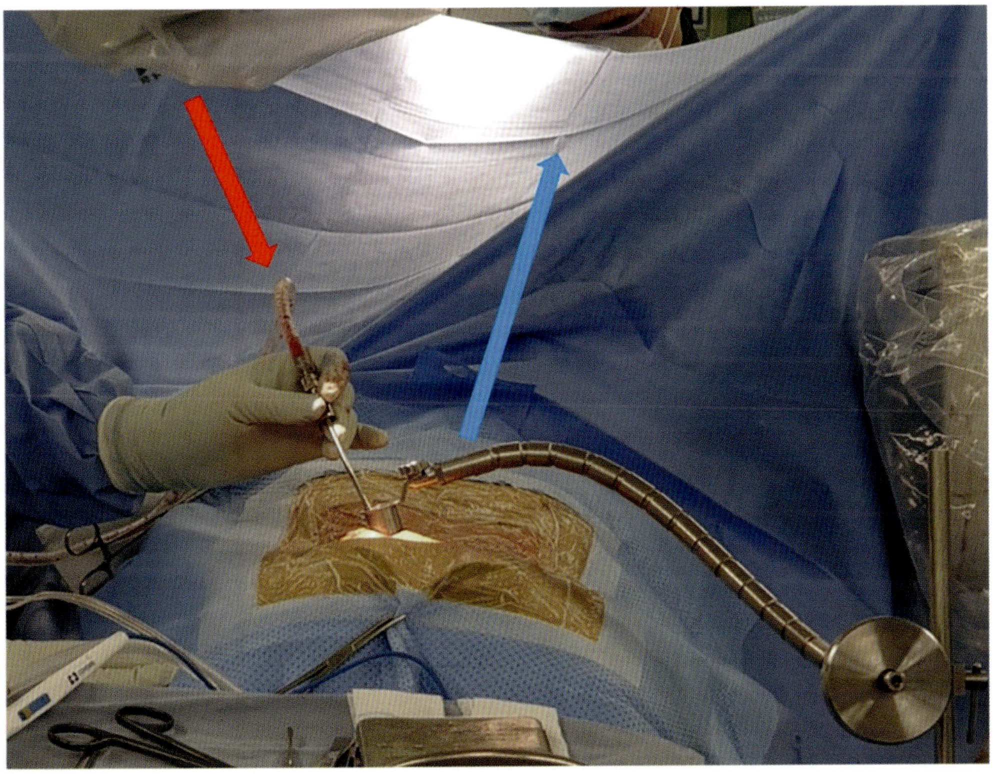

图 21.8　患者向对侧倾斜（蓝色箭头）。管状牵开器（红色箭头）的内侧角度使对侧神经根充分可视化

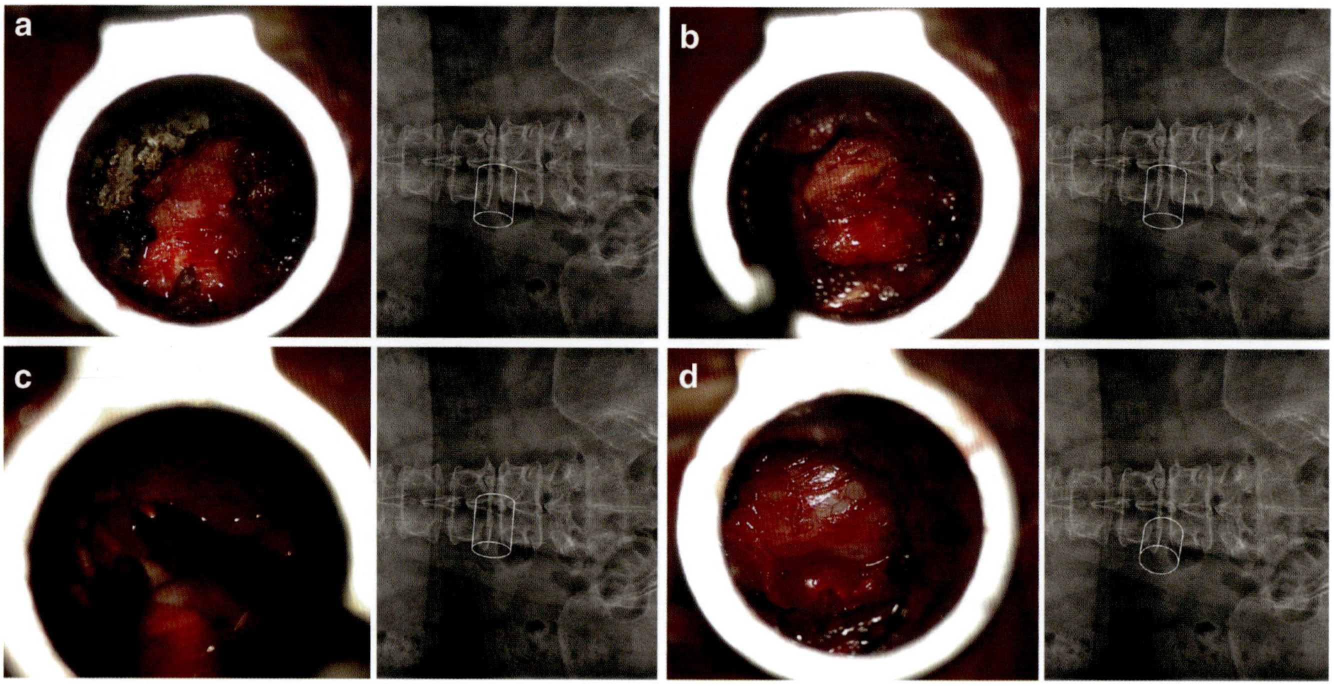

图 21.9　a. 椎板阻挡了对侧减压的视野。b. 延长切除同侧椎板和棘突基部后，获得对侧减压通道。c. 在神经根拉钩保护下，用 Kerrison 咬骨钳去除对侧黄韧带。d. 中央完全减压后，可见硬膜囊和同侧走行神经根

接近纤维环腹侧时，不应撕扯纤维环，以免发生实质性血管损伤。

2.8　融合器置入

在充分去除髓核和软骨终板后，填充从椎板切除术中获得的松质骨于椎间盘空间。如果这些松质骨不足，可以添加同种异体骨或脱钙骨基质来填充。由于间盘空间狭窄，松质骨可能会落在周围组织上，建议使用漏斗将它们直接插入椎间盘空间（图 21.14a）。考虑到具有最大阻力的撑杆的最终宽度，应选择合适的融合器高度，避免损伤终板。为了充分确认，可以在透视下将椎间融合器置入椎间隙。

所选的融合器里装满了自体骨和骨替代品。在用神经根拉钩保护硬膜的同时，将椎间融合器插入椎间盘间隙（图 21.14b）。建议在完成此步骤之前，出口神经根保持未暴露状态，因为同时保护出口神经根和走行神经根很困难。对于冠状面放置椎间融合器，可以使用斜角椎间融合器打入器。通过透视确认融合器的最终位置和轮廓。此时，出口神经根和走行神经根充分减压。需要强调的是，神经根检查非常重要，因为碎骨对神经根的压迫很常见。未发现的碎骨压迫神经根引起的根性疼痛是 MIS-TLIF 后需要翻修手术的最常见问题。在仔细控制出血后，常规置入经皮椎弓根螺钉。

3　术后思考与案例展示

（1）如果手术过程中没有出现异常问题，患者通常在手术后第 2 天开始佩戴支具行走。根据主治医生的判断，矫形器应佩戴约 1 个月或 2 个月。

（2）考虑到微创手术的影响，建议用皮肤黏合胶来闭合伤口。更好的方法是尽可能插入引流管，然后尽早将其拔出。

（3）据报道，手术后 8.5% 的患者会出现对侧下肢放射性疼痛，但这大多是暂时的，对药物治疗反应良好。如果根性痛保守治疗无效，应进行 CT 检查，除外血肿或残余碎骨。

（4）与传统的开放式技术相比，由于管状牵开器的限制，空间相对狭窄，使得在置入融合器时难以使用工具保护神经根。因此，神经根在置入融合器后必须完全减压，因为神经根周围的软组织起着天然的保护作用。同样的原理也适用于切除黄韧带

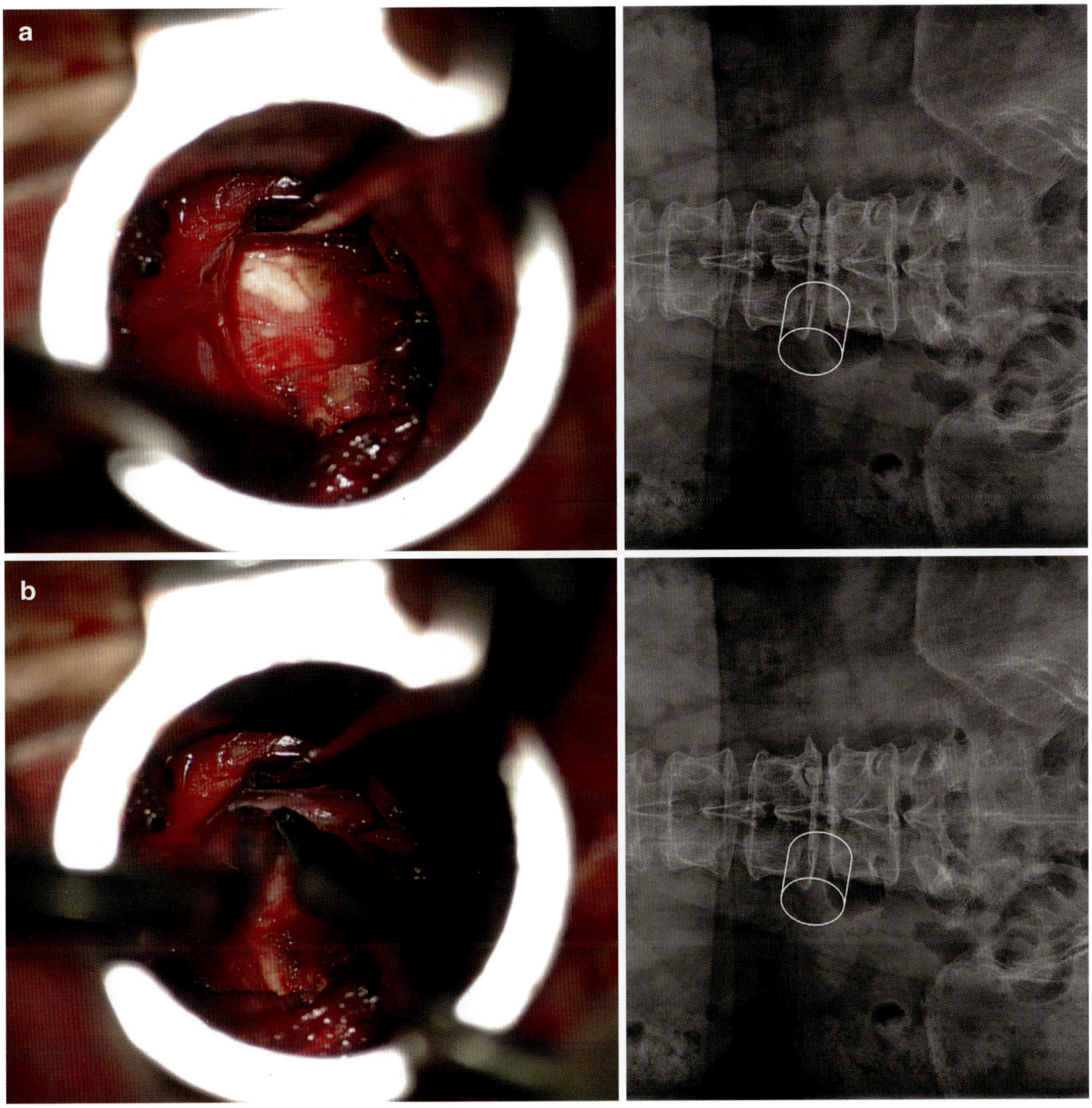

图 21.10　a. 牵开硬膜内侧后，暴露椎间盘。b. 在硬膜囊的保护下，用尖刀切开椎间盘

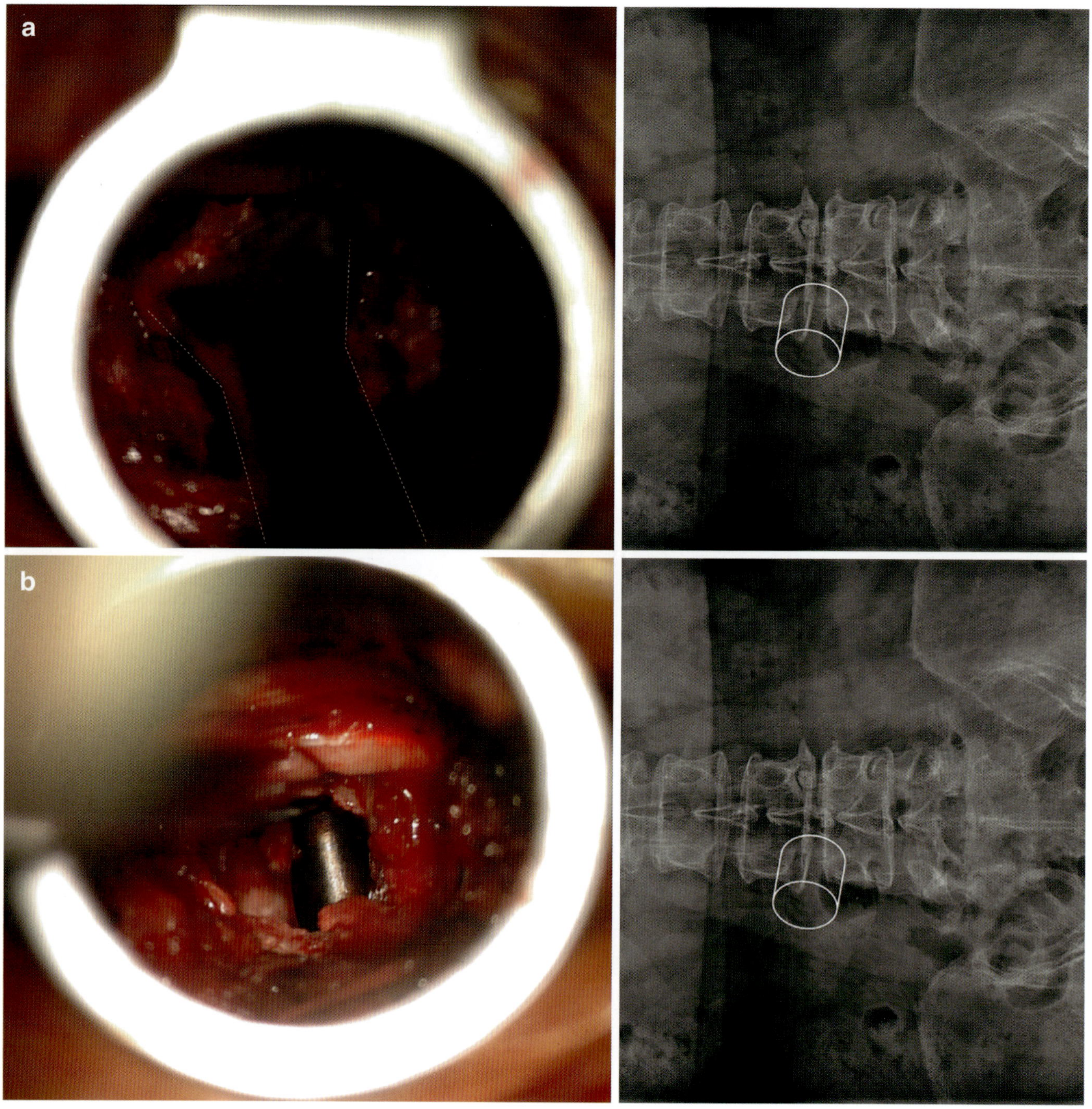

图 21.11　用铰刀（a）或刮匙（b）刮除软骨终板

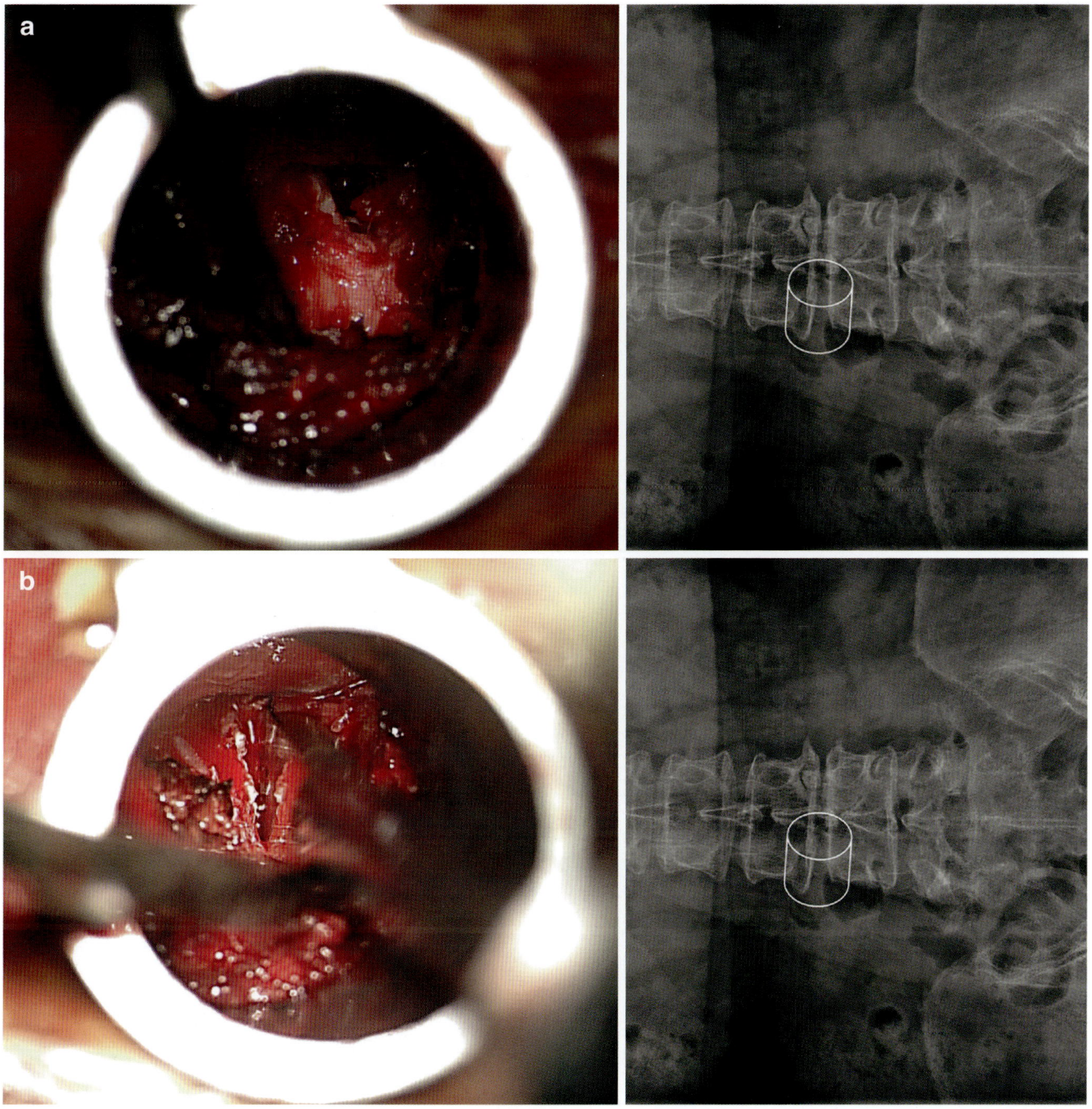

图 21.12　a. 椎间盘完全暴露。b. 椎间盘用尖刀切开，保护出口神经根

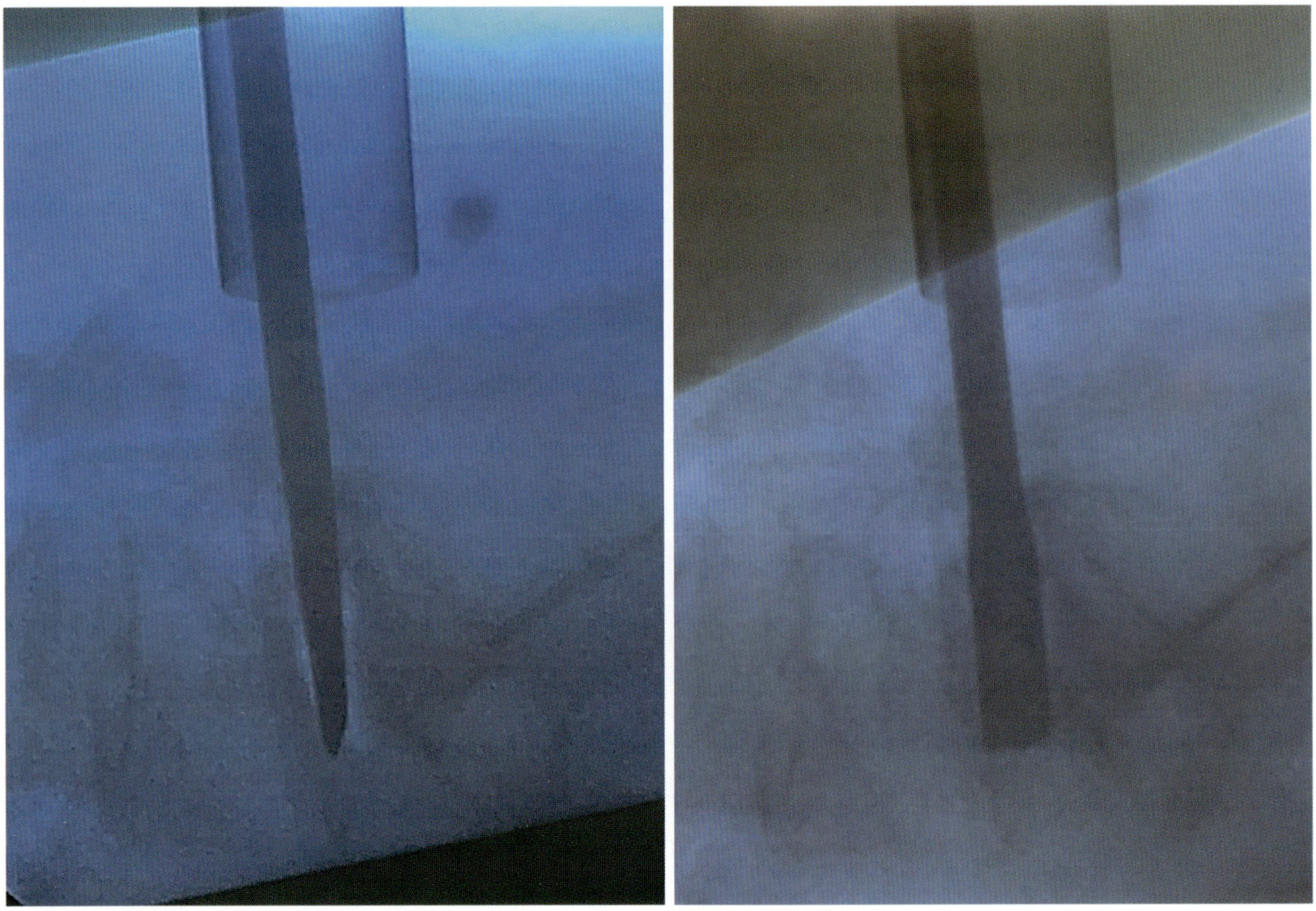

图 21.13　随着逐级扩张，椎间盘空间扩大

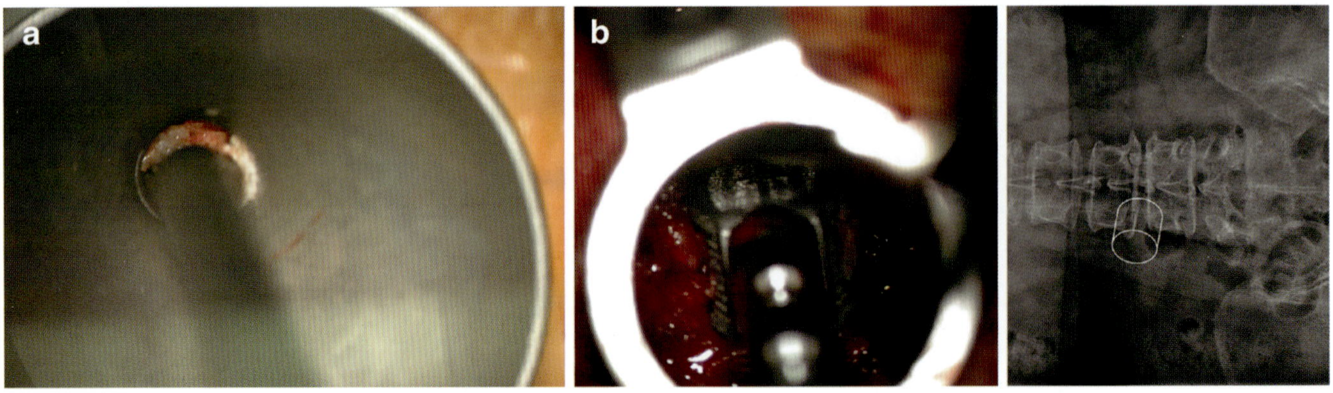

图 21.14　a. 漏斗用于将碎骨直接送入椎间隙。b. 将椎体间融合器插入椎间隙，同时用神经根拉钩保护硬膜

和骨板的中央减压（图 21.15）。

（5）一旦硬膜撕裂，由于空间狭窄，直接修复困难。相反，撕裂的硬膜可以用纤维蛋白胶原贴片（TachoSil；Takeda Austria GmbH，Wien，Austria）、自体筋膜、纤维蛋白胶和其他治疗方法进行治疗（图 21.16）。如果硬膜撕裂过大，不直接缝合无法治疗，应扩大椎旁切口以获得足够空间。然而，症状性假膜膨出很少见，因为筋膜切口很短，潜在的空间也很有限。

（6）由于术后血肿或残余碎骨等不可预见的并发症而进行的短期翻修在技术上要求很高。使用管状牵开器接近神经根时，需要移除套筒。内镜减压，

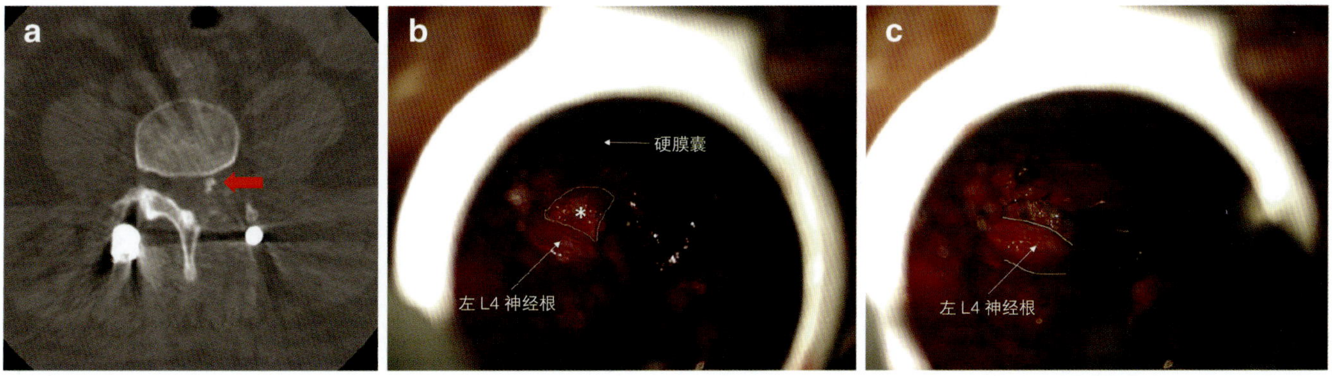

图 21.15　一位 55 岁的女性患者，在接受 MIS-TLIF L4/5 治疗后，主诉左腿疼痛无法控制。术后 CT 扫描显示，由于残留的骨片，左 L4 神经根受压。a. 压迫左 L4 神经根的碎骨片。白色 * 表示碎骨片。即使在移除碎骨片后完全释放（b），也观察到现有的神经根肿胀（c）

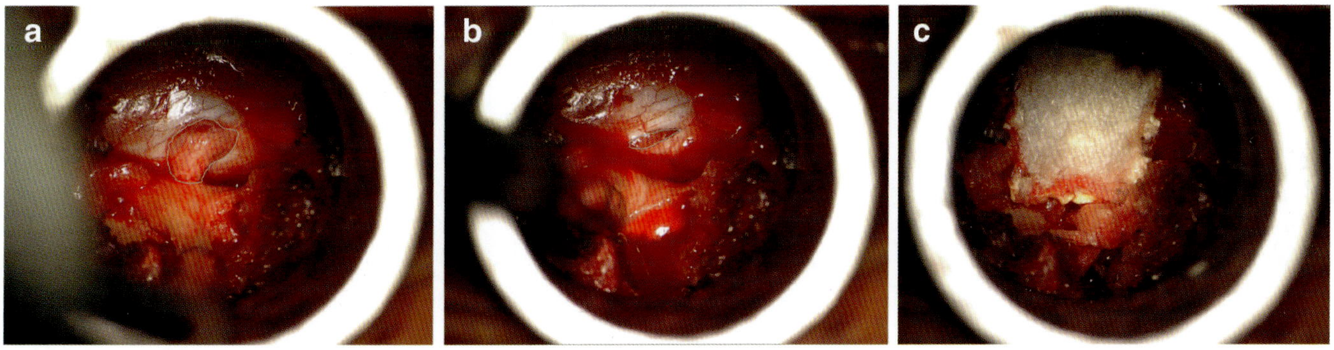

图 21.16　a. 在 MIS-TLIF 过程中，神经根通过撕裂的硬膜彭出。b. 将神经根重新推入硬膜，缺损主要以凝胶形式填充。c. 使用纤维蛋白胶原贴片（TachoSil）阻断脑脊液漏

无论是单开门还是双开门，都有助于缓解这个问题，因为它有助于在不损害器械的情况下进入目标区域。

4　总结

MIS-TLIF 是一种标准的微创融合技术，已被用于有效治疗各种适应证广泛的退行性疾病。虽然学习曲线相对陡峭，但由于这种技术的巨大优势，值得克服。MIS-TLIF 预计将随着新开发的仪器和生物制剂的应用而继续发展，包括机器人、可扩张的融合器和骨形成蛋白。随着与内镜融合进行高质量比较的研究证据的积累，脊柱外科医生将会就使用哪种技术做出理智的决定。

参考文献

第 22 章　前路腰椎间融合术

Hyeun Sung Kim

1　引言

前路腰椎间融合术（ALIF）一直被认为是治疗退行性腰椎间盘疾病的主要手术方式之一。从腰椎前方入路可广泛地暴露整个椎间盘间隙，这使得操作者可以清除所有病理性椎间盘组织，使用更大的融合器在有助于提高融合成功率的同时，还可以有效地重建椎间盘高度。

特别是在由各种病理引起的腰椎间孔狭窄（IFS）的病例中，许多报告指出 ALIF 可以有效恢复椎间孔（IVF）高度并减压外出的神经根。传统的 ALIF 手术方法包括通过前方入路进行椎间盘切除术后，将移植物材料插入空的椎间盘空间，并从后方进行额外的椎弓根螺钉固定。从腰椎前侧入路可以轻松清除整个退变椎间盘并重建椎间盘高度。如果通过前方入路使用独立的椎间融合器实现了足够的脊柱稳定性，就可以避免额外的后路手术产生的相关不良影响。同时，前方入路术式术后疼痛将大大减少，并且可以缩短住院时间和早日恢复社会活动。

2　历史

1906 年，Müller 首次描述了一种经腹膜入路来治疗骶骨的波特病（Pott's Disease）。然而，由于后续的波特病患者经治疗后预后不佳，他放弃了这种手术方法。1934 年，Hiromu Ito 记录了首例已知的用于治疗腰椎波特病的明确的前路手术。他设计了一种经腹膜外入路，以到达脓肿腔，并在切除脓肿后进行融合手术用以增强脊柱的稳定性。

1948 年，Lane 和 Moore 引入了经腹膜前路融合术，用于治疗 L3~S1 节段的椎间盘突出，并推荐极其保守的术后护理，包括 1 个月的仰卧位休息和石膏固定。

1957 年，Southwick 和 Robinson 首次将腹膜外入路应用在腰椎手术中，1960 年 Harmon 也采用了这一方法。Harmon 的腹膜外技术用于治疗腰椎滑脱和退行性椎间盘疾病。1969 年，Dwyer 首次使用前路内固定技术，通过椎体螺钉放置钛缆，以矫正胸腰椎侧弯。

1991 年，Obenchain 报道了使用腹腔镜技术进行经腹膜前路腰椎间融合术（ALIF）。在引入这些创新技术后，许多术者开始将其应用腰椎间融合术。然而，较长的手术时间、陡峭的学习曲线和较低的融合成功率使腹腔镜方法被放弃。

1997 年，Mayer 提出了微创开放分离肌肉进入腹膜后间隙的方法。微创开放手术使得开放手术的手术时间比以前更快并且造成的创伤更小。这种方法包括通过前路进入腹膜后间隙，在暴露 L5–S1 或 L4–L5 椎间盘间隙前仔细观察大血管的分叉处。

3　适应证和禁忌证

适应证包括退行性椎间盘疾病、I 度椎弓根滑脱、症状性假关节、腰椎间孔狭窄、创伤、脊柱畸形、感染性或肿瘤性病变。

禁忌证包括既往腹部手术史、暴露一侧有孤立肾、脊柱感染、高等级的椎弓根滑脱。

4　手术技术

前方入路腰椎手术通过腹膜后或经腹膜途径穿过腹腔。因此，患者应进行类似于腹部手术的准备，如肠道准备和使用泻药清空胃肠系统。从乳头到耻骨联合处的体表应剃毛。

选择左侧还是右侧入路是通过术前 3D CT 血管造影（CTA）观察椎间盘前方大血管的形状和位置来确定的（图 22.1）。如果 3D CTA 不适用，也可以使用 MRI 来观察腹腔内血管的情况（图 22.2）。尤其可以通过 MRI 确认腹膜后脂肪层的厚度，对暴露前方椎间盘的操作将会更有帮助。

在全身麻醉期间，需建立静脉通路和用于连续动脉监测的动脉通路。手术过程中，将 Foley 导尿管插入膀胱。为了监测因暂时性动脉压迫导致的缺血，脉搏血氧仪也应置于大脚趾上，以便在牵拉髂总动脉时进行监测。

患者采用仰卧位，也可以使用“达・芬奇”体位（图 22.3）或标准的双腿并拢仰卧位。使用便携式 X 线机或 C 臂透视仪定位目标水平。特别是，标记 L5–S1 椎间盘空间的投影位置在透视图中的皮肤上（“椎间盘线”）。前凸的前方边界也在皮肤上标记（“边界线”）。从这个交点横向画一条线到中线，这条横线称为“走廊线”，位于肚脐和耻骨联合之间的中央位置（图 22.4）。

5　腹膜后入路

通常使用垂直和正中的皮肤切口，但对于 L5–S1 的暴露，可以在肚脐和耻骨联合之间做横向切口。在切开皮肤和软组织后，暴露腹直肌筋膜层。如果目标水平是 L5–S1，则在中线分离白线，暴露腹膜。如果目标水平在 L5–S1 以上，则将腹直肌从内侧向左侧完全游离，暴露腹直肌后鞘。然后从弓状线开始纵向分离腹直肌后鞘（图 22.5）。小心钝性分离腹膜与腹腔内侧壁，避免损伤。如有腹膜损伤，应立即缝合修复，然后继续操作。需注意，不要损伤穿过腰大肌内侧表面的生殖股神经（图 22.6）。

识别腰大肌、髂总血管和输尿管。动脉结构容易识别，但静脉结构因其壁薄且易受损伤，应非常轻柔地牵拉。在 L5–S1 水平，生殖股神经位于椎间盘的前方。为了防止术后逆行射精，必须小心地将生殖股神经向内侧推移，避免任何形式的电凝。

有时为了暴露目标区域，需要结扎节段性血管。静脉分支需要细致准备。当发生血管损伤时，需要小心控制出血。无法控制的主要血管损伤应由血管外科医生处理。

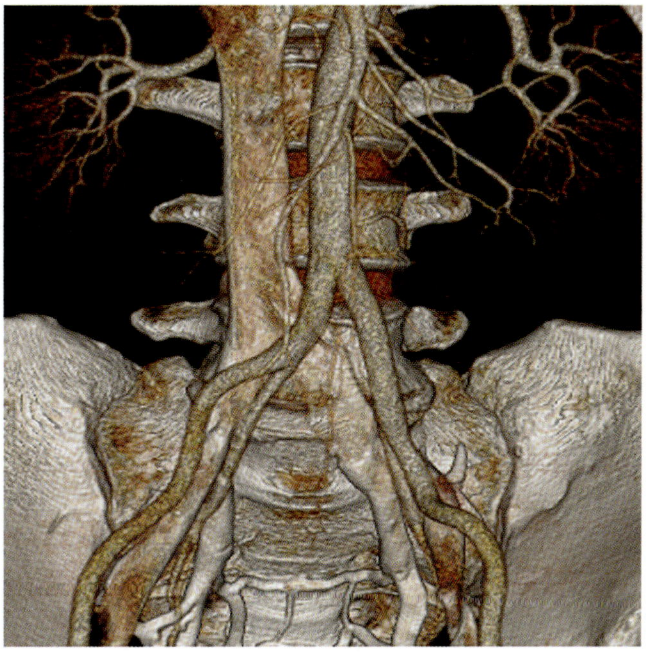

图 22.1　腹部 3D CTA

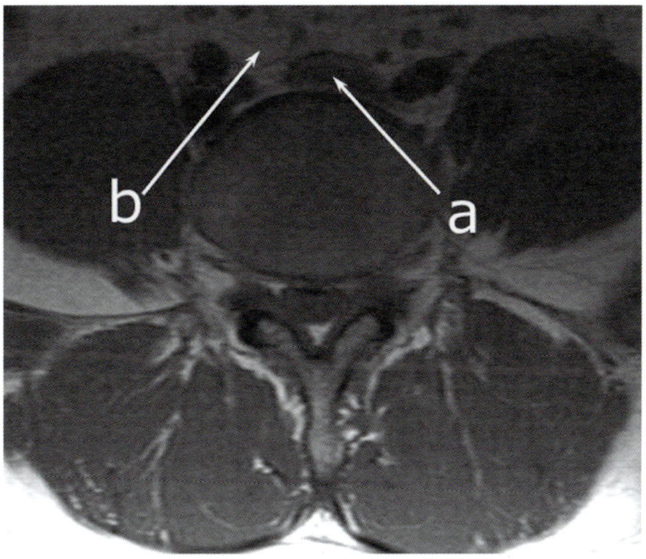

图 22.2　腰椎轴位 T1 MRI。腹部大静脉（a），腹膜后脂肪（b）

6　经腹膜入路

这种方法适用于既往进行过常规腹部手术的患者以及接受脊柱翻修手术的患者。非常肥胖的患者也适用。在中线分离腹膜并临时缝合。用腹部牵引

图 22.3 “达·芬奇”体位

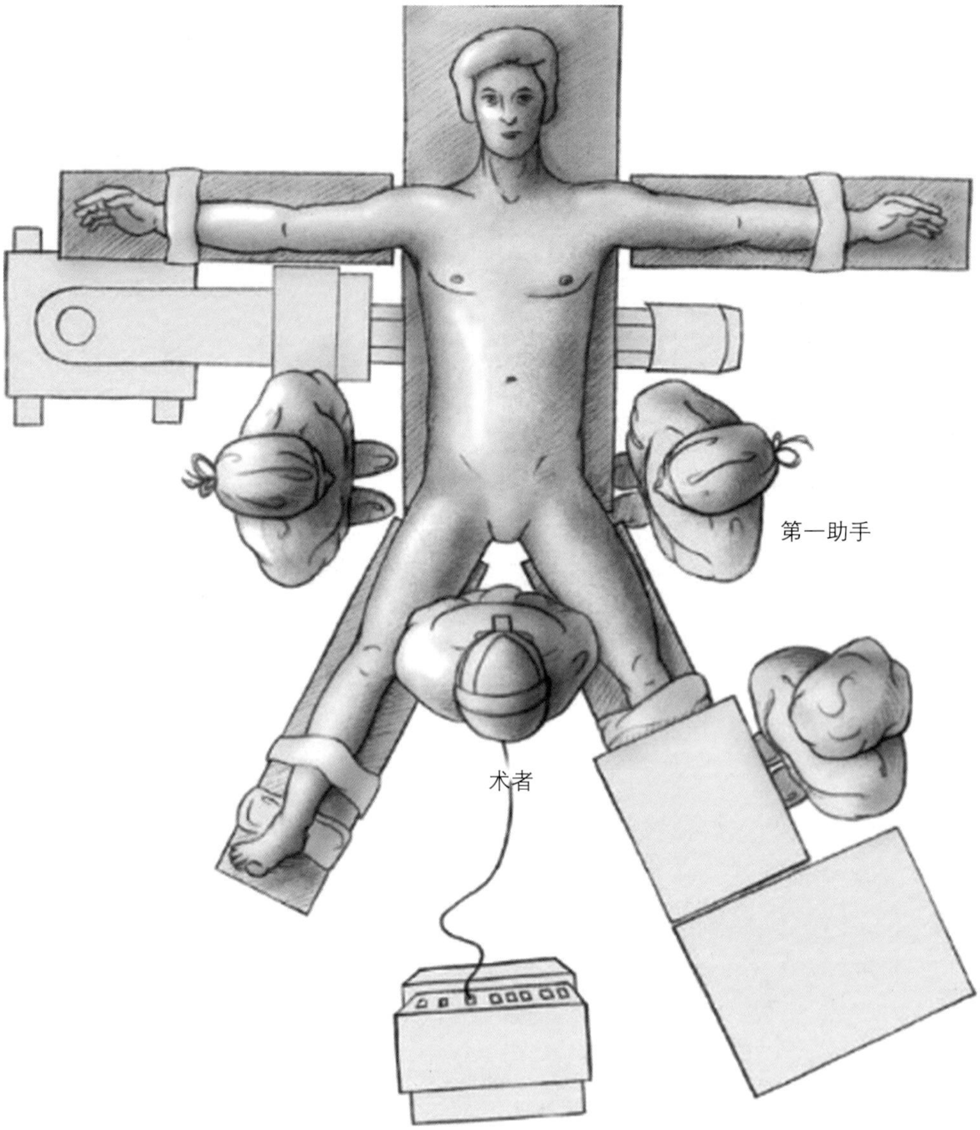

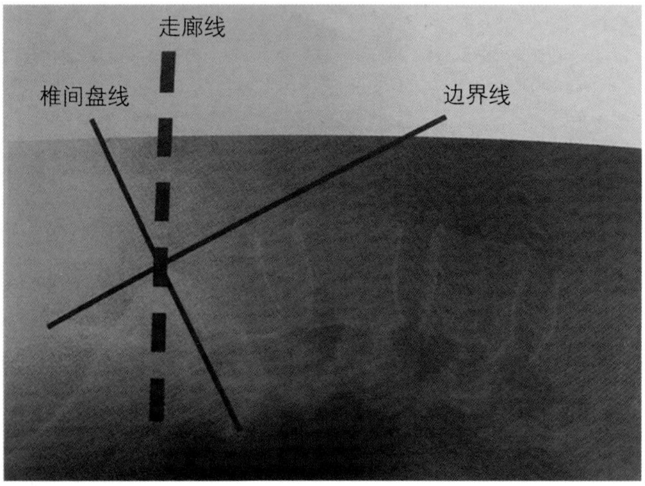

图 22.4 透视图中的椎间盘线和边界线

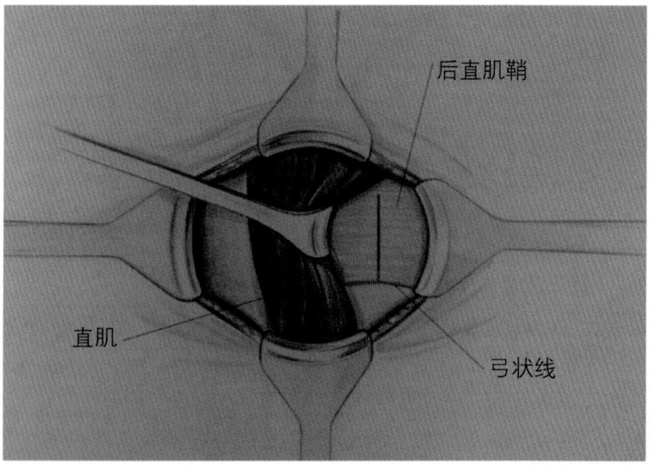

图 22.5 弓状线

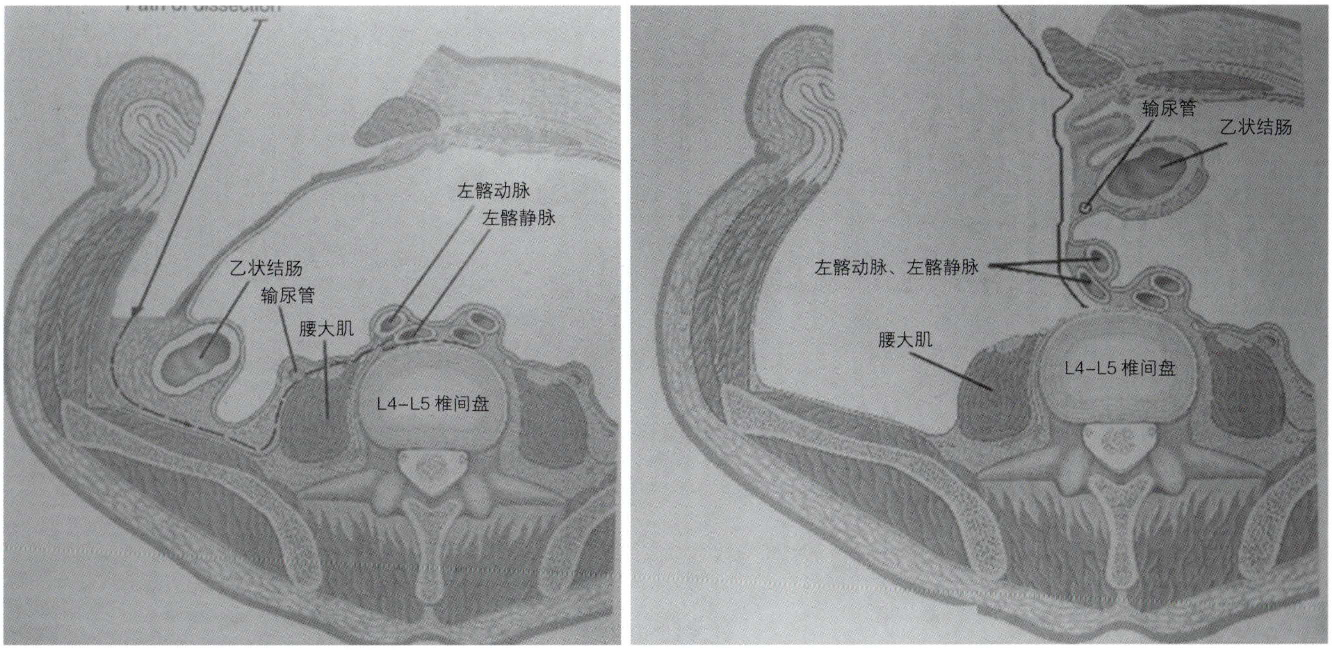

图 22.6　腹膜后入路解剖方向

带轻轻将腹腔内容物从腰椎前方推开。肠系膜和小肠被移动并推入腹腔右上方。

将乙状结肠和结肠系膜推入腹腔左下方，用钝的 Langenbeck 钩牵拉。

一旦通过适当的牵开器［Steinman 钉或 Hohmann 牵开器（图 22.7）］牵引到目标椎间盘，就可以直接观察到目标椎间盘，然后从外侧向内侧切除椎间盘。通过使用垂直咬骨钳逐步咬除椎间盘组织进行彻底的椎间盘切除术。为了促进融合，保留骨性终板是必要的。使用显微镜可用于进一步清除椎管内的游离椎间盘组织，以完成充分的减压。可以使用各种移植物材料（如髂骨自体骨、同种异体骨、合成材料、PEEK 材质或金属材质）的融合器。如果仅仅置入独立的融合器，只需通过前方入路就可以完成手术。

在置入椎间融合器之前，先插入试模以选择合适的融合器。使用 C 臂透视仪确认置入融合器的深度、位置和目标水平的前凸角度。选择合适的融合器并最终进行置入。

在细致止血后，如果发现椎间隙出血过多，则放置引流管进行引流。关闭腹直肌鞘的后层以减少疝气的风险。标准的皮下和皮肤缝合是常规步骤。

建议患者在手术后 24 h 内佩戴背部支具站立、起床和上厕所。前 4 周禁止大幅度的背部运动。在此早期阶段之后，可能需要更为密集的康复计划（图 22.8）。

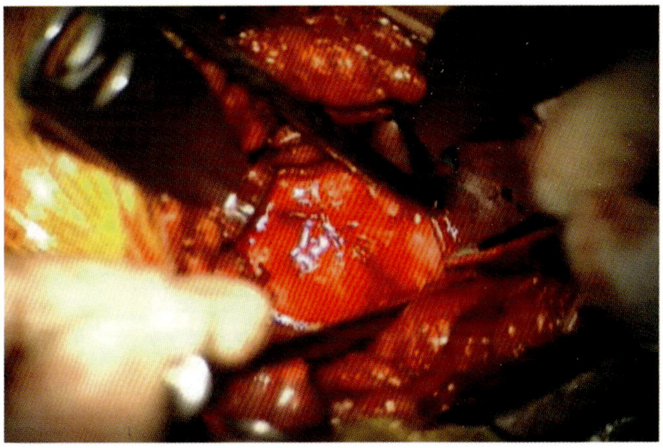

图 22.7　使用 Hohmann 牵开器暴露目标椎间盘

7　并发症

ALIF 手术方法本身存在着重大的风险，即该手术在连接双腿的大血管附近进行，损伤这些大血管可能导致失血过多。

对于男性而言，这种方法的另一个特定的风险

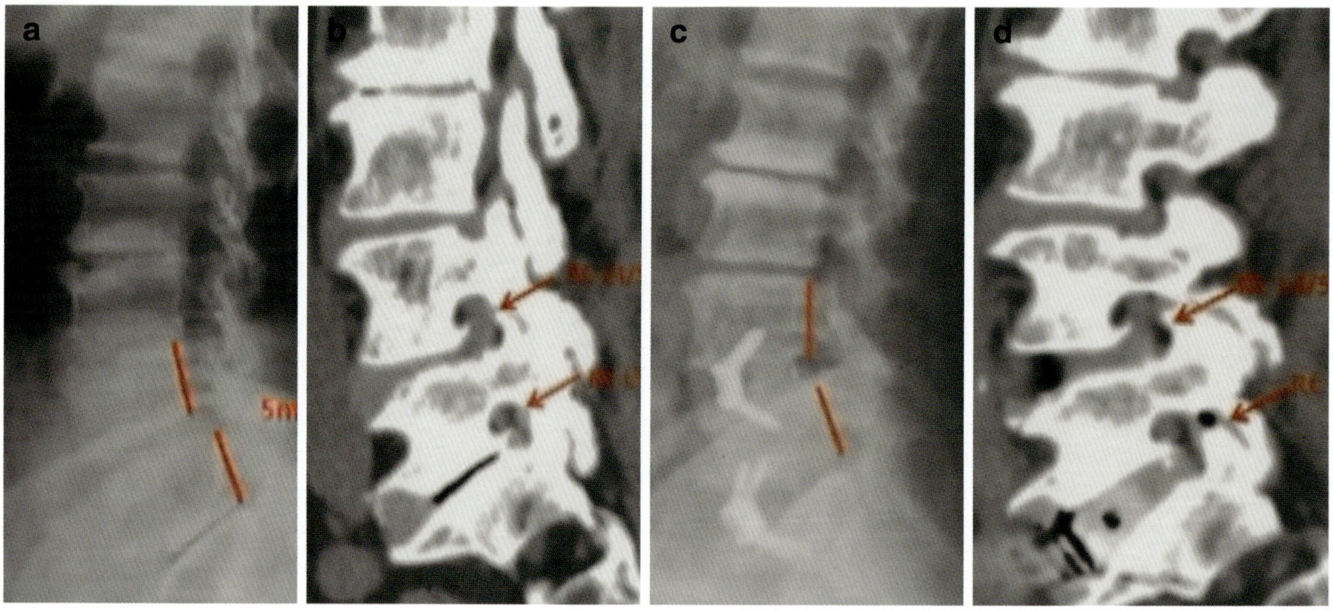

图 22.8 一名 67 岁男性，L4–L5 和 L5–S1 退行性脊柱滑脱伴椎间孔狭窄（a、b）。在进行两节段 ALIF 并使用独立融合器后（c），目标水平的椎间孔得到了足够的减压（d）

是损伤 L5–S1 椎间盘附近的生殖股神经，导致逆行射精。生殖股神经受损可能导致其功能丧失，失去相应的神经支配后，射精时精液会沿阻力最小的路径进入膀胱。这种并发症不会引起阳痿，因为这些神经不控制勃起。逆行射精的发生率小于 1%，且通常会随着时间的推移可自行恢复。

还可能出现融合失败、切口疝、输尿管损伤、交感链损伤以及与植入物相关的并发症，如假关节或植入物移位等问题。

参考文献

第 23 章　斜外侧入路腰椎间融合术

Dongwuk Son, Suhun Lee

1　引言

斜外侧入路腰椎间融合术（OLIF）的过程涉及通过腰大肌的前方接近目标椎间盘，该方法最早由 Michael Mayer 于 1997 年描述。由于其微创性和掌握该技术的学习曲线短，OLIF 已成为最受欢迎的技术。

与后路融合术相比，OLIF 保留了后部结构，如椎板、关节突关节和后方韧带，从而使恢复相对较快。此外，在没有直接减压的情况下，通过使用大尺寸的椎间融合器可以增加椎间盘和神经孔的高度，从而改善症状。

OLIF 和经腰大肌侧方椎间融合术［直接外侧椎间融合术（DLIF）］是类似的手术过程。然而，由于 OLIF 采用腰大肌前方入路，不需要神经电生理监测。OLIF 可以通过髂嵴前方空间进行 L5–S1 的手术。

然而，后腹膜外解剖是必要的，这对脊柱外科医生来说通常不熟悉，故与后路手术相比，可能会导致大血管和输尿管损伤。因此，对手术过程和并发症有充分的了解是关键。

在本章中，将详细描述"腰大肌前方入路"（ATP: L2~L5）和"髂分叉之间入路"（BIB：L5–S1）的术前规划、手术过程和术中并发症（图 23.1）。

2　适应证和禁忌证

2.1　适应证

– 影像学检查：伴有节段性不稳和腰椎滑脱的腰椎管狭窄。

– 症状：经保守治疗无效的疼痛和间歇性跛行。

2.2　相对禁忌证

– 有经腹膜或后腹膜手术史。

– 有腹部放射治疗史。

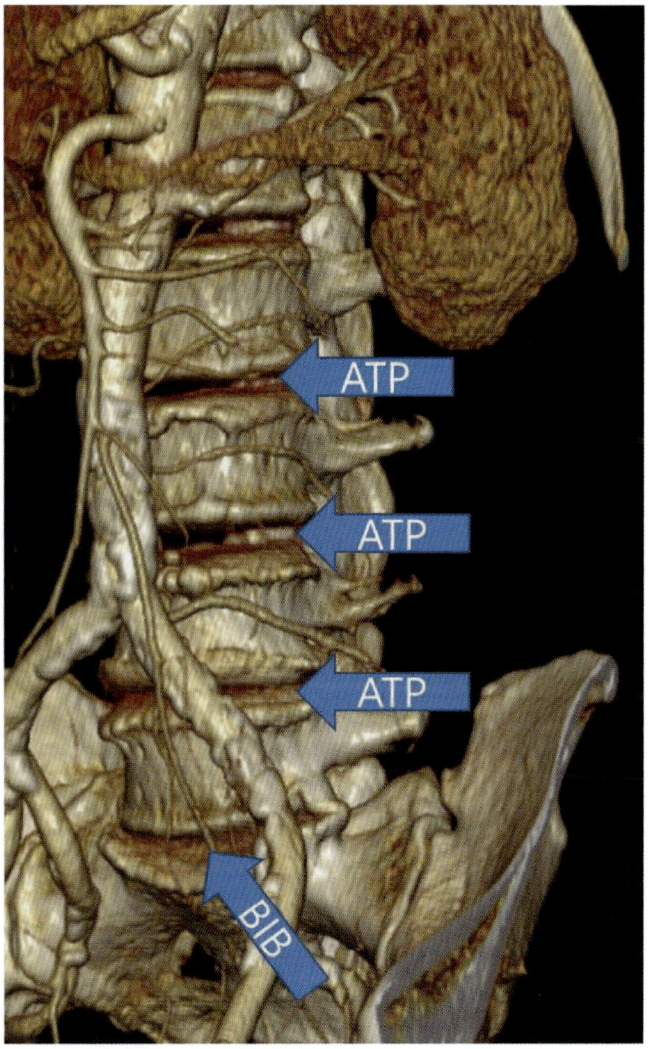

图 23.1　OLIF 中常用的两种入路。ATP：腰大肌前方入路（L2~L5）；BIB：髂分叉之间入路（L5–S1）

–既往进行过 ALIF/OLIF 手术。

–病变椎间盘位于 L5–S1：年轻男性（逆行射精）。

不适用于间接减压：椎间盘突出、钙化椎间盘或后方骨刺、严重的中央管狭窄（静息痛）、严重的关节突肥大或关节突融合。

2.3 绝对禁忌证

–腹主动脉夹层或动脉瘤。

–超过Ⅲ度的脊椎滑脱。

–局部感染性脊椎炎。

3 手术步骤

3.1 OLIF L2~L5（腰大肌前方入路）

3.1.1 术前规划

主要步骤：应使用术前腰椎 X 线和 CT 检查手术过程中遇到的相关结构的解剖位置（骨盆*、第 10~12 肋骨*、大血管†和左输尿管‡）。

* 骨盆和肋骨的解剖结构：

• 骨盆的形状是垂直操作的关键因素。当髂骨的髂前上棘（ASIS）较高并向前突起时，垂直插入椎间融合器会变得困难或甚至不可能完成。

• 肋骨对于 OLIF 手术也造成阻碍。在 L2–L3（大多数情况下）或 L3–L4（某些情况下）水平时，肋骨可能延伸到椎间盘间隙，这使得椎间融合器平行于椎间盘间隙的置入变得困难。术前的腰椎侧位 X 线片对于预测通过折刀位进入的可行性非常有效。

† 下腔静脉和髂静脉的位置：

• 在左侧 ATP 入路过程中，通常很少能看到下腔静脉和髂静脉。然而，应彻底评估术前 CT 以确认血管是否存在任何异常。特别是对于 L4–L5 节段，左髂静脉可能靠近 L5 上终板，近而在暴露椎间盘时增加受伤的可能性（图 23.2）。

‡ 输尿管的位置：

• 仅使用未增强的 CT 或动脉期增强 CT 很难确认输尿管的位置。双相位对比增强 CT（动脉期和输尿管期），主要在泌尿外科进行，可能有助于初学者确认输尿管的位置（图 23.3）。

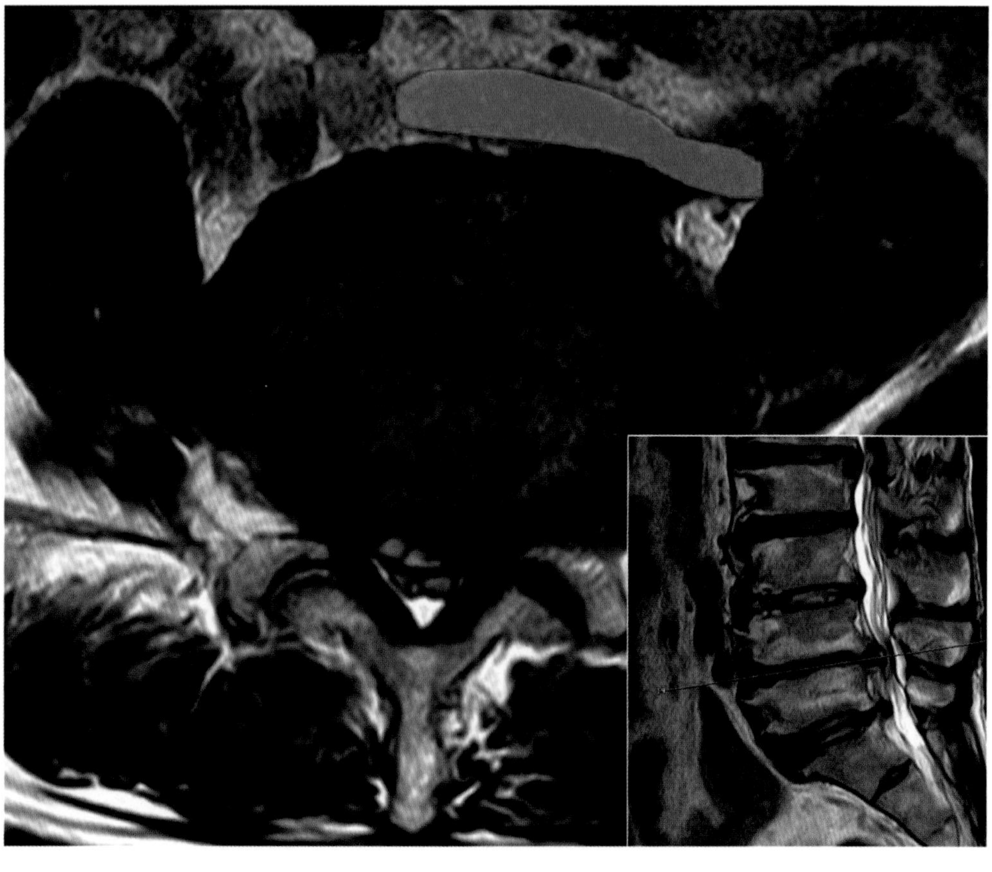

图 23.2 术前 CT 和 MRI 用于检查血管位置：左髂静脉（蓝色区域）靠近 L4–L5 椎间盘空间，ATP 入路无法进行

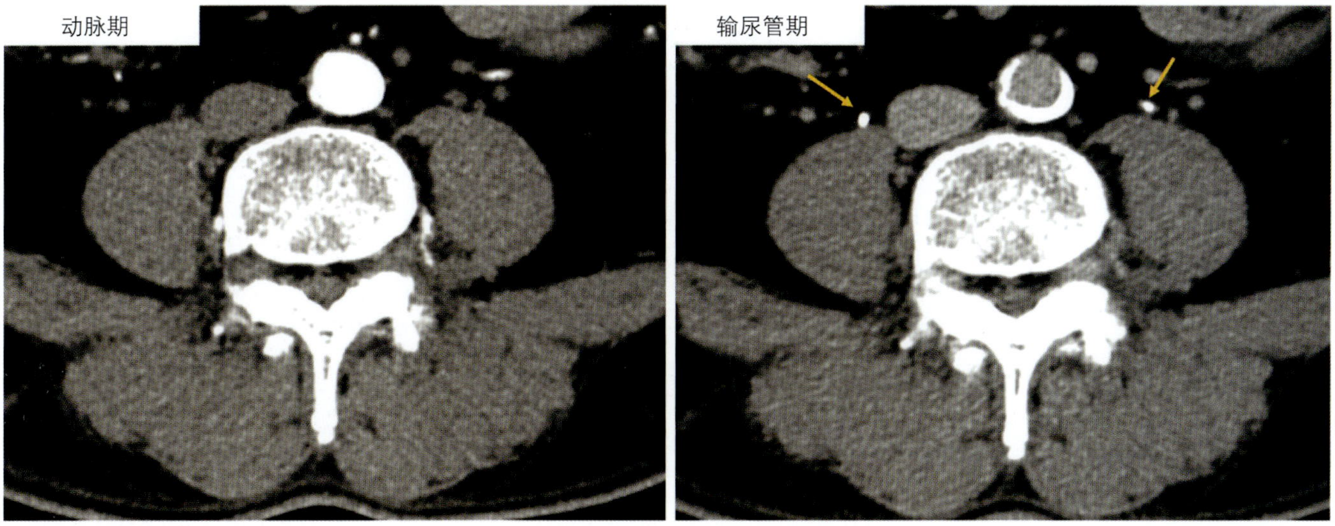

图 23.3　双相位 CT。在动脉期，输尿管的位置无法准确评估。然而，在输尿管期，输尿管经过对比增强，从而能够准确评估

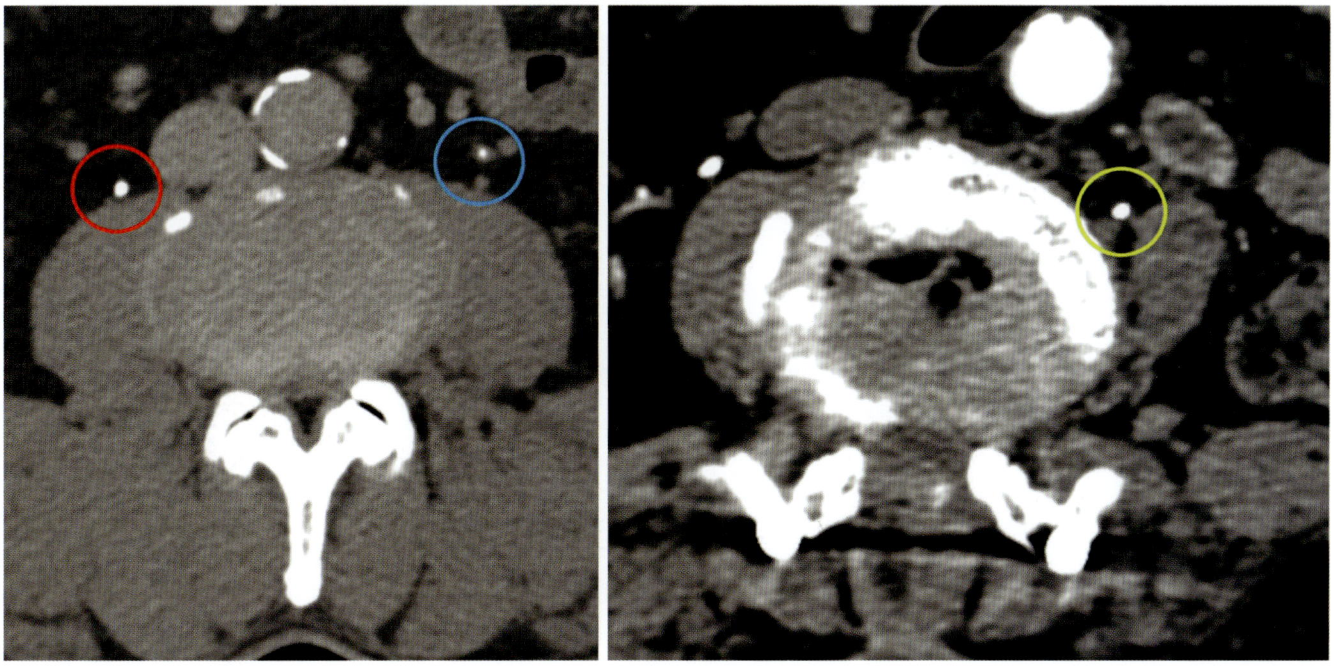

图 23.4　输尿管的位置。在腰大肌上（红色圆圈）、在后腹膜脂肪中（蓝色圆圈）、在腰大肌内侧边缘旁（黄色圆圈）

• 输尿管的位置可以分为 3 类：①在腰大肌上；②在后腹膜脂肪中；③在腰大肌内侧边缘旁（图 23.4）。如果左输尿管位于后腹膜脂肪中，在后腹膜入路时则无法识别输尿管。当左输尿管位于腰大肌上时，容易识别并向内侧解剖。然而，如果输尿管位于腰大肌内侧边缘旁，则输尿管损伤的可能性较高。在这种情况下，即使在腰大肌前缘进行后腹膜解剖时，输尿管也无法被识别并隐藏在椎体周围的脂肪垫中。

3.1.2　体位

主要步骤：患者通常采用右侧卧位[*]，左髋稍微屈曲[†]。在右侧会受到压迫部位（右耳、右腋窝、双侧肘部、右髋部、双侧膝部[‡]、右踝部）放置一个软枕（图 23.5）。使用 C 臂侧位图像，调整患者的卧位姿势，确保没有一侧倾斜，并使用绑带绑在胸部及骨盆固定体位。

提示 1：折刀位

– 折刀位具有以下优点：皮肤紧绷、肋骨抬高、

图 23.5　右侧卧位中的被压迫区域

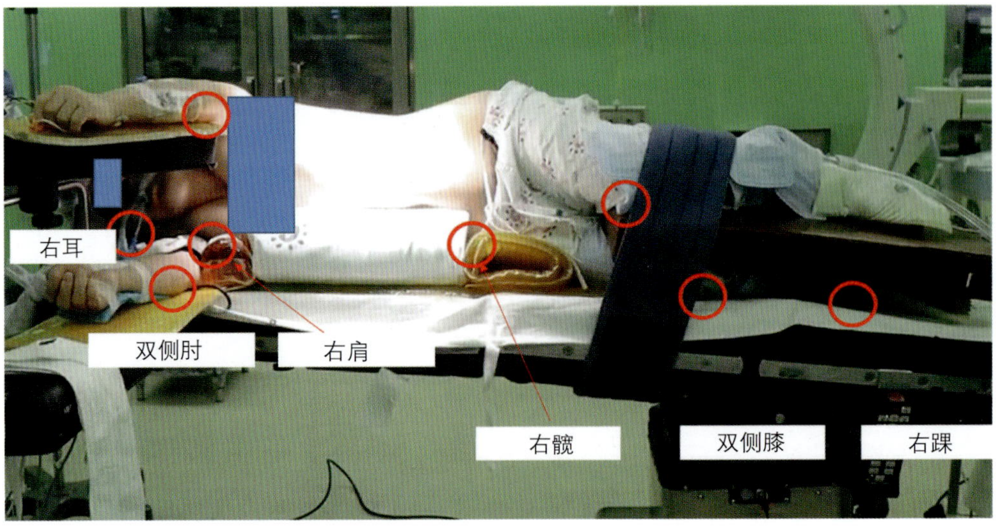

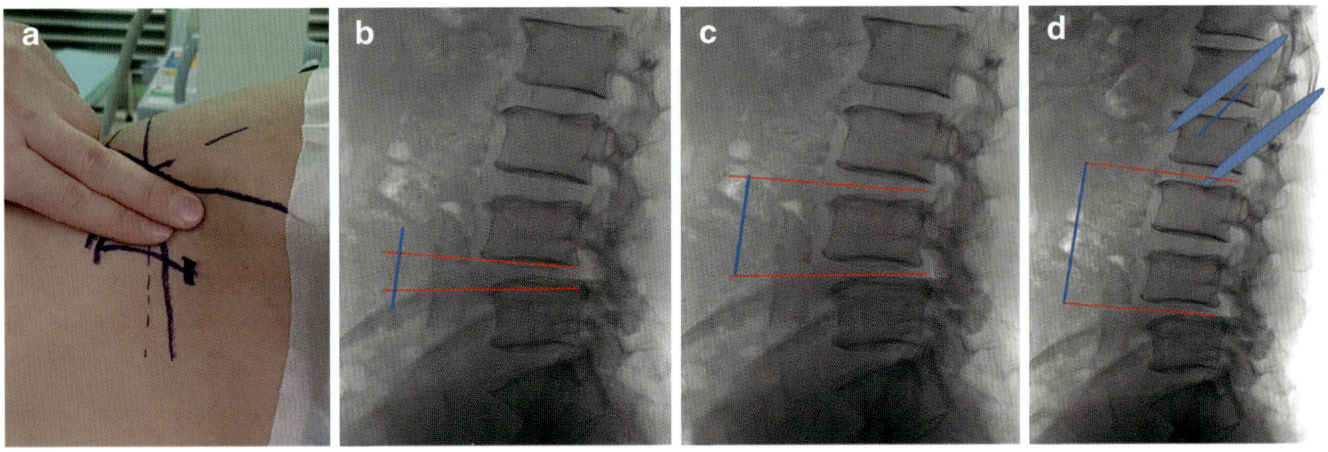

图 23.6　皮肤切口设计：髂前上棘前方两指处（a），L4–L5 的单节段切口（b），L3~L5 的双节段切口（c），L1~L5 的多节段切口（d）。蓝色圆圈标示第 11 肋骨和第 12 肋骨

易于接触侧凹性脊柱侧弯患者。然而，极端的折刀位会增加腰大肌麻痹的风险。折刀位在进行 OLIF 椎间融合器插入时还可能导致对侧终板损伤。

* 右侧卧位是首选，因为静脉位置的原因。髋部屈曲对于腰大肌的松弛也很重要。髋部屈曲不足可能会导致腰大肌牵拉困难。

‡ 腓总神经走向膝关节外侧区域。在右侧卧位时，右膝的外侧特别容易受到压迫，从而增加术后腓总神经麻痹的风险。

3.1.3　皮肤切口

主要步骤：调整手术台的俯卧角度，以便从 C 臂上获得真实的侧位图像。标记椎间盘水平和椎体的前缘。皮肤切口的设计根据手术节段的数量（即单节段、双节段和多节段）有所不同。在椎体或髂前上棘前方两指（5 cm）处画切口线（图 23.6）。

提示 1. 单节段切口：对于 L4–L5，椎间盘水平对应于 L4 的下终板和 L5 的上终板进行标记，然后标记 L4 和 L5 椎体的前缘。切口在椎体或髂前上棘前方 3~5 cm（两指）处*。对于 OLIF 入路，5~6 cm 的切口长度是足够的（图 23.6b）。

提示 2. 双节段切口：对于 L3~L5，切口对应于 L3–L4 椎间盘空间和 L4–L5 椎间盘空间。与单节段切口类似，5~6 cm 的切口足以通过所谓的滑动窗口进行手术操作（图 23.6c）。

提示 3. 多节段切口：对于两个以上的节段，分别使用单独的切口，或设计较长的单个切口，然后在皮下肌肉进行单独切口（图 23.6d）。

提示 4. 靠近肋骨：对于 L3/L4，通常可以通过折刀位进行手术（图 23.7）。然而，对于一些腰部较短的患者，L3–L4 或 L2–L3 入路需要在第 10 肋骨和第 11 肋骨之间进行肋间入路（图 23.6d）。

* 从椎体或髂前上棘前方两指处做切口的原因：①这是一个相对安全的区域，可避免损伤浅表神经（髂腹下神经和髂腹股沟神经）；②在 DLIF 切口的情况下，腰大肌前部的视野难以保证。

3.1.4　腹部肌肉解剖

主要步骤：在进行皮肤切开并切开皮下脂肪后，可以看到 3 层腹部肌肉。每层肌肉应沿着肌束的方向进行解剖。在每一层之间可以看到脂肪和松散的结缔组织。解剖腹横肌后，暴露出一层被称为腹横筋膜的薄膜。腹横筋膜下方可以看到后腹膜脂肪（图 23.8）。

提示 1. 在解剖肌肉过程中，应尽量减少使用电刀或锐性解剖进行肌肉切割。使用双端剥离子进行肌肉钝性分离可以防止腹肌损伤。

提示 2. 在解剖过程中，腹横肌这种薄层肌肉需要特别注意。特别是在瘦弱患者中，腹横肌前部区域存在腹膜损伤的风险。在解剖该区域时，为了安全起见，必须通过使用双头剥离子分离肌肉来保护腹横筋膜，而不是使用电凝器。

提示 3. 腹部浅表神经（髂腹下神经和髂腹股沟神经）在内斜肌和横腹肌之间走行（图 23.8f）。当浅表神经在手术视野中出现时，可在解剖神经下部脂肪垫后将其向头侧或尾侧牵开。

3.1.5　腹膜后入路

主要步骤：在腹壁和腹膜后脂肪之间沿头尾方向进行钝性解剖后，可以触及腰大肌。覆盖腰大肌的脂肪组织需要从背侧到腹侧进行进一步的钝性解剖，以确认腰大肌筋膜。检查位于腰大肌筋膜内的生殖股神经（GFN）和腹膜后脂肪内的输尿管。当沿着腰大肌筋膜平面向内侧解剖时，可以确认腰大肌的前缘（图 23.9）。

提示 1. 如果腹膜后脂肪遮挡视野，则需要在头侧和尾侧进一步解剖附着在腹壁上的脂肪组织。这有助于减少脂肪进入手术视野。

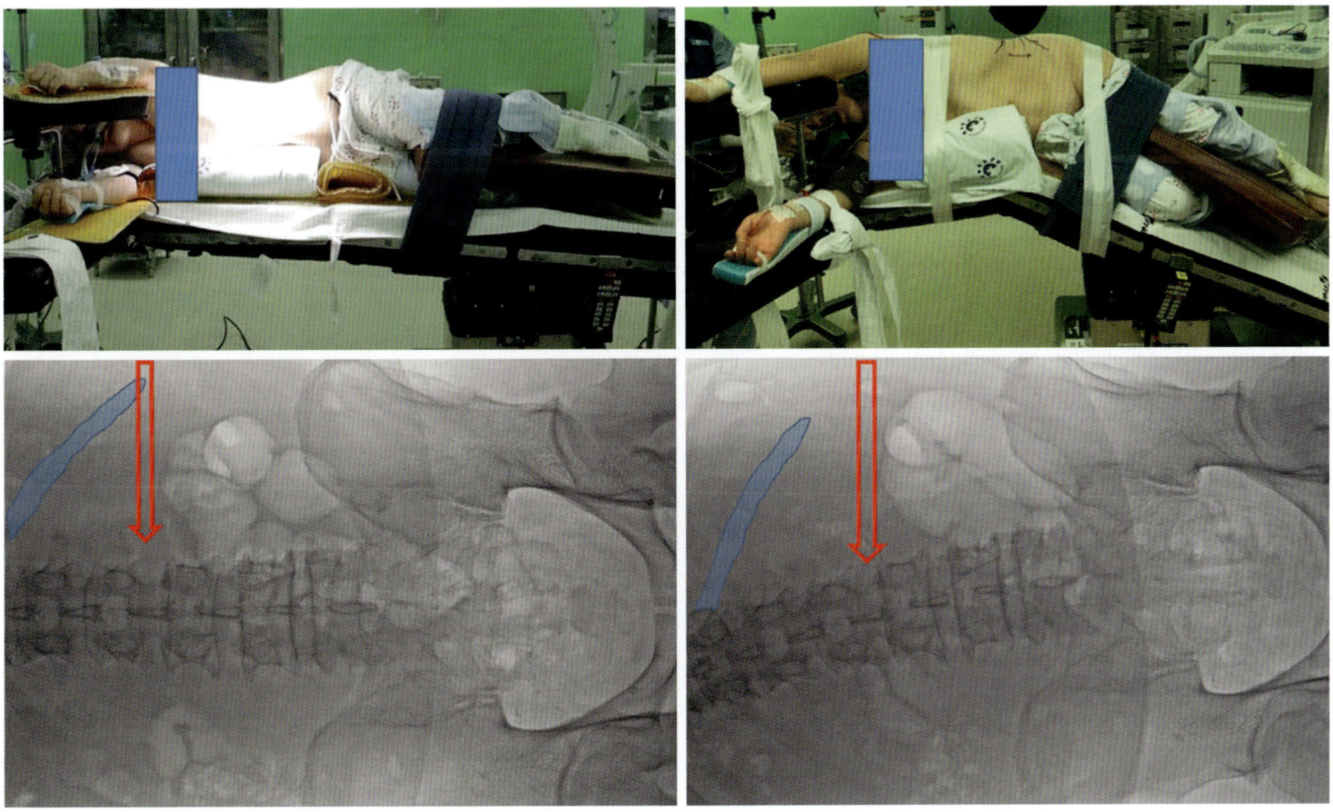

图 23.7　采用折刀位来抬高肋骨。在仰卧位时，由于肋骨的阻挡无法进入 L2–L3，但在折刀位时可以进行操作

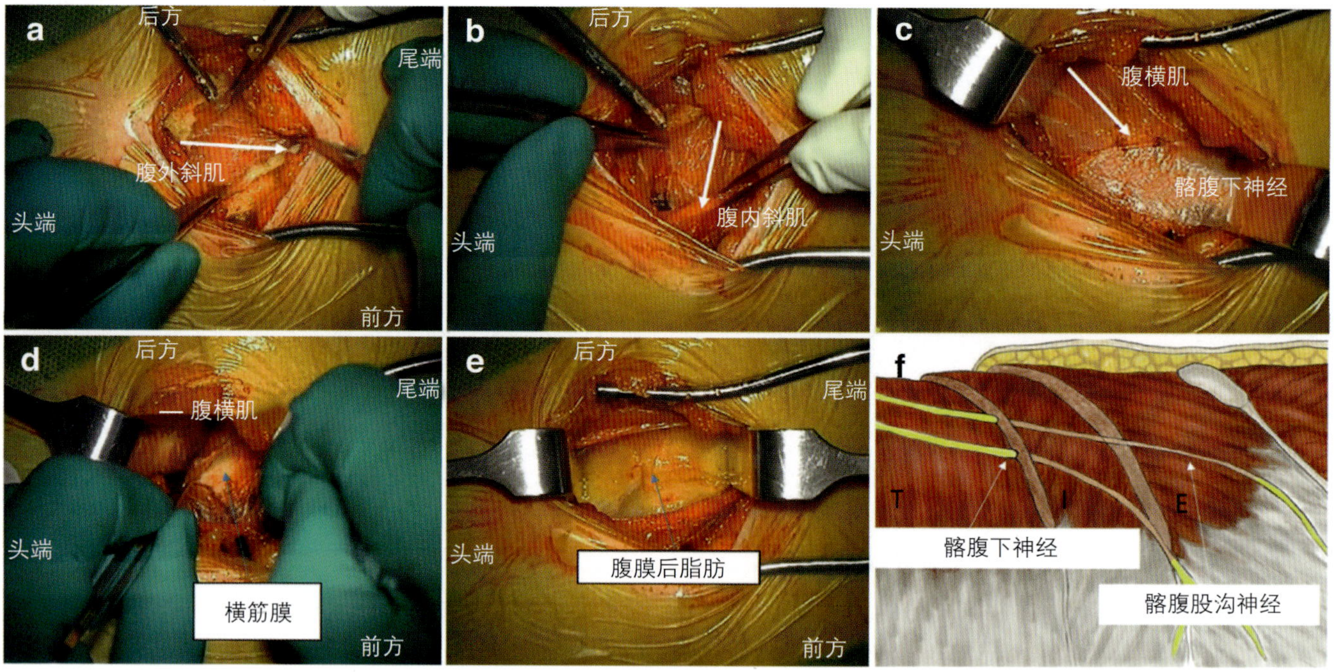

图23.8 腹壁解剖。a~c. 腹部肌肉的3层结构。每层肌肉的解剖必须沿平行于每层肌束的方向进行（白色箭头）。d. 解剖腹横肌后，暴露横筋膜。e. 在横筋膜下方可以识别出腹膜后脂肪。f. 腹壁肌肉和腹部浅表神经的示意图。髂腹下神经和髂腹股沟神经在腹横肌和腹内斜肌之间走行。T，腹横肌；I，内斜肌；E，外斜肌

提示 2. 不必过度向背侧接近腹膜后脂肪。触及腰大肌即可。从背侧过度接近会导致接触横突，可能损伤皮神经并导致盲区出血。

3.1.6 腰大肌牵开

主要步骤：在腰大肌的内侧边缘可以找到一层薄膜，覆盖在椎旁膜和腰大肌筋膜之间。可以使用双端剥离子打开这层薄膜，找到腰大肌束。使用花生棉将腰大肌和纤维环之间的松散结缔组织向背侧牵开。此时，腰大肌被充分牵开，以便进行试探性进入（图 23.10）。在操作过程中，应识别通常隐藏在腹膜后脂肪内的重要解剖结构的位置，如生殖股神经 *、腰交感神经（SN）†、输尿管 ‡ 和节段血管 §（图 23.11）。

* 如果腰大肌筋膜未被打开，则无法牵开腰大肌，只会在腰大肌的前缘处楔入。在这种情况下，如果对腰大肌施加过大的牵拉力，会增加生殖股神经损伤或腰大肌麻痹的风险。

† 腰交感神经（SN）的路径：腰交感神经在 L2–L3 位置进入腹腔，位于腰大肌的前缘旁边。随后，它沿着腹主动脉和腰大肌之间的方向向尾侧和内侧走行。如果腰交感神经位于切开范围内，则需对其进行解剖，并进行内侧牵开。

‡ 输尿管损伤：当左输尿管位于腹膜后脂肪或腰大肌上（图 23.4）时，通常在牵开器的内侧。然而，当输尿管位于腰大肌的前缘时，并不在牵开器的内侧。位于腰大肌下方或未解剖的腹膜后脂肪中的输尿管，在牵开器固定过程中可能会受到损伤。

§ 节段血管的位置：由于节段动脉在椎间盘水平更靠近尾侧椎骨，因此在固定头侧椎骨时较为安全。然而，当在头侧椎体的中高度或更高处固定时，可能会发生节段动脉损伤。

3.1.7 牵开器放置

主要步骤：牵开器的放置部位需从腰大肌和腹膜后脂肪中充分暴露出来。使用 C 臂的前后位图像将牵开器安装在与椎间盘平行的方向非常重要。在 C 臂的侧位图像中，牵开器放置在椎体的中 1/3 处。当牵开器的位置选择正确后，将牵开器固定销安装到头侧椎骨（图 23.12）。

提示 1. 在牵开器固定销安装过程中，为防止可能发生的重大并发症，应注意以下几点：

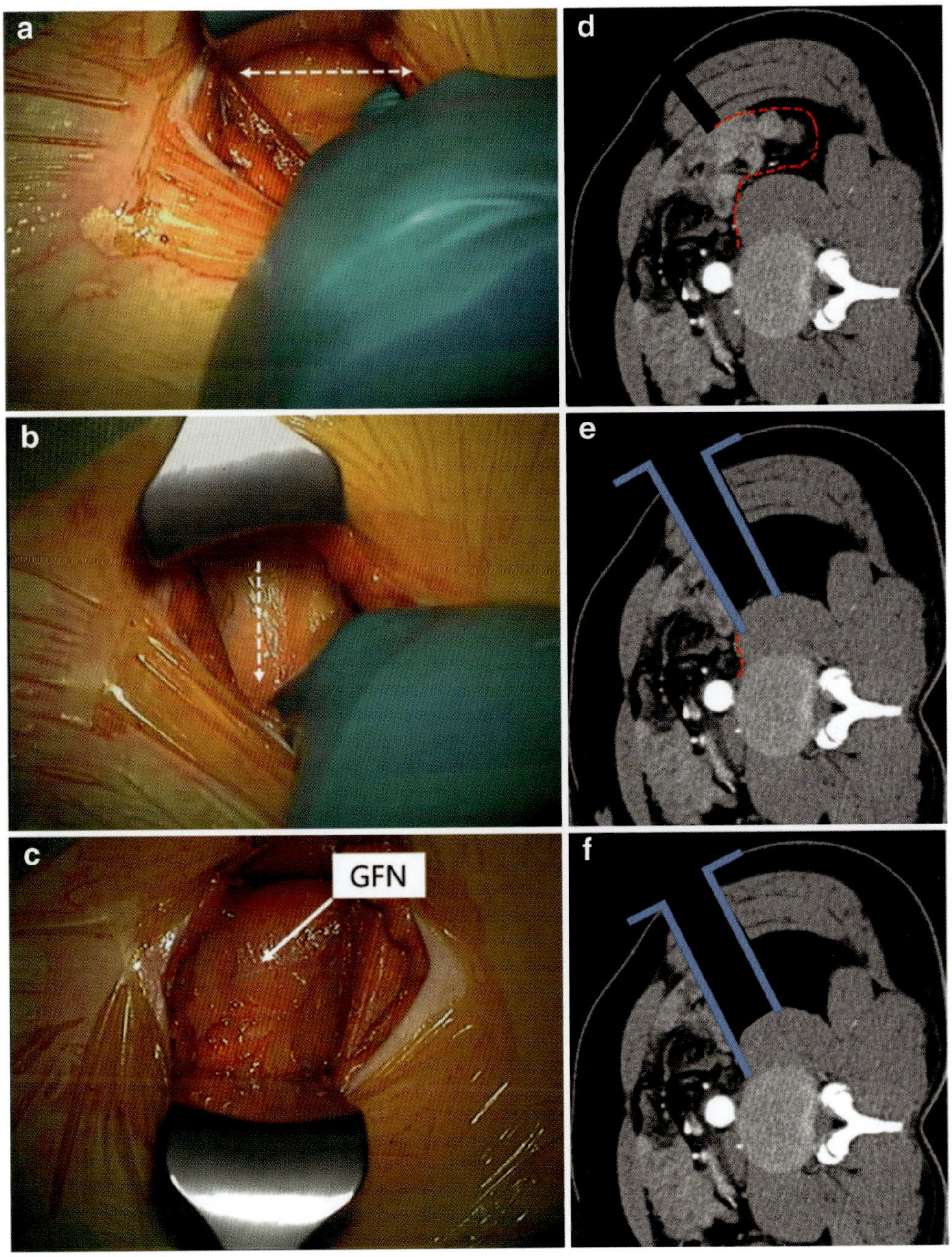

图 23.9　腹膜后入路。a. 在腹壁和腹膜后脂肪之间沿头尾方向进行钝性解剖。b. 覆盖腰大肌的脂肪组织需要从背侧到腹侧进一步进行钝性解剖。c. 必须检查位于腰大肌筋膜内的生殖股神经（GFN），并相应地沿腰大肌前缘进一步进行钝性解剖。d~f. 轴面和钝性解剖过程的示意图

– 将固定销插入仍有腹膜后脂肪覆盖的肌肉上存在风险。位于腰大肌内侧边缘旁边的输尿管（图 23.4）可能隐藏在腹膜后脂肪内，可能因此被扭曲或直接被固定销插入导致损伤。

– 当固定销的插入点相对靠背侧时，必须注意垂直插入。如果垂直操作不足，固定销可能会穿透后壁并导致硬膜囊损伤（图 23.12c）。

提示 2. 牵开器并非必需。如果安装的牵开器因肋骨或髂骨而未与椎间盘水平平行，则会增加终板损伤的风险。在这种情况下，不安装牵开器而手动牵开腰大肌，有利于进行与椎间盘平行的操作。

3.1.8　椎间盘切开术和椎间盘切除术

主要程序：椎间盘切开术的要求位置根据手术目标和垂直操作的可能性而有所不同。使用 C 臂真实侧位图像，必须用双端剥离子检查椎间盘切开的前后边缘。足够大的方形切开术可以降低“翻瓣阀”* 的风险。椎间盘切开术后，使用顺序刮匙和垂体钳进行椎间盘切除术（图 23.13a）。

提示 1. 使用时常会发生终板损伤。刮匙应在 C 臂引

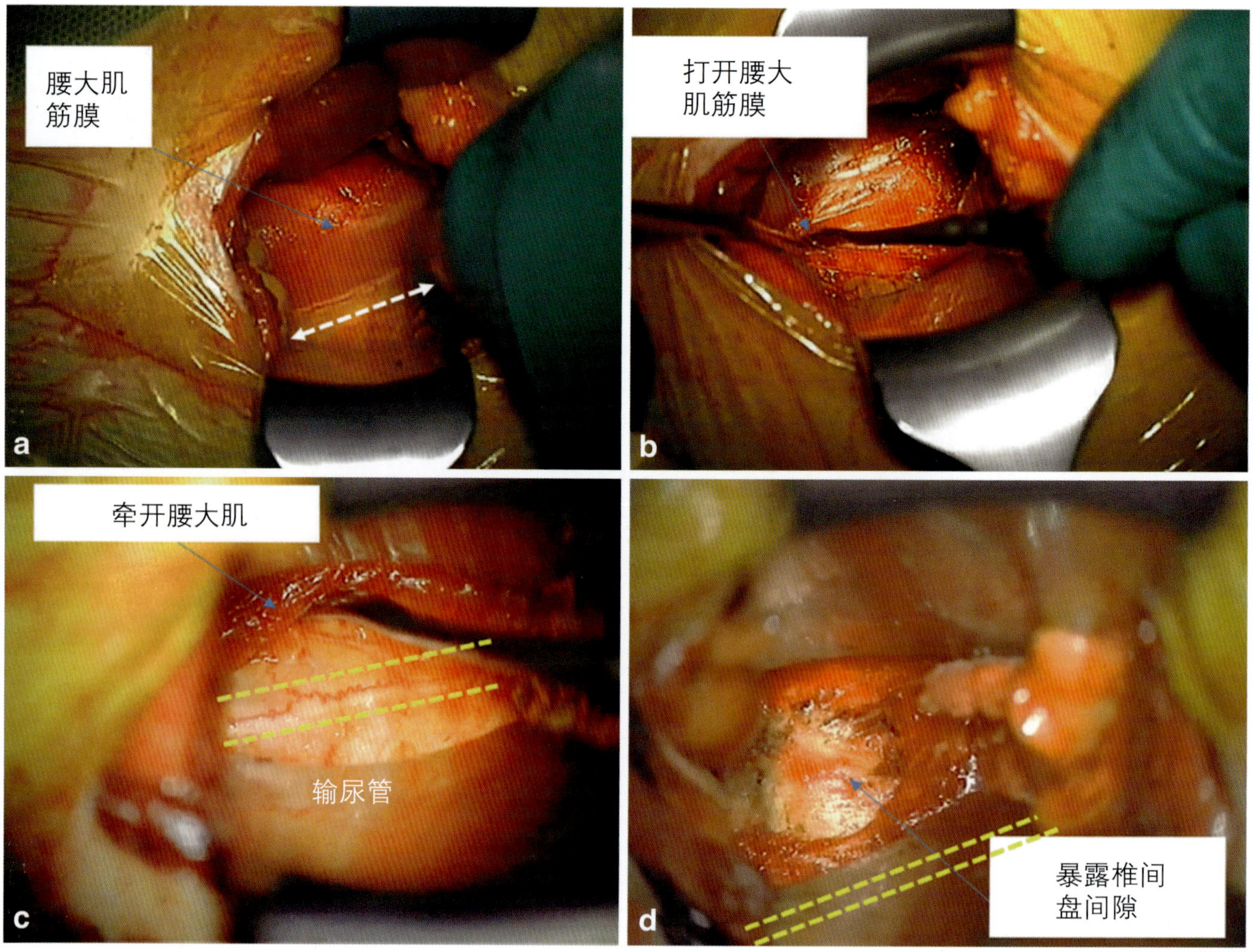

图 23.10 牵开腰大肌。a. 覆盖腰大肌的薄膜，称为腰大肌筋膜，连接到椎体的前脂肪。这时，腰大肌束尚未被识别。b. 使用双端剥离子打开这层薄膜，可以看到腰大肌束。c、d. 如果在牵开腰大肌过程中识别出输尿管，应将其向内侧牵开。在腰大肌纤维和纤维环之间进行解剖，并将腰大肌向背侧牵开。黄色虚线表示输尿管

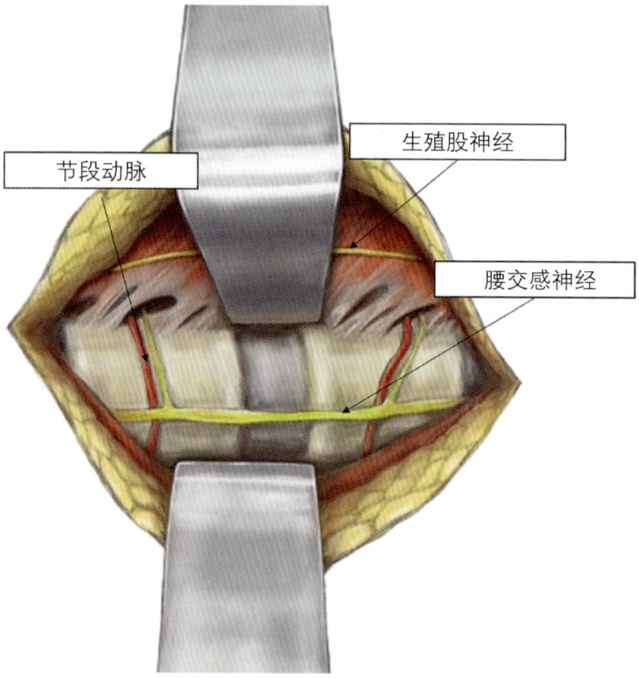

图 23.11 生殖股神经、腰交感神经、输尿管和节段血管的解剖位置

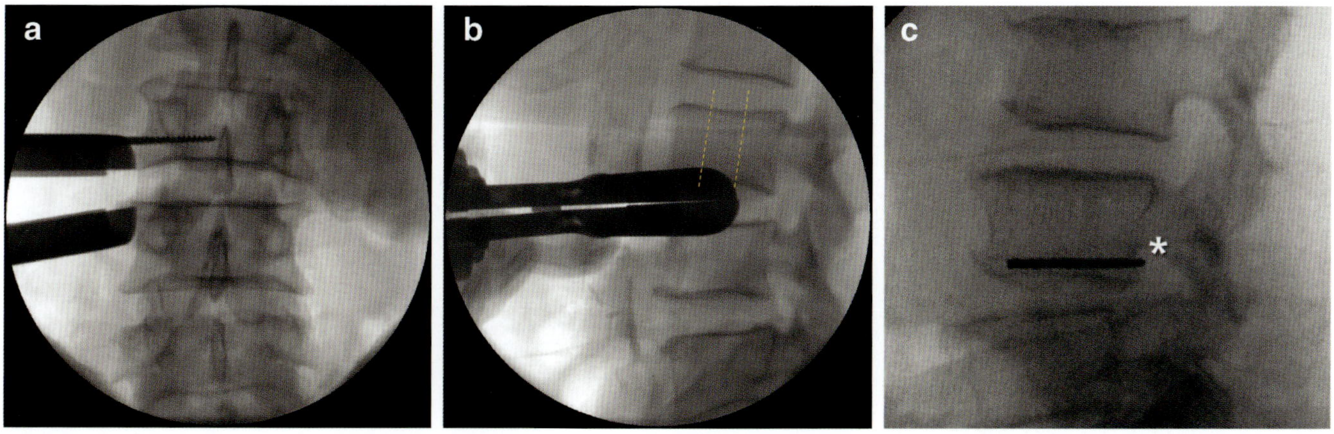

图 23.12　牵开器的放置。a. AP 位 C 臂图像：牵开器平行于椎间盘的方向。b. 侧位 C 臂图像：牵开器放置在头侧椎体的中 1/3 处。c. 牵开器固定销的错误放置（*）

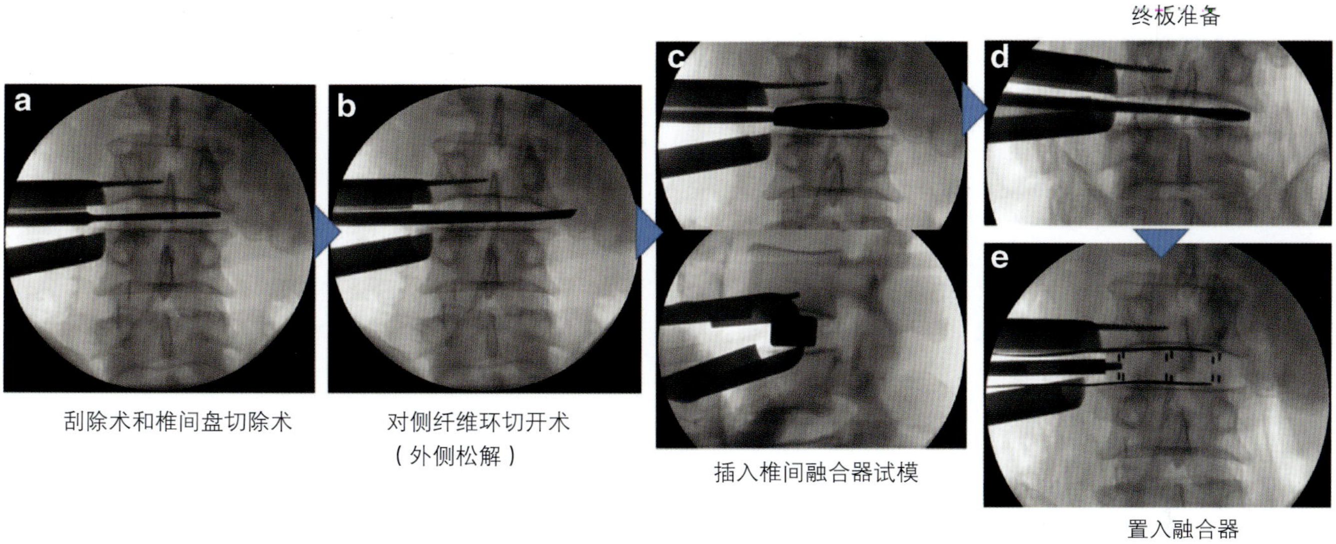

图 23.13　顺序操作的 C 臂图像。a. 使用刮匙进行充分的椎间盘切除术。b. 使用长 Cobb 刮匙进行对侧纤维环切开术。c. 使用顺序置入试模器选择融合器的宽度和高度。d. 使用锉刀或刮匙进行终板准备。e. 置入融合器以保持垂直操作并与椎间盘间隙平行

导下平行于椎间盘间隙使用。试图通过大尺寸刮匙增加椎间盘高度或进行过度的椎间盘切除是终板骨折的主要原因。可以通过对侧椎间盘切开术并进行试探性插入来额外恢复椎间盘高度。

提示 2. 椎间盘切开术的定位。

– 相对前位的椎间盘切开术：有利于保证腰椎前凸，但间接减压效果较差。如果无法通过髂嵴提供足够的垂直角度，应从前侧开始椎间盘切开术，以防止对侧神经根损伤。然而，相对前位的椎间盘切开术也增加了交感神经损伤或非预期的前纵韧带（ALL）损伤的风险。

– 相对后位的椎间盘切开术：这种方法有利于增加间接减压效果，但获得相对较小的腰椎前凸角度。然而，后位椎间盘切开术需要增加腰大肌的牵开，同时增加了腰大肌麻痹的风险。此外，在垂直角度不足的情况下进行后位椎间盘切开术，可能会增加因植入物导致对侧神经根损伤的风险（图 23.14）。

* “翻瓣阀”现象发生在相对于插入试模尺寸的较小或非矩形的椎间盘切开术中。椎间盘的附着部分干扰了试探性插入椎间盘间隙。即使插入试模进入了椎间盘间隙，当插入压力解除时，它也会弹出。插入试模时需要增加压力，导致插入部位终板损伤的

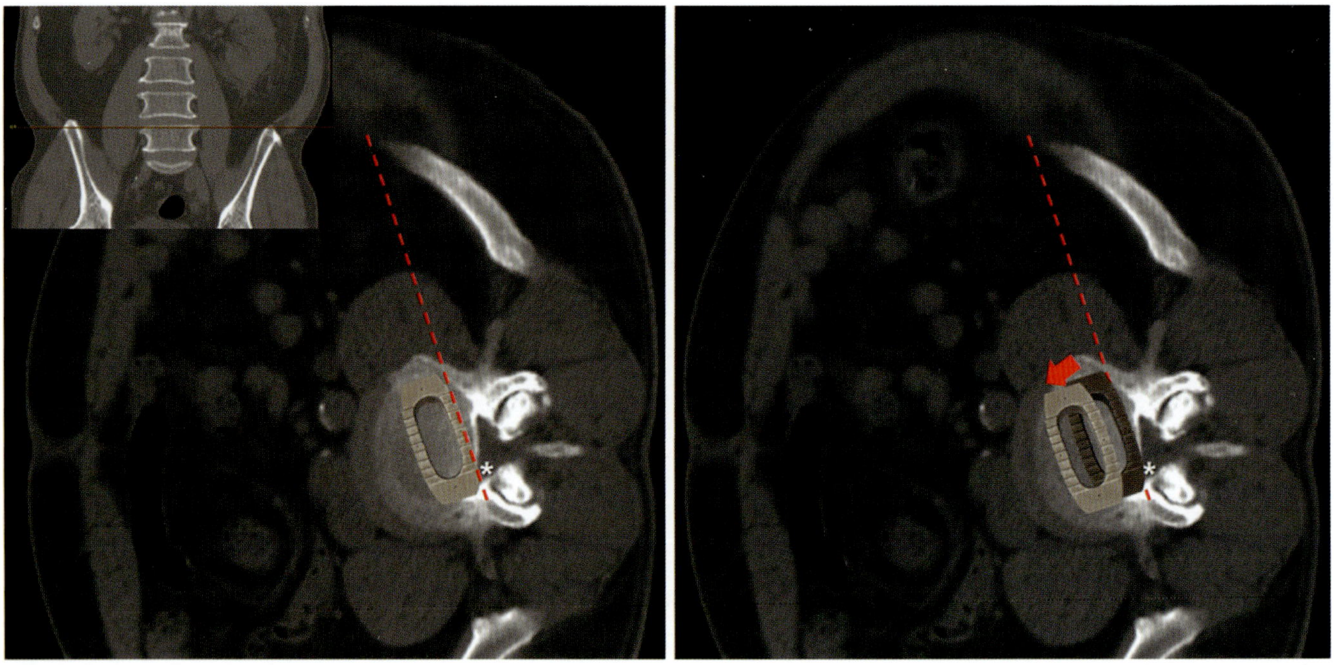

图 23.14　垂直角度不足的案例。相对前位的椎间盘切开术可以减少对侧神经根损伤的风险

风险增加。

3.1.9　对侧椎间盘环切开术

主要步骤：为了将椎间盘融合器放置在双侧骺环上，需要进行对侧纤维环切开术。如果对侧纤维环未被切开，插入试模无法深入，最终会弹出。将 Cobb 刮匙平行插入椎间盘间隙，使其停在对侧纤维环上。在 C 臂引导下，使用锤子小心地将 Cobb 刮匙进一步推进，当对侧纤维环被切开时，可以感受到插入张力的突然消失。这个过程按照上、下终板的顺序进行（图 23.13b）。

提示 1. 如果 Cobb 刮匙深入对侧，可能会损伤对侧腰大肌、下腔静脉（IVC）或右髂静脉。特别是在 L2–L3 水平，肾脏损伤或肾动脉 / 静脉损伤的风险增加。

3.1.10　顺序试模选择

主要步骤：试模沿着腹膜后通道部分固定在椎间盘间隙内，然后在 C 臂 AP 位图像中调整方向使其平行于椎间盘间隙（图 23.13c）。然后方向垂直改变并进一步插入（图 23.15），随后通过逐步增大试模的尺寸来扩张椎间盘间隙。应选择在手动拉出测试中具有足够阻力的试模尺寸。

提示 1. 不充分的椎间盘切除会导致插入试模时阻力增加。大力插入试模可能会导致残余的椎间盘组织从对侧椎间盘环突出并压迫对侧神经根。如果试模时阻力过大，应评估椎间盘切开术及是否充分切除椎间盘。

提示 2. 融合器高度的选择。

– 相对较高的融合器：可以增加间接减压的有效性。然而，存在终板损伤和椎体骨折的风险（尤其是在骨质疏松患者中）。即使没有放射学上的问题，过度牵张小关节囊也可能导致严重的术后背痛。

– 相对较低的融合器：除了间接减压失败外，在位置变化或随访期间还可能发生融合器移位。在选择融合器高度时，有必要通过手动拉出测试来检查足够的压力。

提示 3. 融合器宽度和长度的选择。

– 考虑到沉降问题，将融合器放置在双侧骨骺部上是优好的选择，因此，较大宽度和长度的融合器是首选。然而，当垂直角度不足时，使用宽度或长度较大的融合器可能会导致对侧神经根损伤。在这种情况下，建议使用较小的融合器（图 23.16）。

3.1.11　终板准备和融合器插入

主要步骤：使用锉刀或刮匙去除剩余的椎间盘

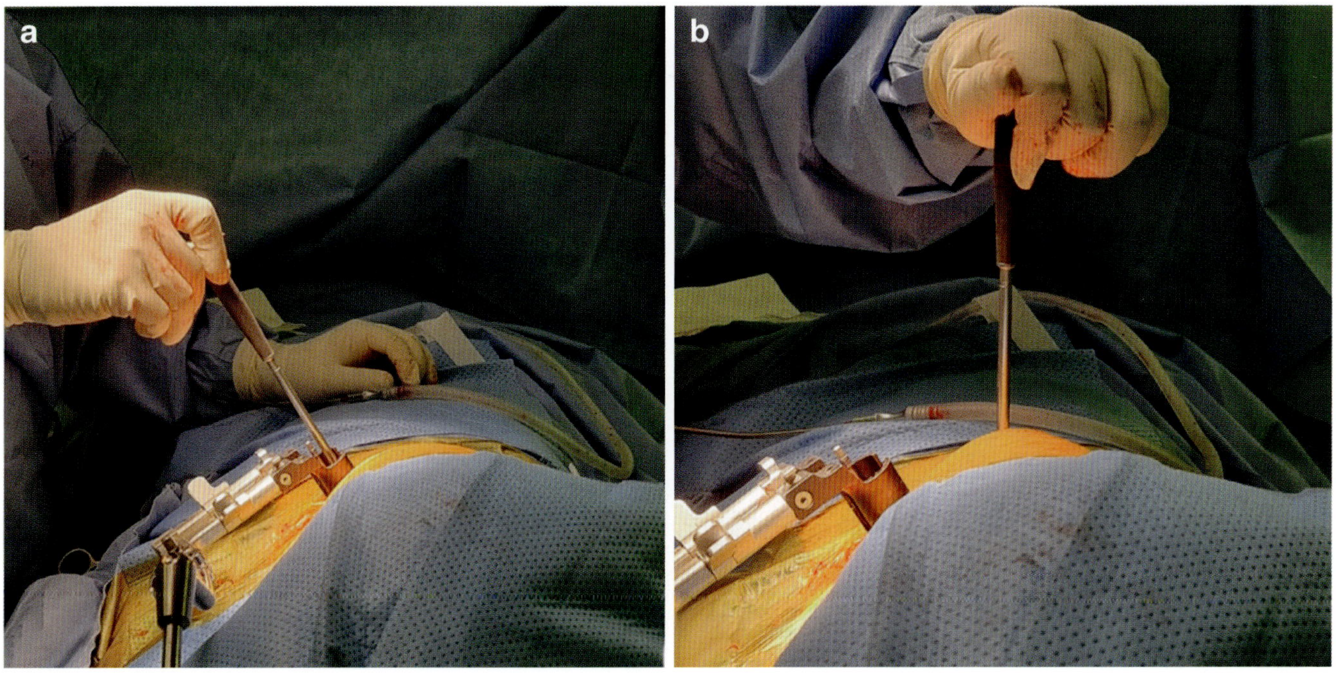

图 23.15　垂直操作。a. 试模部分固定在椎间盘间隙后。b. 方向垂直改变，然后插入试模

图 23.16　a. 垂直角度不足且椎间盘切开通道狭窄的案例。b. 相对较短且宽度较小的融合器可以减少对侧神经根损伤的风险

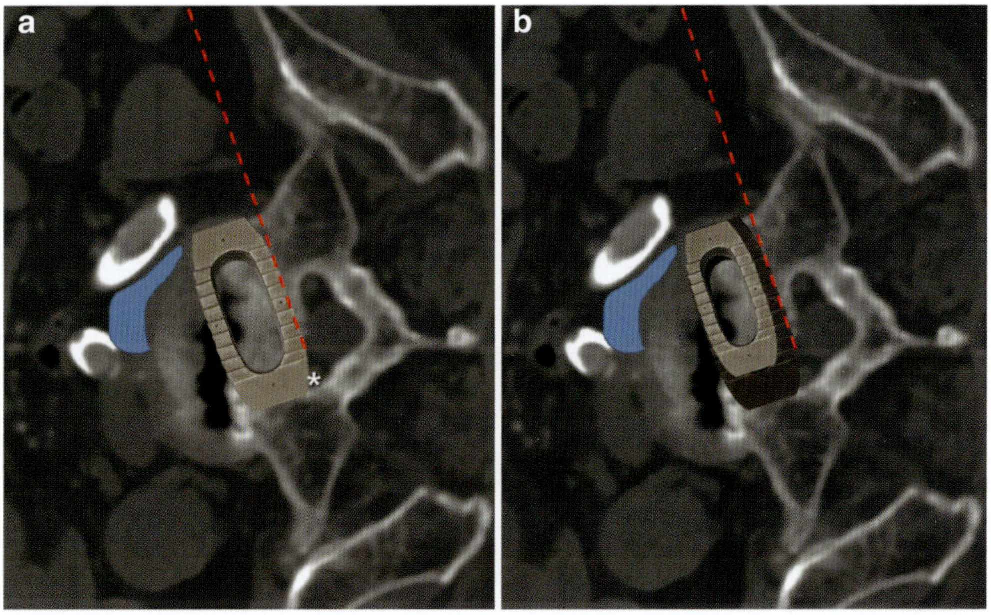

和软骨终板（图 23.13d）。随后，用生理盐水冲洗腹膜后和椎间盘间隙。将融合器与置入器连接后，融合器内部填充 DBM。融合器平行于椎间盘间隙并垂直于椎间盘中部推进（图 23.13e）。将融合器与置入器分离后，使用锤击器取出置入器。在此过程中，融合器可能会被拉出。取出置入器后，必须再次在 C 臂图像上彻底检查融合器的位置。

提示 1. 置入器套筒可以防止 DBM 从融合器中漏出，并且可以防止由于融合器的压痕导致终板损伤。然而，必须注意套筒深入对侧时可能会在融合器置入过程中损伤对侧结构。

3.1.12　关闭切口

主要步骤：在固定销移除部位进行止血，使用电凝或骨蜡。重新定位腹膜后脂肪后，逐层缝合 3 层肌肉和皮下组织。

提示 1. 肌肉缝合需要特别注意，因为腹部肌肉没有筋膜。如果缝合过紧，可能会在其他区域出现缺损，从而导致切口疝。在缝合肌肉时，必须注意不要夹住浅表神经。

3.2　OLIF L5–S1（髂分叉间入路：BIB）

3.2.1　术前计划

主要程序：术前应使用腰椎 CT 确认大血管的位置。如果髂静脉间隙不足或静脉难以移动，建议采用后侧入路。

提示 1. 髂静脉的位置。

– 下腔静脉（IVC）汇合处有 63% 的概率位于 L5 椎体的上半部，有 37% 的概率位于 L5 椎体的下半部，这使得在 60% 以上的情况下 BIB 是可行的。然而，实际上根据左髂静脉的走行和左髂静脉下方缺乏脂肪垫的情况下，BIB 可能行不通。因此，需要进行彻底的术前评估。

– 对于 L5–S1 移行椎的情况，IVC 汇合处的位置通常无法通过 BIB 到达，但可以根据具体情况考虑采用腰大肌前方入路（图 23.17）。

提示 2. 髂静脉的脂肪垫。

– 如果左髂静脉靠近椎间盘切开的边缘，需要对左髂静脉进行解剖并向外侧牵开。如果髂静脉下方有脂肪垫，则解剖较为容易。然而，如果没有脂肪垫，解剖过程中髂静脉损伤的风险较高。因此，术前影像检查对于确认脂肪垫的存在至关重要（图 23.18）。

3.2.2　体位

主要程序：BIB 和 ATP 的体位相同。

提示 1. L5–S1 椎间盘的倾斜度较其他节段高。因此，术前有必要使用 C 臂检查获得真实 AP 图像的角度，并相应调整无菌布覆盖区域和洗手护士的位置（图 23.19）。

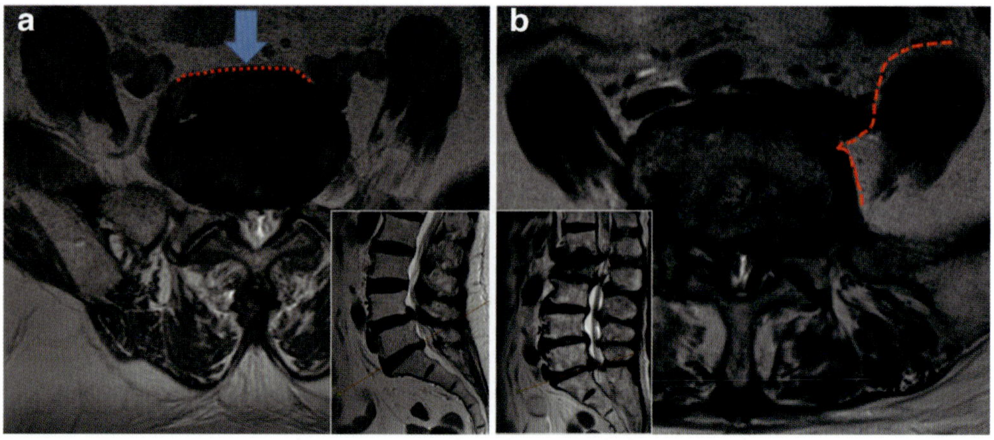

图 23.17　根据髂静脉位置的不同手术入路。a. 双侧髂静脉之间有足够空间允许进行 BIB。b. 髂静脉位于椎间盘中线使得 BIB 不可行。然而，ATP 是可行的

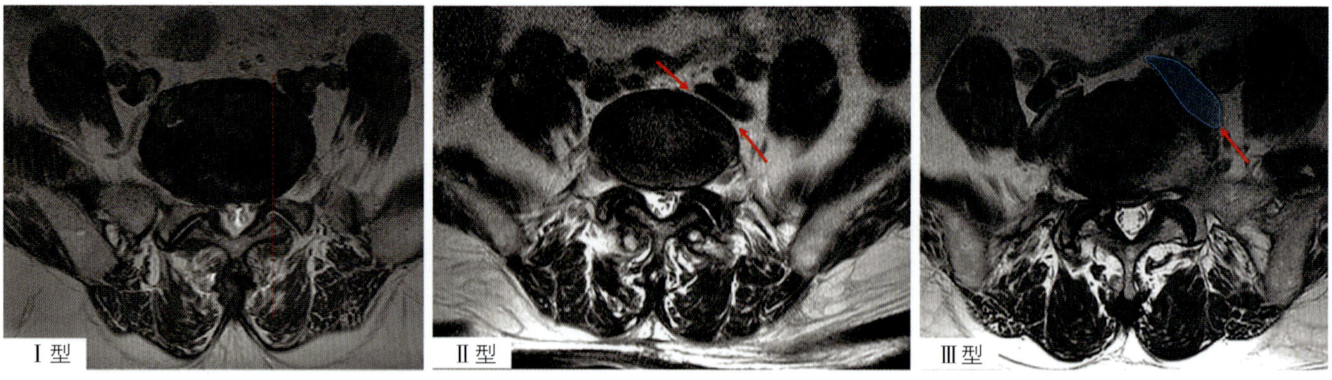

图 23.18　髂静脉（LIV）位置的分型。Ⅰ型：LIV 沿左侧 L5–S1 椎间盘的 2/3 以上的长度外侧走行，或交替位于浮动位置；Ⅱ型：LIV 位于左侧 L5–S1 椎间盘长度 2/3 以内的内侧，但在 LIV 下方有血管周围脂肪组织（箭头）；Ⅲ型：在 LIV 下方未见血管周围脂肪组织

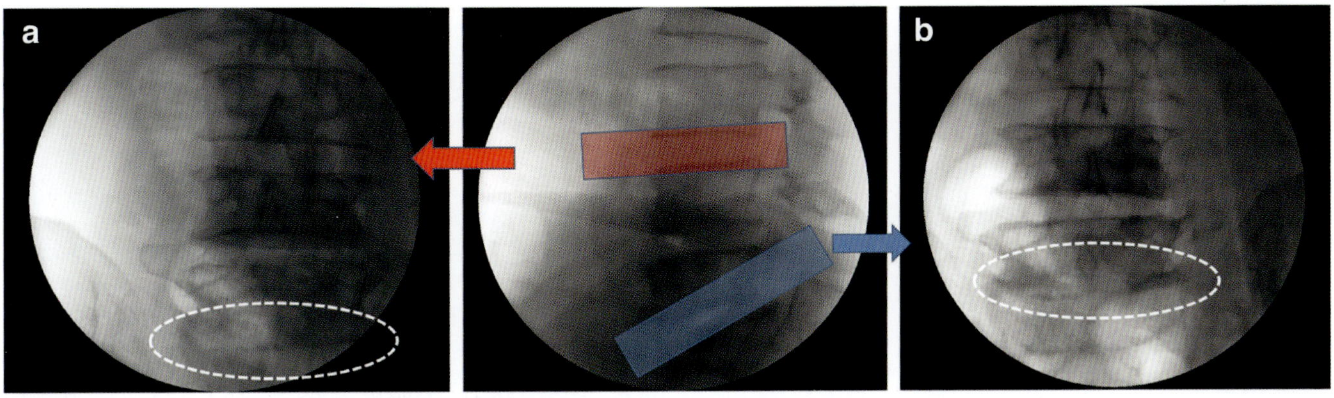

图 23.19　根据 L3–L4 和 L5–S1 椎间盘水平拍摄真实 AP 位图像时 C 臂的角度差异。a. L3–L4 水平的真实 AP 位图像，L5–S1 椎间盘间隙不可见，b. L5–S1 水平的真实 AP 位图像，L5–S1 椎间盘间隙和两端终板可见

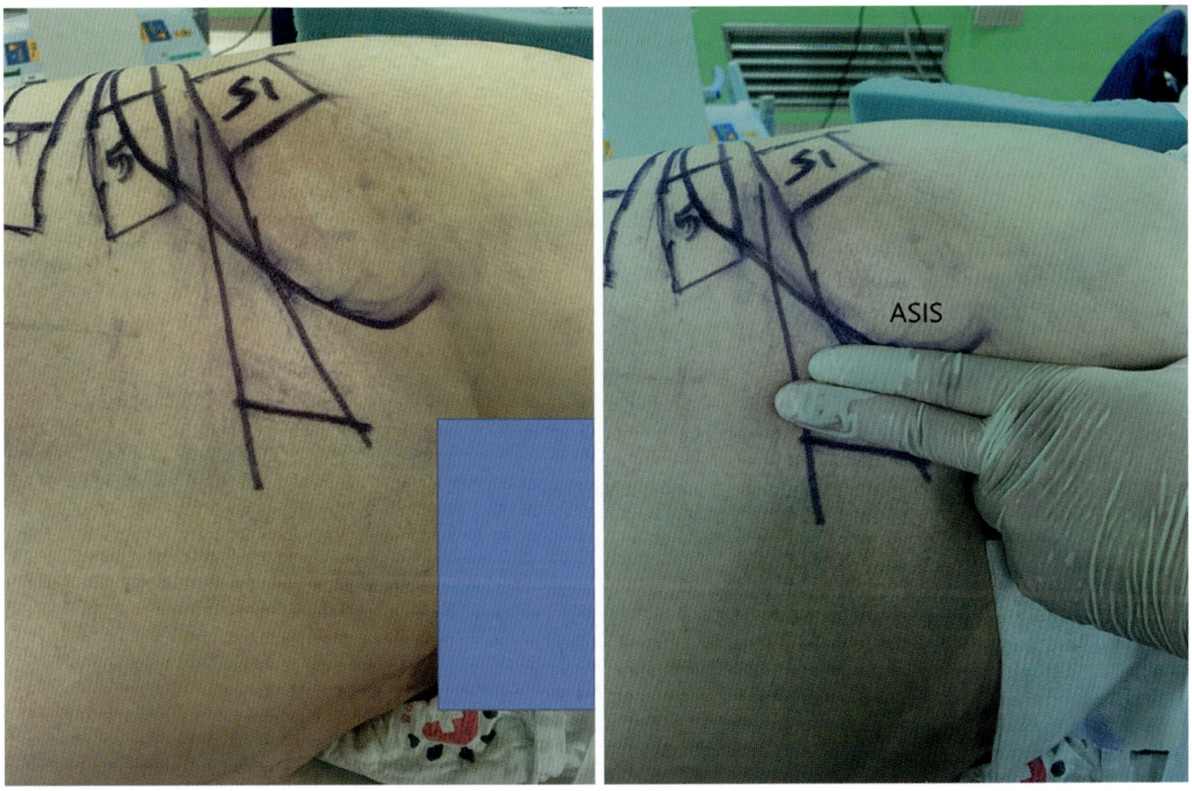

图 23.20　BIB 的皮肤切口设计：从 L5–S1 椎间盘间隙中心点向腹侧画一条垂直线。再画一条 S1 上终板的平行延长线。然后，在髂前上棘（ASIS）前方两指宽处，画一条连接这两条延长线的切口线

3.2.3　皮肤切口

主要步骤：标记 L5–S1 椎间盘间隙和 L5–S1 椎体前缘。从椎间盘间隙中心点向腹侧画一条垂直线。再画一条 S1 上终板的平行延长线。然后，在髂前上棘（ASIS）前方两指宽处，画一条连接这两条延长线的切口线（图 23.20）。

3.2.4　腹部肌肉解剖

主要步骤：这一过程类似于 ATP，腹部肌肉壁的 3 层肌肉依次进行解剖。腹外斜肌层主要由腱膜而非肌肉组成。在腹横肌解剖过程中，由于其位置较 ATP 更靠前，因此存在腹膜裂伤的风险。在解剖这一层时，应避免使用单极电凝或锐性解剖（图 23.21）。

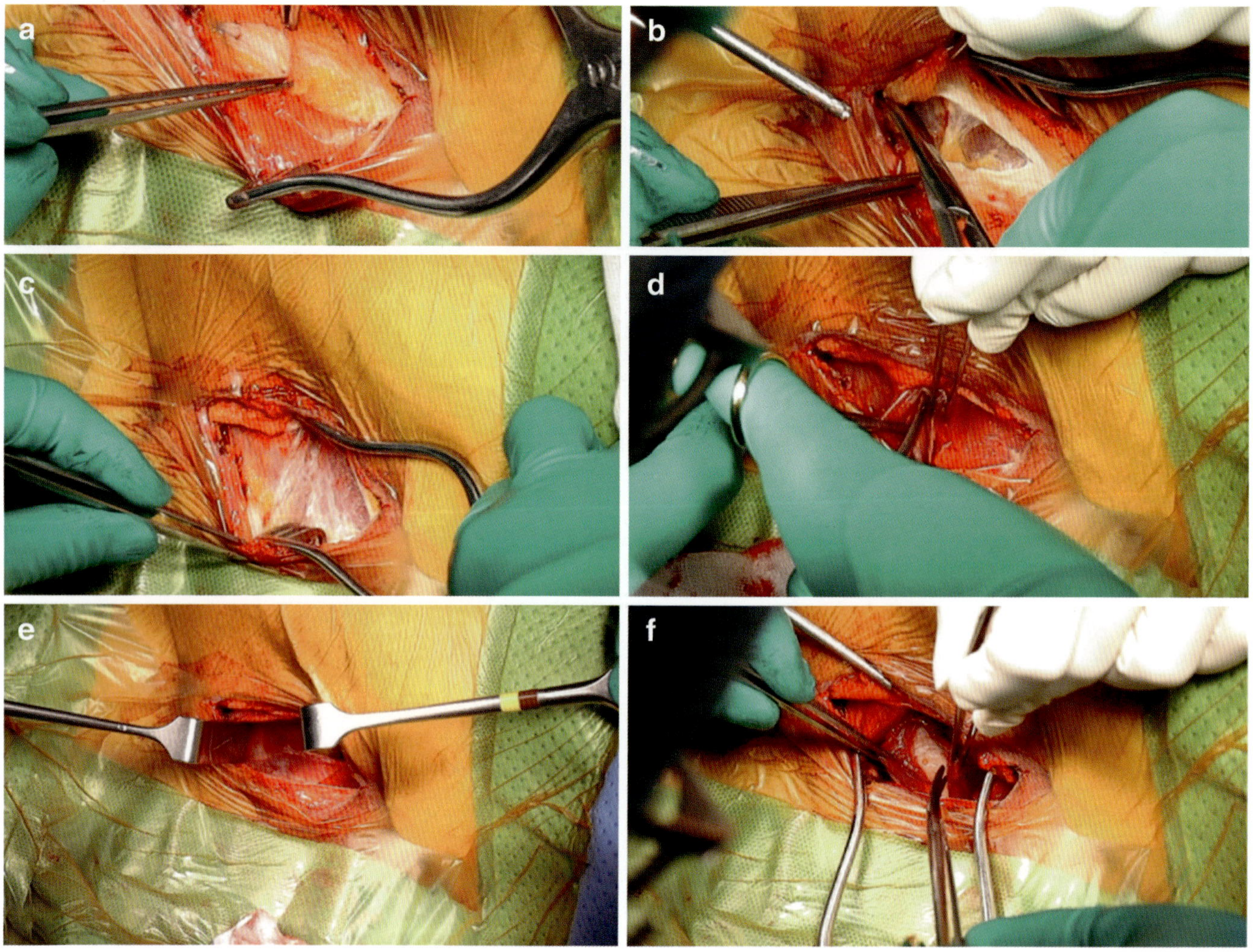

图 23.21　腹壁解剖。a. 显露腹外斜肌腱膜。b. 锐性剥离腹外斜肌腱膜。c. 显露腹内斜肌。d. 剥离腹内斜肌。e. 显露腹横肌。f. 剥离腹横肌后，显露横筋膜

3.2.5　腹膜后入路

主要步骤：在 L5–S1 入路过程中暴露椎旁膜在术者初学阶段可能具有挑战性。该入路与一些严重并发症相关，如左髂静脉损伤 * 或下腹部损伤 †。腹膜后入路包括以下步骤：①接近左髂动脉；②游离左髂静脉；③暴露椎间盘间隙。

（1）接近左髂动脉。

进行腹膜后空间的钝性解剖后，可触及腰大肌。将覆盖腰大肌的腹膜后脂肪向内侧牵开，暴露腰大肌筋膜。在保持腰大肌筋膜平面的同时，沿腰大肌前端进行进一步的钝性解剖。在腰大肌内侧端可触及左髂动脉。将覆盖左髂动脉的脂肪向内侧解剖。髂动脉向外侧牵开后可以发现髂静脉。将输尿管与腹膜后脂肪一起同时向内侧牵开（图 23.22）。

（2）游离左髂静脉。

使用带光源的牵开器获得深部通道的视野后，识别左髂静脉和椎旁膜之间的潜在筋膜。通过从髂静脉内侧边缘进行钝性解剖展开该筋膜后，将其向外侧牵开。在髂静脉外侧牵开过程中，如果髂静脉在内侧边缘形成楔形，则需要进一步剥离髂静脉（图 23.23）。

（3）暴露椎间盘间隙。

使用带光源的内侧牵开器和花生棉，沿椎旁膜方向进行钝性解剖，直至可以进行充分的椎间盘切开术。此时，识别出正中骶血管，使用双极电凝或血管夹夹住后切断该血管，以充分暴露 L5–S1 椎间盘间隙的整个表面（图 23.24）。右髂血管位于比左侧更外侧的位置，因此不需要对右髂血管进行内侧

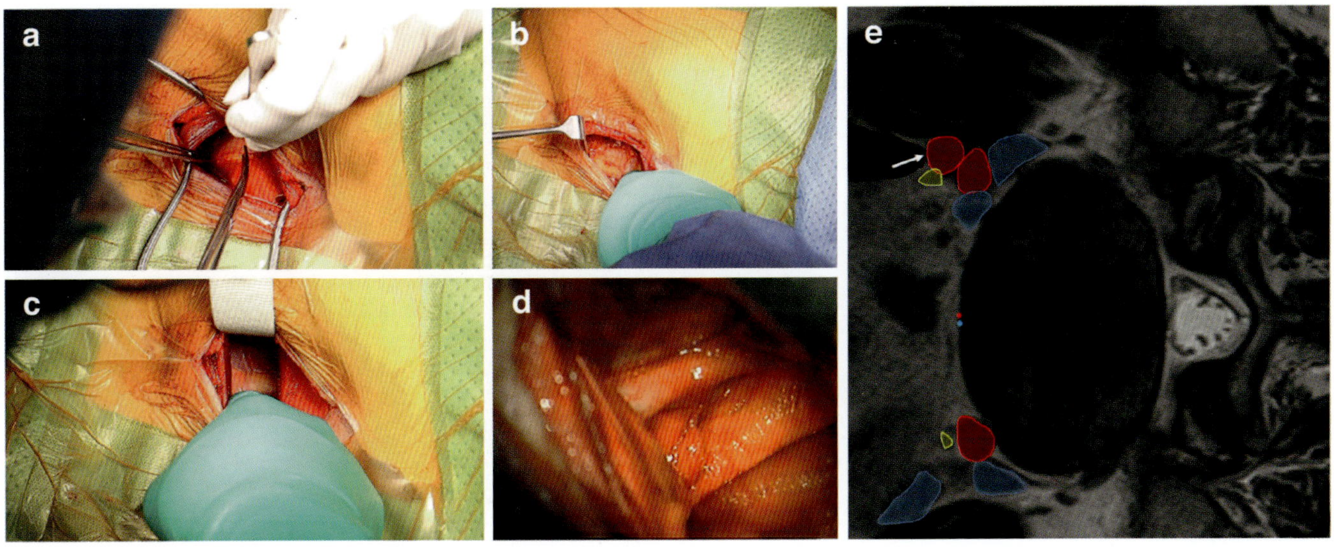

图 23.22 接近左髂动脉。a. 暴露横筋膜。b. 对腹膜后间隙进行钝性分离。c. 暴露腰大肌筋膜。d. 牵开腰大肌暴露髂内动脉。e. 腹膜后入路示意图。黄色：输尿管；红色：髂动脉；蓝色：髂静脉

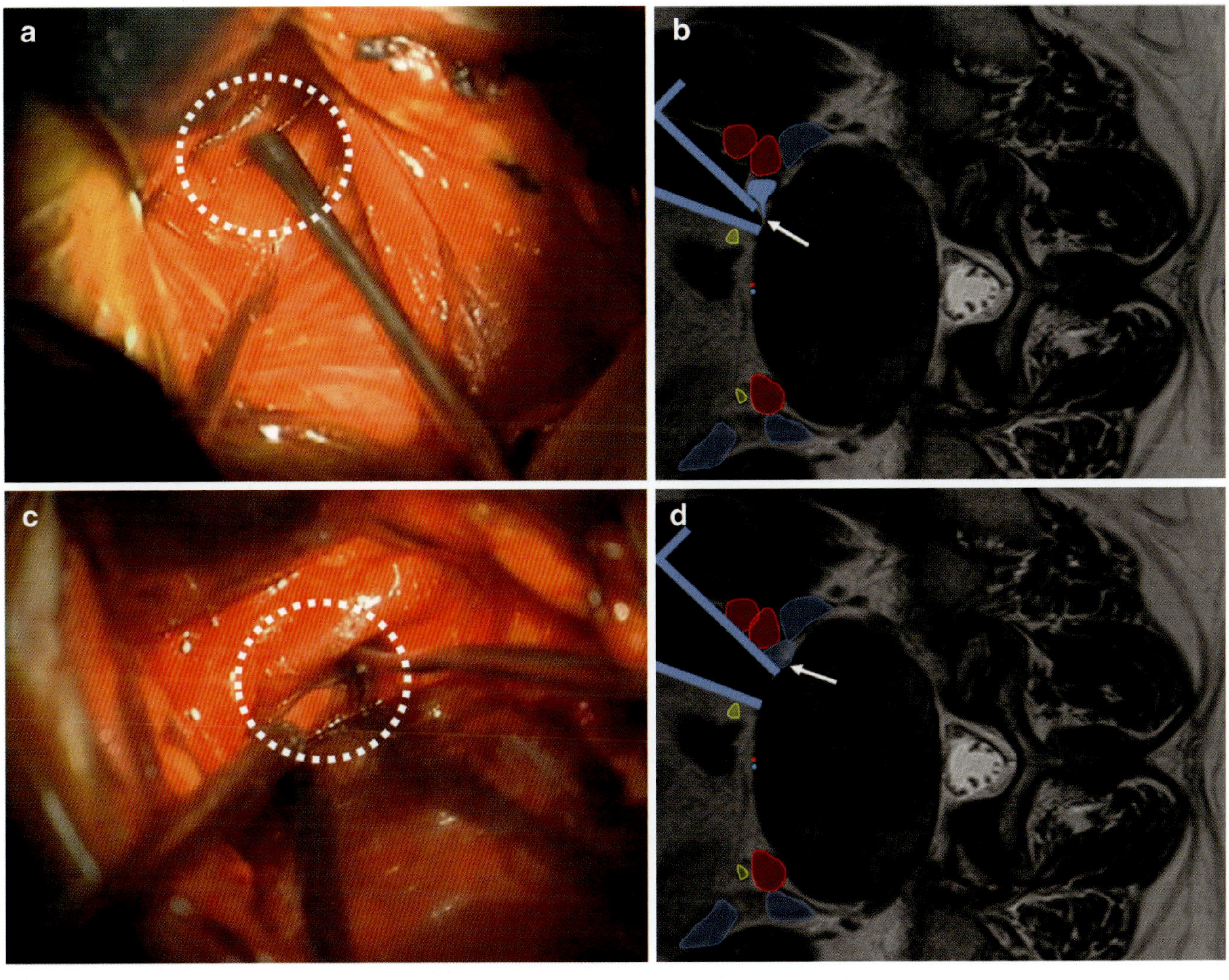

图 23.23 游离左髂静脉。a. 髂内动脉回缩后显露左髂静脉，而圆圈代表延伸至髂静脉和椎旁膜上方的潜在平面。b. 腹膜后入路，显示髂静脉前楔形（箭头）。c. 打开潜在筋膜，而图像上的圆圈代表打开并暴露椎旁膜。d. 腹膜后入路，显示髂静脉游离（箭头）

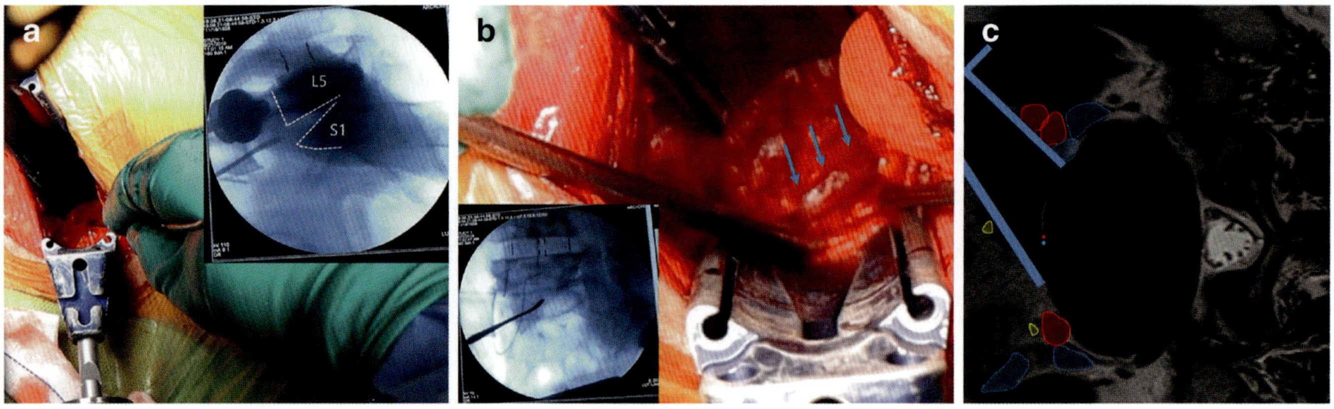

图 23.24 椎间盘间隙暴露。a. 通过 C 臂侧位图像检查 L5–S1 水平。b. 通过 C 臂前后位图像评估 L5–S1 椎间盘中部水平。蓝色箭头指示正中骶血管。c. 椎间盘间隙的暴露。红色 / 蓝色区域指示正中骶血管

牵开。

提示 1. 可选择固定牵开器。商业牵开器的刀片可以连接到手术台上的三向固定臂上。侧向和头侧的刀片可以固定在椎体上。内侧刀片的固定不是必需的。此外，在固定销插入过程中必须非常小心，因为存在相当大的血管损伤风险。

* 理解腰大肌筋膜与髂血管之间的关系非常重要。腰大肌筋膜与髂静脉外膜、髂动脉相连，还与椎体前结缔组织相连。如果在没有打开这层筋膜的情况下直接向外侧牵开髂静脉，会使髂静脉的内侧边缘被楔入，从而增加髂静脉损伤的风险。此外，如果左髂静脉下方没有脂肪垫，在解剖和外侧牵开过程中仍然存在髂静脉损伤的风险。

† 下腹神经支配交感神经，并穿行于双侧髂静脉之间的腹膜后脂肪中。下腹神经损伤会导致膀胱张力增加、射精障碍和性交疼痛。在手术视野中不易明确可见。为减少下腹神经损伤，需要进行清洁解剖，避免损伤髂静脉和椎旁膜之间的脂肪层。此外，应避免在该区域使用电刀或锐性解剖。

3.2.6 椎间盘纤维环切开术和椎间盘切除术

主要步骤：在充分暴露椎间盘间隙后，应使用 C 臂前后位图像检查并标记 L5 椎体上的椎间盘中点。椎间盘环切开的内侧边缘为椎间盘间隙的中心，外侧边缘距离中线超过 20 mm*。足够大的矩形椎间盘纤维环切开对于防止“翻瓣阀现象”至关重要。应使用顺序刮匙去除椎间盘和软骨终板（图 23.25）。

提示 1. 由于椎间盘纤维环切开通常仅在外侧一半进行，椎间盘切除应以斜向进行，以获得足够的空间用于融合器的进入。然而，与 ALIF 不同，在此过程中方向可能会令人困惑。由于器械在操作过程中可能进入后方椎管或对侧神经孔，因此应在使用 C 臂检查器械位置的同时进行操作。

提示 2. 如果由于左髂静脉或骨盆狭窄导致椎间盘左侧区域未能充分暴露，可能需要切除全部前纵韧带（ALL）以插入融合器。在这种情况下，融合器在斜向插入器械时可能会靠近对侧神经孔。为防止这种情况发生，将器械垂直于椎间盘间隙放置（如同 ALIF），有助于将融合器置于中心位置。

* 选择椎间盘中线作为椎间盘环切开的内侧边缘，是因为剩余的一部分 ALL 具有韧带牵引作用，并在患者体位变化时作为防止融合器向腹侧移位的前部屏障。

3.2.7 顺序试模选择和融合器插入

主要程序：将试模和融合器斜向组合后，注意方向，将融合器插入。通过逐步试探和牵开，获得足够的椎间盘高度恢复或腰椎滑脱复位。通过手动拉出测试确定融合器的大小和角度。使用锉刀和刮匙进行终板准备后，使用生理盐水对手术通道进行冲洗。将 DBM 填充入融合器后，斜向插入融合器，并通过 C 臂图像确认融合器的最终位置（图 23.26）。

提示 1. 当 ALL 被完全切除时，试模与融合器前部连接，并垂直进入椎间盘间隙。相比于斜向插入，

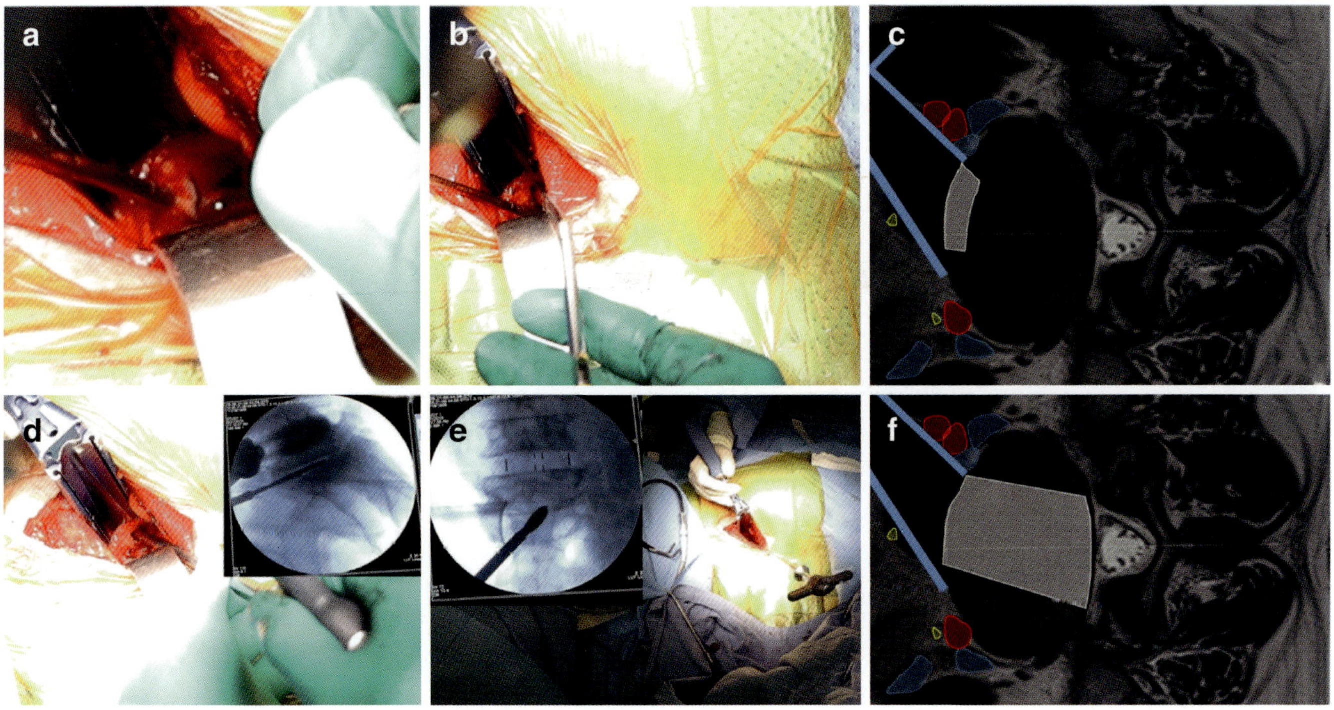

图 23.25　椎间盘切开术和椎间盘切除术。a. 椎间盘纤维环切开。b. 椎间盘纤维环切开术。c. 椎间盘纤维环切开边缘。d、e. 使用 C 臂前后位 / 侧位图像检查刮匙的位置。f. 椎间盘切除范围

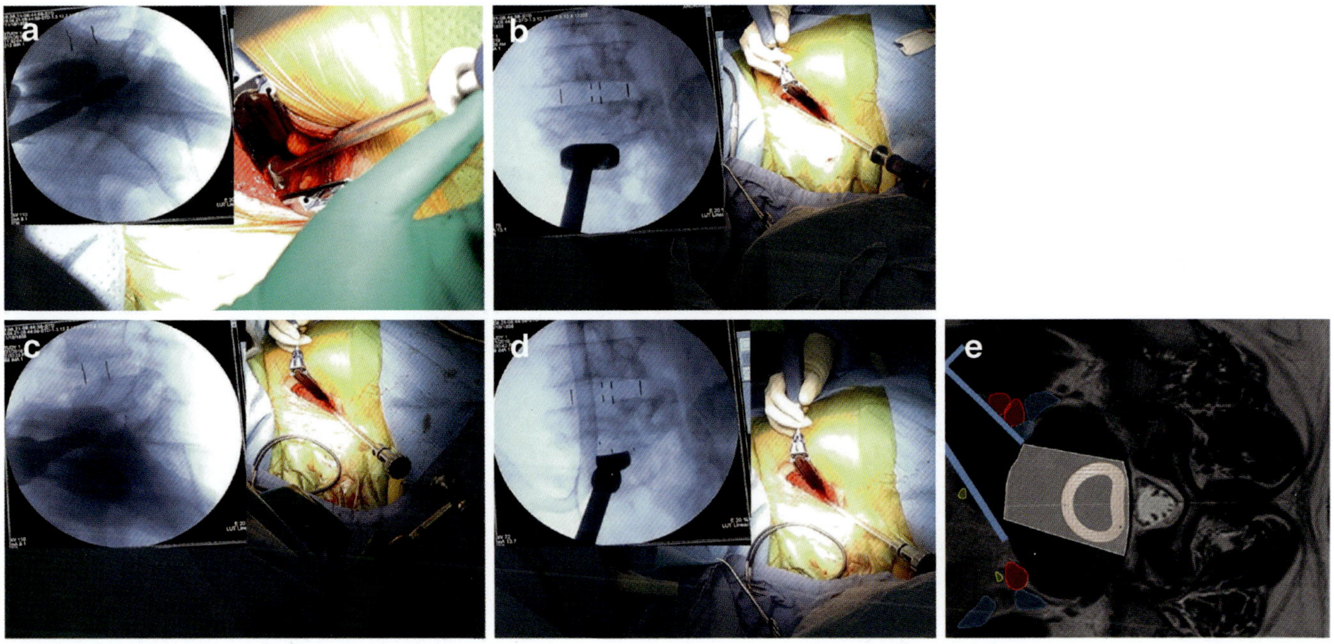

图 23.26　试模和融合器置入。a、b. 使用 C 臂前后位 / 侧位图像检查试模置入的位置。c、d. 使用 C 臂前后位 / 侧位图像检查融合器的最终位置。e. 理想的融合器位置

这种方向更直观。然而，由于 ALL 不再存在，需要使用前部支撑，如钢板或支撑螺钉。

3.2.8 关闭伤口

过程：闭合过程与 ATP 相同，但需要紧密缝合腱膜。

4 术后注意事项和案例展示

肋间入路 L2–L3：根据肋骨的位置，有时可以通过常规方法进行 L2–L3 OLIF 手术，但保持平行和垂直操作较为困难。此外，由于肋骨在许多情况下的阻挡，进入 L2–L3 的操作具有挑战性。在这种情况下，可以通过在第 11 和第 12 肋骨之间的入路轻松进行 L2–L3 OLIF 手术（图 23.27）。

（1）术前计划：在规划 L2–L3 OLIF 入路时，应使用术前 X 线片和 CT 图像评估左肋膈隐窝的下降程度。通常，对于肋骨阻碍 OLIF L2–L3 入路的患者，其胸廓位置相当向下。在这种情况下，肋膈隐窝很少会下降到 L2–L3 的手术范围内。

（2）皮肤切口：通过 C 臂标记 L2–L3 水平。通过触诊 L2–L3 椎间盘水平周围的肋骨进行标记。设计在第 11 肋骨和第 12 肋骨之间的切口线。

（3）胸壁解剖：依次切开皮下组织、外肋间肌、内肋间肌和膈肌外侧腱膜。逐层分离每一层肌肉束。当切开膈肌腱膜时，可以看到腹膜后脂肪（需要注意的是，壁层胸膜可能会在内肋间肌和膈肌腱膜之间下降）。

（4）腹膜后入路：将腹膜后脂肪向内侧牵开后，暴露出腰大肌。当腰大肌向背侧牵开时，椎间盘间隙被暴露出来。这时，可以将商用的 OLIF L2~L5 牵开器插入肋骨之间。当牵开器在肋骨之间牵开时，无须固定即可获得足够的固定力。

（5）融合器置入：通过 C 臂确认牵开器的位置后，进行椎间盘纤维环切开术、椎间盘切除术、试模置入和融合器置入，步骤与常规 OLIF 相同。

（6）闭合：紧密缝合膈肌腱膜，并逐层缝合内肋间肌和外肋间肌。

腰大肌前入路 L5–S1：在 L5–S1，如果下腔静脉汇合处或髂静脉位于椎间盘前方，则 BIB 不可行。然而，在某些情况下，ATP 是可行的（图 23.17b）。与 BIB 相比，ATP 具有相对较浅的手术视

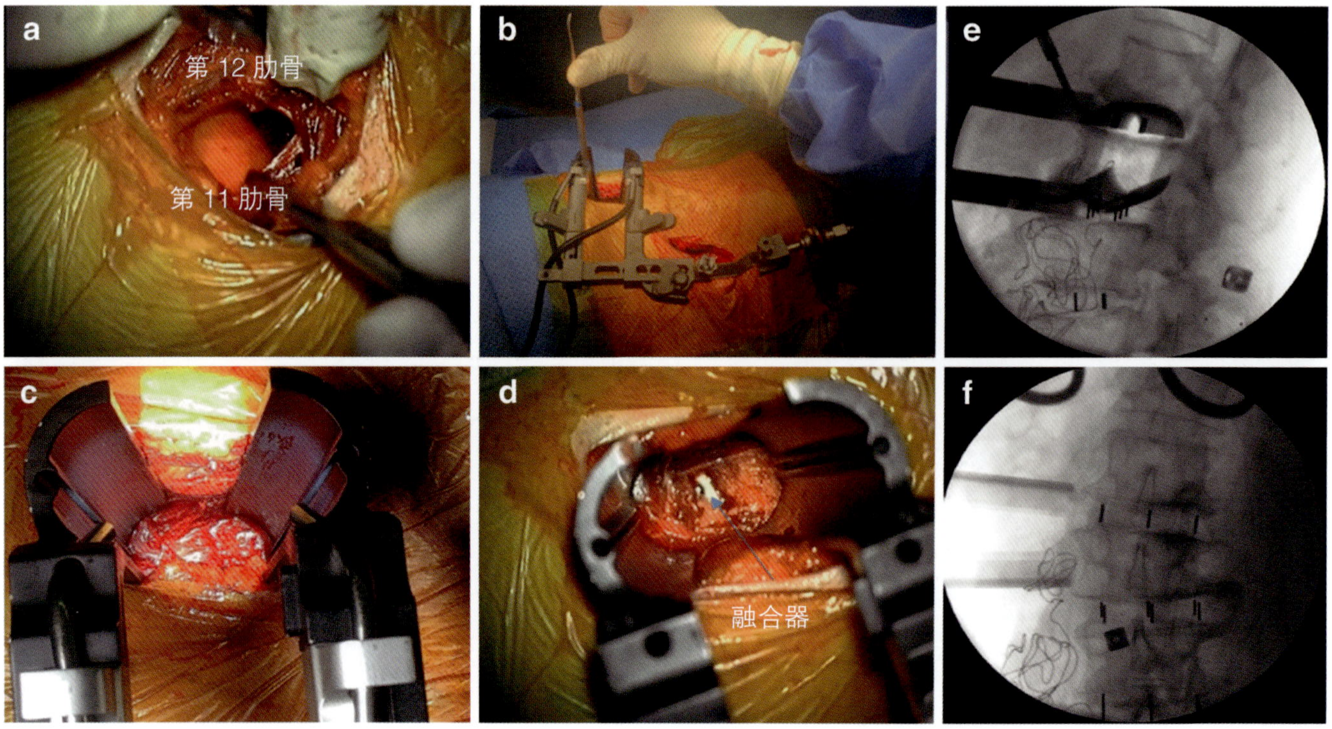

图 23.27 L2–L3 的肋间入路。a. 胸壁肌肉剥离后暴露的腹膜后脂肪。b、c. 未使用固定销固定牵开器。d. 融合器置入。e、f. 融合器置入后的 C 臂透视图像

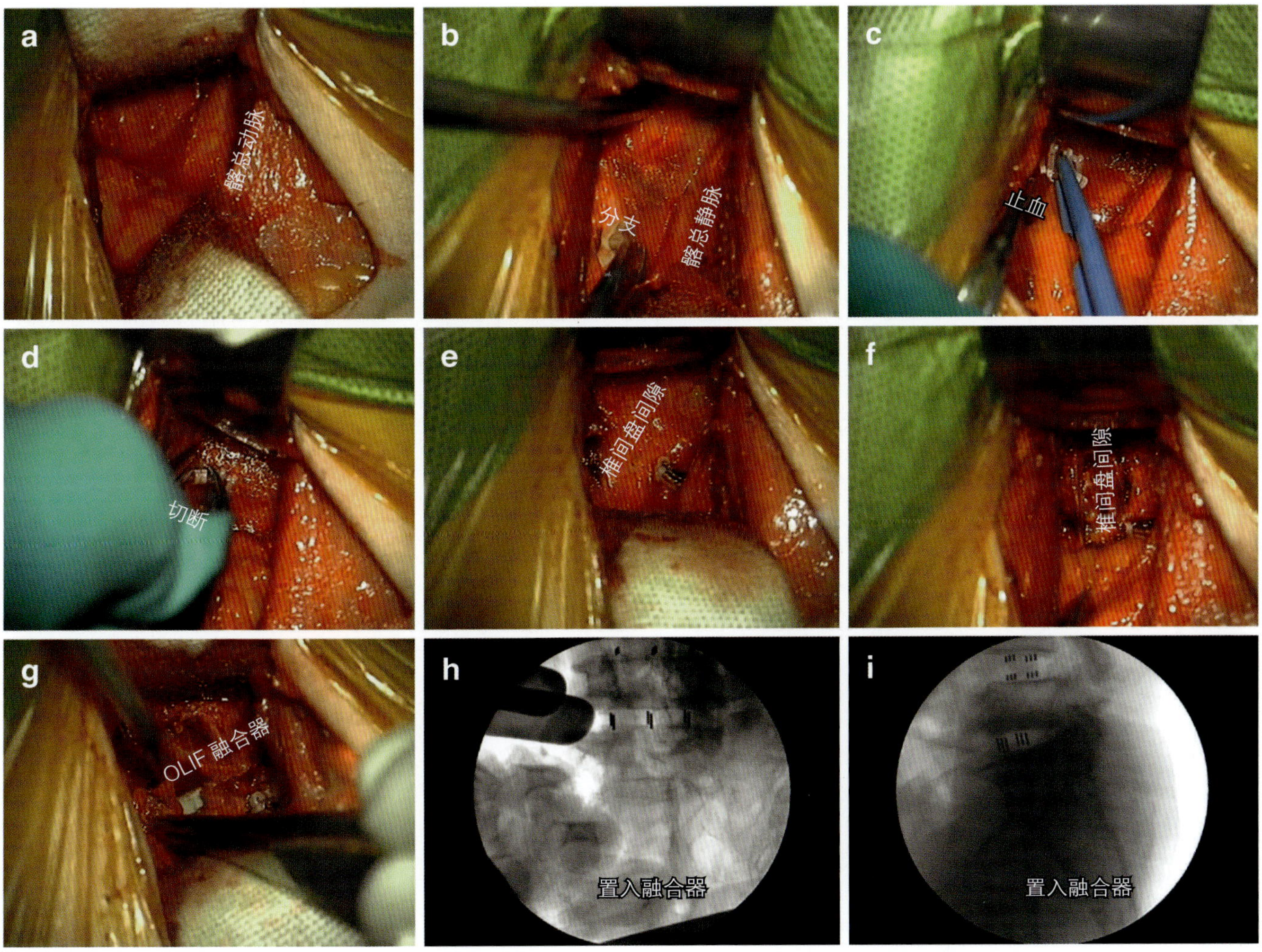

图 23.28　腰大肌前方入路 L5–S1。a. 腹膜后入路暴露左髂总动脉。b. 牵开髂动脉后确认髂静脉和髂腰静脉（分支）。c、d. 夹闭、止血并切断髂腰静脉。e、f. 暴露椎间盘间隙。g. 融合器置入后。h、i. 融合器置入后的 C 臂透视图像

野，且腹下神经损伤的风险较低。ATP 增加了对侧神经根损伤的风险，难以获得足够的腰椎前凸，并且存在髂腰静脉损伤的风险（图 23.28）。

（1）术前计划：在术前影像中仔细考虑髂静脉下方的脂肪、静脉的位置和骨盆的形状后，如果椎间盘间隙估计超过 20 mm，ATP 是可行的。即使静脉位置适合 ATP，但当髂前上棘（ASIS）明显突出时，难以保持垂直操作。在这种情况下，融合器可能会位于对侧神经孔内。

（2）皮肤切口：使用 C 臂标记 L5–S1 椎间盘平面。在 ASIS 前方两指宽的位置设计切口线。

（3）腹壁解剖：皮肤切开后逐层解剖。腹外斜肌层由腱膜组成。由于腹横肌靠近腹膜，在使用电刀或锐性解剖时需要小心。

（4）腹膜后入路：ATP 和 BIB 在腹膜后入路方面有所不同。BIB 解剖通常在左髂血管的内侧进行；相反，ATP 在髂血管的外侧和腰大肌之间进行解剖。

（5）椎间盘纤维环切开术：为了确保足够的椎间盘环切开边缘，将腰大肌向外侧牵开。当髂静脉需要向内侧牵开以确保足够的椎间盘环切开边缘时，必须找到并结扎髂腰静脉。如果在没有结扎髂腰静脉的情况下进行内侧牵开，存在大量出血的风险。

（6）融合器置入：如果椎间盘纤维环切开的边缘和垂直操作被认为足够用于融合器置入，则依次进行椎间盘环切开、刮削和试模。选择融合器的宽度和长度时，需确保不封闭对侧神经孔。

（7）切口闭合：需要紧密缝合外斜肌腱膜，其他腹部肌肉也逐层缝合。

5 总结

腹膜后入路的 OLIF 入路在脊柱外科医生初学阶段实施起来可能会遇到一些困难。此外，关于 OLIF 术后相关的长期结果的报告仍然不足。然而，与后路入路相比，OLIF 的学习曲线相对较容易。OLIF 可以通过单一通道进行多节段手术，这在术中出血量（EBL）和手术时间方面相对于需要多个通道的后路椎间盘融合术具有优势。了解 OLIF 的操作步骤和可能的并发症，将为脊柱外科医生提供一个有效且安全的手术方法。

参考文献

第 24 章　成人脊柱畸形微创矫正治疗

Junseok Bae

1　引言

成人脊柱畸形（ASD）是一种复杂的退行性病变，伴有椎管狭窄、多节段椎间盘退变、小关节病、骨质疏松、冠状面脊柱侧弯和矢状面畸形。ASD 对患者日常生活造成负面影响，特别是对于老年人，可以造成严重残疾。保守治疗常常难以改善晚期 ASD 患者的生活质量。然而，老年人在接受复杂的外科手术后，严重的术后并发症的发生率高达 80%。近 10 年来，随着各种技术的发展，微创手术（MIS）在治疗 ASD 方面取得了重大进展。与开放手术相比，实施 MIS 患者的结果并不逊色。多种手术方法和技术可应用于不同类别的退行性疾病，因此，不同的手术方式组合可实现更优化的手术结果。微创椎间融合术越来越多地用于治疗 ASD，以实现更大程度恢复椎间盘高度、节段性前凸和神经减压。辅助性脊柱内固定术可以增强畸形矫正能力和结构的稳定性。为了优化治疗效果，不同的分型发展出来旨在指导外科医生选择适当的患者。在手术器械和决策方面的最新进展，使一些患者无须开放手术，就能达到临床和放射学上的最佳效果。正确理解 MIS 的适应证和选择正确的手术方法至关重要。

2　适应证

ASD 治疗的目标是实现足够的神经减压、恢复或维持矢状面和冠状面平衡，以及实现骨愈合。Mummaneni 等提出一种 MIS 分型。根据术前放射学参数，将患者分层选择不同的手术策略，范围从仅应用 MISS 减压，或选择性融合术，到开放式截骨手术。MISS 技术经常用于有较小的冠状面畸形患者，矢状面偏移＜ 6 cm，骨盆投射角 – 腰椎前凸角之差＜ 30°，骨盆倾斜角＜ 25°。

对于有中央和侧隐窝狭窄或椎间孔狭窄症状，伴随轻度脊柱畸形的患者，治疗目标是神经减压，微创减压技术可用于这些患者。使用管状牵开器系统减压或单节段微创融合来治疗可能是合理选择。环周微创技术（cMIS）包括了 360° 畸形矫正，通过微创技术前路椎间支撑和后路固定来实施。侧方入路腰椎间融合术（LLIF）结合经皮椎弓根螺钉固定，附加经椎间孔入路椎间融合进行腰 – 骶椎间融合术，成为最受欢迎的环周微创技术。复合术式包括多节段 LLIF 和带或不带截骨术的后路开放式固定。患有中度下垂的成人脊柱畸形，通过单纯后路脊柱固定（PSF）、后路联合 LLIF 或后路联合前路腰椎间融合术，可以达到放射学上类似且令人满意的结果。与接受 ALIF+PSF 或仅 PSF 手术策略治疗的患者相比，接受 LLIF+PSF 的患者近端交界后凸畸形和上固定椎体力学破坏的发生率较低，背痛、残疾也较少，SRS–22 评分也较好。该选择哪种椎间入路取决于几个因素：患者的身体习惯、既往手术史、骨骼和血管解剖学、外科医生经验和疾病病理学特征。最近的一项研究表明，对于 L1~L4 水平，外科医生首选 LLIF。对于 L5–S1，当需要弓形脊柱前凸时，首选 ALIF。对于 L4–L5，应考虑各种手术变量，依次首选 LLIF、TLIF 和 ALIF。

3　外侧腰椎间融合术（LLIF）

对于 ASD，LLIF 是一种有效的冠状面和矢状面畸形矫正方法。外侧经腰大肌入路是通过劈开腰大肌的直接外侧入路，而斜前腰大肌入路是腰大肌前方的斜外侧入路。这两种方法都是通过外侧纤维环进入椎间盘间隙的腹膜后入路，允许进行椎间盘切除、牵引和椎间融合。LLIF 可以恢复椎间盘高度，从而间接减压神经孔，并且因为它保留了 ALL 和 PLL 而不会损害脊柱节段稳定性。此外，可以通过横向入路放置宽椎间融合器，支撑终板横向边缘，进而有可能预防下陷和随后的畸形矫正失败。从这方面讲，退行性脊柱侧弯是 LLIF 的主要适应证。许多作者报道了 LLIF 和后路固定术后，在间接减压和重建冠状面平衡上，成功获得放射学和临床的良好预后。然而，据报道，它对矢状面平衡和脊柱骨盆参数的影响通常是有限的。Anand 等报道了 MIS 治疗 ASD 的长期随访结果。他们对存在冠状面畸形而无矢状面畸形的病例选择 LLIF，然后进行了后路固定和轴向腰椎间融合术。术前平均 Cobb 角为 24.7°，矫正后为 9.5°。术前平均冠状面平衡为 25.5 mm，矫正后为 11 mm。术前平均数原始矢状面平衡为 31.7 mm，矫正后为 10.7 mm。在 2~5 年的随访中，他们报道 ASD 得到明显矫正后显著提升了功能性结果，并且有非常好的临床和放射学上的改善，还大大降低了发病率和并发症发生率。尽管有一些作者报告矢状面骨盆参数有所改善，但由于 MIS 并不充分适用于治疗严重的矢状面失衡病例，大多数患者主要表现为冠状面畸形，而没有或仅有轻度矢状面骨盆不平衡（图 24.1）。

LLIF 结合前柱复位（ACR）是一种矫正矢状面畸形的技术，通过采用前纵韧带的外侧经腰大肌入路进行松解和置入过度前凸（20°~30°）融合器。LLIF 结合 ACR 可以恢复更高程度的节段性前凸，并且可以作为后路截骨术技术的微创替代方案应用于合适的患者。LLIF 在有和没有结合 ACR 的情况下，分别平均增加了 16.3° 和 5.7° 的节段性前凸，采用 ACR 和 MIS 经皮椎弓根螺钉稳定的患者的节段性前凸增加了 9.9°。结合 ACR，使用过度前凸融合器时，LL 可以增加 81% 的节段性前凸恢复，使 PI-LL 失配的改善提升 8.3°。最近的研究表明，最大的节段性前凸是通过 L2-L3 和 L3-L4 处的 ACR 实现的，表明这两个水平是 ACR 最合适的候选者。与使用 ACR 和经皮椎弓根固定的 cMIS 矫正相比，后柱截骨术合并 ACR 的复合手术，实现了更多的节段性前凸，但由于反作用力，使下沉率增加。在经验丰富的医生手中，很少有 ACR 相关术后并发症的报道，但血管损伤可能会导致灾难性的后果，因此应立即进行血管干预治疗。单方位环周腰椎间融合术最近引起了人们的兴趣，因为它可以缩短手术时间和住院时间，同时保持相似的围手术期效果。单方位侧方入路腰椎间融合术旨在同时进入前侧和后侧腰椎，允许侧向腰椎间融合器放置、直接后路减压和固定。然而，除脊椎滑脱或节段性脊柱侧弯矫正外，该技术在大多数畸形治疗中的应用存在明显的局限性。

4　腰骶椎间融合选项

Mummaneni 等报告称，MIS TLIF 是 L5-S1 节段最常见的术式，其次是 ALIF。他们的结果显示，ALIF 组 L5-S1 节段性前凸的增加明显大于 TLIF 组（5.3° vs 1.9°）。众所周知，MIS TLIF 经常用作多个脊椎节段水平的 LLIF 或 MIS 后路入路的 ASD 的治疗辅助手段。对于 MIS TLIF，有一篇综述显示，静态融合器和可扩张融合器对节段性前凸平均增加分别为 2.1° 和 5.0°。Wang 等报道，除了经皮螺钉固定治疗 ASD 之外，多节段小关节截骨术和 MIS TLIF 也显著改善了矢状面平衡。与 LLIF 相比，ALIF 具有多种优势，包括直接减压椎间孔、到达 L5-S1、腰大肌剥离较少、切除 ALL、宽椎间盘切除术以及插入楔形前凸移植物，因此，与 TLIF 相比，能实现更大的下腰椎节段前凸恢复。然而，它确实存在腹部内脏和大血管解剖游离的风险。Anand 等报道了一种手术并发症风险较低的骶前入路椎间盘切除术和椎间融合术。然而，有关 ASD 手术技术的文献还不够充足。由于髂嵴和复杂的血管解剖结构的入路限制，LLIF 很少在 L5-S1 处使用。

5　经皮椎弓根螺钉置入术

尽管对于有些选择性的患者，单纯的 LLIF 不伴后路内固定也能有很好的效果，但大多数 ASD 患者需要通过后路椎弓根螺钉固定来进一步稳定和矫正。经皮椎弓根螺钉固定对于 cMIS 畸形手术非常重要。LLIF 后可应用多种矫正操作，包括顶点垂直平移、通过压缩和牵引重新平衡冠状面和矢状面、直接反向旋转。对于在 cMIS 中精确腰骶固定，Wang 等报道了无须广泛的肌肉暴露，经皮髂骨螺钉置入术的

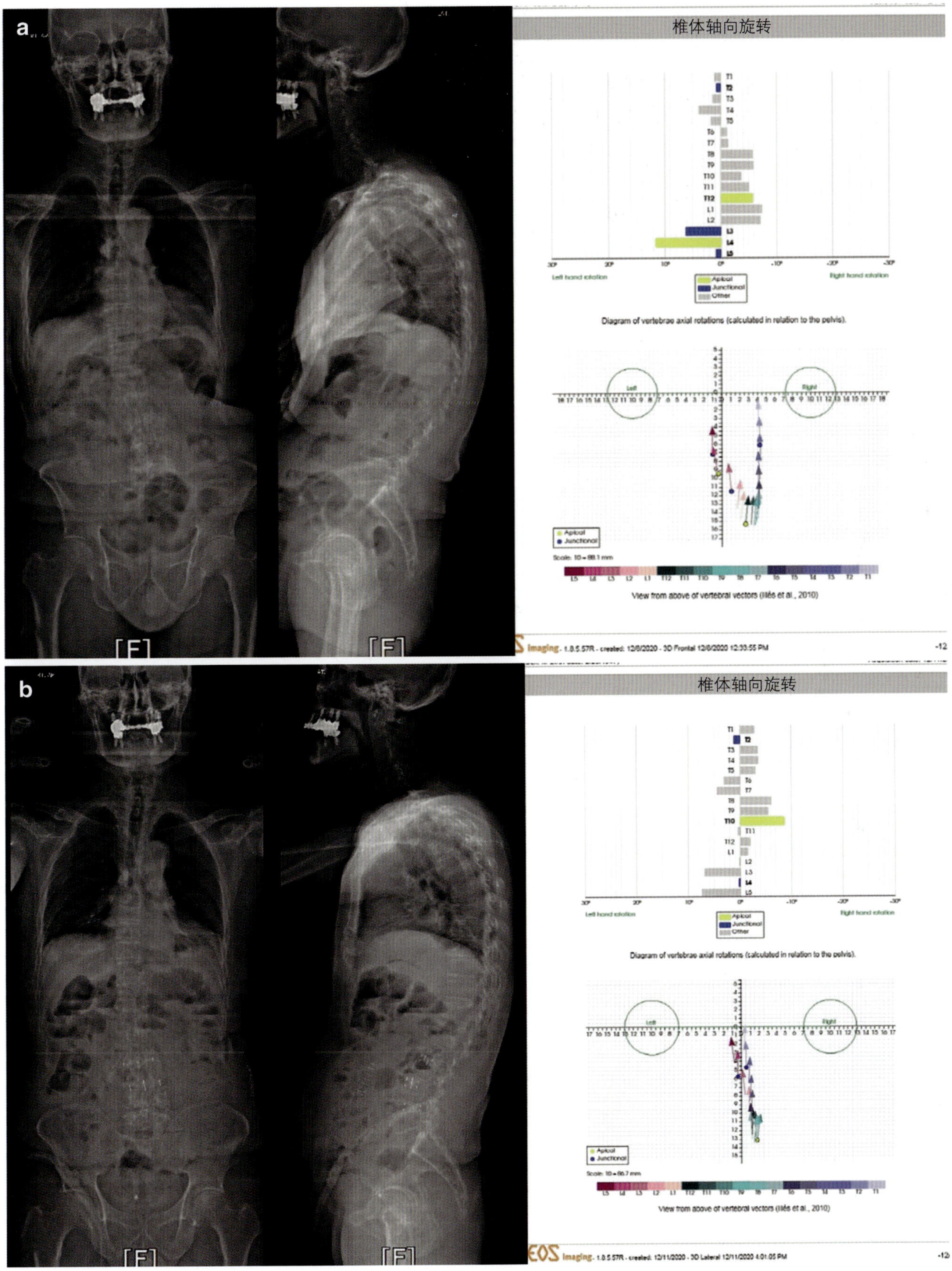

图 24.1　退行性腰椎侧弯环周微创手术案例报告。a. 术前 AP 位和侧位 EOS 扫描显示 L3 和 L4 水平严重旋转畸形，TL 交界处有代偿性旋转。b. 在 L2–L3、L3–L4 和 L4–L5 水平进行外侧腰椎间融合术后，L3 和 L4 的椎体旋转（a，右图）以及冠状对齐（b，右图）得到恢复。c. 经皮椎弓根螺钉固定在标志水平，从而提高了稳定性，并改善冠状面平衡

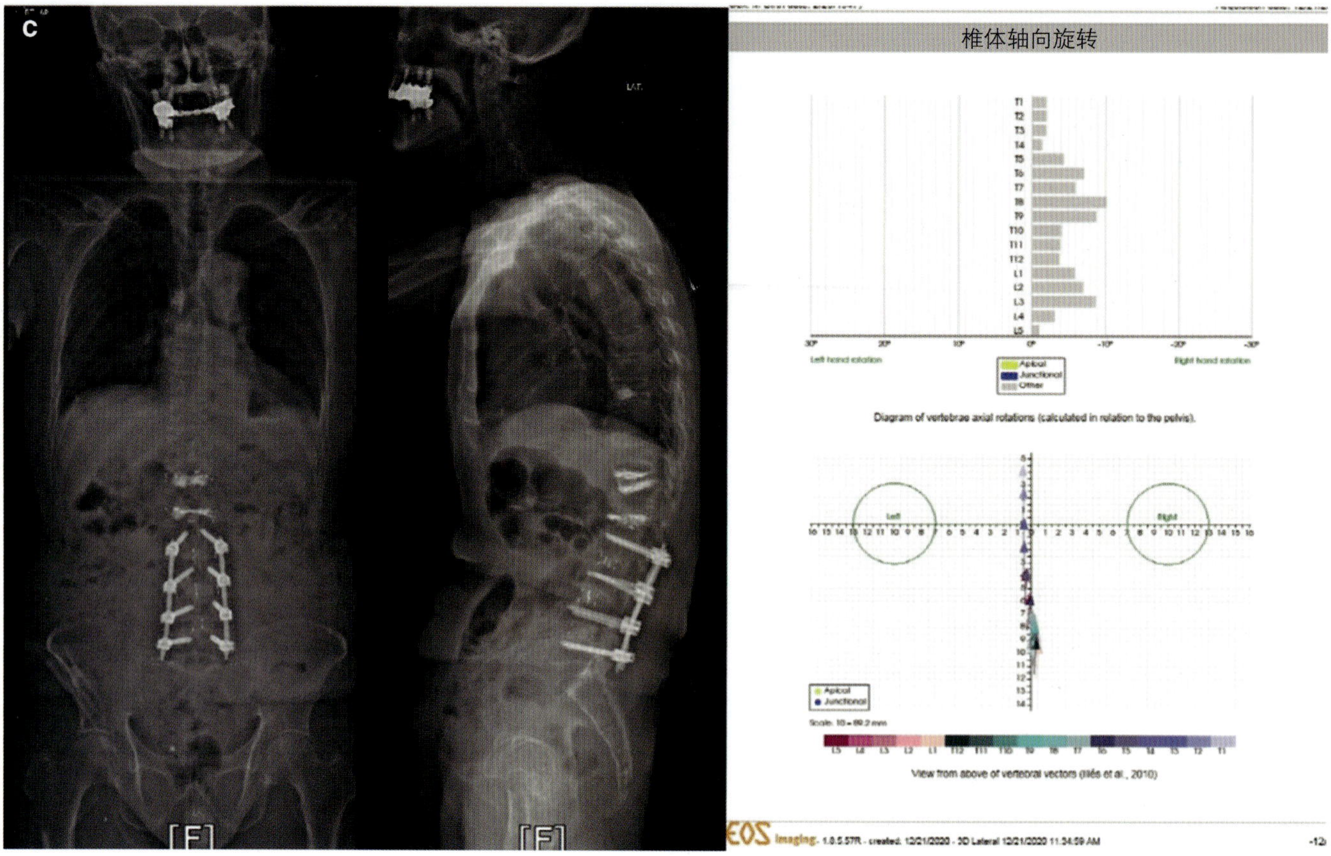

图 24.1　（续）

可行性和安全性。复合手术是开放后路或 cMIS 矫正的良好手术替代方案。它采用 MIS 椎间入路，结合传统的开放式后路固定和必要时截骨。Uribe 等比较了接受 cMIS 与接受开放手术的 ASD 病例，结果表明 cMIS 的构造长度可以减半，部分原因是椎间移植物的使用增加。cMIS 组取得了与开放手术组类似的临床效果，相似的并发症发生率，并且显著提高了 PI–LL 的矫正率（图 24.2）。

透视引导对于经皮椎弓根螺钉置入至关重要。通过导航或机器人引导的图像导航手术的最新进展提高了手术的安全性和准确性。MIS 畸形矫正手术，最根本上是要减少辐射暴露和实现可视化，所以导航和机器人技术在提高置入精度、减少手术时间和降低术中辐射暴露方面发挥着重要作用。一些研究表明，应用机器人和导航，在减少患者的辐射暴露方面没有统计学优势，但大大减少了实施手术的医疗团队的辐射暴露。因为导航和机器人辅助手术，允许外科医生和团队与辐射源保持安全距离，使这些手术的辐射水平可以忽略不计，并且可以在保证置入精度的同时限制重复暴露。

6　预后和并发症

自从 Dakwar 等报道了 LLIF 治疗成人退行性脊柱侧弯的可行性以来，对于有适当适应证的患者，MIS 方法取得了良好的临床和放射学预后。Anand 等报告了中度（Cobb 角为 30°　~75°　）成人脊柱侧弯，cMIS 术后平均 48 个月的随访结果。平均 Cobb 角和矢状垂直轴从术前的 42°　和 51 mm 减少到术后的 16°　和 27 mm。最后一次随访时 HRQoL 评分也有所改善，发病率和并发症率显著降低。然而，cMIS 手术在矫正冠状面和矢状面畸形方面存在局限性。根据患者的放射学和临床状况制订畸形矫正目标时，必须仔细决策选择手术方法。对于基线相似的畸形，cMIS 显示出构造长度、再手术率、成本、失血量和住院时间的降低，并且在临床放射学方面的改善程度相当。Uribe 等报告，cMIS 的平均融合水平（cMIS 为 4.8，开放手术为 10.1）、失血量

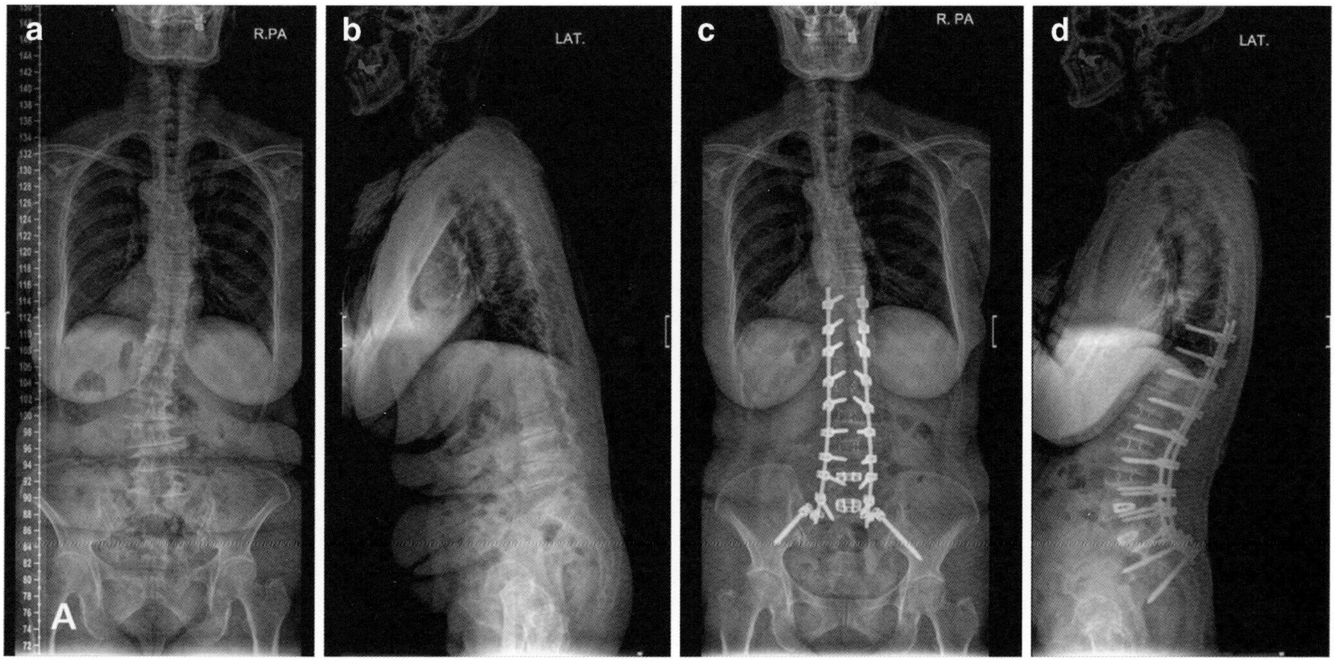

图 24.2　术前 AP 位（a）和侧位（b）X 线片显示冠状面和矢状面均存在刚性畸形。进行 L1~L4 的侧向腰椎间融合术和 L4~S1 的前路腰椎间融合术以恢复前椎间盘高度。此外，还进行了从 T10 到髂骨的开放性后节段内固定和多个水平 2 级截骨术，以释放并进一步矫正后柱活动度。术后 AP 位（c）和侧位（d）X 线片显示均衡的冠状面和矢状面曲率

（cMIS 为 488 mL，开放手术为 1762 mL）以及住院时间（cMIS 为 6.7 天，开放手术为 9.7 天）显著减少。由于手术相关并发症的发生率降低，老年患者可以从 ASD 的 MIS 术式中获益，改善 HRQoL 评分。cMIS 的大出血和术后感染等主要并发症发生率与开放手术相比较少。然而，与手术方法相关的并发症仍应考虑，尤其是 LLIF。据报道，LLIF 导致的髂腰肌无力、暂时性感觉异常、感觉迟钝或大腿麻木为 12.5%~75%。假关节是影响 ASD 手术后长期预后的一个主要问题。cMIS 手术后的融合率范围很宽，为 71.4%~100%，而据报道 ASD 术后的总体融合率为 93.7%（范围 59%~100%）。rhBMP-2 等骨移植替代品的使用有助于提高融合率。Mummaneni 等的研究结果表明，cMIS 的假关节发生率高于复合手术组（46.% vs 71.6%），并且 cMIS 中 PJK 的总体发生率（48.1% vs 53.8%）和 PJK 再次手术率（11.1% vs 19.2%）与复合手术组相似。Bae 等的研究结果表明，与开放式后路手术和使用 ALIF 的复合手术相比，使用 LLIF 的复合手术具有较低的 PJK 率和上椎体固定的力学损伤率，并且具有更好的 HRQoL 评分，而对于具有中度矢状面失衡的 ASD，这 3 种不同手术之间的放射学改善程度相似。与开放性后路手术相比，LLIF 复合手术显示出恢复更快、并发症更少、疼痛和残疾得到更大程度的缓解。

7　总结

各种技术的最新进展有助于引入 ASD 的微创治疗方法。在一些要求不高的畸形中，这些技术已转化出与剖腹手术相当的临床和放射学结果。针对特定类型的畸形，选择正确的手术方法，已经产生了可重复且安全的成效。鉴于目前已发表的文献，MIS 方法的功效和局限性是显而易见的。外科医生应该了解各种类型手术的作用，以实现畸形矫正和减少并发症的目标。设备、导航和适宜患者选择的逐步进步，将继续推动这一领域的发展。多中心网络的有效运用进一步加强了对大量患者的研究，以确定 MIS 的优点和局限性。

参考文献

第 25 章　脊柱阻滞与射频技术

Seungchan Yoo, Jong Tae Kim

1　硬膜外类固醇注射

1.1　背景

硬膜外注射于 1930 年由 Evans 首次报道，之后成为治疗脊柱疾病所致神经根疼痛的重要技术，临床应用已长达几十年。神经根疼痛由椎间盘突出导致的神经根压迫引起，而受压迫神经根周围炎症或缺血也在神经根疼痛的诱发中发挥关键作用。这一病理机制为在受影响神经根区域应用皮质类固醇治疗根性痛提供基础。硬膜外注射在缓解纤维环撕裂引起的下背痛方面亦发挥类似作用机制。

硬膜外注射包括经椎间孔入路和经椎板间入路两种方法。虽然前者技术要求略高于后者，但其在短期疼痛缓解方面的作用更为显著，原因在于前者技术可更直接地将药物注射至受刺激的神经根。

后续章节我们将继续介绍该技术相关细节。选择性神经根阻滞在技术上与经椎间孔硬膜外注射几乎相同，本文将合并介绍，不另作赘述。

1.2　解剖学特征

根据定义，硬膜外腔是指硬脊膜和脊椎骨之间的一个狭腔，上至枕骨大孔，下抵骶尾部韧带，其间分布有鞘囊、硬膜外脂肪、静脉丛、网状结缔组织和黄韧带（图 25.1）。

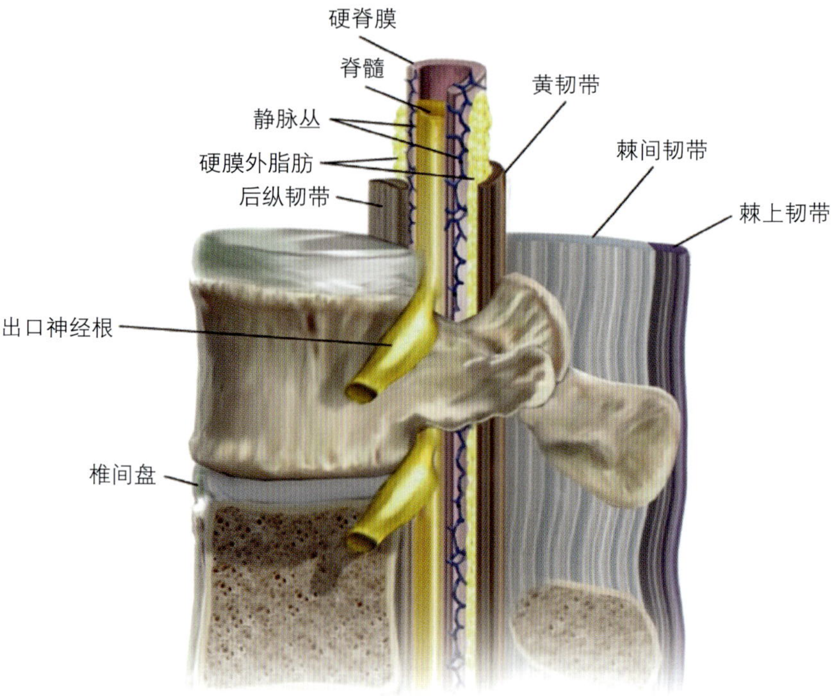

图 25.1　椎管和硬膜外腔解剖

在经椎板间入路中，主要经正中线进入硬膜外腔，中线处黄韧带最薄，硬膜外脂肪最厚。而外侧入路可能硬膜外脂肪减少，黄韧带越来越厚，即硬膜外腔位置更深更狭小。与腰椎相比，颈椎的硬膜外腔较窄，且颈椎平面越高，硬膜外腔越窄。在颈段硬膜外腔，前后方向厚度为 2~3 mm，而腰段硬膜外腔达 5~6 mm。因此，在颈段 C2 和 C3 以上平面不进行经椎板间入路硬膜外注射。

椎间孔上壁和下壁包括相邻的上位椎弓根和下位椎弓根。腹侧缘由上位椎骨和椎间盘构成，后缘由关节突（颈椎为上关节突，腰椎为上椎骨下关节突和下椎骨上关节突）组成。

颈神经根穿过椎间孔下部，而神经根周围静脉位于椎间孔顶部上方。由于椎动脉正好位于椎间孔的外侧和关节柱的前方，因此颈椎椎间孔入路手术过程中应注意避免对椎动脉造成损伤。Adamkiewicz 动脉是最大的前根髓动脉，为脊髓下 2/3 的主要供血动脉。其主要走行于左侧 T9–L1 孔，但应注意也有研究者称其在 T7~L4 平面进入椎管。

1.3　用药

硬膜外注射使用由皮质类固醇、局部麻醉剂、不含防腐剂的生理盐水和其他药物混合制剂，其中皮质类固醇发挥核心作用。

皮质类固醇可通过抑制磷脂酶 A2 活性降低炎症反应，这是其关键作用机制，但众所周知，其亦可发挥局部麻醉作用。硬膜外注射中最常用类固醇为甲泼尼龙或曲安奈德。最常用治疗剂量范围为 40~80 mg，且既往报道已证实其安全性和有效性。然而，应注意，有报道称关节内注射颗粒型类固醇可产生意外影响，导致脑梗死和脊髓梗死。地塞米松为常用硬膜外注射非颗粒型类固醇药物，剂量为 4 mg。

皮质类固醇通常与局部麻醉剂或生理盐水混合使用。颈段或腰段硬膜外阻滞的总注射量为 3~5 mL，尾段阻滞的总注射量为≥ 5 mL。然而，需要注意的是，高位颈椎病变的局部麻醉剂应用可能导致患者出现全脊麻、呼吸循环抑制或意识丧失。

1.4　适应证和禁忌证

最常见适应证为椎间盘突出或椎间孔狭窄，其可引起神经根周围炎症。硬膜外类固醇注射可用于治疗中央型椎管狭窄引起的神经源性跛行。在多节段病变或症状不明确情况下，其亦可用于诊断目的，作为准确定位病变的手段，虽然临床通常以选择性神经根阻滞（SNRB）为首选策略。

经椎板间入路和经椎间孔入路的适应证并无明显差异。然而，鉴于药物在经椎板间入路手术中可从中线侧向分散，尤其当注射量为≥ 5 mL 时，因此对于中央型椎管狭窄的神经源性跛行或双侧神经根疼痛治疗中，这一方法被更多选择。

其绝对禁忌证包括全身感染或注射局部区域的感染（因为可导致脓肿形成），以及存在出凝血性疾病或使用抗凝治疗的患者（可能导致出现硬膜外血肿）。其他禁忌证包括患者注射部位存在局部恶性肿瘤或对药物 / 造影剂过敏。

1.5　经椎板间入路

1.5.1　技术：颈椎经椎板间硬膜外注射

操作时，引导患者面向下，保持俯卧位，并将 C 臂朝尾端方向旋转 15° ~20° ，以实现椎板间隙的最佳显影。

常规消毒和铺巾后，皮肤使用 1% 利多卡因进行麻醉。选择 18G 或 20G Tuohy 针，于相邻棘突间中点进针。将脊椎穿刺针向前推进，直至棘间韧带，同时获取 C 臂 AP 位图像，确定其在中线处的位置（图 25.2）。当穿刺针安全触及韧带时，将装有少量生理盐水的注射器连接至穿刺针，然后向前推进穿刺针（1~2 mm/ 次）。在进针 5~10 mm（或＞ 10 mm）后，旋转 C 臂，获取标准侧位图像，再次确认穿刺针头位置。当针头达硬膜外腔时，可见生理盐水可被推入，即“生理盐水阻力消失”。当穿刺针头抵达硬膜外腔时，注射 1~1.5 mL 非离子射线造影剂，进一步获取 C 臂图像确认硬膜外扩散情况。将类固醇以及局部麻醉剂和生理盐水的混合制剂缓慢注射至硬膜外腔。使用局部麻醉剂时应小心，避免诱发潜在并发症（如全脊麻）。

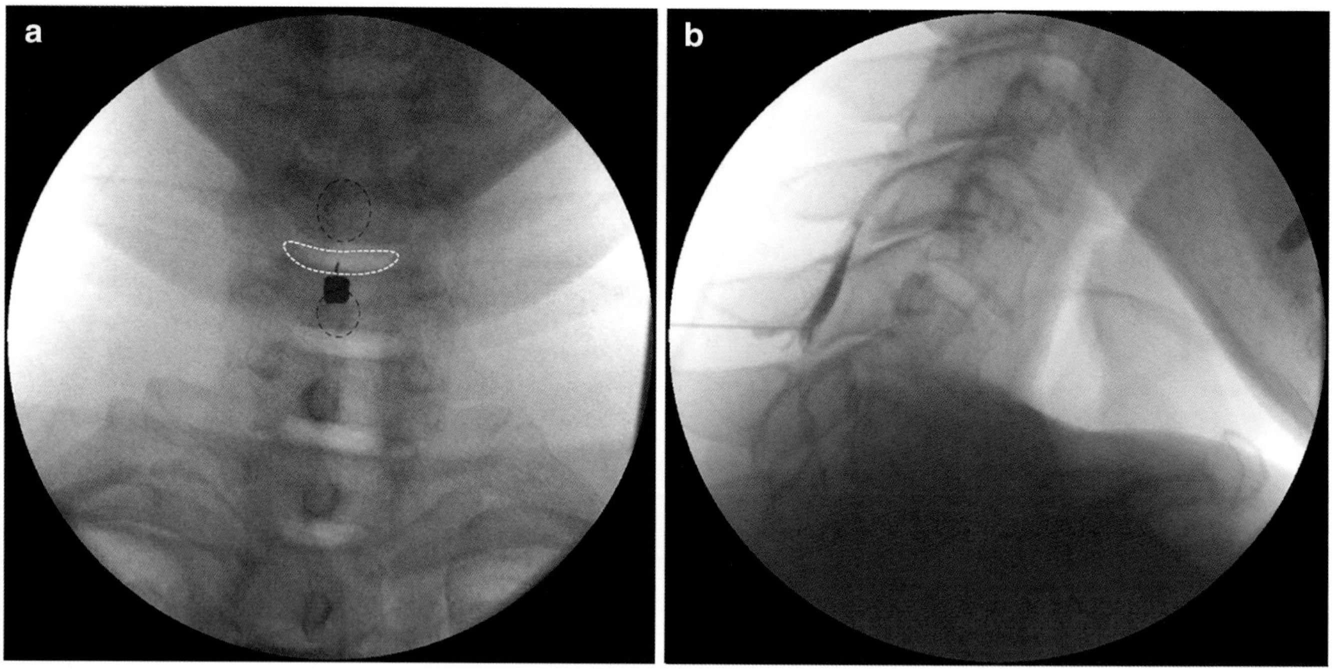

图 25.2　a. 颈椎经椎板间硬膜外注射的前后（AP）位图像。黑色虚线圈：棘突；白色虚线圈：椎板间隙。b. 侧位图像显示造影剂在硬膜外腔扩散

1.5.2　技术：腰椎经椎板间硬膜外注射

患者取俯卧位，头部转向一侧或头朝下。在中下腹下方放置一垫枕，以扩大棘突空间并减少腰椎前凸。将 C 臂从横轴位朝尾端方向旋转 15° ~20° ，以实现椎板间隙的最佳显影。

常规消毒和铺巾后，皮肤使用 1% 利多卡因进行麻醉。同颈段经椎板间入路，选择 18G 或 20G Tuohy 针，于相邻棘突间中点进针。将穿刺针向前推进，直至棘间韧带，同时获取 C 臂 AP 位图像，确定针头不要偏离中线。

接下来，旋转 C 臂，利用侧位图确定进针深度，将穿刺针朝棘突和椎板之间的交界处推进。此处，应用“生理盐水阻力消失”法来确定硬膜外腔。将脊椎穿刺针连接至装有 1~3 mL 生理盐水的注射器上，当针头进入硬膜外腔时，阻力消失，推入生理盐水。值得注意的是，应用非引导“生理盐水阻力消失”法进行穿刺确认时，有研究报道称穿刺针头未推入硬膜外腔的概率为 25.7%，因此应在注射造影剂后经图像确认。注射非离子造影剂后，获取 AP 位和侧位图像确认硬膜外扩散，随后配置 5 mL 皮质类固醇与局部麻醉剂和生理盐水的混合制剂并注射。

1.5.3　技术：骶管阻滞

骶管阻滞主要适用于骶神经相关病变，也适用于有骨关节炎或脊柱手术史而直接腰段硬膜外腔入路存在困难的患者。同腰段硬膜外阻滞，使患者采用俯卧位，头部转向一侧或头朝下。将 C 臂朝尾端方向旋转 20° ~30° ，以显示骶骨、骶管裂孔和尾骨。采用触摸法确认位于臀裂稍上方的骶骨角，有助于定位骶管裂孔。如果 AP 位图像难以区分骶管裂孔，则应获取侧位图像进行识别。

常规消毒和铺巾后，于骶管裂孔处皮肤使用 1% 利多卡因进行麻醉。选择 18G/20G Tuohy 针或 22G 脊椎穿刺针，向骶管裂孔推进。当针头穿过骶尾部韧带时，可感觉到一种明显的“突破感”，提示针头进入硬膜外腔。穿刺针角度应减小至接近于骶骨平面，并将穿刺针在骶部硬膜外腔内向前推进 1~2 cm（图 25.3）。可注射非离子造影剂，确定准确的针头位置。

想达到腰椎区域，使用相同方法取粗针（17G）定位于骶管中，并通过穿刺针将带有探针的柔性导管推进至目标位置。注射造影剂，确认导管头端的准确位置，然后注射药物（图 25.4）。

1.5.4 并发症

经椎板间硬膜外注射的潜在并发症包括直接损伤脊髓、硬膜穿破、硬膜外血肿和感染。如果脊髓损伤，可能导致严重结果，如四肢瘫痪。对使用镇静剂患者或因椎管狭窄或严重中央型椎间盘突出而导致硬膜外腔狭窄的患者进行注射时应谨慎操作。

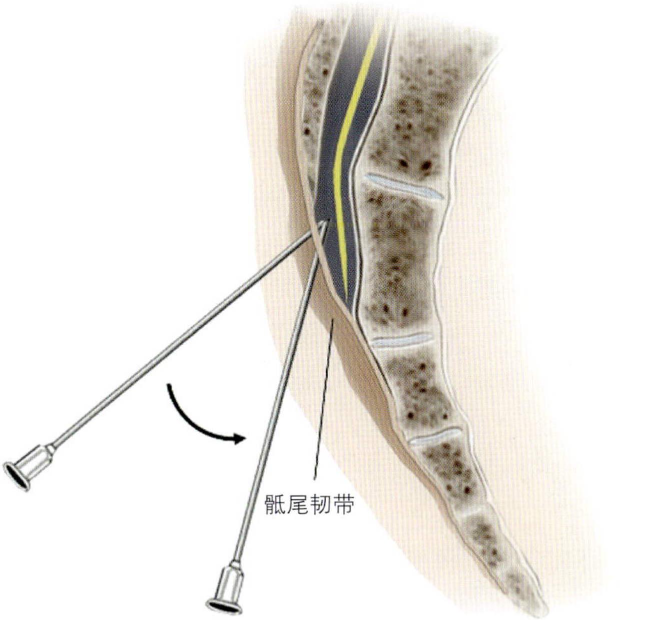

图 25.3 首先，在与横轴面成约 40° 角进针，当穿过骶尾韧带后角度调整为接近骶骨平面的角度（约 75° ）并继续进针

在硬膜穿破时，患者可能出现头痛的伴随症状，且其在腰椎穿刺中的发生率高于颈椎穿刺。根据患者症状的严重程度，可能需使用硬膜外自体血液补片。

1.6 经椎间孔入路和选择性神经根阻滞（SNRB）

与经椎板间入路相比，在经椎间孔入路中，药物可充分扩散至硬膜外腔的腹侧以及神经根周围区域。通过直接作用于纤维环撕裂伴随椎间盘突出导致受压和发炎的神经，该技术在短期缓解神经根疼痛方面的作用显著。

SNRB 是一种药物注射法，其中针头正位于椎间孔外侧，而造影剂仅分布于神经根周围区域。该方法已被广泛用于诊断目的。在 SNRB 中，穿刺针最终位置为椎间孔外侧，以区别于经椎间孔硬膜外阻滞（图 25.5）。但由于所述两种技术在技术应用方面无明显区别，故此处我们将同时对二者进行讨论。

1.6.1 技术：颈椎经椎间孔硬膜外注射

患者取仰卧位，肩下垫软垫，使颈椎伸展。如果将患者头部转向对侧，则可便于定位注射部位。将后前（PA）位的 C 臂朝侧方倾斜旋转 45° ~60° ，

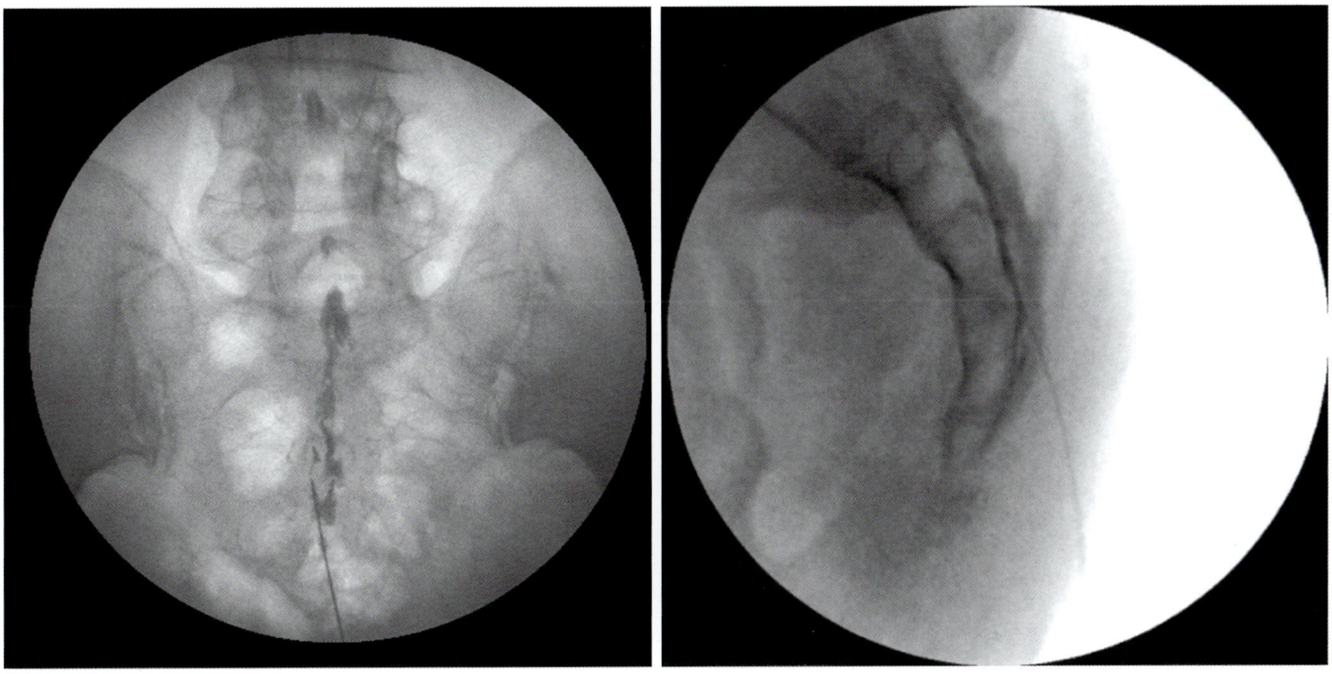

图 25.4 骶管注射穿刺成功后硬膜外扩散的前后（AP）位和侧位图像

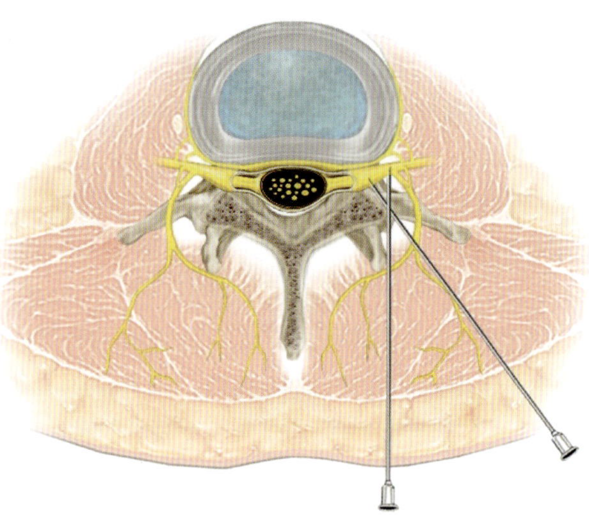

图 25.5　经椎间孔注射和选择性神经根阻滞中穿刺针针尖位置不同

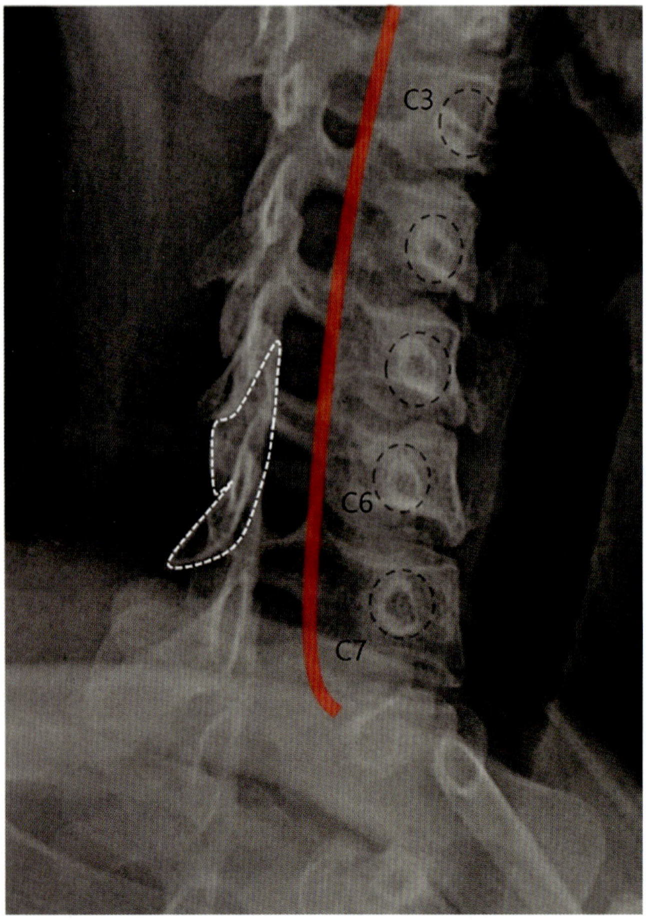

图 25.6　颈椎的右斜位视图。红色曲线：椎动脉的位置；白色虚线圈：C6 的关节柱；黑色虚线圈：对侧椎弓根

以充分显示神经孔（图 25.6）。

常规消毒和铺巾后，皮肤用 1% 利多卡因进行麻醉。为避开椎动脉和发出神经根，使用同轴穿刺技术将穿刺针推进至椎间孔后下部分。同轴穿刺技术是在将穿刺针轴线与 C 臂轴线平行之后推进穿刺针的方法。穿刺针头在触及上关节突后向稍内侧推进就进入了椎间孔，此时针头继续向前推进 2~3 mm。C 臂 PA 位图像确认针头内侧位置，然后注射非离子造影剂明确硬膜外或神经周围扩散情况，随后可进行药物注射。

SNRB 过程，在穿刺针头推入椎间孔后下部之前完全相同。但是当穿刺针头触及上关节突后不继续进针，而在注射造影剂过程中做一定微调，以检查神经根扩散情况。

考虑可能进行血管内注射，因此，不推荐使用颗粒型类固醇，而使用地塞米松磷酸钠，其剂量为 4~10 mg。如果条件允许，在注射造影剂后，建议使用数字减影血管造影术检查血管内扩散情况。

1.6.2　技术：腰椎经椎间孔硬膜外注射

患者取俯卧位，C 臂朝同侧倾斜方向旋转 20° ~30° 。常规消毒和铺巾后，皮肤用 1% 利多卡因进行麻醉。为避开脊神经，将穿刺针推入椎间孔的上部、椎弓根的下部和椎弓峡部的下外侧。使用同轴穿刺技术进针时对准椎弓峡部下外侧边缘（图 25.7）。若针头触及骨质，应将 C 臂位置调成侧位，并将针头稍指向外侧。然后，将穿刺针推入椎间孔的前上部。若患者出现感觉异常则表示神经根刺激，需稍拔出针头。注射 1~2 mL 非离子造影剂，确认硬膜外和神经根扩散情况，后进行药物注射。

进行 SNRB 时，穿刺针头可朝较小倾斜度方向推进，最终位置位于椎间孔的略外侧。造影剂注射后，应仅见到造影剂在单一神经根周围扩散。

1.6.3　技术：骶骨经椎间孔硬膜外注射

同腰段经椎间孔硬膜外注射，使患者处于俯卧位，将 AP 位 C 臂朝同侧斜向旋转约 5° ，然后朝头尾位方向旋转，直至可见骶骨孔。常规消毒和铺巾后，皮肤用 1% 利多卡因进行麻醉。

操作过程中，将穿刺针向前推进，使其穿过骶孔的后部，然后确认 C 臂侧位图像，以检查穿刺针进入骶骨硬膜外腔的深度。注射造影剂后，在侧位和AP位图像上确定硬膜外/神经周围扩散，后进行药物注射（图25.8）。

1.6.4　经椎间孔入路并发症

经椎间孔入路的可能并发症与经椎板间硬膜外阻滞类似，包括感染、出血、神经血管并发症、脊神经损伤以及鞘内或蛛网膜下腔注射。为避免诱发血管并发症，在经椎间孔入路时操作应高度谨慎。脊髓节段动脉损伤或注射颗粒型类固醇可能导致脊髓梗死。值得注意的是，如果操作影响Adamkiewicz动脉（最大的前根髓动脉），可能导致患者截瘫。虽然有研究指出80%的病例其Adamkiewicz动脉位于T9~L1区域，但其亦可能位于T7~L4区域。

由于血管分布较多，颈段经椎间孔入路的风险更大。椎动脉血管内注射可能导致严重后果，如使用局部麻醉剂引起的全身性癫痫和使用颗粒型类固醇引起的脊髓梗死、脑梗死或失明。因此，在颈段

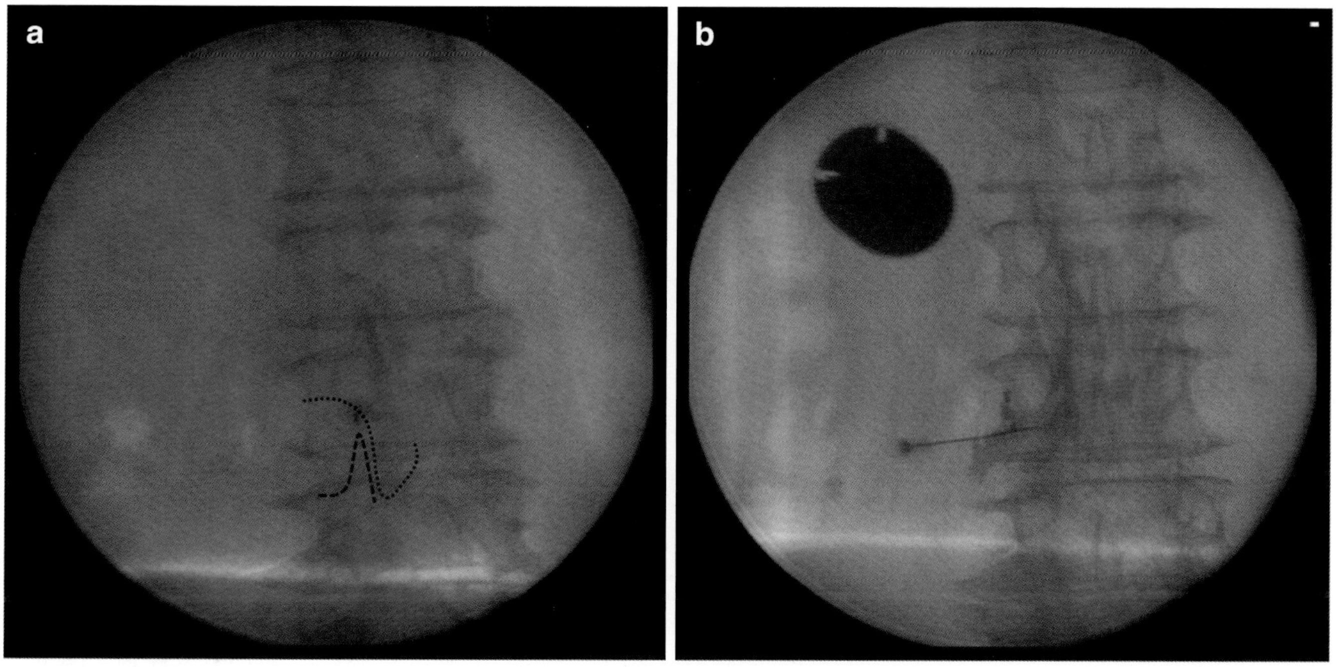

图25.7　经椎间孔注射的斜位（a）和AP位（b）图像。a.穿刺针位于关节突峡部下外侧的下面。点线：横突—峡部—下关节突的轮廓；长点线：上关节突的轮廓。b.造影剂在硬膜外和神经周围的扩散

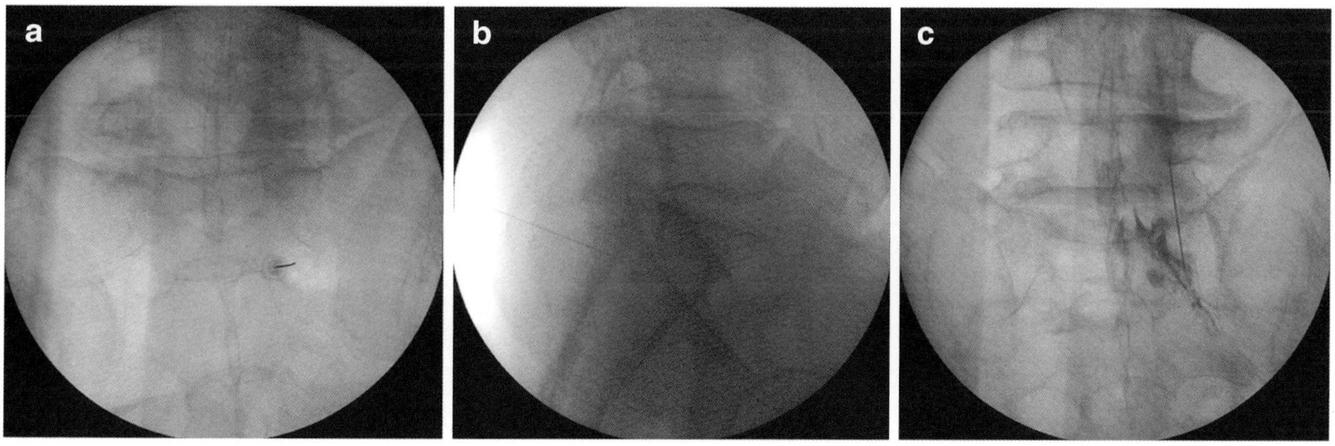

图25.8　骶骨经椎间孔硬膜外注射的C臂图像。a.旋转C臂与骶神经孔成同轴位后推进穿刺针。b.侧位图像上穿刺针位置。c.造影剂在神经周围扩散

经椎间孔注射时，建议勿使用局部麻醉剂或颗粒型类固醇。

2　关节突关节注射

2.1　背景

骨关节炎是人体衰老过程中普遍存在于所有关节的现象。脊柱关节突关节也不例外。就关节突关节炎而言，随着椎间盘退行性变化导致的椎间隙变窄，关节突关节的轴向负荷增加，进而诱导该疾病的进展。通常，关节突关节炎性疼痛表现为安静状态下的轴性脊椎痛，或随脊柱向前弯曲或旋转等活动状态下的疼痛加剧，该症状难于与其他原因相鉴别，如骶髂关节（SI）疼痛或椎间盘源性疼痛。对于关节突关节相关疼痛的干预，既往唯一可用治疗策略是通过节段间融合抑制可能引起疼痛的活动。

关节内关节突关节阻滞和内侧支阻滞（MBBB）等关节突关节注射法可用于诊断关节突关节相关疼痛和缓解急性疼痛。此外，即使不进行手术，通过射频消融（RFA）亦可有助于缓解慢性疼痛。

2.2　解剖学特征

关节突关节是真性关节，由上关节突和下关节突表面的软骨相对，内覆滑膜。颈段关节突关节的注射量为 0.5~1 mL，而腰段为 1~1.5 mL。

颈段关节突关节在头—尾方向形成一陡峭角度。这一结构有助于进行大幅度旋转、弯曲和伸展活动。胸段关节突关节呈垂直方向，该结构特征有利于实现无旋转的侧向屈曲。而腰段关节突关节具有如下结构：下关节突（向前外侧）和上关节突（向后内侧），有一定的倾斜度。该结构有利于屈曲、伸展和旋转，虽然其活动范围小于颈段相应结构。

关节突关节和关节囊的神经支配来源于背侧主支的内侧支。颈段和腰段脊神经出椎间孔后立即分为前支和后支。腹侧支包括相应节段的大部分运动和感觉纤维。而背侧支再次分为外侧支、中间支和内侧支。外侧支和中间支分别支配棘旁肌和最长肌。内侧支在横突基底部上方走行，连接上关节突，并在沿关节突走行时支配关节、多裂肌、脊间肌和韧带。

颈背支绕过关节柱和椎板外侧并发出（图 25.9）。腰内侧支神经在连接上关节突的横突基底部上方穿过，后沿关节突关节的外侧走行（图 25.10）。关节柱的侧缘和横突基底部分别成为颈段和腰段 MBBB 的目标穿刺靶点。

2.3　适应证和禁忌证

关节突关节炎导致的疼痛首选药物或物理治疗等保守治疗方案，但若保守治疗无效，则可应用类固醇注射或 RFA 等干预措施。关节突关节注射和

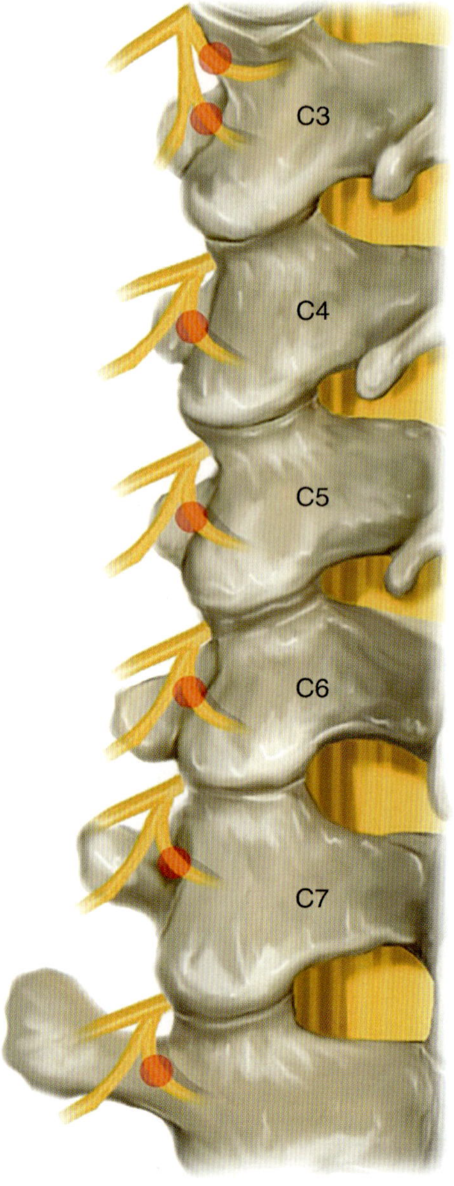

图 25.9　如果穿刺针以上、下关节突之间的中点和关节柱内、外侧缘的中点为靶点，则可定位内侧支

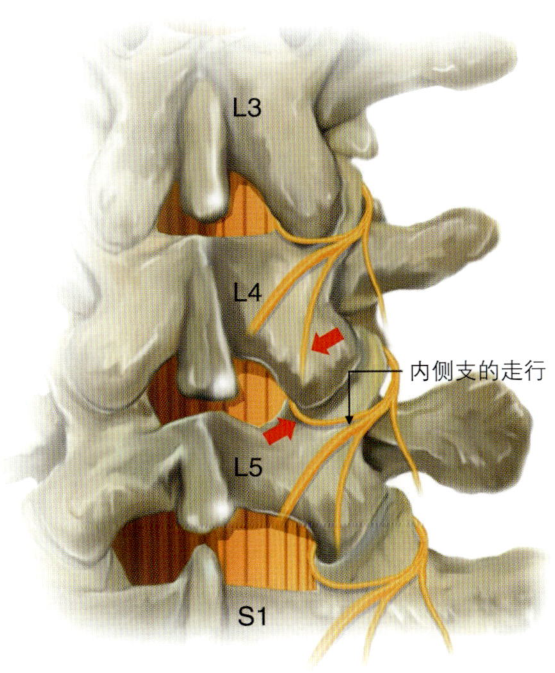

图 25.10　腰椎内侧支从上关节突和横突间穿过，绕着小关节的外侧走行

RFA 常用于治疗。关节突关节注射的止痛效果可持续数天至数周；而 RFA 的持续时间至少为 3 个月。出于诊断目的，可使用 IA 注射和 MBBB，后者被认为预测效果更好。然而，对于仅累及单个关节突关节或新发疼痛的患者，关节内注射仍不失为一种更好的选择。

2.4　颈椎关节突关节注射

2.4.1 颈椎关节突关节注射

使患者处于俯卧位，调整头部使颈部伸直。将 C 臂朝尾侧方向旋转 25° ~35° ，以便与小面关节同轴。颈椎平面确定通常始于 T1，向上计数。常规消毒和铺巾后，皮肤用 1% 利多卡因进行麻醉。

应用同轴穿刺技术，于关节突关节间隙处推进一根 22G 或 25G、长 3.5 in 的脊柱穿刺针。当针头触及关节间隙表面时，将穿刺针稍向前推进，以进入关节囊内；同时获取侧位图像，以确认穿刺情况。关节表面磨损可能加剧患者疼痛，因此，操作时注意勿将穿刺针头插入过深而进入关节表面。采用 AP 位和侧位图像确认穿刺针准确位置后，无须事先注射造影剂，可直接注射药物。其原因在于颈段小面关节的注射体积约为 0.5 mL，造影剂注射可能会限制药物的注射体积。

考虑到非颗粒型固醇的安全性，操作时推荐使用地塞米松。分量对所有关节进行注射，总剂量约 4 mg。

2.4.2　颈椎内侧支传导阻滞

颈段内侧支穿过位于上关节突 – 下关节突中部的关节柱。操作时可通过后方和侧方入路进入该区域。虽然后者可效果更优，但应注意，穿刺针头意外进入椎管可能导致脊髓损伤。

选用后方入路时，可借助头托使患者处于俯卧位。将 C 臂朝尾侧方向旋转 25° ~35° ，以同时显示关节突关节和关节柱。而选用侧方入路时，可借助头枕使患者处于侧卧位，使颈部处于中立位。调整 C 臂，使左、右关节柱视图完全重叠。常规消毒和铺巾后，皮肤用 1% 利多卡因进行麻醉。

穿刺靶点为 PA 位图像中关节柱（腰部）中间平面的外侧缘，以及侧位图像中关节柱（四边形）的中心（图 25.11）。在 PA 位视图下将穿刺针头经后方入路穿刺，并用侧位图像确认穿刺针头位置。而侧方入路的操作顺序相反，即穿刺针头插入方向不同，但针头最终位置相同。

基于同轴穿刺技术，将 22G 或 25G、长 3.5 in 脊柱穿刺针定位至穿刺靶点。获取 AP 位和侧位图像确认针头位置后，每个节段注射 0.5 mL 局部麻醉剂（2% 利多卡因或 0.5% 丁哌卡因）。

2.4.3　颈椎内侧支 RFA

对于 RFA，需将脊柱穿刺针换为 RF 套管穿刺针。在传统射频治疗中，除肥胖患者外，大多数患者常用带 5 mm 工作头端的 10 cm SMK 套管穿刺针。消融过程中仅由工作头端热凝而形成毁损。在定位套管穿刺针时，应注意调整头端的方向，与目标神经方向对齐。

同 MBB 的后方入路，操作时将套管推至关节柱的外侧缘。为使工作头端的操作轴与内侧支走行对齐，套管穿刺针应沿骨性边缘外侧向前推进 2~3 mm。

准确定位针头后，进行感觉 – 运动分离测试：患者应在 50 Hz、< 0.5 V 刺激下报告疼痛或刺痛感；而在 2 Hz、<（感觉阈值 ×3）V 或 3 V 刺激下对受

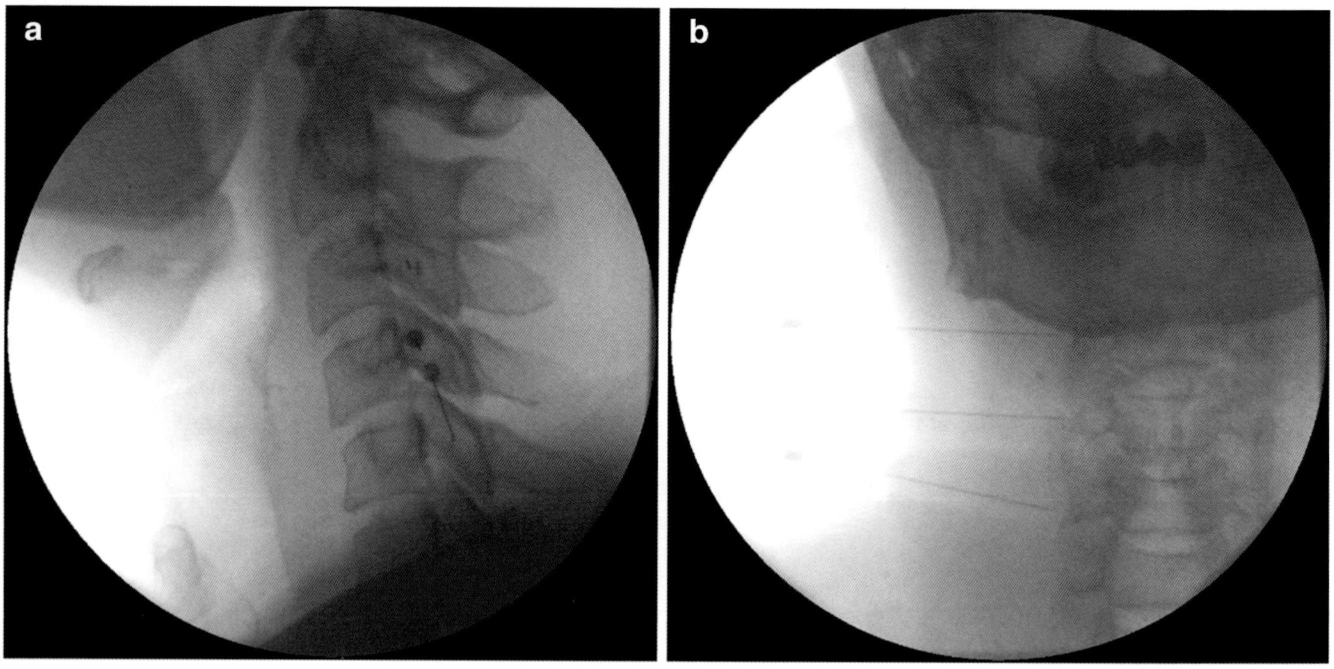

图 25.11　颈椎内侧支阻滞的靶点。a. 在侧位图像上，穿刺针位于关节柱的几何中心。b. 在 PA 位图像上，穿刺针位于关节柱中间水平（腰部）的外侧缘

影响肌节无运动刺激反应。

在保持套管穿刺针位置的同时，对各节段应用 0.5 mL 2% 利多卡因进行麻醉。在 80℃下对病变热凝 60~90 s。

2.5　腰椎关节突关节注射

2.5.1　腰椎关节突关节注射

使患者处于俯卧位。将 C 臂朝同侧斜向旋转 25°～35°，无尾部成角。常规消毒和铺巾后，皮肤用 1% 利多卡因进行麻醉。基于同轴穿刺技术，将 22G 或 25G、长 3.5 in 脊髓穿刺针推入关节间隙（图 25.12）。当针头触及关节囊时，检查侧位图像，随后将针头稍向前推进，直至针头位于关节腔内。

腰椎关节突关节的注射量上限约 1.5 mL，但借助造影剂注射确认针头位置具有一定安全性。因此，通过造影剂注射确认关节间隙后，再进行药物注射。将 80 mg 甲泼尼龙和 0.5% 丁哌卡因的 1∶1 混合制剂分量注射至所有关节。

2.5.2　腰椎内侧支阻滞

内侧支神经在连接上关节突的横突基底部上方走行。MBBB 的注射目标位置为横突和上关节突之间的凹槽（图 25.12）。

使患者处于俯卧位。将 C 臂朝同侧斜向旋转 25°～35°，以显示横突和上关节突全部连接部分以及小关节。常规消毒和铺巾后，进行局部皮肤麻醉。采用同轴穿刺技术，取一根 22G 或 25G、长 3.5 in 脊柱穿刺针推入横突的根部，即横突连接上关节突处。当针头触及骨头时，取含 0.5 mL 局部麻醉剂的药物注射至各节段关节平面。

2.5.3　腰椎内侧支 RFA

RFA 与 MBBB 操作方法类似，仅存在细微差异。

将 C 臂朝同侧斜向旋转 25°～35° 以及朝尾侧方向旋转 25°～30°。其目的在于确认工作头端的方向，使其与内侧分支神经走行对齐。操作时使用具有 5 mm 工作头端的 10 cm SMK 套管穿刺针。同 MBBB 操作方法，推进套管穿刺针直至其触及横突根部。为将活动针头定位于内侧支神经走行部位，将套管穿刺针沿横突上缘向前推进 2~3 mm。获取侧位图像，确认针头位于上关节突基底部，而非进入椎间孔。

进行感觉 – 运动分离测试：患者应在 50 Hz、

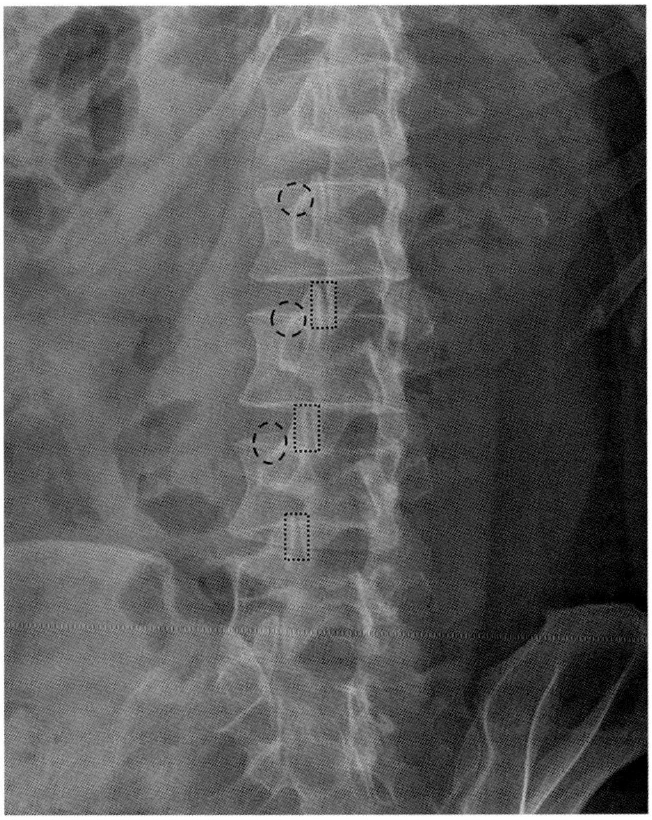

图25.12　腰椎斜位图像上关节内注射和内侧支注射的靶点。点状长方形图：关节间隙；虚线圈：内侧支阻滞的靶点

＜ 0.5 V 刺激下报告疼痛或刺痛感；而在 2 Hz、＞（感觉阈值 ×3）V 或 3 V 刺激下对受影响肌节无运动刺激反应。

在保持套管穿刺针位置的同时，对节段应用 0.5 mL 2% 利多卡因进行麻醉。在 80℃下对病变热凝 60~90 s。

2.6　关节突关节注射的并发症

尽管既往报道的并发症很罕见，关节突关节注射的潜在并发症包括了感染、一过性疼痛加剧和脊髓损伤。然而，实际操作过程中应谨慎处理颈椎注射，其原因在于关节突关节注射体积过小，过量麻醉剂注射导致的药物渗漏可能诱发并发症。颈椎 C3~C6 麻醉剂过量可导致膈神经麻痹。而 MBBB 潜在并发症同样罕见，包括感染和注射部位轻微疼痛。

进行 RFA 时可能发生脊神经或脊髓组织破坏。预防措施包括进行消融前生理测试。部分患者可能会在手术后即刻出现疼痛或痛觉过敏增加，但据报道，多数情况下前述症状在几天到几周内便可好转。

参考文献

第 26 章　经皮硬膜外神经成形术

Seon-Jin Yoon, Dong Ah Shin

1　引言

经皮硬膜外神经成形术（PEN）是一种高效的止痛技术，适用于即使接受保守治疗或常规脊椎注射后仍遭受反复疼痛的患者。对于了解粘连相关疼痛的医生，有 PEN 及其改良方式可供选择。PEN 主要目的在于通过机械性松解、水分离和化学粘连松解，以去除粘连，从而重建硬膜外腔。该手术可在一天内完成，亦可治疗持续更长的时间。

值得注意的是，脊柱手术可引起明显粘连，且慢性疼痛或椎间盘突出患者可能出现细微的粘连。类似于肩周炎患者的活动受限，硬膜外粘连可能会因纤维化而限制神经结构活动。此外，硬膜外粘连可阻碍药物输送至靶组织。与未进行粘连松解的患者相比，PEN 可有效改善硬膜外粘连，从而改善药物输送和临床结局。

2　分类

PEN 通常根据所用导管类型或是否使用硬膜外腔镜来进行分类。选用软导管进行手术时，患者疼痛程度较轻，但其操作难度较大。使用软导管在确定目标位置和进行导管推进、转向和机械性松解方面具有一定挑战性（图 26.1）。相比之下，可变向导管其头端更坚硬，因而其应用相对安全且易于操作（图 26.2）。神经成形术球囊导管可通过使用弹性球囊扩张狭窄的硬膜外腔。硬膜外腔镜有助于显示椎管腔内空间，并可有利于改善 PEN 结局，其原因在于直接显像有助于防止损伤神经血管结构。

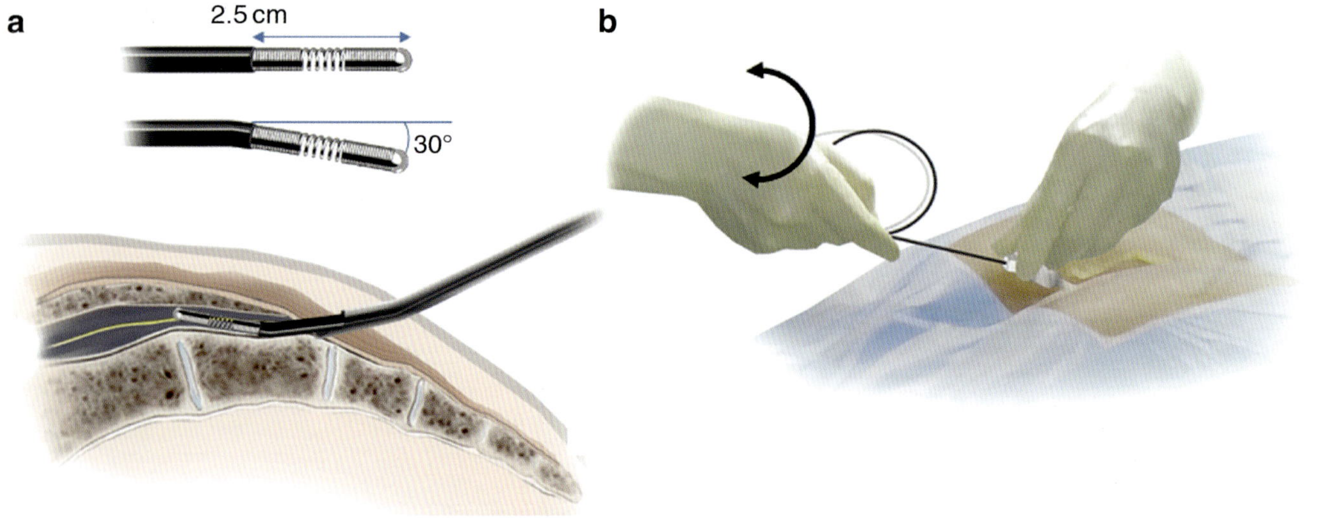

图 26.1　操控软性导管的技巧。a. 将导管远端 2.5 cm 的部分弯成 30° 角。b. 将导管的尾端部分弯成环，通过将环向左或右转动，打弯的远端可以随之改变方向以接近靶点

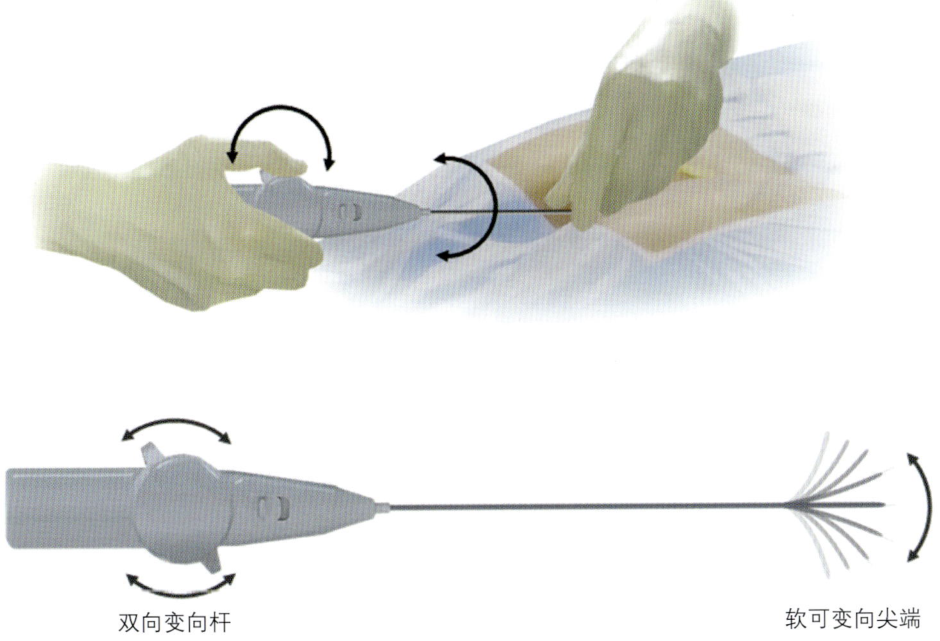

图 26.2　操控可变转向导管的技巧。双向变向杆用于控制导管的尖端。这种可变向导管的尖端有利于机械性粘连松解，软导管尖端可以更安全地进入椎间孔

3　适应证和禁忌证

PEN的适应证包括硬膜外粘连相关疼痛综合征，如脊柱术后综合征、椎管狭窄和椎间盘突出。禁忌证包括医学和心理相关问题，如感染、凝血障碍、抗凝状态、对计划药物有不良反应或患者对止痛的不合理期望等。考虑到 PEN 的成功率并非 100%，临床需对患者进行教育或提醒，告知患者预期结局和潜在并发症。

4　术前准备

进行 PEN 前须获得患者知情同意。术前 1 h 给予患者咪达唑仑用以镇静。有过敏史、急性闭角型青光眼和低血压病史的患者禁用咪达唑仑。咪达唑仑的副作用在老年和患体弱群中更为常见。手术应在配备有高级心血管生命支持的手术室内进行。为妥善处理低血压和心律失常等紧急情况，应在患者手臂相应部位开放静脉输液通路。手术过程中应实时监测患者心电图、血压和血氧饱和度。

5　患者体位摆放和骶管穿刺

患者应俯卧于可透过射线手术台上。在某些情况下，对于治疗背痛的尾侧入路，可能需在患者腹部下方放置枕垫，以改善腰椎前凸（如有）。然后，按压该区域并感受弹性张力，以定位骶管裂孔。对于骶管裂孔对应皮肤区域，应使用碘伏进行广泛消毒，并应铺巾以保持手术部位的无菌操作区域。后将 2% 利多卡因（3 mL）以向下 20° 角度注射至骶管裂孔下缘，对皮肤进行麻醉。骶管裂孔穿刺后，另取 2% 利多卡因（2 mL）麻醉硬膜外腔，等待数分钟以便实现软组织麻醉。等待麻醉期间可为后续手术操作做准备。

术中针头穿刺正确无误对于避免骨穿刺或肠穿刺等并发症至关重要。穿刺针头应位于 S3 孔平面下方，对应于骶管裂孔上方 1 cm。为确认针头放置正确，进行负压抽吸以排除硬膜穿刺或血管损伤可能。取碘海醇（4 mL）和 1% 利多卡因（1 mL）造影剂混合制剂注射后，采集 AP 位图像，获取硬膜外造影图进行观察。利多卡因可用于减轻导管推进和后续粘连松解术过程中所诱导的疼痛。尾侧硬膜外造影图亦可显示硬膜外腔图的路图。

6　导管推进

以上操作后，通过 Tuohy 针插入 PEN 导管。若使用软导管，可通过头端弯曲和打结措施，调整导管方向（图 26.1a）。于导管近端区域打一结，以便进行导航和粘连松解（图 26.1b）。向左或向右转动该结，将软导管的弯曲头端指向目标穿刺点。软导管系统的优势包括减少硬膜撕裂风险、神经损伤、血管损伤和手术疼痛；然而，其临床应用的技术上要求很高。

也可选用可变向导管，其配有一个可操纵导管头端的操纵杆。导航导管的优点在于可通过转动操纵杆，便捷地调节导管头端方向。与软导管相比，该导管具有较高的刚性，因此严重粘连患者可能需使用该导管（图 26.2）。操作时，可应用不同技术进行腹侧硬膜外腔穿刺（图 26.3a）。考虑骶骨顶的卵圆形外形，当侧向移动导管时，其可自然地移动至腹侧（图 26.3b）。如果导管穿过低节段的神经根发出点的腹侧，该导管可被容易地递送至腹侧硬膜外腔（图 26.3c）。操作时可将导管头端穿过或绕过膨出的椎间盘，从而抵达腹侧硬膜外腔（图 26.3d）；膨出椎间隙可能阻碍导管推入，因而可通过侧向移动导管避开膨出椎间盘。在侧位视图引导操作过程中，须谨慎避免导管头端刺穿腹侧硬脊膜。

7　粘连松解术

导管头端抵达目标位置后（图 26.4），取 2 mL 硬膜外造影溶液（4 mL 碘海醇 +1 mL 1% 利多卡因混合制剂）获取硬膜外造影图，以确定粘连状态。造影图上造影剂的充盈缺损可能提示存在粘连，可应用 3 种类型的粘连松解技术：机械性松解、水分离和酶消化。在神经成形术谨慎操作过程中用 AP 位透视图来观察。手术过程中，硬膜外造影图亦可能显示粘连松解状态。应监测患者的疼痛反应和生命

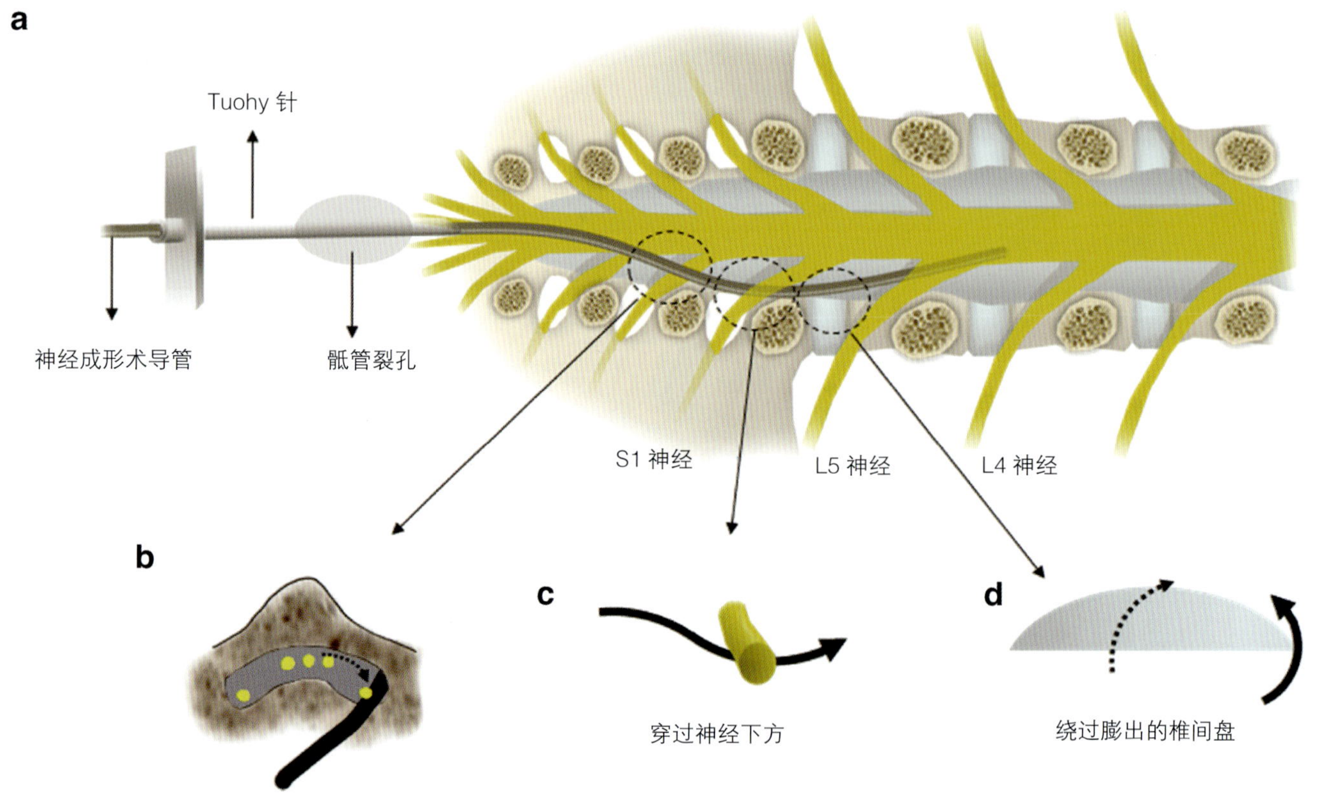

图 26.3　到达腹侧硬膜外腔的导引技术。a. 在骶管注射插入一根 Tuohy 针，导管通过 Tuohy 针插入并推进至靶点。b. 骶骨顶为弧形，故当导管向外侧移动时自然会到达腹侧硬膜外间隙。c. 如果导管穿过低节段出行神经根的腹侧，很容易到达腹侧硬膜外间隙。d. 为了到达腹侧硬膜外间隙，导管尖可以穿过或绕过膨出的椎间盘。在侧位图像中，必须注意导管尖不要穿破腹侧硬膜

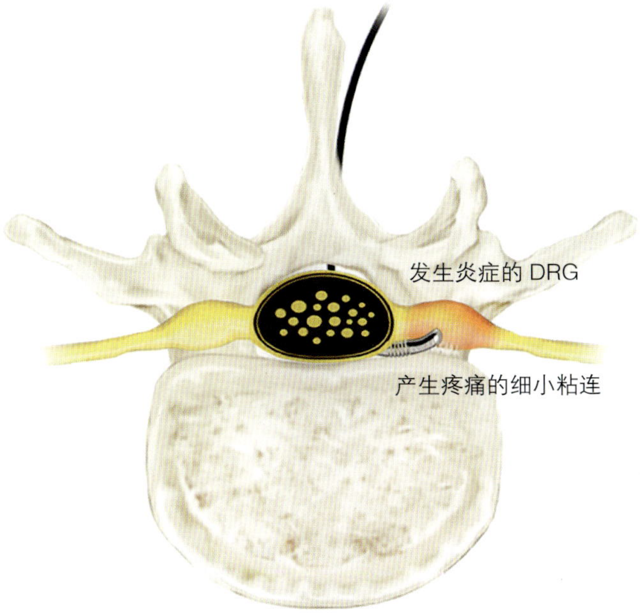

图 26.4　导管尖端的理想位置。尖端位于硬膜囊和神经根的腹侧。红肿的神经被粘连固定于下层组织。粘连松解后，可在治疗区域注射抗炎药物

体征，原因在于在这一过程中患者可能出现严重疼痛引起的高血压。若使用球囊充气导管治疗腰椎疾病，则应考虑球囊的压力效应。在导引过程中，应将球囊放气，尤其在椎间孔内；球囊最多需注射 0.1 mL 的造影剂，以完全膨至 10 mm 的直径。虽然外科医生在操作时可能感觉不到任何阻力，但邻近受影响结构（如神经根）可能受到球囊的严重压迫；因此，需缓慢充气球囊以防止损伤并避免球囊破裂。此外，球囊充气的过程通常会重复多次（单次充气最多持续 5 s），而非连续球囊充气，以防止局部血液循环堵塞。

在完成神经成形术或改善充盈缺损后，通常可注射两种类型的溶液。对于粘连松解(神经成形术溶液)，取 0.2% 罗哌卡因（9 mL 罗哌卡因 40 mg/20 mL）、透明质酸酶 3000 U（H-lase 1500 U；2 支安瓿）和曲马多 50 mg（Tridol，1 支安瓿）混合，制备所需混合溶液。上述制备溶液应储存于 10 mL 的可注射注射器中。在粘连松解（抗炎溶液）后，应使用 10 mL 注射器制备 5 mg 地塞米松（2 支安瓿，共 10 mg），作为潜在抗炎剂。

该操作过程中偶见硬膜外出血，但其极少引起致命后果。若发生硬膜外出血，可通过缓慢注射生理盐水止血。可升高硬膜外压，防止轻微出血。对于 10 min 左右仍未止住的出血，可使用止血剂。为防止出血并发症，应轻柔地进行 PEN 操作，而对禁忌证患者应避免行 PEN。在某些情况下，PEN 前可使用抗血小板药物的拮抗剂进行预处理。手术结束时，依次取出穿刺用导管和针头；对于嵌顿导管，应将其取出，以避免破损导管滞留于椎管内。移除时缓慢操作可避免导管划伤和针头断裂，不建议使用硬膜外自体血液补片。

8　硬膜撕裂的管理

硬膜撕裂可能偶发于 PEN 过程中，尤其常见于老年患者中，其硬脊膜较薄，损伤风险更高。如果使用相对较硬的导管，或强行推进导管，可能引发硬膜撕裂。发生硬膜撕裂时，导管推送时突然阻力消失，即使轻微移动导管头端，患者亦会出现疼痛。脑脊液可能从导管入口处漏出，但若发生硬脊膜撕裂而蛛网膜完好无损，则可能不会出现脑脊髓液外漏。

如果确认出现硬膜撕裂，则不应注射药物。注射麻醉剂（如混有利多卡因的全效麻醉剂）可能引起灾难性后果，如癫痫发作、昏迷、低血压、心脏骤停、蛛网膜炎或瘫痪。此外，注射类固醇药物或透明质酸酶，可能导致蛛网膜炎。然而，如果使用麻醉剂，则应备好心脏复苏相关仪器，且患者需接受监测和氧气支持。监测时应将患者转回仰卧位。头高臀低体位可能有助于最大限度地减少注射麻醉剂的向上扩散，静脉输液可有助于改善低血压休克。既往报告建议静脉注射脂质乳剂，以清除患者体内的过量麻醉剂。

若存在疑似硬膜撕裂，应立即停止 PEN，并获取硬膜外造影片或脊髓造影进行检查。脊髓造影图通常显示硬膜囊在 AP 位和侧位视图的造影情况，马尾神经可见，或侧位视图提示液平面征。

应谨慎操作硬膜下穿刺，其原因在于其显影可能与硬膜外造影片特征相似。硬膜下穿刺在侧位视图中表现为腹侧硬脊膜上的薄层造影剂显影。虽然谨慎操作软导管过程中可能并不会直接损伤神经根，但导管过度移位或粘连松解可能诱发血管和神经系统问题。

9　术后管理

PEN 后，应按压穿刺部位以更好地止血，并立即使用皮肤黏合剂封闭穿刺部位。术后应使用绷带 1 天，并对患者进行约 30 min 的术后监测。患者可住院半天，术后 1 天可恢复正常工作或日常生活。患者可使用非甾体抗炎药和止痛药，以减轻手术相关疼痛，而无并发症患者无须使用抗生素。

10　总结

PEN 可通过清除硬膜外瘢痕组织并直接靶点给药，有效缓解粘连引起的疼痛。通过对合适患者进行安全操作，该手术可有助于显著缓解慢性疼痛。

参考文献

第 27 章　经皮椎间孔纤维环成形术

Shih-Min Lee

1　引言

慢性腰痛是全球范围内仅次于感冒的，促使人们寻求医疗服务提供者（HCP）帮助的第二大常见原因。如果这种痛苦得不到适当的治疗，对个人和社会的经济和心理影响将是毁灭性的。

文献中提出了腰痛的多种生物力学病因，如椎间盘退行性疾病、环状裂隙、髓核压迫性突出和小关节病。可以看出，椎间盘源性背痛的病理生理学是由退行性疾病或创伤引起的环状缺损（裂隙、裂缝和撕裂）使肉芽组织生长到椎间盘间隙。颗粒组织引起椎间盘血管生成和慢性炎症过程，刺激该区域的游离神经末梢。

生长因子，包括转化生长因子 β1 和碱性成纤维细胞生长因子、肥大细胞和巨噬细胞，也可能在损伤的纤维环修复和随后的椎间盘退变中发挥关键作用。值得注意的是，这种“环内肉芽”状态的患者（图 27.1）有背痛，而不是腿痛。尽管椎间盘源性疼痛的一般过程存在争议，但众所周知，疼痛是由椎间盘内部破坏、椎间盘退行性变化和瓣环损伤引起的。经皮经孔瓣环成形术烧灼肉芽组织与受损的瓣环相关。

2　诊断

可以毫不夸张地说，这种治疗的关键在于诊断，因为椎间盘源性背痛很难准确诊断。重要的是，要确定确切的病因并选择那些肯定会从经皮椎间孔纤维环成形术中受益的患者。

诊断中最重要的是患者的临床症状。椎间盘源性背痛的临床症状包括坐位不适（坐姿不耐受）、难以举起重物、握持延长物、努力工作后疼痛加剧以及失去保持姿势 30 min 的能力。这些症状大多复杂且非特异性（表 27.1）。

表 27.1　椎间盘源性背痛的诊断依据

诊断依据	阳性发现
临床症状	坐不住 举重物困难 Extension Catch 辛苦工作一天后疼痛加剧 无法保持姿势超过 30 min
MRI	T1 和 T2 图像的环形缺陷 T2 高强度区显示后环增厚
诱发性椎间盘造影	剧烈刺痛

MRI 和刺激性椎间盘造影是椎间盘源性腰痛的重要诊断工具。MRI 检查结果如下所示，T1 和 T2 均为环状缺损，可显示环状后部增厚，椎间盘被困在缺损内。高强度区在 T2 MRI 中也是一个有用的发现（图 27.2）。如果患者的临床特征和 MRI 结果与椎间盘源性背痛一致，则进行有创刺激性椎间盘造影。如果后环带有缺损或撕裂，在椎间盘造影过程中可以实时看到造影剂渗漏。此外，随着椎间盘内压力的增加，神经末梢受到刺激，导致病理层面的疼痛。

3　适应证和禁忌证

由于椎间盘源性背痛的原因有很多，对于哪种手术更适合治疗椎间盘原性背痛仍存在争议，但手术的一般相对适应证包括：

- 椎间盘源性背痛的临床症状。
- 磁共振成像（MRI）上的高强度区（HIZ）。

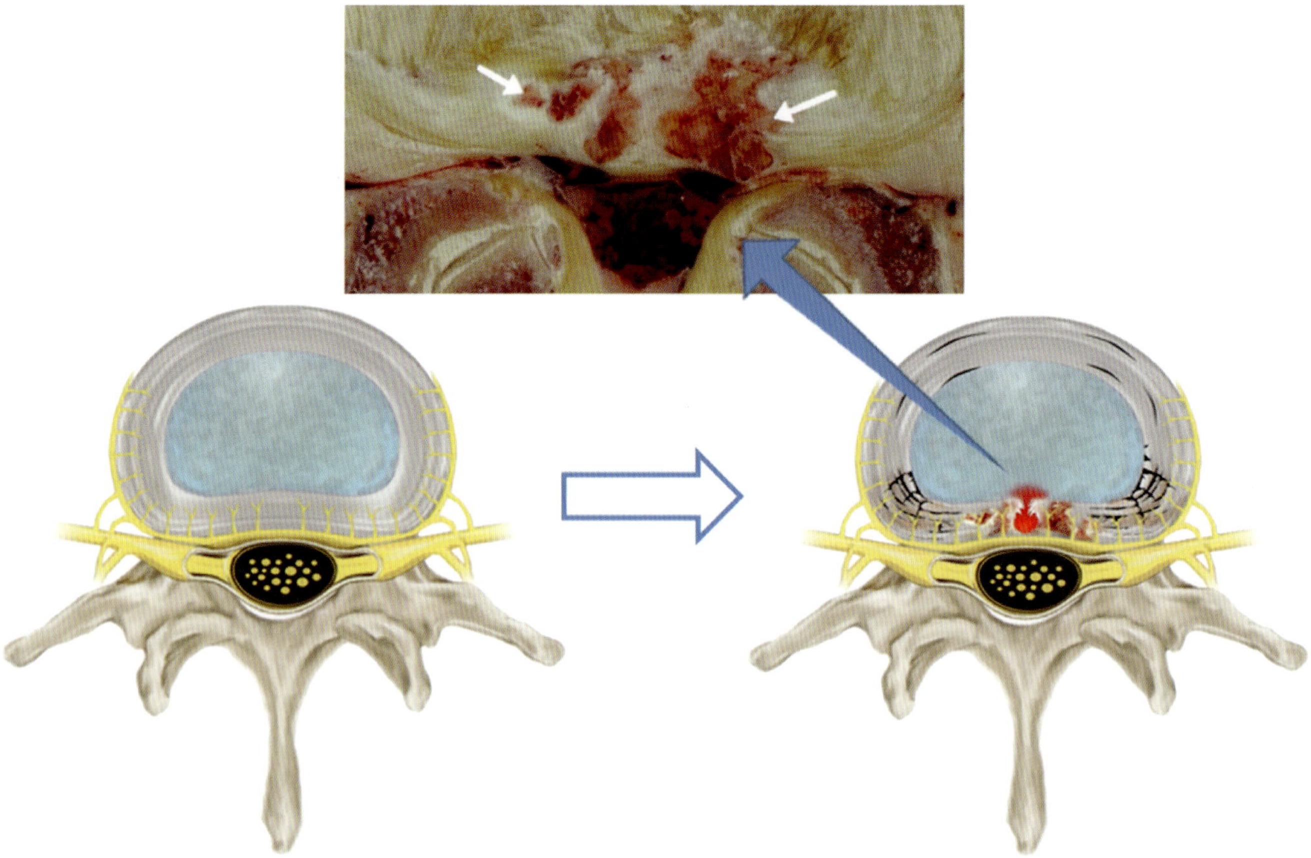

图 27.1　纤维环内肉芽组织综合征，椎间盘中观察到肉芽组织（白色箭头）伴纤维环撕裂（由瑞典乌普萨拉大学医院 Wolfgang Rauschning 博士提供）。从撕裂的纤维环中流出的髓核在几年内不会被吸收并生长成包括血管和神经在内的肉芽组织，并引起疼痛

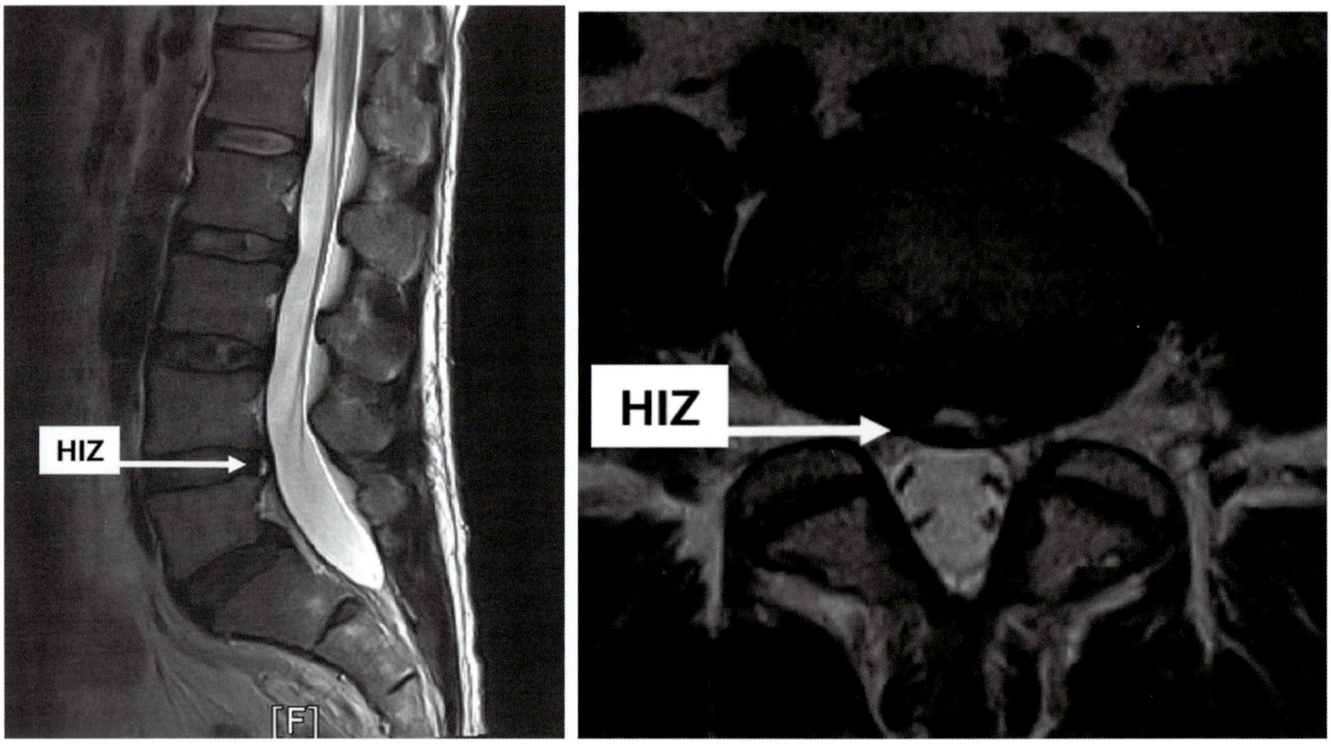

图 27.2　高强度区（HIZ）位于 L4–L5 节段

- 诱发性椎间盘造影阳性信号。

禁忌证如下：

- 椎间盘钙化。
- 严重狭窄。
- 节段不稳。
- 椎间盘突出。
- 感染。
- 肿瘤。

4　手术技术

4.1　步骤 1. 设置

4.1.1　仪器

纤维环成形术的目标是终止于环状撕裂的窦椎神经末端，可以对纤维环进行消融（图 27.3）。经椎间孔纤维环成形术使用侧射激光（Ho:YAG），可以准确、安全地治愈病理区域。柔性内镜 Ho:YAG 激光器的直径非常小，激光尖端的长度也可以调整（图 27.4 和图 27.5），即使在很小的空间内也可以灵活调整，并且可以通过瞄准所需位置进行治疗。如果您的医院没有相同的仪器，我们建议您使用最小的内镜仪器。仪器如下：

- 18G 针头和导丝 。
- 鞘管和扩张器 。
- 内置光纤和 Ho:YAG 激光器的示波器。

4.1.2　体位和麻醉

在进行经皮椎间孔纤维环成形术之前，了解如何设置手术操作间是很重要的。外科医生应始终站在患者有症状的一侧，如果患者的症状是中心病变，则应站在外科医生舒适的一侧，手术过程中的术中图像增强器应位于对侧。确保患者感到舒适，并做好麻醉准备（图 27.6）。

建议使用苯二氮䓬类药物（咪达唑仑）进行清醒镇静，并采用局部麻醉，即 2~3 mL 0.5%~1% 利多卡因皮肤浸润或 6~8 mL 椎旁肌肉浸润。手术中最痛苦的部位是皮肤进入和环空穿透；因此，建议在穿刺环空之前再额外注射 2~3 mL 0.5%~1% 利多卡因，这足以将疼痛降至最低。在神经周围麻醉中，较高浓

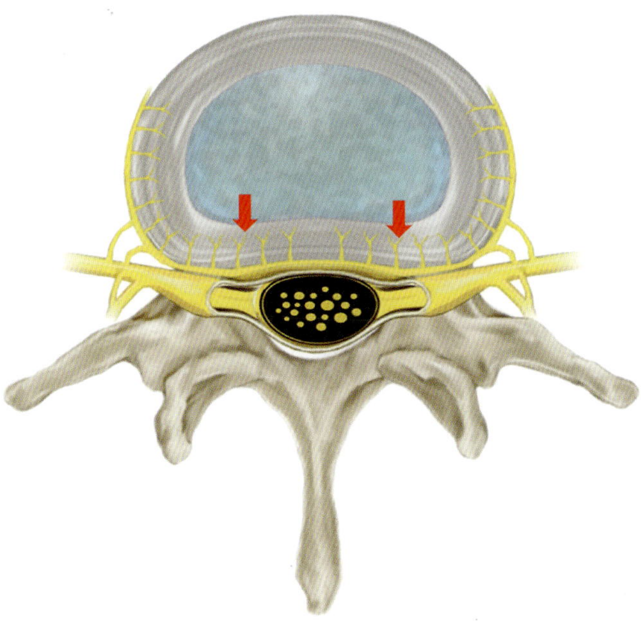

图 27.3　窦椎神经（椎间盘区域的背侧包括感觉神经末梢，红色箭头）

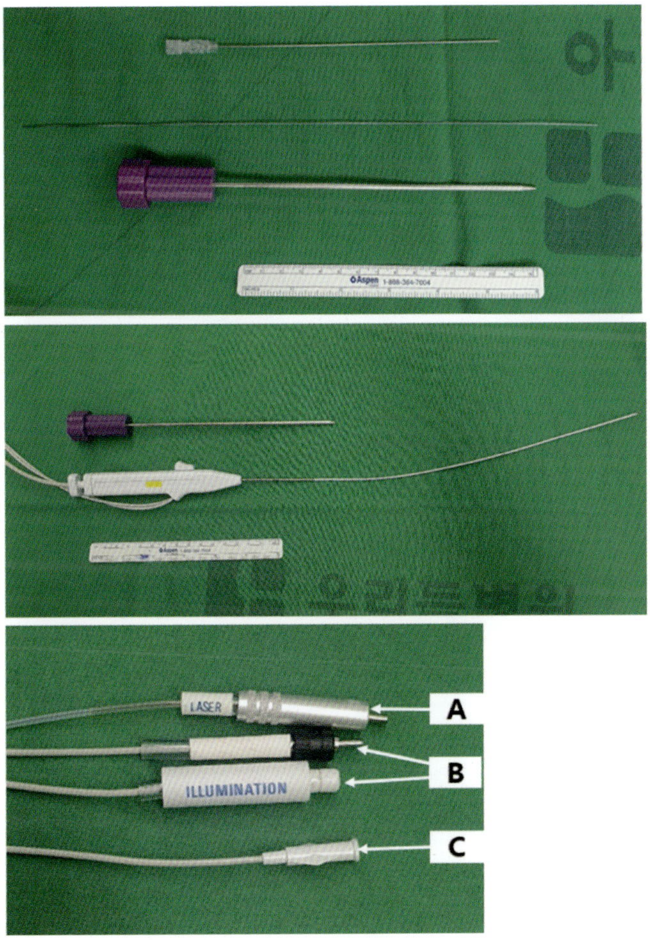

图 27.4　激光辅助脊柱内镜；LASE®，CLAUS medical，USA。A. 激光线。B. 内镜检查线。C. 灌洗线

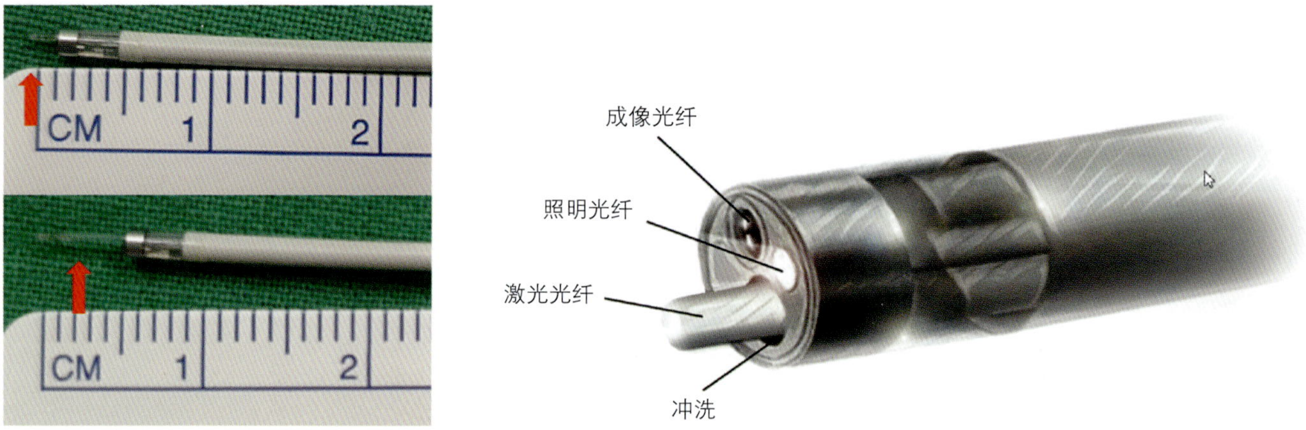

图 27.5　柔性 Ho:YAG 激光镜的尖端，激光尖端可以延长和缩小 1~5 mm

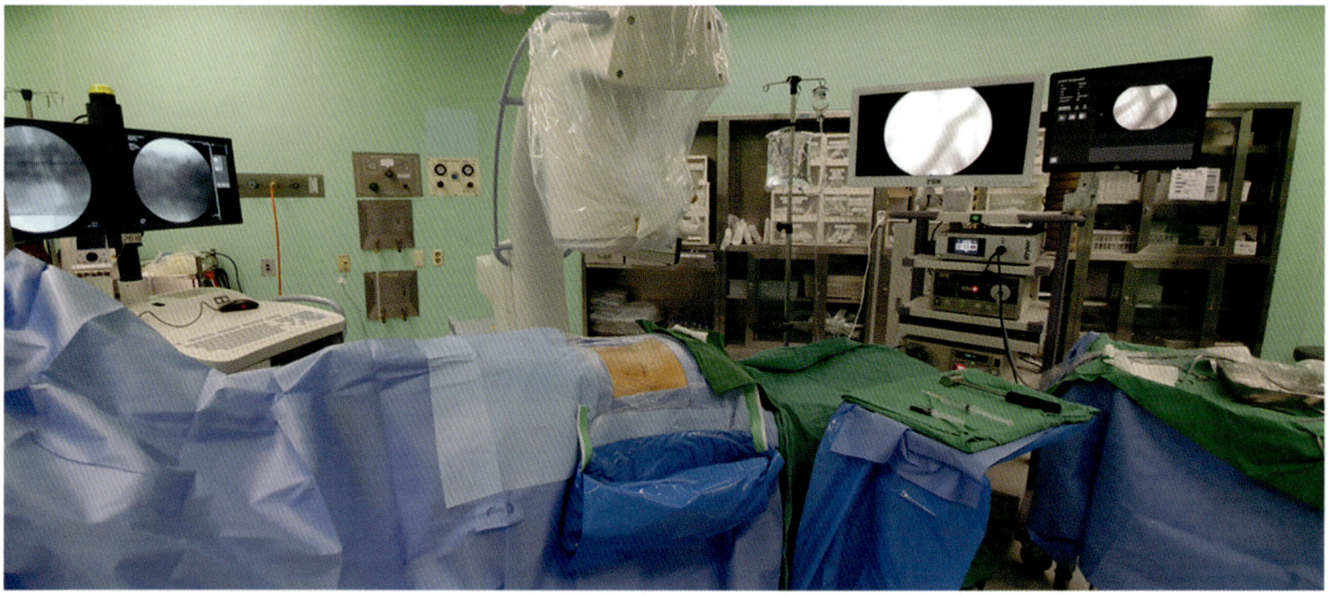

图 27.6　C 臂在外科医生的对面，洗手护士站在右侧

度（如 2% 利多卡因）会使运动功能丧失导致瘫痪。当它发生时，可能会混淆这是利多卡因副作用还是直接机械损伤（图 27.7a、b）。

4.2　步骤 2. 工作鞘放置（尽可能浅）

诱发性椎间盘造影术在环状成形术前进行。以 2：1：2 的比例手动注射靛蓝胭脂红、造影剂和生理盐水。可以通过环状撕裂和阳性诱发试验来检查造影剂的泄漏。如果透视检查中没有一致的疼痛或环状撕裂，则取消手术（图 27.7c、d）。

由于目标是向内生长的纤维环，而不是髓核，因此应使进入通道变浅，建议从侧面开始，比传统的经椎间孔手术多 1 cm。典型的皮肤进入点位于中线外侧 12~15 cm 处。针头的轨迹接近小关节突，针头的轴向角度通常小于 22°，以免接触前核和中央核。椎间盘造影术在针头插入后进行，然后通过针头插入导丝。在放入工作护套之前需要进行皮肤切开。在术中图像引导下，插入导丝为内镜建立工作鞘。鞘经过椎弓根内侧边界后，可以轻轻锤击，刚好越过中线到达该点。在插入工作护套期间，确保斜面朝向背侧（图 27.7e~i）。

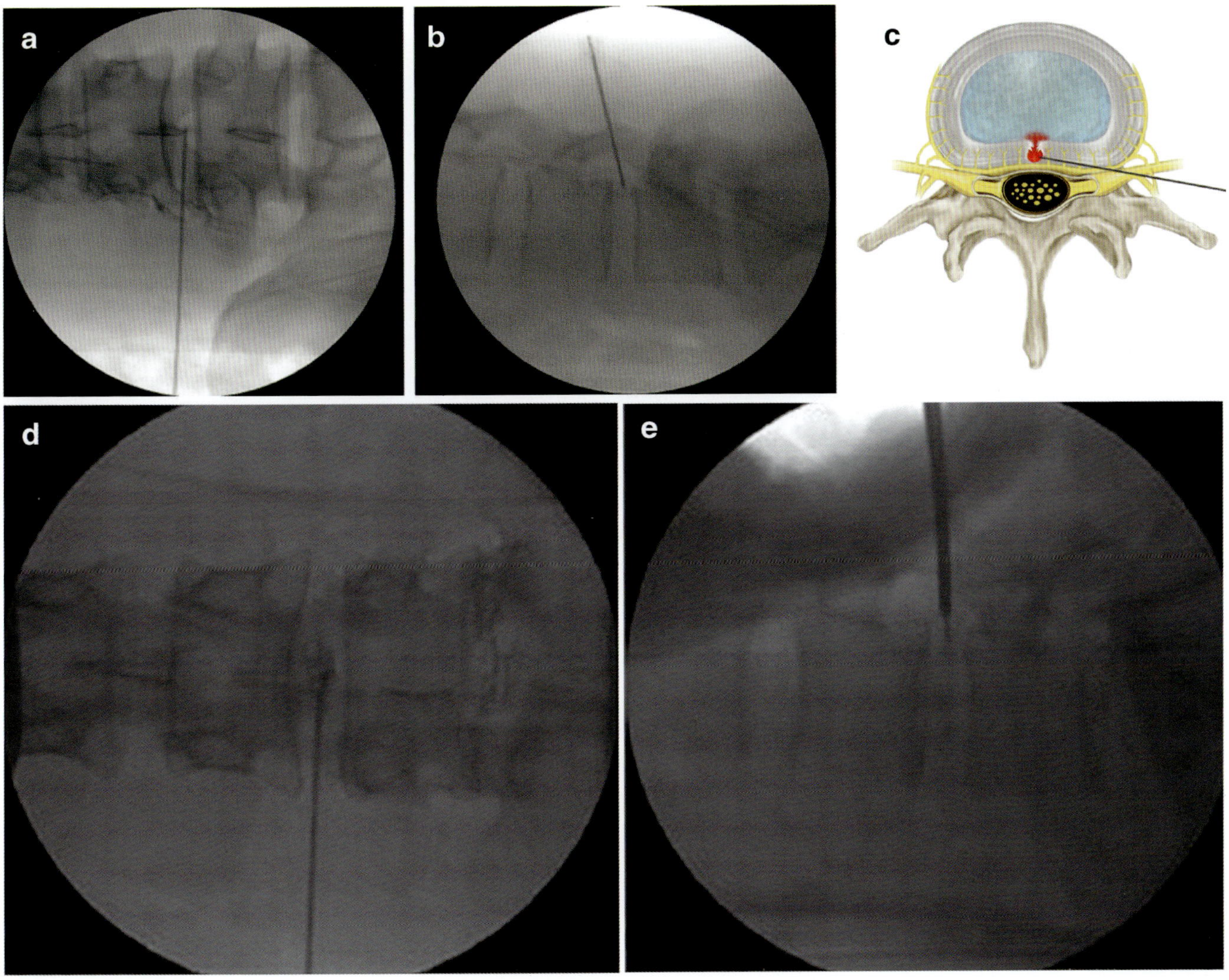

图 27.7　a~c. 工作套管在髓环内的位置，针头放置在后髓环中。d~i. 经孔内镜激光瓣环成形术的图像。激光尖端出来并落在环面上（白色箭头，i）

4.3　步骤 3. 纤维环成形术

在建立合适的工作鞘之后，已经到达纤维环的后壁。可以发现环状缺损，并且可以在缺损内看到一些被靛蓝胭脂红染色的髓核。此时，由于椎间盘源性背痛是炎症和肉芽组织向内生长的结果，可以看到椎间盘内血管形成和出血。在识别出环状缺损和截留的椎间盘碎片后，使用内镜钳子取出椎间盘。取出椎间盘后，使用侧边 Ho:YAG 激光和射频双极烧灼术进行纤维环成形术（图 27.8）。最后，如果需要，可以通过逐渐抽出内镜来观察穿过的神经根和硬膜外间隙。

5　案例展示

一名 30 岁女性患者，在长时间坐位时，由于背部疼痛，无法驾驶超过 30 min。她每年有两三次严重的背痛。她去了几家医院，尝试了中医治疗或疼痛注射治疗，但效果只持续一段时间。她就诊于我们的医院，并在 MRI 上确认了 L4–L5 高强度区（HIZ）（图 27.9a）。

在清醒麻醉下进行经椎间孔纤维环成形术。通过 C 臂侧位透视图确认了环后缘的工作鞘（图 27.9c）。通过纤维环穿刺对插入的肉芽和髓核进行激光消融（Ho:YAG 激光，侧面发射，功率设定为 2.5~10 W）

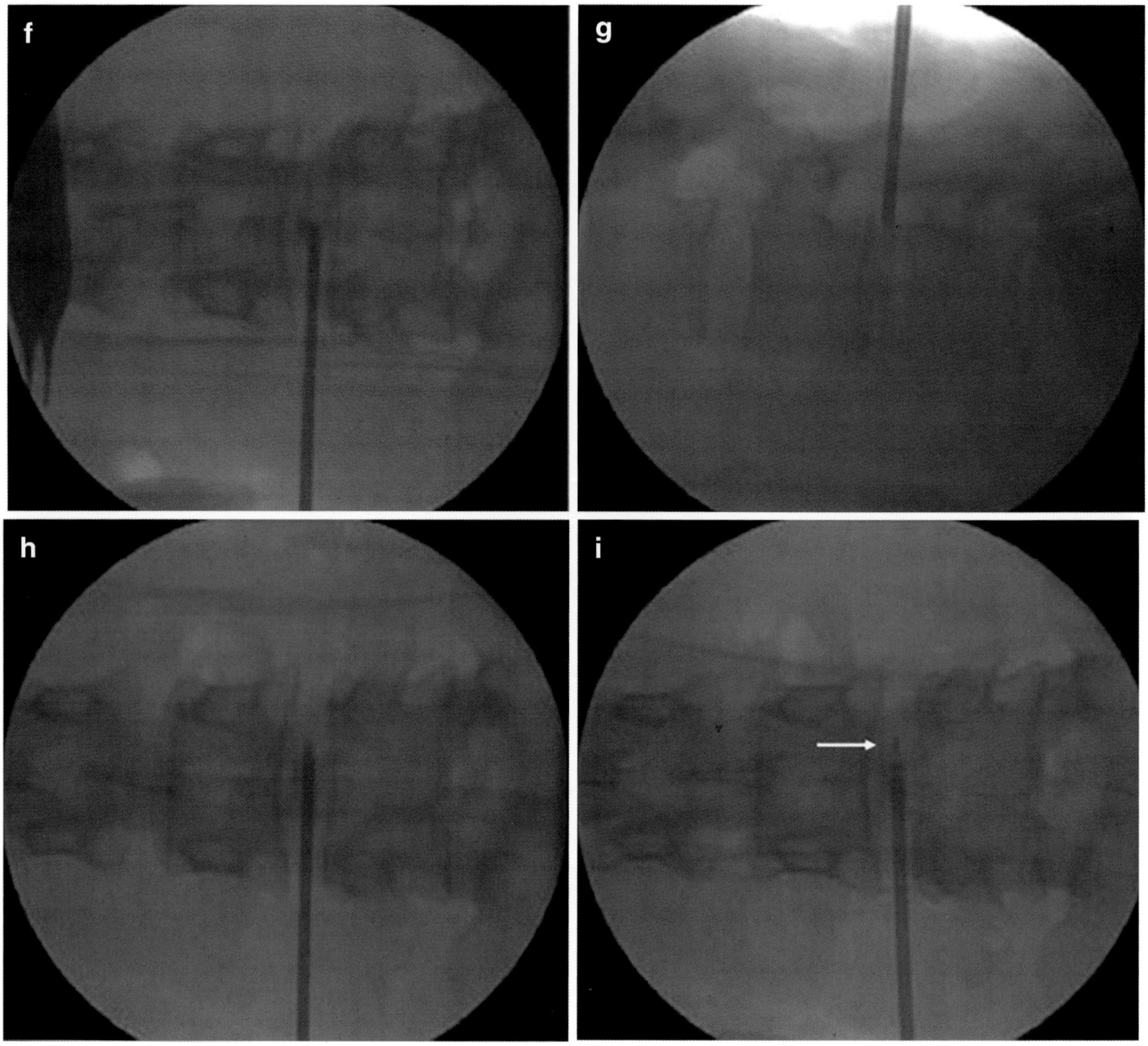

图 27.7　（续）

（图 27.10）。细胞核从纤维环撕裂中挤出，撕裂持续了很长时间，变成了一道瘢痕。她的治疗安全结束，康复后，她成功返回工作岗位。

6　并发症的避免

机械并发症，如不正确的针头插入导致的神经损伤。让患者在手术过程中保持清醒，便于外科医生能够直接评估并避免患者的神经系统变化。与其他内镜手术不同，插管的直径很小，流速也很低，因此颅内压升高导致头痛和颈部疼痛的可能性很小。硬膜外撕裂有可能发生，但在这种手术中很少看到，因为套管的尖端固定在环中，硬膜外内容物不需要可视化。由于在手术过程中使用了持续的术中灌注抗生素生理盐水，到目前为止还没有出现手术感染。

7　总结

经皮椎间孔纤维环成形术是椎间盘源性腰痛患者的替代治疗选择。它有利于显示椎间盘内病理并去除截留的碎片，而截留的碎片是导致椎间盘源性背痛的慢性炎症的主要原因。如果在手术过程中观

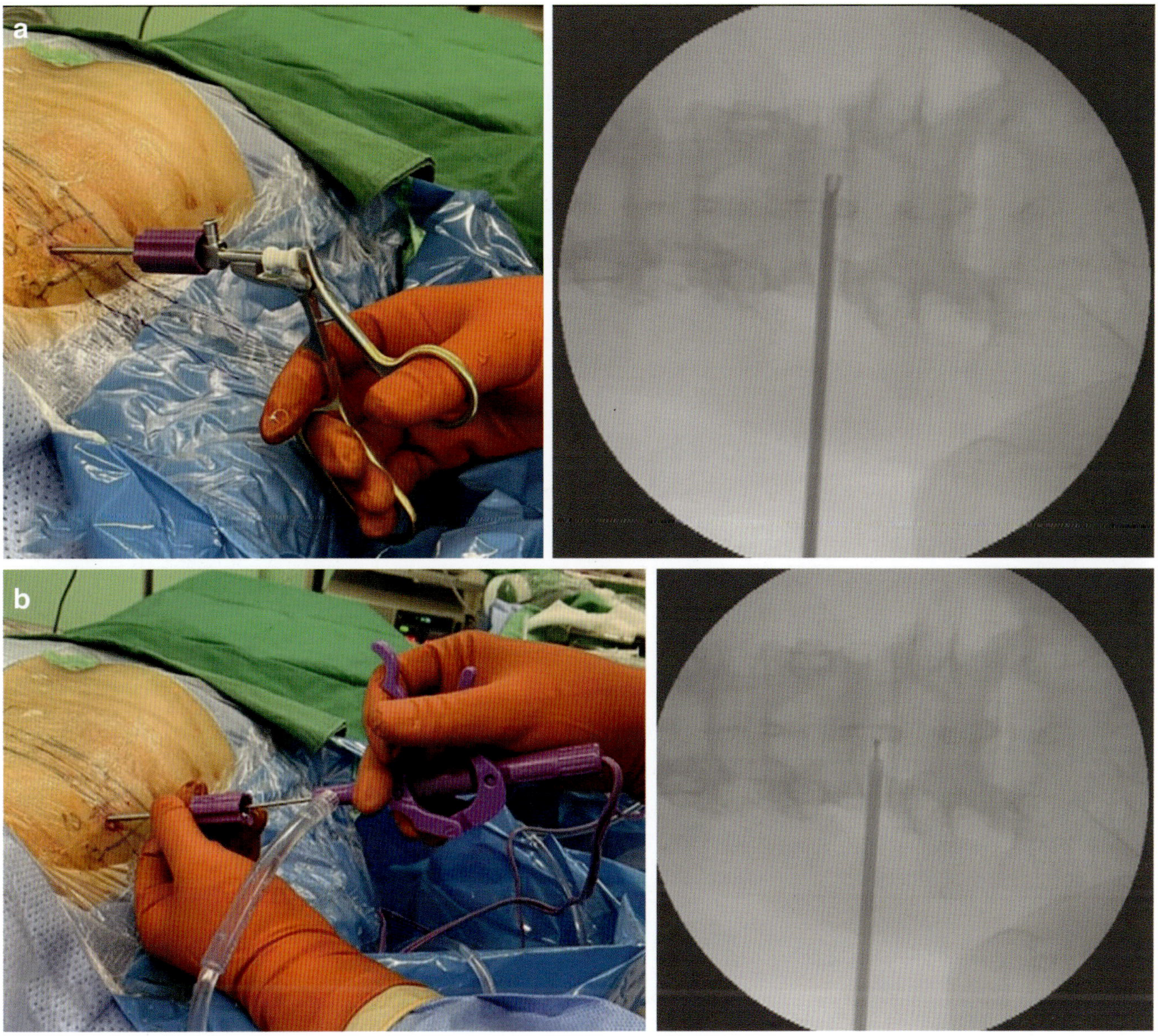

图 27.8　使用内镜钳取出椎间盘（a），并用双极电烧灼（b）

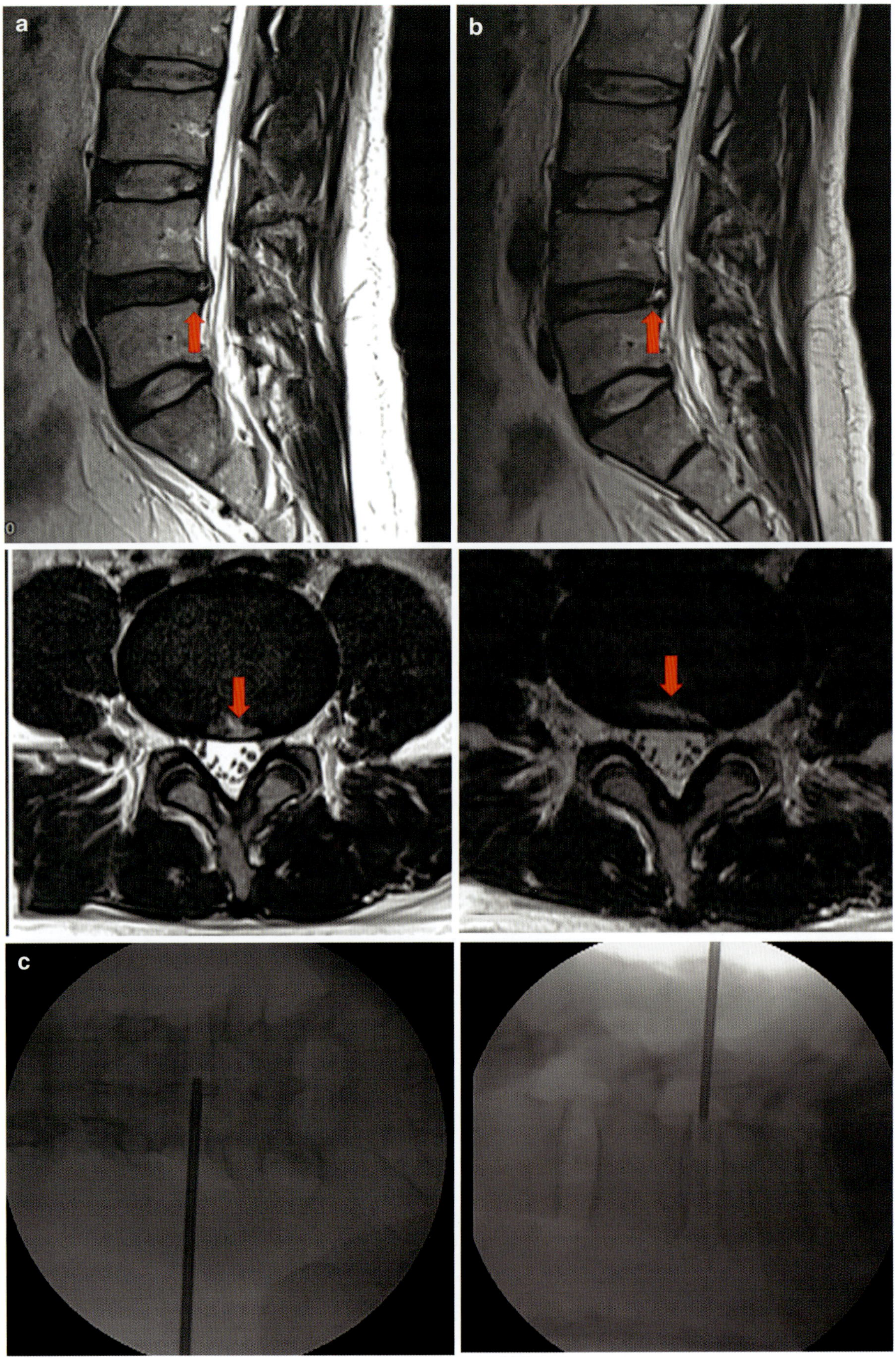

图 27.9　a. 术前 T2 MRI 上的 L4–L5 高强度区（HIZ）。b. 术后 MRI 检查去除 HIZ 和膨出的椎间盘。c. 通过 C 臂侧位透视图确认环后缘的工作鞘

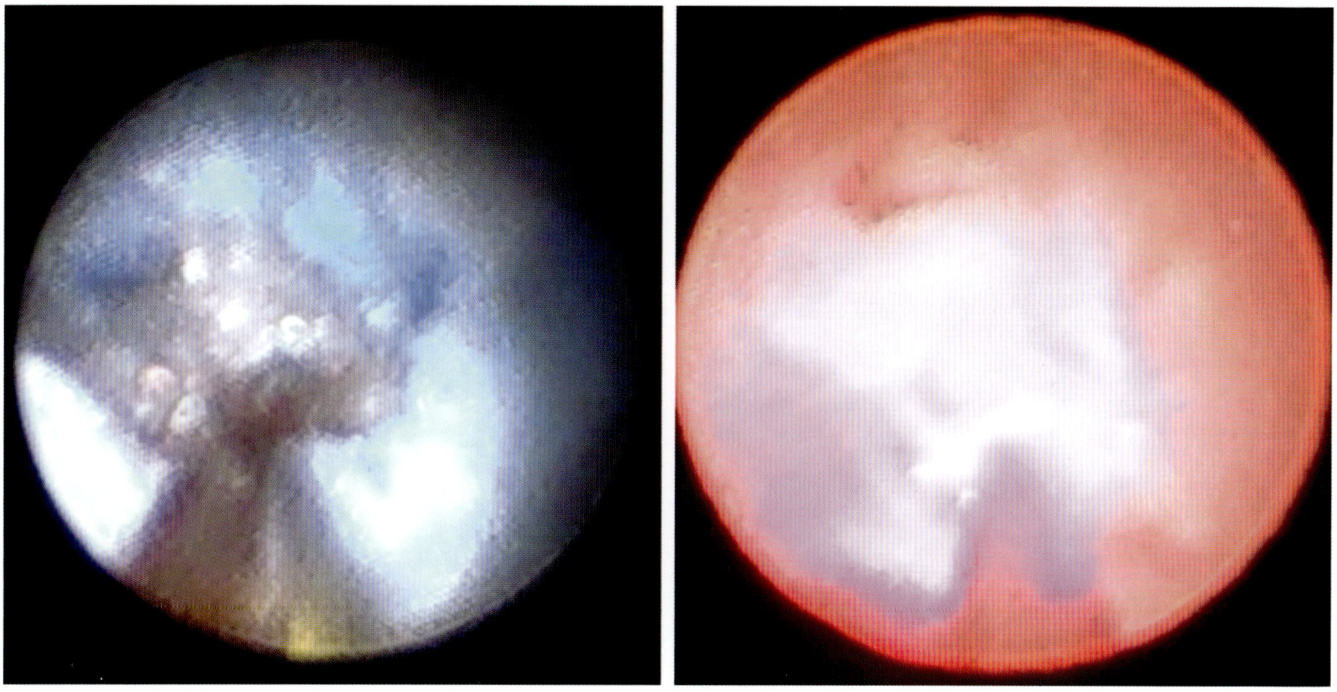

图 27.10　用靛蓝胭脂红染成蓝色的发炎核物质的内镜视图。使用激光时，其周围区域为红色

察到炎症和椎间盘内出血，我们可以确认患者在手术后会好转。

参考文献

第 28 章　经骶管硬膜外镜腰椎减压术

Kang Taek Lim

1　引言

硬膜外镜是一种直径为 0.9 mm 的柔性光纤脊柱内镜，可通过骶管裂孔插入硬膜外腔。

1996 年，美国食品药品监督管理局（FDA）批准使用 Myelotec Myeloscoy（Myelotec，Inc.，Great Neck，NY）的硬膜外镜进行可视化硬膜外腔检查。

Ruetten 在 1997 年报道了硬膜外镜辅助激光在髓全切术后综合征治疗中的临床应用。从那时起，作为传统开放手术的替代方案，将硬膜外镜应用于诊断和激光治疗腰部病变，在理论背景上取得了长足的进步。

柔软灵活的硬膜外镜和可操纵的手术器械可以通过骶管裂孔到达病变部位，直接观察腰椎硬膜外病变，并可能以对患者肌肉骨骼结构最小的损伤进行病变周围结构减压。

该操作的推荐适应证是保守治疗难以治愈的，有明确 MRI 影像学证据的背痛和神经根病。

如果脊柱手术后出现慢性腰痛，椎管狭窄和硬膜外纤维化可能是持续性疼痛的原因，这是由运动受限、压迫神经或阻塞而造成的。

这种硬膜外镜手术是为了机械松解粘连的瘢痕组织，并用激光切割神经结构与硬膜外腔之间的纤维化组织，从而缓解疼痛。

对于其他保守治疗无法解决的慢性难治性腰痛和/或下肢疼痛的患者，许多研究推荐硬膜外镜手术，并显示出良好的效果。

关于椎间盘突出的病例，压迫神经的尺寸小的椎间盘或移位的椎间盘，建议使用硬膜外镜。但对于巨大的破裂椎间盘不建议使用硬膜外镜，因为手术很难清除整个突出的碎片，并且可能会导致椎间盘突出复发。

在本章中，我们期望介绍硬膜外镜手术成为有症状的病变有效的硬膜外腔减压方法之一。

2　手术器械

直径 3.0 mm 的可操纵导管（VGC 3.0 mm，Myelotec, Inc.，Roswell，GA）具有 1.3 mm 直径的两个内腔（图 28.1a），一个孔用于插入 0.9 mm 直径的 1.5 K 像素柔性光纤内镜（3000 E，Myelotec，Inc.，Roswell，GA）（图 28.1b），另一个用于插入激光光纤和镊子等器械（图 28.1c）。

当导管插入骶骨硬膜外腔时，两个孔的位置一上一下。器械和激光插入下孔，硬膜外镜插入上孔，以监测器械在神经组织周围的移动和操作（图 28.2a、b）。

钬：铱–铝–石榴石 (Ho:YAG）激光器（Versa-PulseP20；Lumenis，Yokneam，Israel）有 2.3F 外径的末端发射光纤（图 28.2c），被应用于此操作中。这种 Ho:YAG 激光器是脉冲激光器，设计用于发射电磁波谱在近红外区域的 2100 nm 的光，使手术术野具有良好的可见度，因为绿色的瞄准光束在血管组织表面和手术操作环境中很容易看到。Ho:YAG 激光具有很高的吸水率，并且鉴于水是组织的主要构成部分，钬能量的很大一部分被表面吸收。因此，如果只是进行表面切割、烧蚀、汽化和凝固，光学穿透深度约为 400 μm 就可以完成，这对于激光引起的热损伤方面相对安全。

如果需要去除粘连瘢痕，可以用 1.2 mm 直径的柔性镊子来去除，这个镊子还可用于硬膜外腔活检（图 28.2d）。

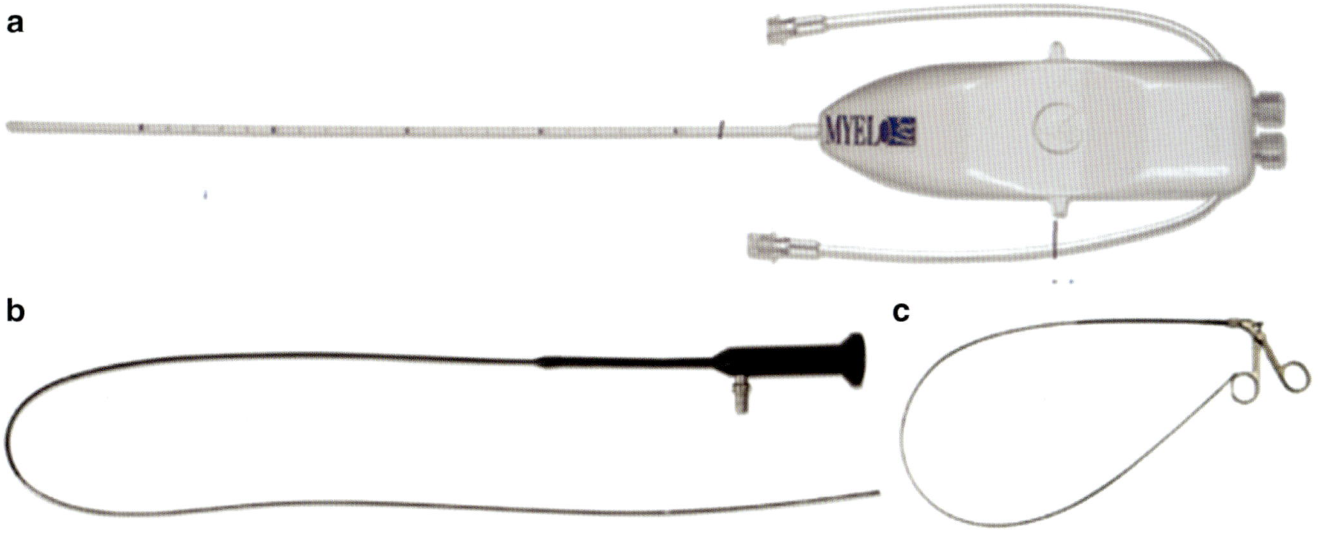

图 28.1　a. 导管。b. 硬膜外镜。c. 柔性镊子

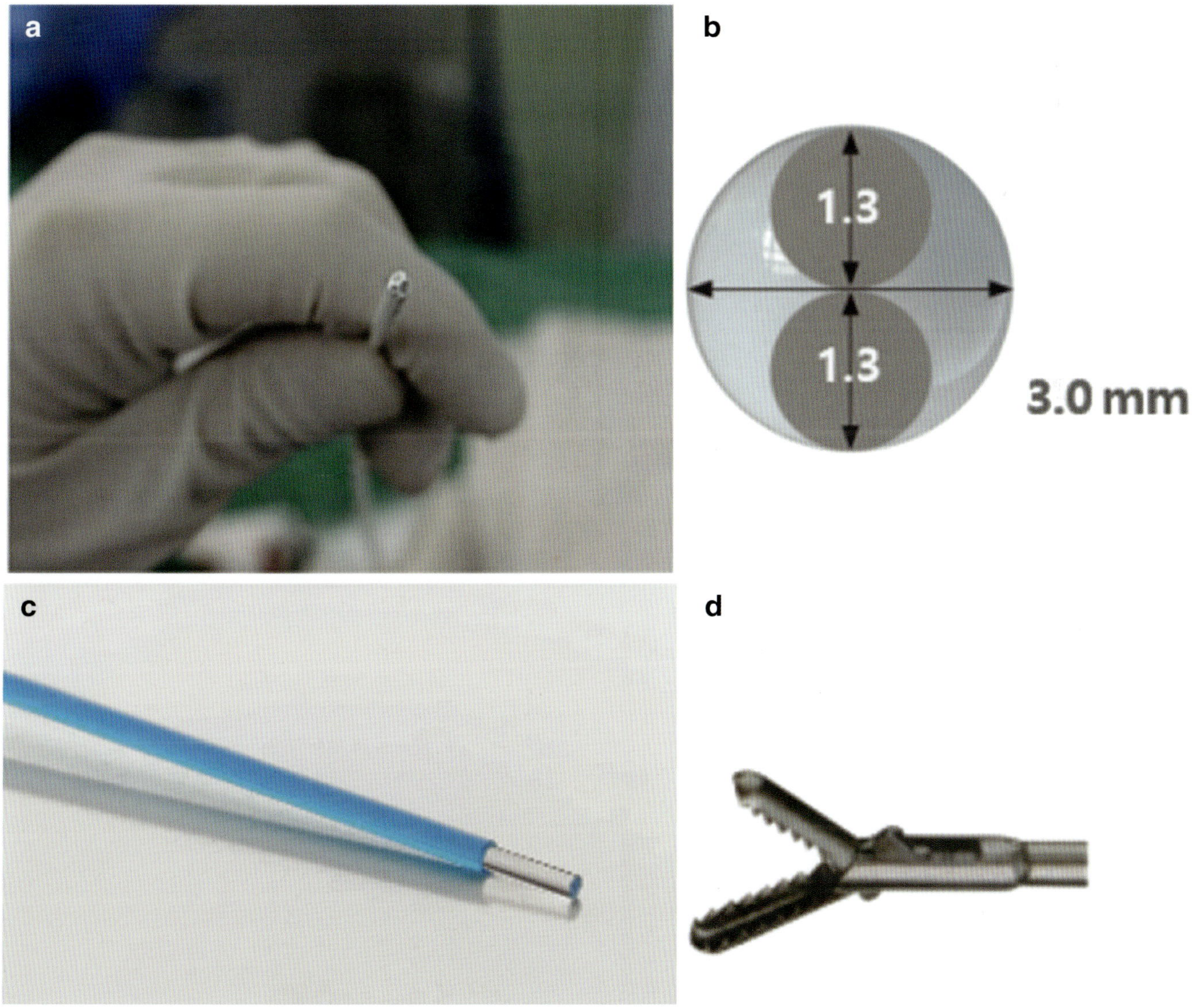

图 28.2　a. 两腔导管。b. 导管的横截面，上孔用于插入外镜，下孔用于插入激光和镊子。c. 2.3F 直径激光光纤。d. 双向钳夹爪镊子

3　手术过程

硬膜外镜手术在局部麻醉下进行，患者取俯卧位，腰骶部稍屈，以减少腰椎前凸。通过减少腰椎前凸，导管可以轻松穿过腰骶区（图 28.3）。

可以使用左手拇指触摸骶管裂孔，也可使用 C 臂侧位视图确认骶管裂孔的位置。在骶管裂孔周围局部麻醉后，在骶管裂孔处做 5 mm 的皮肤切口，然后在透视引导下使用硬膜外穿刺针进行骶尾韧带穿刺，以确认准确插入骶管裂孔（图 28.4 和图 28.5）。

然后可通过硬膜外穿刺针插入直径 1.5 mm 的塑料插管，之后将导管通过塑料插管插入腹侧硬膜外腔中。

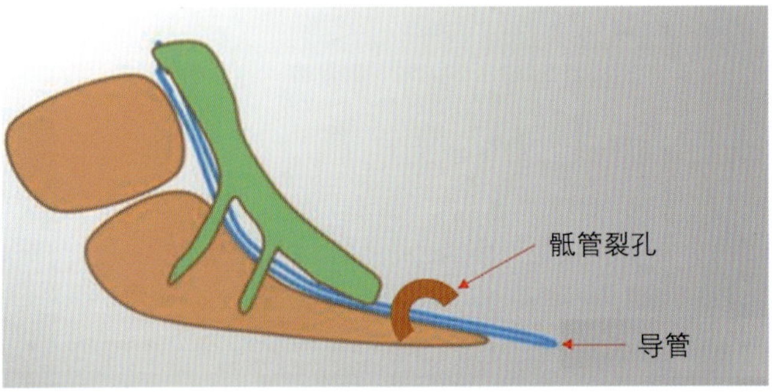

图 28.3　必须减小脊柱前凸角，以便导管顺利穿过腰骶区腹侧硬膜外腔

确认导管很好地插入腹侧硬膜外腔并顺利到达目的地，是必要的步骤，这可以通过硬膜外镜观察到腹侧解剖结构来确认，也可以使用 C 臂重新确认（图 28.5）。

当导管插入骶骨硬膜外腔时，两个孔上下定位。器械和激光插入下孔，硬膜外镜插入上孔以监测器械的动作。

内镜插入导管后，应用生理盐水冲洗镜片，以便清楚地看到硬膜外腔的解剖结构。1 h 内用水量不应超过 200 mL，如果用水量超过 200 mL，硬膜外腔压力增加可能会导致患者在手术过程中抱怨颈部疼痛、头痛、恶心。

将导管向上伸至前硬膜外腔中的移位的椎间盘的水平，也就是将导管放至腹侧硬膜外腔中的病变水平。

如果内镜发现粘连，可以尝试使用可操纵导管进行直接机械松解，以去除神经组织结构和病灶之间的瘢痕组织带。此时应该用内镜仔细监测，避免因导管严重压迫神经根而发生神经根损伤（图 28.6）。

如果机械剥离不能松解粘连，可以用激光切割纤维环与神经根部之间的纤维化，同时观察激光切割纤维化部位，以及纤维环在激光的热量下收缩（图 28.6d，图 28.7）。

在内镜操作下，手术医生可以立即看到神经根

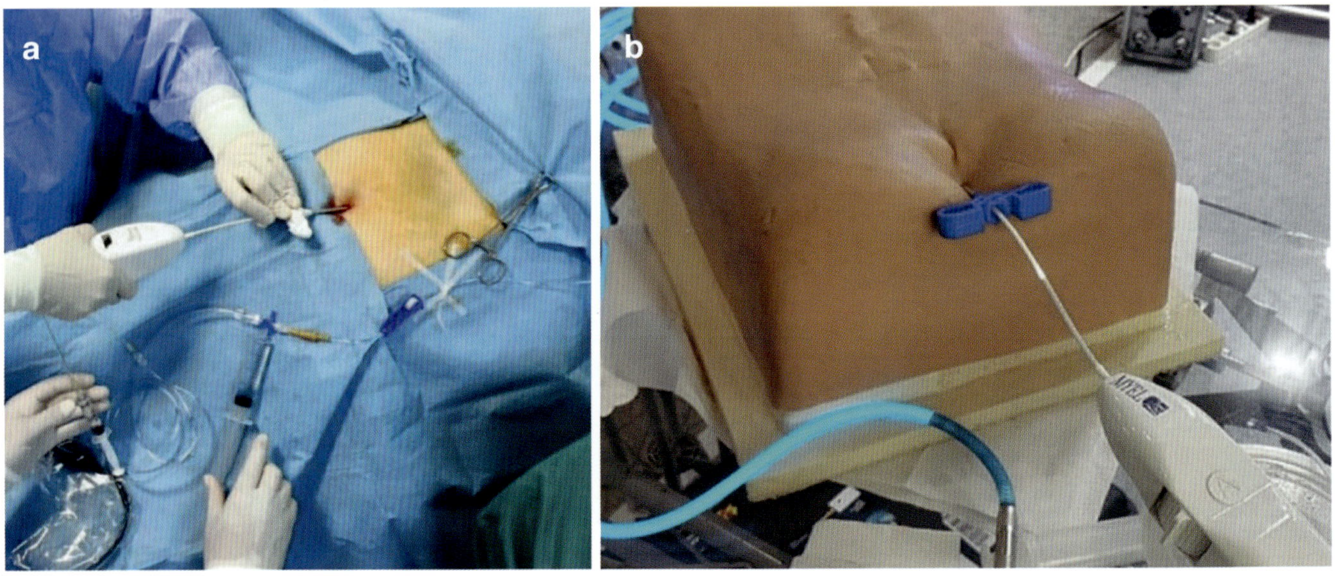

图 28.4　导管可以通过骶裂孔插入腹侧硬膜外腔。a. 导管插入。b. 假人模型练习

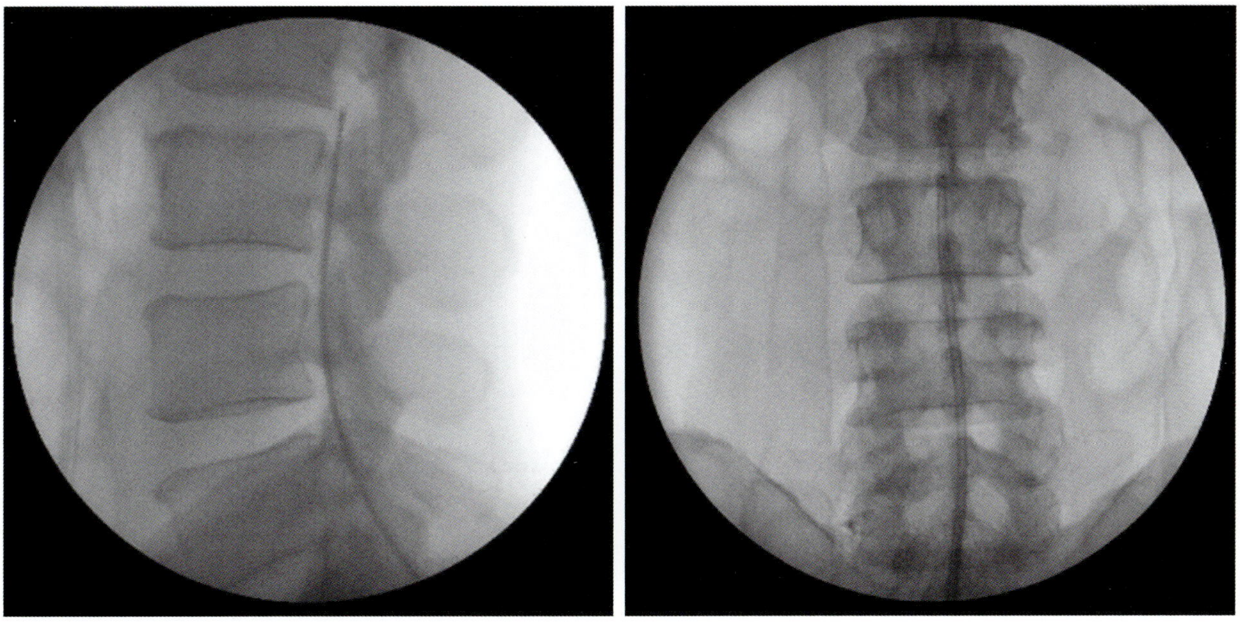

图 28.5　导管放置在腹侧硬膜外腔的手术部位

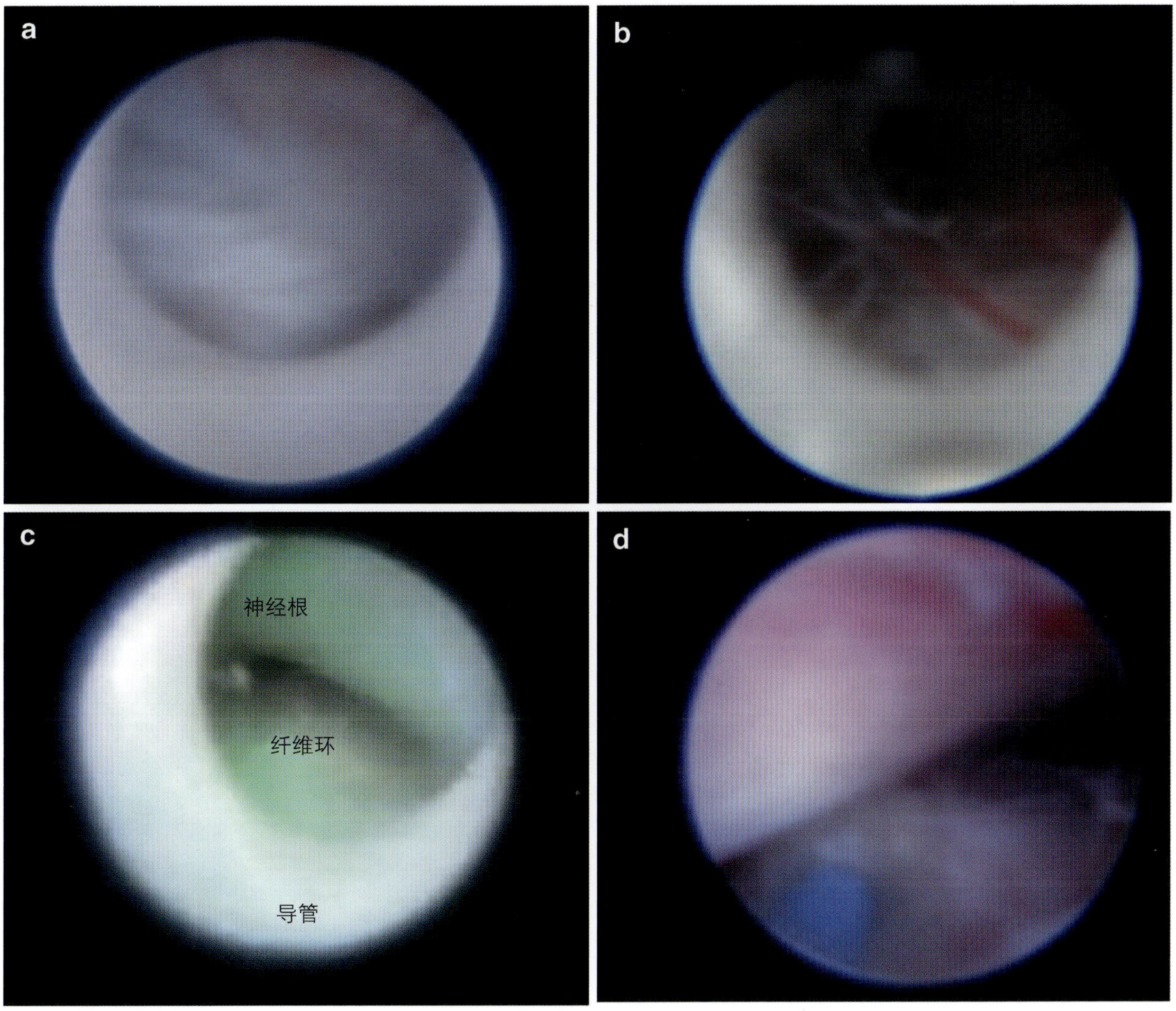

图 28.6　a. 手术型粘连瘢痕。b. 非手术型粘连。c. 使用导管进行机械剥离。d. 使用激光切割粘连带和收缩纤维环

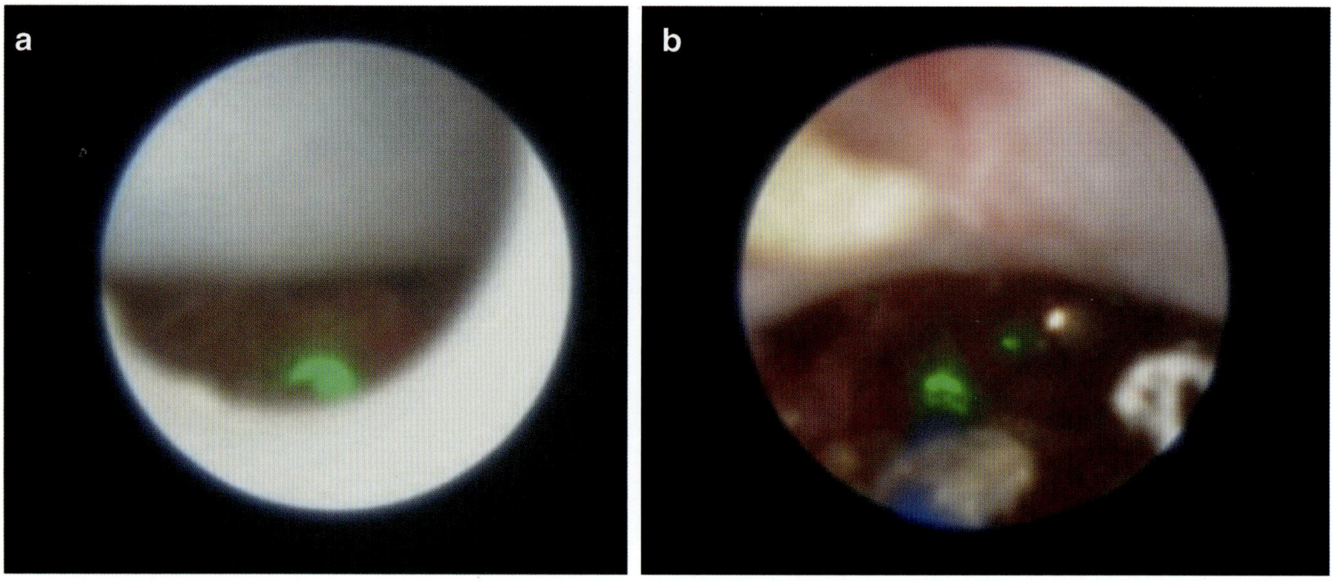

图 28.7　激光发射以切割硬膜外腔的纤维化。a. 激光位于 6 点钟方位。b. 激光发射期间的硬膜外镜视图

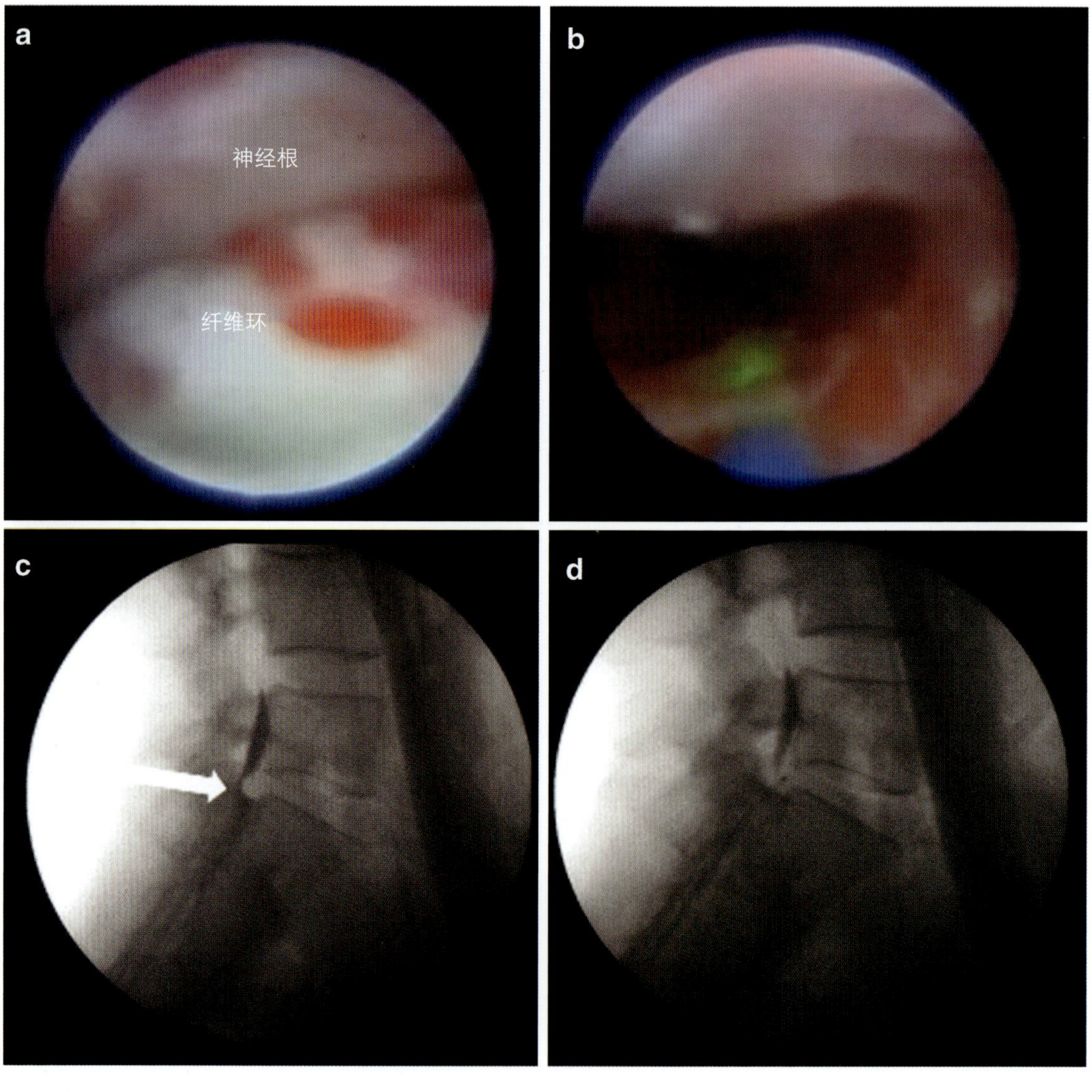

图 28.8　a. 硬膜外镜视图显示手术前纤维环压迫神经根。b. 该手术过程的最后阶段，纤维环收缩后在神经根和环面之间产生的空间。c、d. 减压前后的 C 臂视图。白色箭头指示的是手术部位

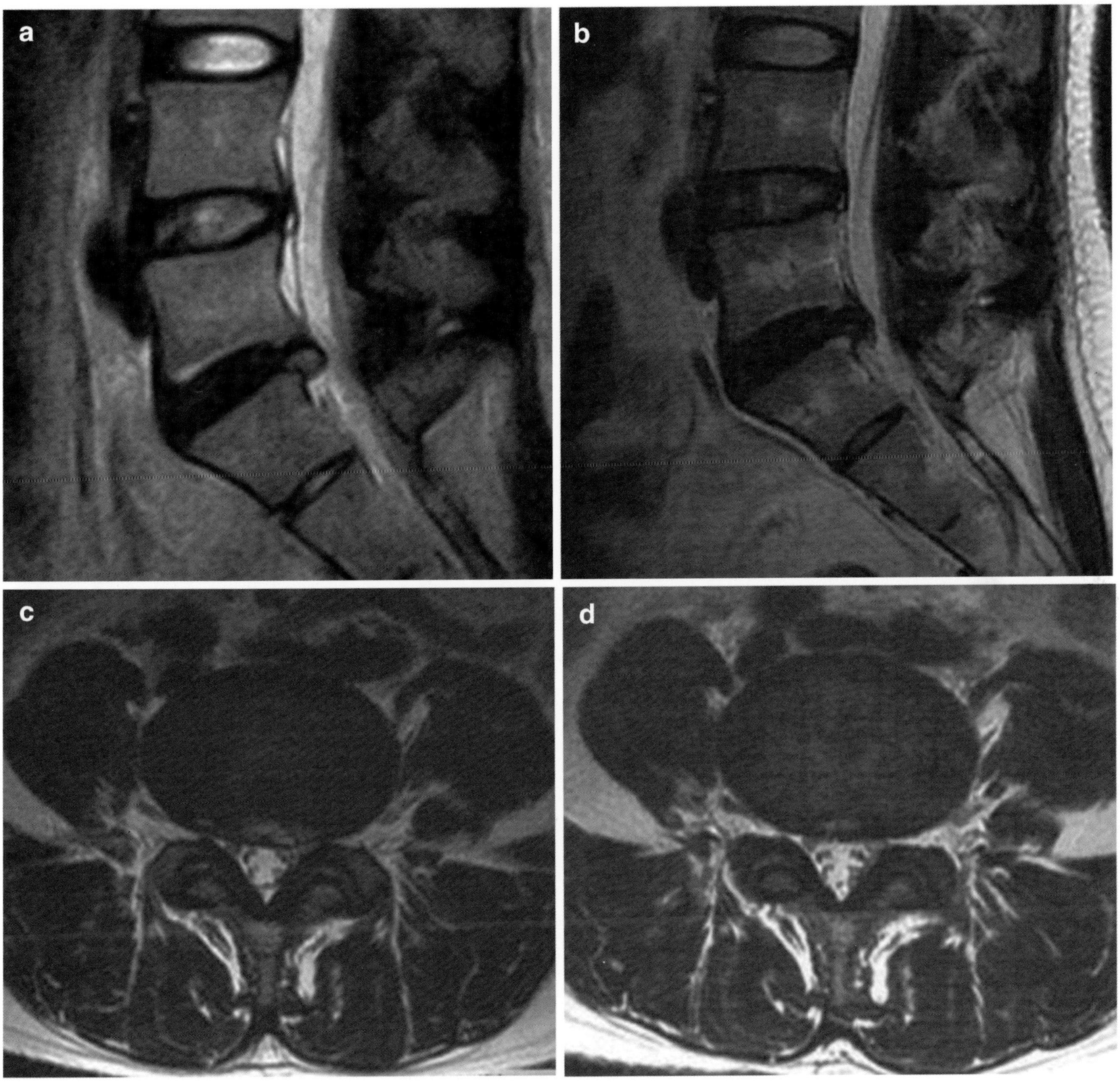

图 28.9　术前（a、c）和术后（b、d）的矢状位和轴位 MRI

脱离粘连瘢痕并自由活动。内镜视图和 C 臂透视图（图 28.8）可以确认纤维环的收缩，但在术后即刻 MRI 中，客观上观察到的减压程度可能较小（图 28.9）。

腰椎间盘的高密度带（HIZ）是指在 T2 加权 MRI 上，位于后方纤维环的高强度信号。环状 HIZ 与腰痛（LBP）患者的激发性椎间盘造影结果之间具有很强的相关性。与 HIZ 一样，椎间盘囊肿的薄膜中含有大量的水分，使用激光去除这些病变非常有效（图 28.10 和图 28.11）。

柔性镊子可以更灵活地应用于去除纤维化，也可用于组织活检。操作时要注意不要夹伤神经组织（图 28.12）。

4　讨论

硬膜外镜手术的概念是通过使用柔性可操纵导管和柔性器械去除纤维化、粘连和肉芽组织，在硬膜外镜直视的情况下使用激光切割纤维化和收缩的

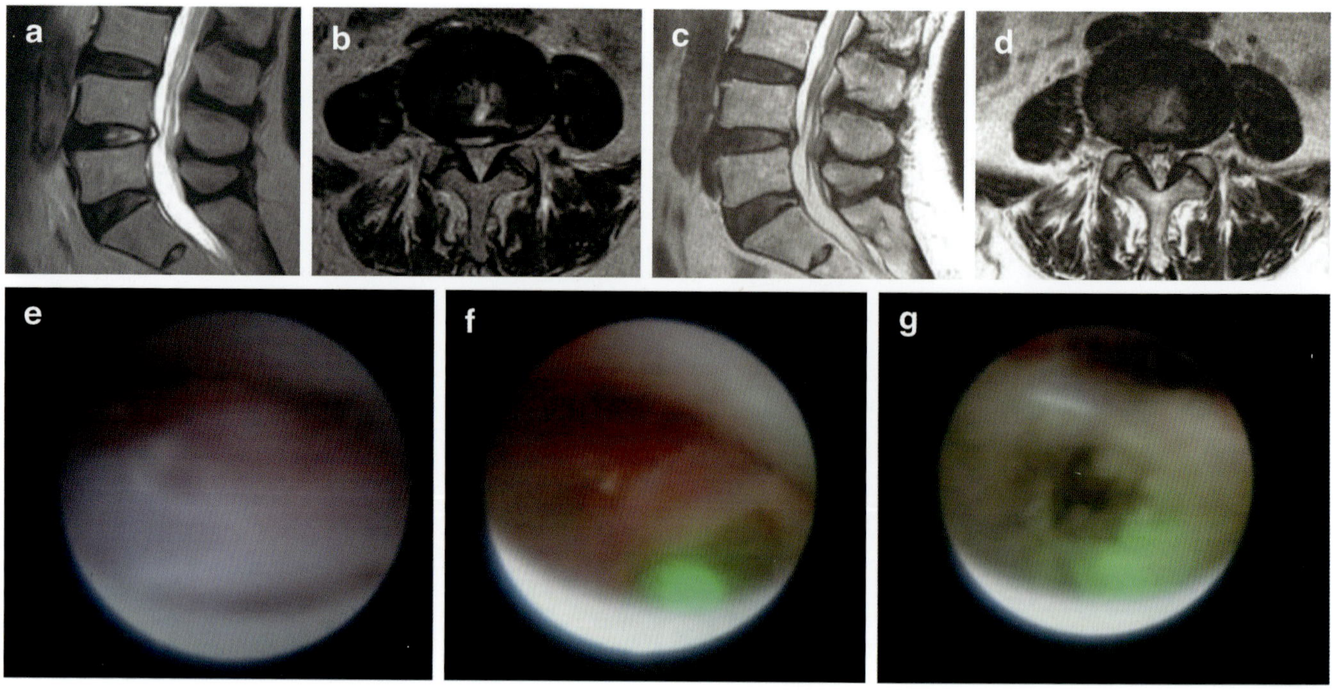

图 28.10　HIZ 位于 L4–L5。术前（a、b）和术后（c、d）的矢状位和轴位 MRI。e. 在激光发射之前，HIZ 薄膜压缩神经组织。f、g. 硬膜外镜视图显示通过激光发射去除 HIZ

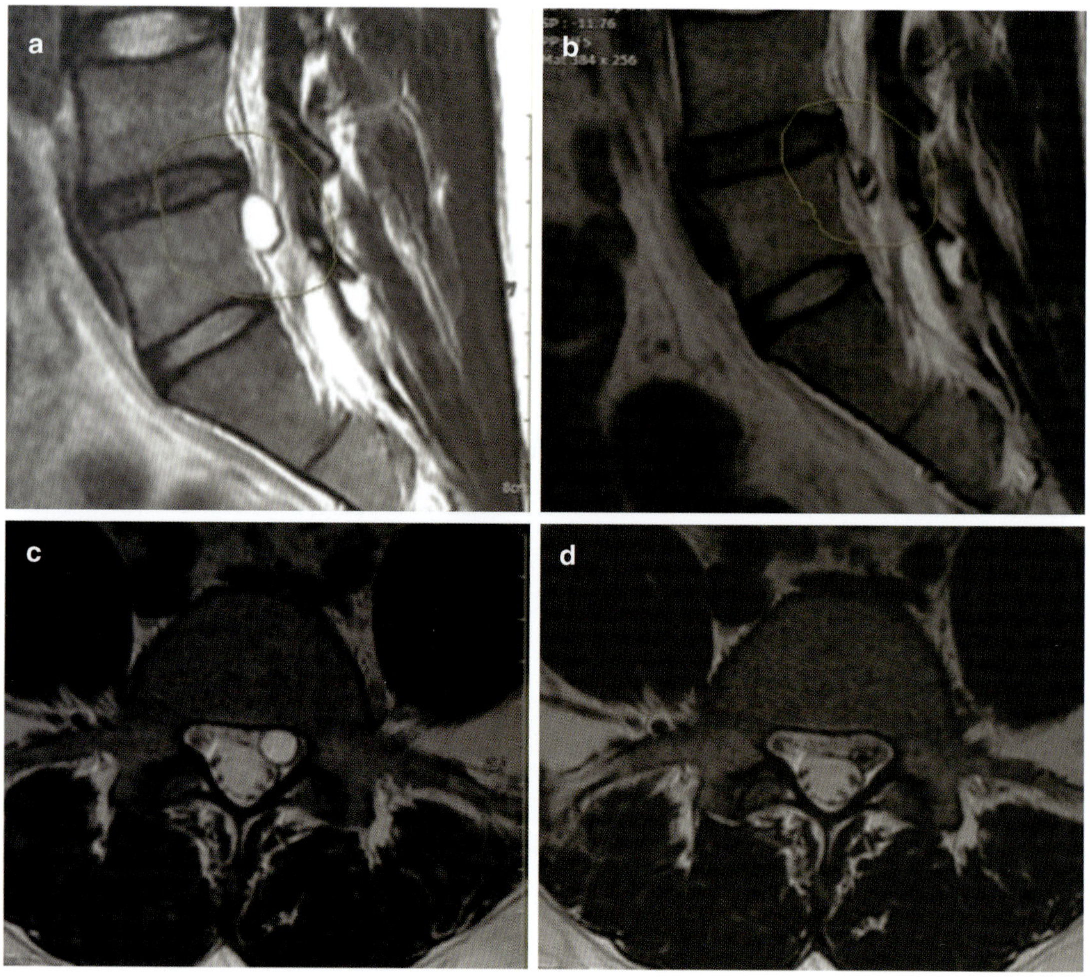

图 28.11　a、c. 术前 MRI 显示椎间盘囊肿。b、d. 术后 MRI

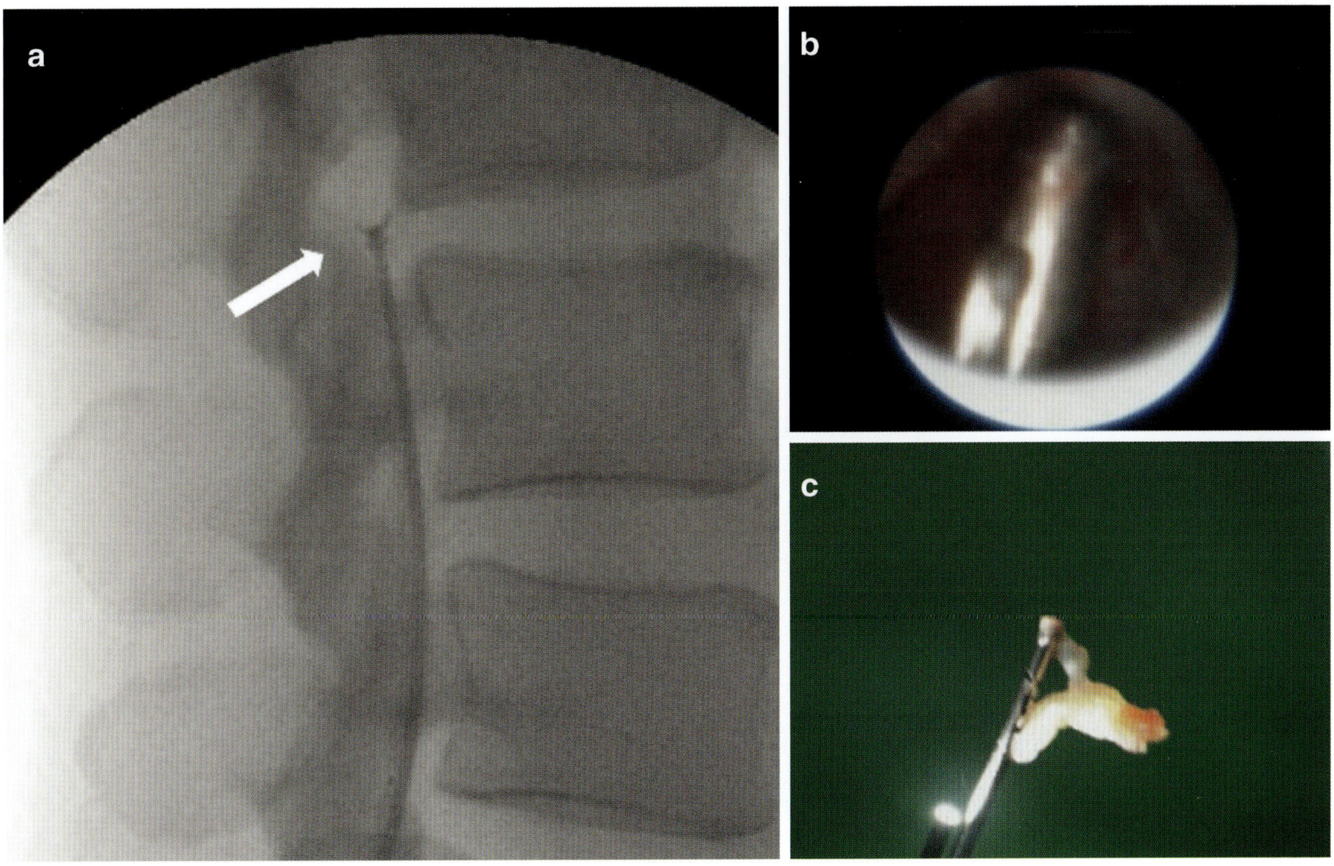

图 28.12　a. 白色箭头指示镊子的双向夹爪。b. 硬膜外镜下看到的镊子。c. 使用镊子进行活检

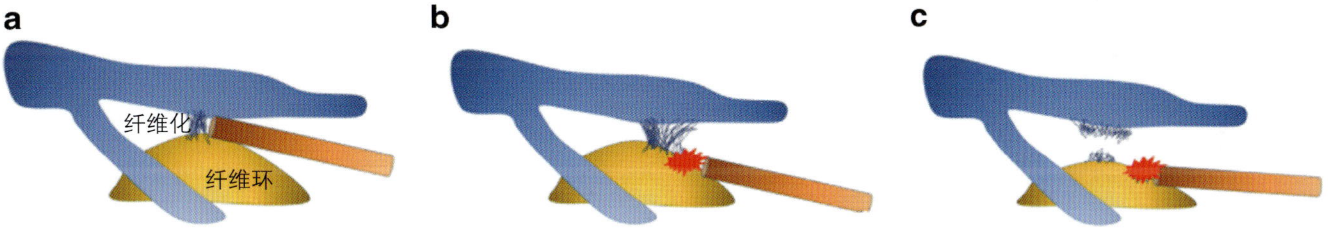

图 28.13　粘连带松解过程。a. 接近病变部位，通过导管进行机械性分离。b. 使用激光切割粘连带。c. 最终阶段，收缩纤维环

纤维环。

与仅使用导管进行粘连松解的手术相比，硬膜外镜检查辅助的手术可以观察手术病灶，从而获得更安全、更有效的结果。生理盐水的使用是该手术的另一个特色，当将生理盐水注入腹侧硬膜外腔，以便通过内镜良好地观察病变表面时，硬膜和纤维环之间的空间由于注入生理盐水量的增加而变得更宽，也便以更好地观察腹侧硬膜外腔。

导管可以从一侧移动到另一侧，使其更靠近病变部位，并且可以通过硬膜外镜检查，利用直视，可以更详细地诊断出哪一部分神经组织粘连在硬膜外结构上。

该手术消除疼痛的机制是用导管去除粘连、纤维化和肉芽组织，将神经与周围组织分离，并用激光烧灼引起疼痛的窦椎神经。也可以通过使用激光，对神经周围组织加热，使其收缩，并破坏黏附在神经根周围的纤维来诱导减压（图 28.13）。

根据最近有关的临床研究，该手术治疗椎间盘突出症的临床结果良好，腰痛或放射性腿部疼痛显著改善，手术失败率或复发率低。

在此过程中，如果导管对神经造成压力，可能会造成神经损伤，所以要小心并仔细观察患者的情况，在手术过程中与患者的沟通很重要，并密切关注患者的反应是预防术后并发症的一种方法。

由于病灶周围形成大量硬膜外静脉复合体，在清除粘连过程中可能会出现硬膜外出血。手术后需要控制出血以防止血肿。

通过硬膜外镜，外科医生可以很快找到出血部位，并可以利用激光凝固作用进行止血。

本研究中的术前和术后数据显示，硬膜外镜手术显示出迅速改善背痛和神经根病的效果。1984年，Ascher 和 Heppner 使用 CO_2 和 Nd 激光去除椎间盘上的少量组织，使椎间盘内压力相应降低，这对改善背痛产生了良好的效果。随着技术的进步，短波长和短组织穿透深度的 Ho:YAG 激光被引入脊柱手术中，提高了安全性和有效性。

总体来说，激光通过切割、汽化、烧灼和焊接组织来破坏软组织。在此过程中，激光引起的热量被传递到受照射的组织，组织发生蛋白质变性而导致纤维环收缩。

用生理盐水冲洗镜头，可以直接观察硬膜外腔，通过硬膜外镜监测整个过程，可以防止激光引起的神经组织热损伤。

在激光发射过程中，观察患者的反应很重要，因为当激光引起的热量到达神经结构时，患者会主诉疼痛。

该手术的最后一步是将抗粘连剂涂抹到硬膜外腔中，以防止术后粘连。

5　总结

硬膜外镜技术是微创手术之一，可以通过骶管裂孔轻松到达腹侧硬膜外腔。通过硬膜外镜，可以直接观察来诊断手术或非手术类型的粘连，并通过插入器械去除纤维化。

由于硬膜外镜系统的发展，可以通过导管插入各种器械，这使得在硬膜外腔内进行各种手术成为可能。目前，我们只能放入一个激光、镊子，但将来，如果我们能放上灵活的钻头或侧射激光、多种器械，硬膜外镜技术的手术范围将会拓展。

参考文献

第 29 章　椎体成形术与椎体后凸成形术

Shih-Min Lee

1　引言

在全世界范围内，老年人口正在迅速增加，因此骨质疏松症和骨折的风险呈上升趋势。目前全世界有超过 2 亿人受到影响。大约 25% 的 70 岁以上女性会经历至少一次椎体压缩性骨折，在 80 岁以上的妇女中，这一比例增加到 50% 以上。因此，据估计，全世界每年约有 140 万例新的骨质疏松性椎体压缩性骨折（OVCF）发生在老年人中。

由于恶性循环，OVCF 与严重疼痛、生活质量差和各种并发症有关。实际上，椎体骨折对大多数日常活动的不良影响几乎与髋部骨折同样严重，此外，身体机能、自尊、身体形象和情绪都可能受到不利影响。

许多治疗策略，包括保守治疗，如卧床休息和药物治疗，经皮椎体成形术（PVP）和经皮椎体后凸成形术（PKP），均可用于治疗 OVCF。自 20 世纪 80 年代引入 PVP 和 2004 年美国食品药品监督管理局（FDA）批准聚甲基丙烯酸甲酯（PMMA）以来，使用 PMMA 的 PVP 已成为控制疼痛和早期恢复日常生活能力的标准治疗方法之一。在韩国，随着 PVP 安全性和有效性的临床证据的积累以及基于 PMMA 的手术材料的进步，自 21 世纪初以来，用于 OVCF 的 PVP 已变得流行。

然而，对于椎体成形术和椎体后凸成形术的有效性和疗效存在许多争议。一些研究质疑其有效性，并提出与保守疼痛管理或安慰剂组（假手术）相比，使用椎体增强术可能没有益处。但最近的大多数研究报道，椎体成形术或椎体后凸成形术可用于疼痛控制，80%~90% 的患者疼痛明显改善、生活质量改善，预后良好，并且与使用保守治疗相比，对于有适当适应证的 OVCF 患者具有成本优势。

很多前瞻性的系列病例表明，80%~90% 的经 PVP 或 PKP 治疗的患者的疼痛得到了快速和持久的缓解。新发骨折的患者中，93% 的病例在椎体成形术后疼痛得到改善。同时，在老年群体的病变中，该疗法对高达 80% 的患者有效。但椎体成形术后潜在的疼痛缓解机制尚不清楚，一些研究表明 PMMA 的化学、热和机械效应可以缓解疼痛。特别的是，骨折微运动刺激终板和骨膜的伤害感受器，机械效应可以使椎体骨折的微运动最小化，这已被认为是最具说服力的理论。

一般来说，一旦确诊 OVCF，一线治疗通常是保守的疼痛管理，伴有或没有一定程度的背部支持和理疗。PVP 或球囊辅助的 PKP 是两种常用的微创椎体增强手术，用于恢复正常椎体高度、减轻疼痛、减少畸形。然而，在手术过程中，液体骨水泥可能渗漏到椎体外间隙、血管或椎管中，因此在治疗 OVCF 患者的节段性后凸方面，该手术的疗效有限。为了解决这些限制，自 20 世纪 90 年代末以来，引入了带有球囊扩张的 PKP。理论上，球囊扩张后，可以在低压下注入有效体积的水泥，且不会有水泥泄漏的风险。此外，球囊扩张增加了塌陷椎体的高度并矫正了节段性后凸。然而，虽然短期放射影像学结果可能比 PVP 更有利（更多的后凸矫正和压缩比），但两种方法的总体临床结果相似。

本章重点介绍 PVP 和 PKP 的详细手术技术，以及它们的一般适应证和术后护理。

2　适应证

确定最佳治疗方案以帮助指导医生治疗 OVCF

患者的方法尚未完善，尽管美国放射协会已经针对不同的治疗方案发布了一些适当的标准，但是在制定护理标准方面仍然缺乏共识。唯一出版的临床实践指南是由美国骨科医师学会（AAOS）制定的。在11项建议中，只有一项有强有力的证据、一项有适度的证据支持。因此，治疗共识是模糊的，这依赖于医生的个人判断。综上所述，没有明确的指南指出椎体增强术应该在哪个位置进行；此外，一些作者建议预防性地使用这些治疗方法，甚至在非骨折的椎体中也是如此。目前，椎体成形术或椎体后凸成形术最常见的适应证是骨质疏松性压缩性骨折和脊柱骨肿瘤。两种疾病的手术技术是相同的，但具体的适应证不同。

2.1　OVCF

大多数OVCF对非手术治疗反应良好，但大约1/3的椎体骨折可能会导致慢性疼痛，10%需要住院治疗，必要的基础条件是通过MRI、CT或X线检查诊断急性或近期压缩性骨折。椎体成形术或后凸成形术的确切适应证尚不清楚，手术的一般适应证和目标如下：

（1）发生新骨折后，尽管进行了适当的保守治疗，但仍持续疼痛。

非手术治疗的适当时间是有争议的。尽管骨折的早期手术和后期手术存在争议，但从疼痛缓解程度、恢复速度和椎体内骨水泥分布来看，早期手术被认为更有利。从成本及收益看，韩国健康保险审查和评估服务建议，在非手术治疗至少2周后，严重疼痛限制日常生活是一个共识适应证，2周保守治疗的例外情况包括：年龄超过80岁，以及有严重合并症的患者，如肺炎、深静脉血栓形成、充血性心力衰竭、未控制的糖尿病、Kummel病和骨肿瘤。对于椎体后凸成形术，韩国健康保险审查和评估服务建议在手术前至少进行3周的非手术保守治疗。

（2）患者剧烈疼痛及患者卧床4天以上。

（3）单个或多个椎体进行性压缩性骨折。

（4）伴有持续不稳且无自发愈合的Kummel病。

（5）预计在卧床期间会出现深静脉血栓、肺炎或褥疮等并发症的老年患者。

（6）为了加强螺钉固定的严重骨质疏松患者。

2.2　肿瘤

在美国，每年大约有2000例新的骨癌和6000例新的软组织肿瘤被诊断出来。其中只有约5%涉及脊柱。原发性脊柱肿瘤的发病率估计为每年每10万人中2.5~8.5例。淋巴系统肿瘤，如浆细胞瘤，通常认为是脊柱肿瘤的讨论对象。一些骨肿瘤特别倾向于脊柱（如成骨细胞瘤），而其他骨肿瘤则只发生在脊柱（如脊索瘤）。

成人脊柱肿瘤多为转移性腺癌、多发性骨髓瘤和骨肉瘤。在每年新诊断的100万癌症病例中，2/3最终会转移。继肺和肝脏之后，骨骼系统是转移性疾病的第三大常见部位，而无论原发肿瘤的起源如何，脊柱是骨骼转移最常见的部位。

尸检结果显示，高达70%的骨转移癌患者在死亡时存在椎体沉积物。在大约70%的病例中，转移灶局限于脊柱的胸部和胸腰椎，22%的病例累及腰椎和骶骨，8%的病例累及颈椎。根据以往的研究，最常见的脊柱转移原发肿瘤是乳腺肿瘤（16.5%）、肺肿瘤（15.6%）、前列腺肿瘤（9.2%）和肾脏肿瘤（6.5%）。12.5%的病例原发病不明。

大多数转移性病变患者的年龄在50~60岁，无性别差异。这些患者有发生病理性椎体骨折和出现脊髓压迫症状并伴有神经功能受损的危险。这种危险伴随着肿瘤治疗的改善和患者预期寿命的延长而增加。

在20世纪80年代，椎体成形术治疗脊柱骨肿瘤的有效性和安全性得到了证实，特别是对于转移性病理性压缩骨折。PVP是一种与脊柱肿瘤相关严重脊柱疼痛的辅助治疗。除止痛作用外，有报道称在尸检中，它可以减缓PMMA注射部位肿瘤的进展，并引起邻近肿瘤组织坏死。但椎体成形术或后凸成形术治疗转移性肿瘤的主要目的是控制疼痛而不是控制肿瘤。可以用PVP治疗的肿瘤如下：①血管瘤；②血液恶性肿瘤（骨髓瘤或淋巴瘤）；③转移性肿瘤（肾癌、乳腺癌、肺癌、肝癌、膀胱癌、甲状腺癌或前列腺癌）；④嗜铬细胞瘤。

3　禁忌证

（1）与骨折无关的疼痛。

（2）感染。

（3）凝血障碍。

（4）神经系统损害包括瘫痪或排尿/排便异常：脊髓或神经根的撞击，转移性肿瘤的硬膜外延伸，以及累及椎管（如果开放手术更合适）。

（5）术中椎弓根可见性受损。

（6）患者一般情况不佳，不能坚持俯卧位。

（7）扁平椎（相对的）。

（8）对PMMA成分过敏或造影剂过敏。

（9）计划怀孕的、哺乳期和有生育能力的女性。

（10）实体组织或成骨细胞肿瘤。

4　手术步骤

椎体成形术/椎体后凸成形术的关键准备工作包括高质量的透视检查（C臂），使用小注射器（1 mL）（推注骨水泥用），导丝，大直径（8G）套管和具有放射不透性和高黏度、适应性的骨水泥。

椎体成形术/后凸成形术的关键步骤如下：

（1）定位和监测患者，并确保静脉通路。

（2）叠加前的图像控制和标记待处理的椎体水平。

（3）局部麻醉与椎弓根一致，有或没有镇静剂（除非使用全身麻醉）。

（4）穿刺切口。

（5）调整骨髓针，伴有或不伴有插入导丝和放置填充套管。

（6）如果是后凸成形术，则插入球囊器械并扩大球囊。

（7）根据制造商的说明配制骨水泥，并分配到小注射器中。

（8）骨水泥应具有足够的黏度，用1 mL注射器或套管推注高黏性骨水泥。

（9）取出骨髓针或套管，待骨水泥固化后缝合。

（10）在某些情况下，可以采用单侧或椎弓根外侧入路。

（1）将患者置于俯卧位，做好监护，并确保静脉通路。

所有椎体成形术均采用俯卧位，患者躺在带C臂的透视床上。在基本步骤中，使用无菌巾广泛覆盖手术水平（图29.1）。

（2）通过在前后（AP）位和侧位上X线透视的真实影像图像确认手术位置。

绘制标记椎体的椎弓根和边缘（图29.2）。

（3）局部麻醉与椎弓根一致，给予或不给予镇静药物（除非使用全身麻醉）。

将患者置于透视床上俯卧位后，给予局部麻醉和咪达唑仑或地西泮轻微镇静。

（4）在穿刺点进行穿刺。

根据术前MRI/CT图像或患者肥胖情况，距离椎弓根外侧缘0.5~1 cm（图29.3），使用11G刀片进行穿刺切口。

（5）在透视引导下插入骨髓针（Jamshidi针）。

通过双侧经椎弓根入路将10G椎体成形术针插入椎体。虽然进针点可能因椎体成形术的靶区而异，但其一般在左椎弓根9—11点钟方位和右椎弓根1—3点钟方位（图29.4）。

在AP位图像中，当针的末端接近椎弓根内侧缘时，我们应该检查侧位，以确保椎管不受损伤。如果针的末端在AP位视图中位于椎弓根环的内侧，在侧位视图中位于椎体背缘的后方，则怀疑穿刺针已侵入中央椎管。术者还应该根据AP位和侧位透视的不同情况修改插入轨迹（图29.5）。

此外，针的推进可能因椎体成形术的靶区而异。但随着穿刺针的发展，通常最好从椎体后上角到前下角对角穿刺，以覆盖尽可能多的椎体区域（图29.6）。

一般来说，双侧经椎弓根入路是首选的，因为有足够的骨水泥分布（图29.7）。

一些外科医生更喜欢在骨水泥注射过程中插入导丝，放置工作通道和填充套管（骨空洞填充物），以获得低压力和足够的体积。对于椎体后凸成形术，则必须插入导丝和置入厚套管（工作通道）（图29.8）。

（6）如果是后凸成形术，则插入球囊器械并扩大球囊。

球囊膨胀装置可用于椎体后凸成形术，在插入

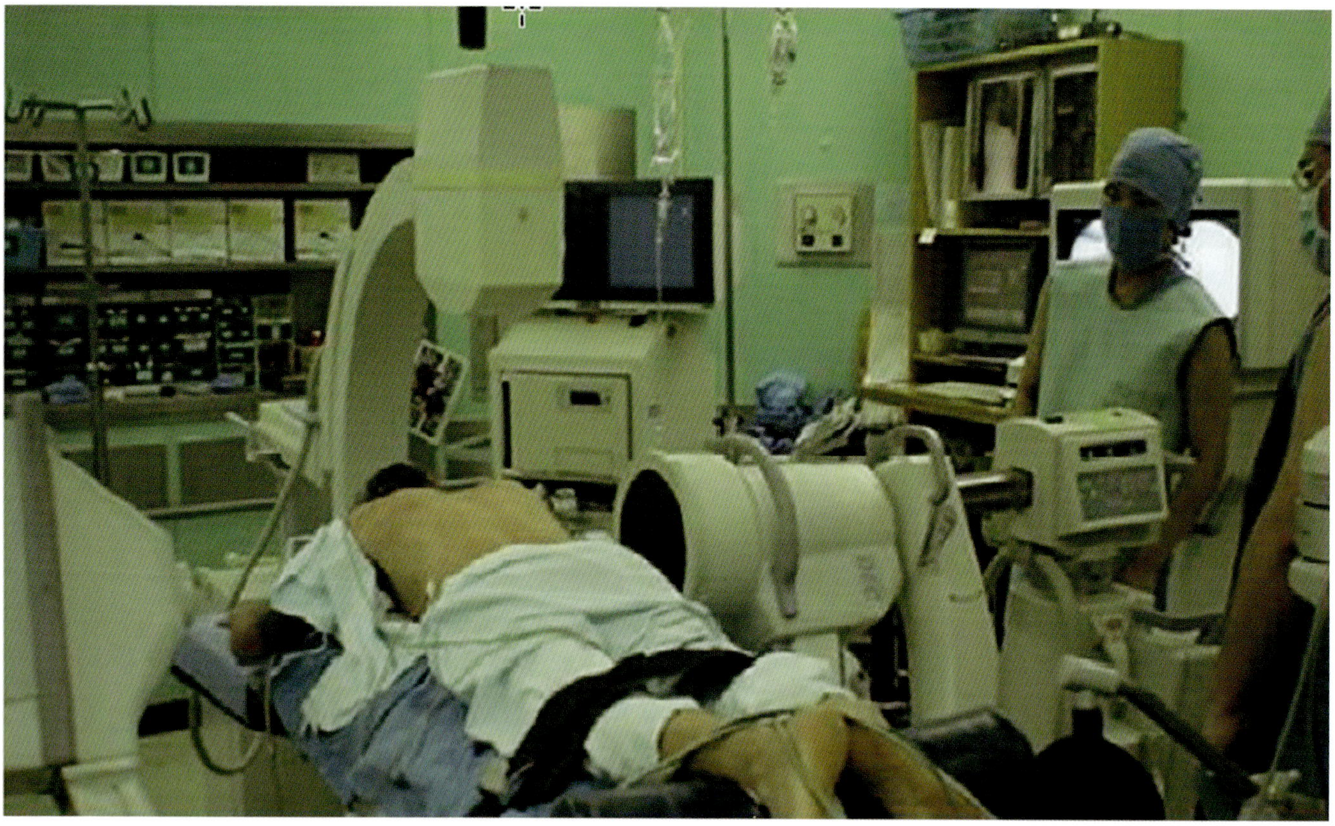

图 29.1 俯卧在脊柱床上的患者和 C 臂的设置

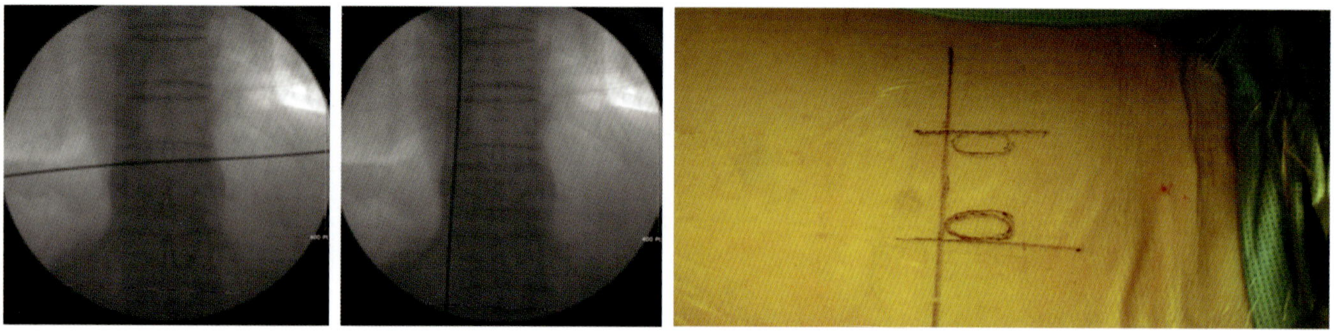

图 29.2 使用导丝标记椎体和椎弓根

工作通道并移除导丝后，在椎体腹缘后方 2 mm 处，通过扭转手钻并插入，可在椎体中形成一个空间。然后将填充套管插入并移动到椎体中以确认椎体中的空白空间。随后将球囊插入靶腔，在 C 臂引导下用含液造影剂对球囊进行充气，提升椎体高度。同样的操作可以同时在对侧进行。当球囊的压力过高时，球囊可能会破裂，所以要小心操作，球囊压力不要超过 110 kg/in^2。而且当球囊体积过大时，椎体终板可能被破坏；因此，在充气扩张时应注意透视，一般情况下，推荐最大膨胀体积为 3~4.5 mL（图 29.9 和图 29.10）。

（7）根据制造商的说明制备骨水泥，并将骨水泥分配到小注射器或推注器中。

通常，每个过程都设置为高黏度，类似于牙膏的黏度，大约在骨水泥混合后 5 min。高黏度 PVP 不仅降低了椎旁区和周围静脉水泥渗漏的风险，而且具有令人满意的临床效果。

（8）适当黏度、高黏滞的骨水泥用 1 mL 注射

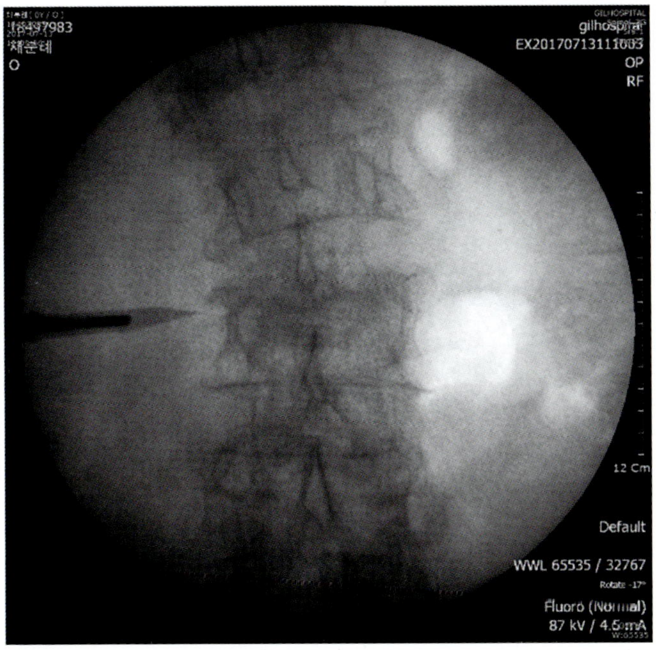

图 29.3　使用 11G 刀片刺穿切口

器或推注器注入。

使用 1 mL 注射器或推注器缓慢注射 PMMA，直到在椎体中获得满意的填充和分布，注入 PMMA 的体积根据文献和外科医生的判断来确定（图 29.11）。

外科医生不必为了追求更好的临床效果而被迫注射特定体积的水泥，而应努力实现对单个椎体的安全填充，但是对于水泥的最佳注入量，存在一些争议。尽管椎体成形术中注射更大体积的骨水泥会增加椎体外渗漏或相邻椎体骨折的风险，但它能更大限度地改善后凸畸形。

此外，抗压度和椎间盘内压力也随水泥填充量的增加而增加。根据以往文献，恢复强度和刚度平均需要椎体水泥填充率分别达到 16.2% 和 29.8%，

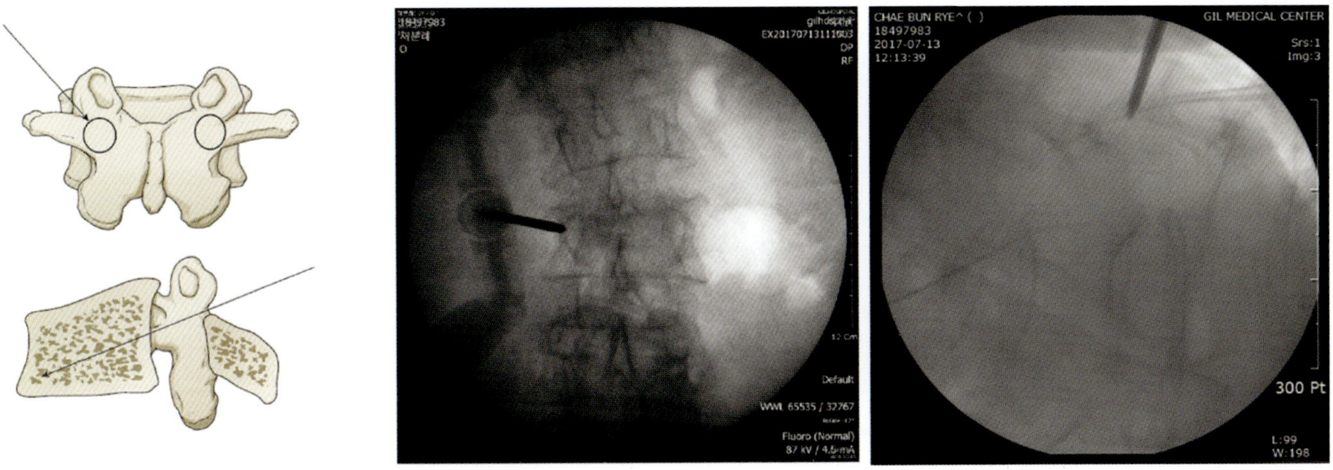

图 29.4　侧视图中的进针点和轨迹

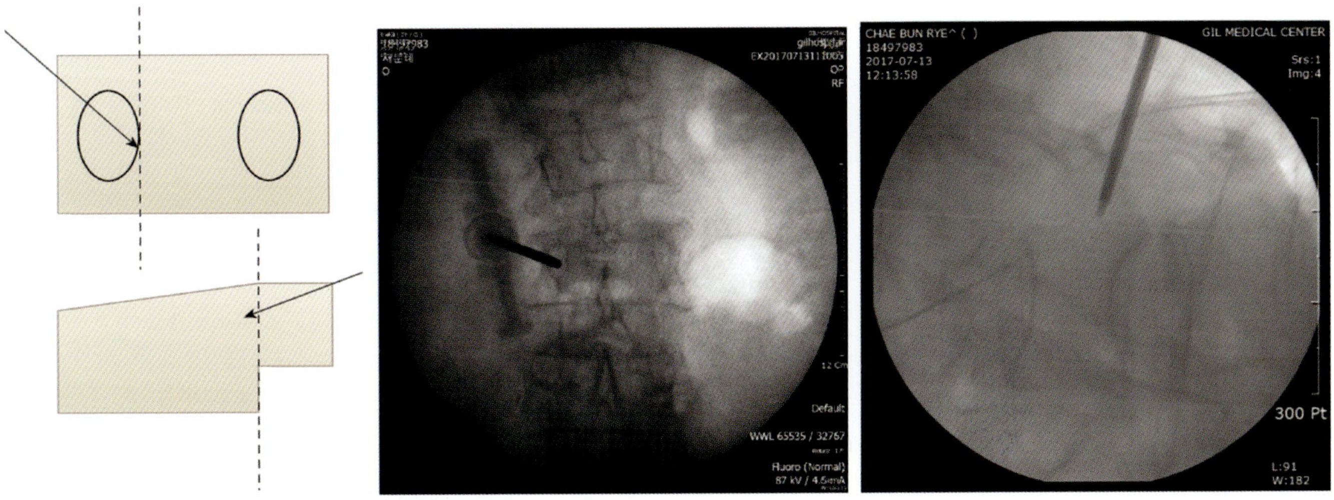

图 29.5　通过椎弓根插入针头，不侵犯中央管

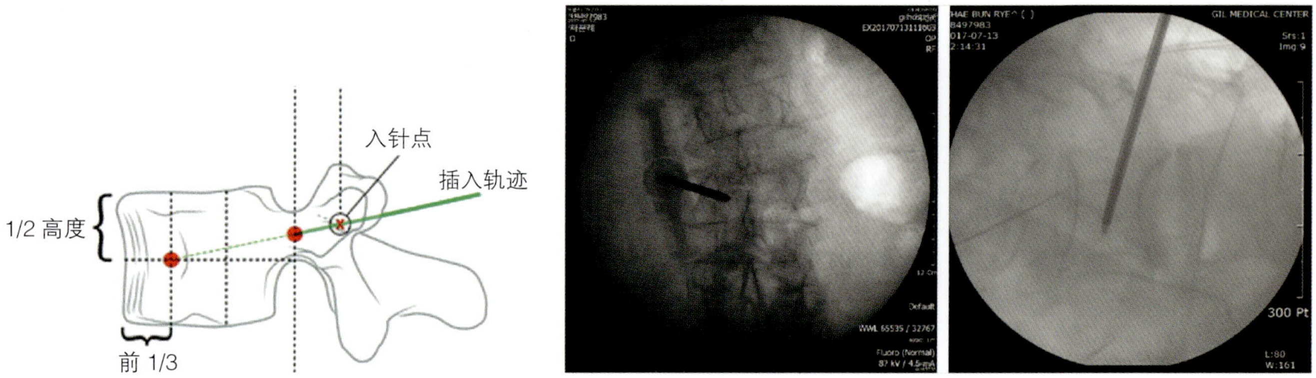

图 29.6　将针斜向推进椎体前部

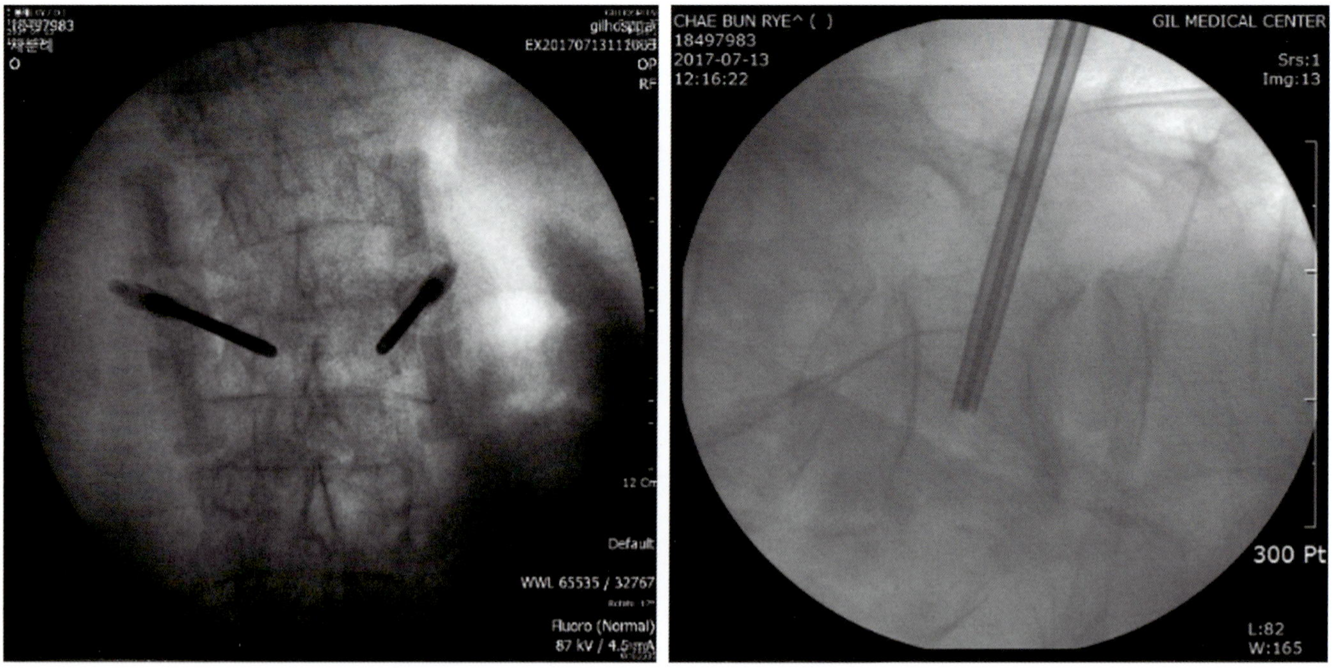

图 29.7　通过双侧经椎弓根入路确定针的最终位置

图 29.8　插入套管或骨间隙过滤器

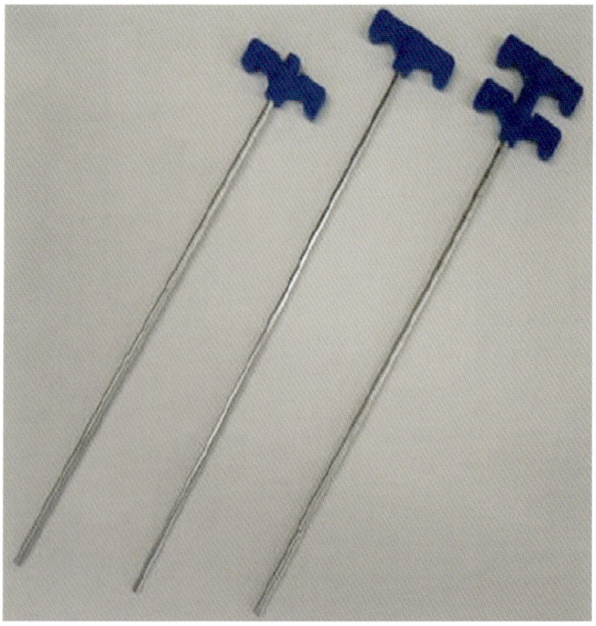

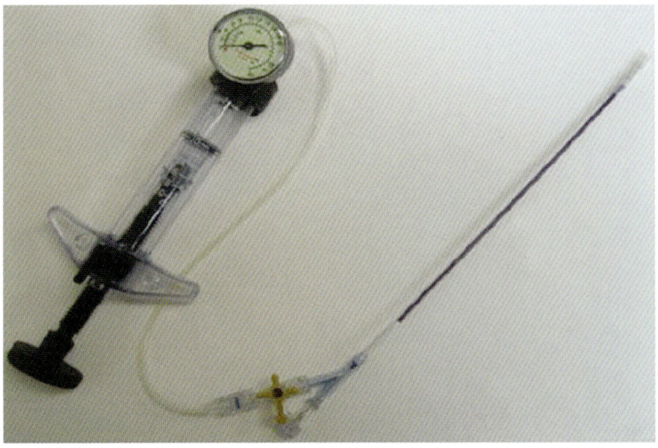

图 29.9　气囊充气装置

约 15% 的水泥填充量是极限，超过该极限后压缩刚度不会显著增加，或者可以检测到椎间盘内压力，这是我们推荐椎体成形术的最小骨水泥体积。换句话说，关于胸腰椎，这一发现表明平均 4~6 mL/ 椎体的水泥注射量是合适的。

关于骨水泥的分布位置，骨水泥在任何位置，中央或外侧的增强和最终压缩状态之间，椎体高度没有显著差异。此外，注射的中心和外侧位置之间的高度损失没有显著差异。在 PVP 中使用骨间隙填充剂可以增加骨水泥的注入量，并且易于控制 PMMA 的深度和方向，从而减少骨水泥的渗漏。然而，填充套管组和 Jamshidi 针组的疼痛改善没有差异，在 PVP 中使用的填充套管可能是在特定情况下 Jamshidi 针的替代品。

在注射骨水泥时，应经常进行透视检查以检查是否有渗漏。如果发现有，必须将针重新定位，骨水泥应处于硬化状态，或者在极端情况下暂停手术。

（9）取出骨髓针或填充套管并缝合切口。

在确认 PMMA 已充分硬化后，应从椎体中取出针或套管。如果针在骨水泥充分硬化之前拔出，骨水泥可能沿着针道渗漏。最后，使用 3-0 尼龙线和皮肤创口贴在每一侧进行皮肤缝合并覆盖创口。

（10）单侧或椎弓根外入路。

在经椎弓根入路困难的情况下，如胸椎中段或上段，椎弓根直径极小，或在透视下看不见椎弓根，单侧椎弓根外入路是可行的。在 AP 位上，Jamshidi 针的进针点远离椎弓根外侧缘，进针角度较经椎弓根入路平缓。在胸椎中上段水平，针的插入点在肋横关节处，插入角度温和，通常为 45°。靶方向在 AP 位为椎体对侧下角，侧位为椎体前下角。侧位上针端在椎体后缘腹侧时，在 AP 位上针端应保持在椎弓根外侧缘边缘外。通常，针尖在正位和侧位上位于椎体的中心，手术过程与经椎弓根入路相同（图 29.12）。

对于疼痛性 OVCF 患者，双侧和单侧骨水泥增强术都是相对安全有效的治疗方法。与双侧手术相比，在缓解疼痛、改善生活质量和减少手术相关并发症方面，单侧手术治疗 OVCF 的临床效果与双侧手术相似。但与双侧手术相比，单侧手术手术时间更短、辐射剂量更小、注射水泥体积更小、水泥泄漏更少、手术相关费用更低。

5　并发症及案例展示

（1）相邻椎体新发压缩性骨折或再骨折。

经骨水泥加固后相邻节段椎体的骨折风险增加，但需要考虑 OVCF 的自然进展，因为随着骨折数量的增加，新骨折的风险呈指数增长。因此，一些研究认为骨水泥增强术对复发率没有影响，我们需要更大规模的系统研究或大数据研究来证实这一结论。

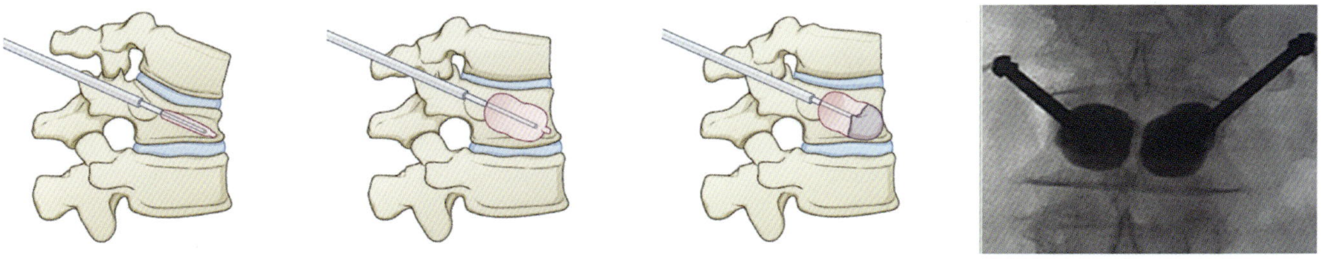

图 29.10　对角线球囊插入，类似于椎体成形术，并充分置入双侧球囊

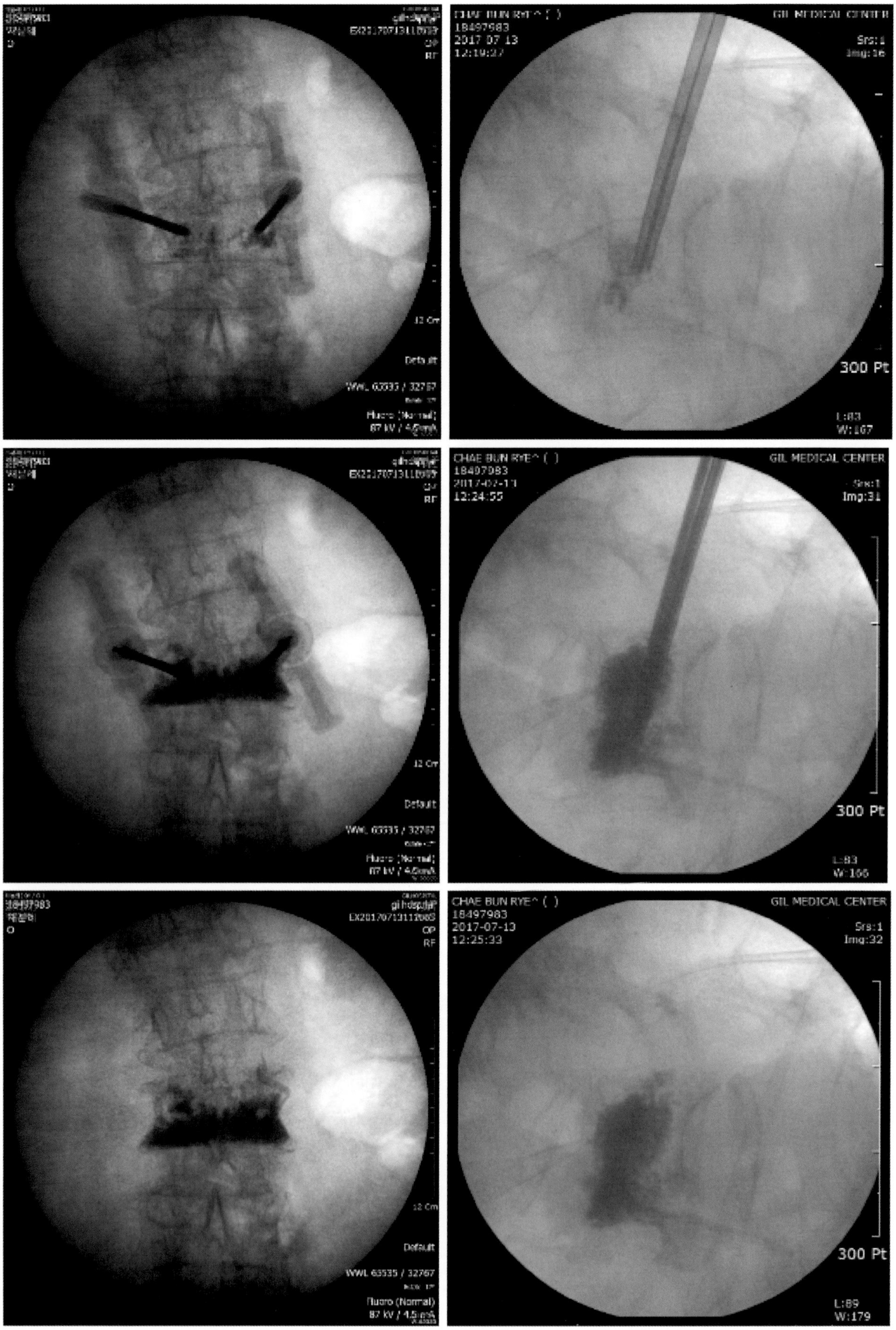

图 29.11 骨水泥注射过程中连续透视

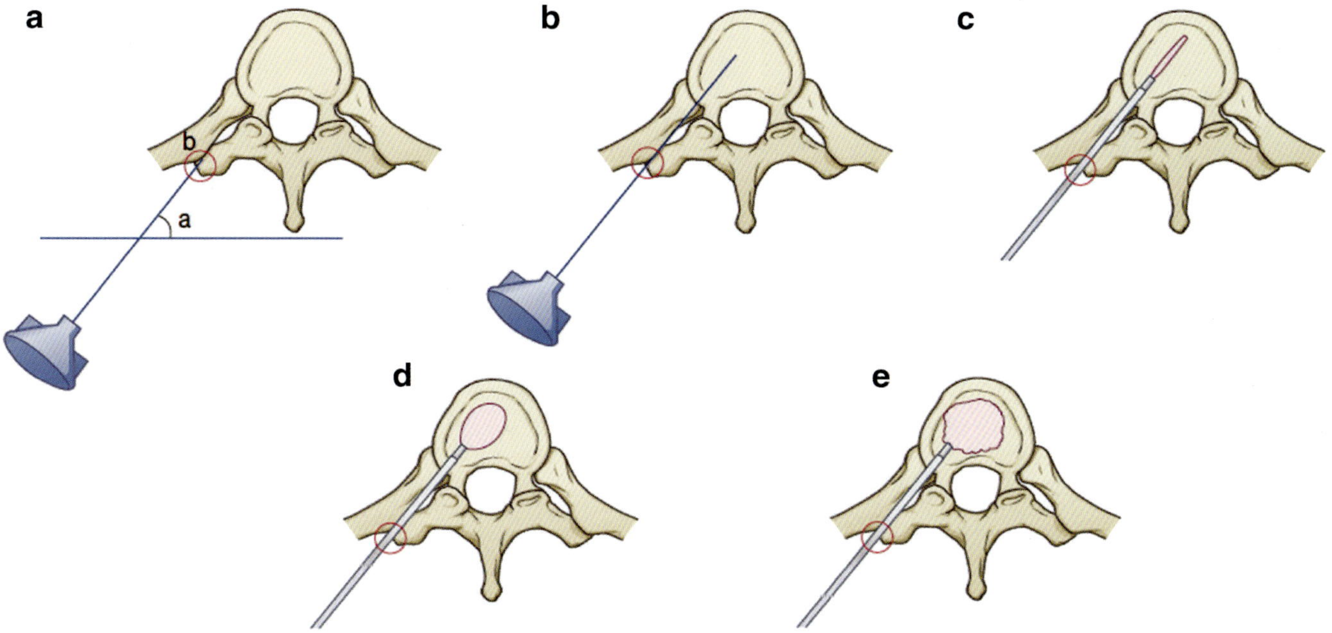

图 29.12　a. 插入针靶向肋椎交界处。b. 通过肋椎交界处将针推进椎体中心。c. 插入球囊。d. 球囊膨胀。e. 骨水泥注入

（2）椎外骨水泥渗漏。

PVP 和 PKP 的骨水泥渗漏发生率分别为 54.7% 和 18.4%（范围 14%~72%）。该荟萃分析的结果表明，椎体成形术或椎体后凸成形术后，椎体裂、皮质破裂、低水泥黏度和大量注射骨水泥的患者可能存在较高的骨水泥泄漏风险（图 29.13）。

（3）短时间发热。

（4）疼痛短暂加剧。

（5）肋骨和胸骨骨折。

（6）椎弓根骨折。

（7）横突骨折。

（8）神经系统并发症：椎管侵犯、脊髓损伤、神经根受压（图 29.14）。

（9）感染。

（10）骨水泥栓塞：肺、肾、心、脑。

（11）脂肪栓塞。

（12）骨水泥毒性。

6　总结

椎体成形术和后凸成形术是一种简单、微创的手术，用于骨质疏松性压缩性骨折或椎体肿瘤（如转移或血液恶性肿瘤）。患者可有效控制疼痛和快速恢复日常生活活动能力。外科医生应熟悉合适的适应证，准确详细的手术技术和知识，以及可能的并发症。这些手术可以应对老年人口的增长和压缩性骨折发病率的增加。

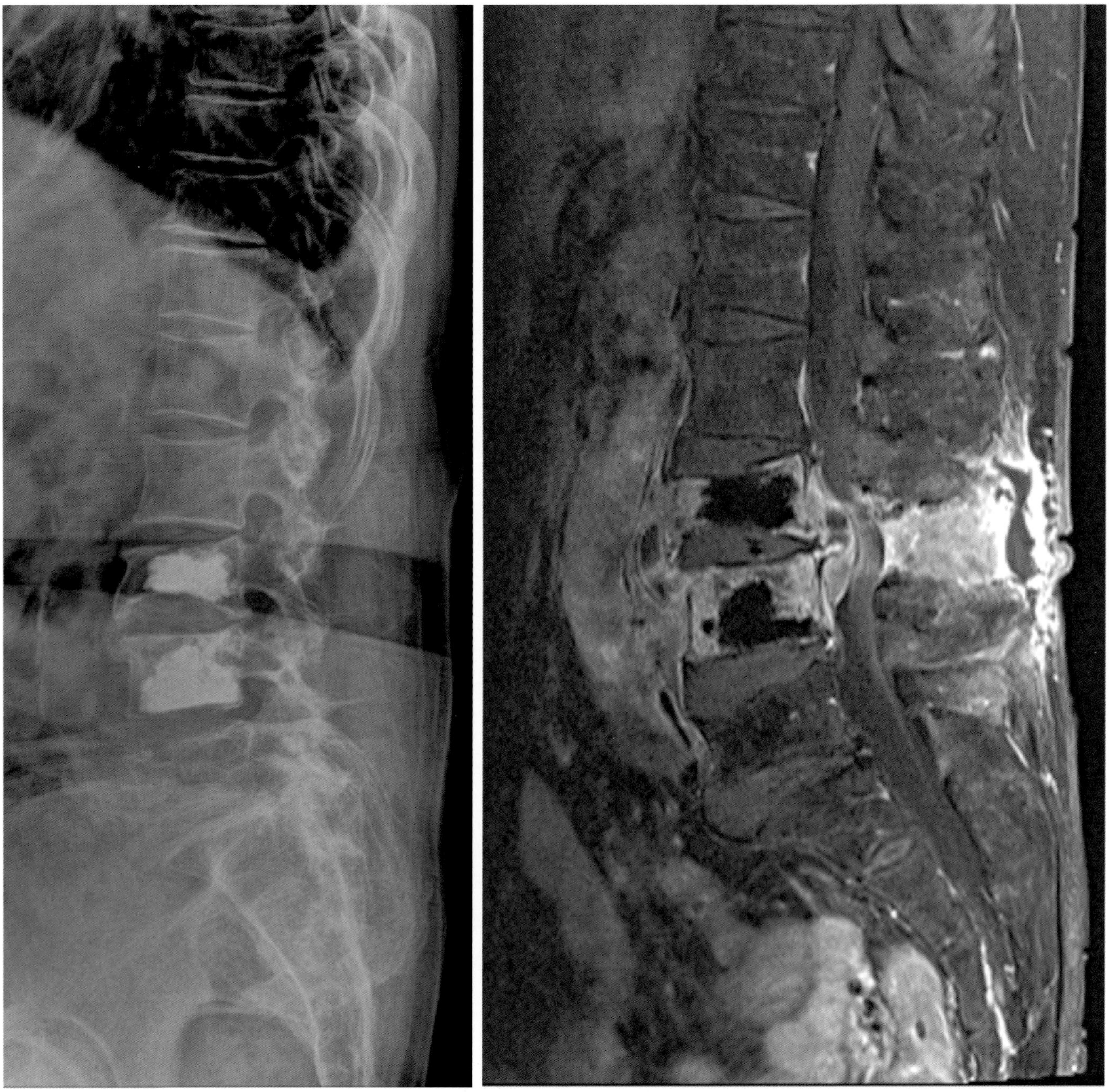

图 29.13　案例展示。一名 73 岁女性患者，在 L4 和 L5 椎体成形术后 3 个月出现手术部位感染

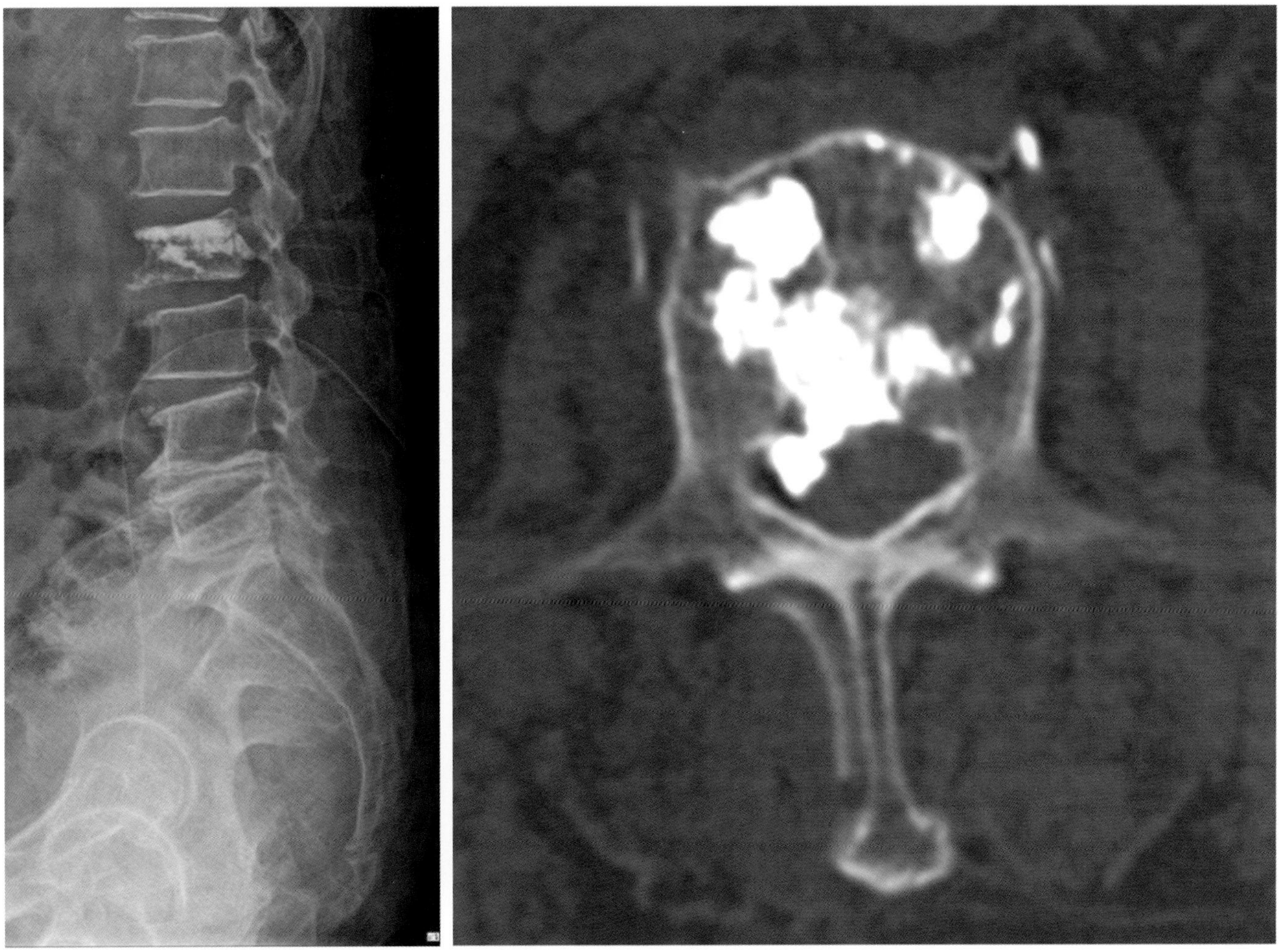

图 29.14　案例展示。一名 75 岁女性患者，L2 椎体成形术后骨水泥渗入中央椎管

参考文献

第四部分

运动保留技术

第 30 章　运动保留技术的历史和基本概念

Seung Myung Lee

1　引言

脊柱椎间融合和螺钉固定是治疗退行性脊柱疾病的常用手术技术。长期以来，外科医生一直将其作为一种技术，用于在手术切除各种脊柱结构以进行神经减压后促进脊柱稳定。在颈椎病或椎间盘突出症的病例中，颈前路椎间盘切除融合术（ACDF）是最常见、完善的手术治疗方法。自 1950 年由 Robinson 和 Smith 首次报道，之后又由 Cloward 等报道了其治疗许多颈椎退行性疾病并取得了较好疗效。其中之一是胸腰椎融合，在过去的几十年里有了显著的改善。

然而，融合技术的根本缺点是它取代了固定状态下功能移动和稳定的节段。在颈椎节段间物理应力分析中，节段间固定增加了纵向应变，导致相邻节段的张力增加。这被认为会加速相邻节段的退行性改变。放射学检查已经观察到了骨赘的形成和融合后相邻节段的不稳定变化。然而，这些变化并不总是与临床表现一致。此外，与骨移植相关的副作用也不容忽视。为了克服融合手术的这些缺点，各种运动保留的动态稳定概念和相关装置被开发出来。

2　运动保留技术

颈椎人工椎间盘置换术（CADR）最近被提出作为融合手术的替代方法。理论上，CADR 具有维持颈椎节段活动、防止相邻节段退行性改变、维持髓核高度和稳定性的优点。此外，它还减少了因限制颈椎活动而引起的副作用，直到融合手术后椎间融合发生，使患者能够迅速恢复到以前的正常功能。然而，自 5 年随访报告发布以来，CADR 的负面结果比预期的要多。我们认为，这一负面结果缩小了手术指征，与初始阶段相比，显著减少了 CADR 的手术频率。典型的例子包括由于异位骨化引起的术后颈椎后凸、椎间盘周围骨融合延迟、不对称终板治疗，以及因脊柱稳定性和经济可行性恶化而加重轴向疼痛。另一方面，有许多统计上显著的乐观结果，如观察超过 5 年的融合矫正手术率和运动因素维持率。

在腰椎退行性椎间盘疾病的手术治疗中，腰椎人工椎间盘置换术（LADR）已被开发出来，以克服经典骨融合术的缺点，如假关节、移植物相关并发症和邻近节段综合征。它的发展是为了保护脊柱和维持正常的脊柱力学。初步临床结果显示治疗效果满意。然而，在长期随访中发现，邻近节段综合征的发生率并无明显差异，而且有许多报道称，随着时间的推移，初始治疗效果逐渐下降。因此，该领域的使用频率和兴趣度逐渐下降。

棘突间装置（Interspinous Process Device, IPD）是一种用于插入和固定脊柱后柱棘突的器械。首先，它作为一种动态稳定方法被开发和商业化，以避免矢状面伸展和椎间盘内压力，恢复椎间孔高度，并在没有节段间固定的情况下提供脊柱稳定性。根据 20 世纪 50 年代棘突间装置的文献记录，Knowles 在棘突之间插入了一个金属结构。类似的产品已经生产了几十年。虽然许多关于生物力学实验的临床期刊已经发表，但长期结果仍然存在争议。

最后，采用螺钉和动力杆系统进行动态后路稳定。该方法采用了现有的控制脊柱节段中性位置、控制矢状面屈伸、减少椎间盘负荷、调节运动、调节节段内负荷分布的原理。对于预防融合过程中发生的问题和运动保留技术具有重要意义。迄今为止，已经开发了各种类型的产品并尝试与椎弓根螺钉联合使用，但它们还不能取代融合手术，仅作为融合技术的辅助手段。动态后路稳定的概念和原理已经在一定程度上扎根，但目前还没有长期的随访研究满足这一概念和原理。

3 总结

- CADR 是 ACDF 的一个很好的替代技术。
- LADR 的有效性已被评价为不令人满意，其应用频率正在逐渐减少。
- 尽管 IPD 和螺钉动力棒系统正在以各种方式进行测试，但它们不能完全取代融合手术，需要更多的长期随访数据。

参考文献

第 31 章　颈椎人工椎间盘置换术

Jung-Woo Hur, Doo Yong Choi, Seungchan Yoo

1　引言

多年来，颈前路椎间盘切除融合术（ACDF）一直是治疗症状性颈椎间盘疾病（CDD）的“金标准”手术。ACDF 手术是一种可靠的方法，可以实现广泛的神经减压和脊柱稳定。尽管可以获得成功的临床结果，但 ACDF 存在许多局限性，包括颈椎活动范围（ROM）的丧失、术后吞咽困难、假关节或不愈合、器械失效以及相邻椎间盘节段运动增加。

颈椎融合后邻近节段退变仍然是一个主要问题，这是正常颈椎运动生物力学改变的直接结果。任何给定节段的运动停止都会导致结构体上、下椎间盘间隙的应力增加，加速退变过程。这种现象的放射学表现被定义为相邻节段变性，症状性变性导致的神经根型颈椎病或脊髓型颈椎病被诊断为邻近节段退变（ASD）。

研究人员在许多临床研究中证实了术后 ASD 的发生。Hilbrand 等报道，每年有 2.9% 的患者接受 ACDF 后很可能发展为 ASD，需要额外的颈椎干预。在这个 10 年的随访研究中，作者估计 25% 的患者会出现邻近节段变性的放射学证据，其中 2/3 最终会发展为 ASD，需要额外的手术。Bydon 等报道，患者在融合指数水平以上的颅段比尾段更容易发生 ASD，并预测 10 年 ASD 的发生率为 31%。

多年来，脊柱外科医生一直试图找到一种替代手术来避免与 ACDF 相关的不必要的术后并发症。生物力学分析表明，ACDF 在屈伸运动中增加了椎间盘内压力和 ROM。因此，从理论上讲，与融合手术相比，运动保留技术可以减少邻近椎间盘水平的应力，从而减少医源性邻近节段退变。最近，颈椎人工椎间盘置换术（CADR）或颈椎间盘置换术（CDA）已成为流行和广泛认为是可接受的替代方案以减轻症状性 CDD。

ADR 最初用于保护和恢复颈椎下轴生理生物力学和自然节段运动。作为一种运动保留技术，其目的是避免与融合相关的并发症，减轻相邻节段的负荷，最终减少或消除发展的风险。在过去的几年中，进行了一系列随机对照试验（RCT），临床数据证明可以保持术前运动。最近的研究也表明，ADR 手术具有成本效益，其临床结果在长期随访中与 ACDF 相当。

2　适应证和禁忌证

谨慎的患者选择是实现接受颈椎间盘置换术患者获得良好预后的关键。目前，颈椎人工椎间盘置换术（CADR）的适应证包括：成人患者中 C3~C7 单节段或连续两节段的颈椎间盘疾病，临床表现为颈椎神经根病和 / 或脊髓病，且对保守治疗无效。CADR 的适应证总结于表 31.1。CADR 的禁忌证包括代谢性骨病或骨质疏松症，如恶性肿瘤、炎症性脊椎关节病、关节突关节炎、后纵韧带骨化（OPLL）、术前指数水平手术、活动性或既往感染、对植入物过敏、先天性颈椎狭窄、节段性颈椎不稳。

椎间高度应≥ 3 mm，以确保装置的插入不会造成过大的牵开，从而对颈椎后路结构施加过大的压力。动态不稳定（在侧位 X 线片上平移＞ 3.5 mm）的患者不建议进行颈椎关节置换术，因为不需要保留活动能力。先前存在的＞ 15° 的颈椎后凸畸形被认为是颈椎关节置换术的禁忌证，因为严重的后凸畸形通常会与脊柱后部病变（黄韧带肥大、小关节囊增厚等）共存。由于关节突关节病变导致严重轴

表 31.1　颈椎人工椎间盘置换术的适应证

适应证
· C3~C7 单节段或连续两节段的病变，适用于以下情况：
– 难治性神经根病（伴或不伴颈痛）和 / 或脊髓病
· 并且至少符合以下一项：
– 髓核突出
– 椎体骨赘形成（通过骨赘定义的脊椎退行性病变）
– 与相邻节段相比，椎间盘高度明显丢失
· 骨骼发育成熟的患者
· 保守治疗失败达 6 周
· 无手术禁忌证

性颈痛的患者也应该得到适当的建议，因为这些症状可能不会改善，当严重的关节病变导致不稳定时，CADR 可能不是最佳的手术选择。

目前，没有 CADR 装置获得美国 FDA 批准用于超过 2 个连续水平，或与先前或同时置入的相邻水平联合使用 ACDF（即 Hybrid 结构）。有限的情况下，多级别（3 级或 4 级）CADR 可用于轻度或中度多级别神经根型颈椎病 / 脊髓型颈椎病患者。晚期椎间盘退行性变（＞ 2 级），与轴性颈痛相关的关节突退变，以及脊髓周向受压（脊髓周围＜ 6 mm 的部分）是多发性脊髓硬化的禁忌证。

尽管已有研究报告了良好的临床和放射学结果，但 FDA 尚未批准混合适应证。混合结构对于不同阶段的颈椎病患者是一种有效的选择，而 CADR 可用于颈椎病程度较轻或运动范围较大的患者。

2.1　手术技术

2.1.1　体位

患者取平卧位，保持中立位，颈部勿过伸。前额固定在中线位置。在理想的体位下，侧位透视下终板与足部平行垂直，正位透视下棘突位于中线。应注意避免颈部过伸（图 31.1）。

肩部向下固定，以便在手术期间进行透视。

2.1.2　切口及分离

（a）沿着自然的皮肤折痕做一个标准的横向皮肤切口。颈阔肌沿皮肤切口横切。切开颈阔肌后，就能看到胸锁乳突肌的前缘，在胸锁乳突肌前缘解剖后进行活动，钝性手指解剖，可以到达颈动脉鞘内侧、气管和食管外侧的椎前筋膜（图 31.2）。

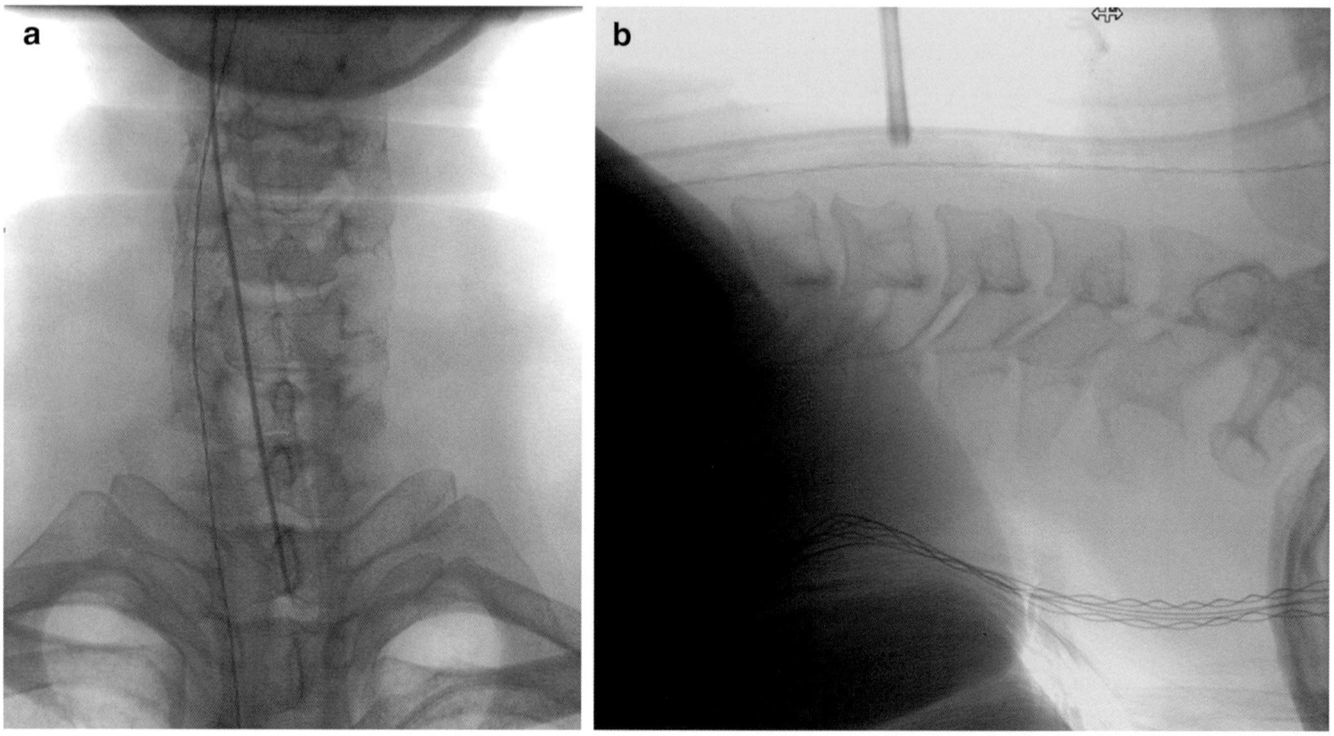

图 31.1　ADR 患者的定位，C4–C5。a. 棘突应位于正位片中线。b. 端板应平行并垂直于头部，避免颈部过度伸展

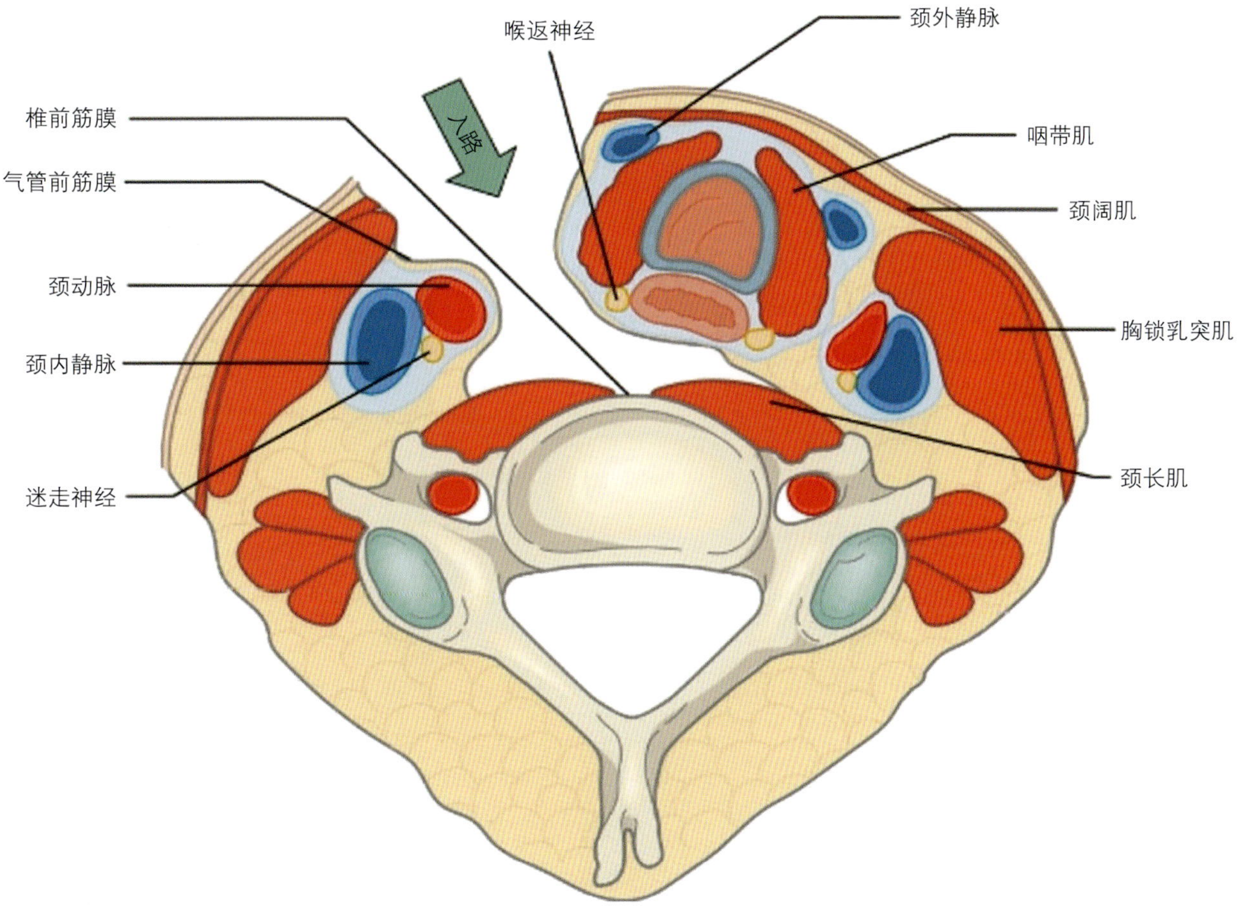

图 31.2 颈椎人工椎间盘置换术入路。与 ACDF 的方法相同

（b）随着椎前筋膜的剥离，椎间盘和椎间盘两侧的颈长肌（中线的标志）暴露出来。使用双极电凝和自动牵开器来移动颈长肌。前骨赘应切除。

（c）根据关节成形术系统的不同，可以插入牵引针。在与终板平行的中线插入一引脚。

2.1.3 空间准备

（a）采用刮匙和垂体钳进行全椎间盘切除术。对上、下终板钻孔使其平行（图 31.3），如果松质骨暴露在外，可能会发生下沉和异位骨化，因此必须保留骨终板。

（b）双侧行椎间孔减压术部分切除非椎间关节。与 ACDF 不同，椎间盘置换不会自行恢复椎间孔高度，因此应充分进行直接减压。

2.1.4 人工椎间盘置入

（a）测量大小：将试模插入椎间盘间隙并检查

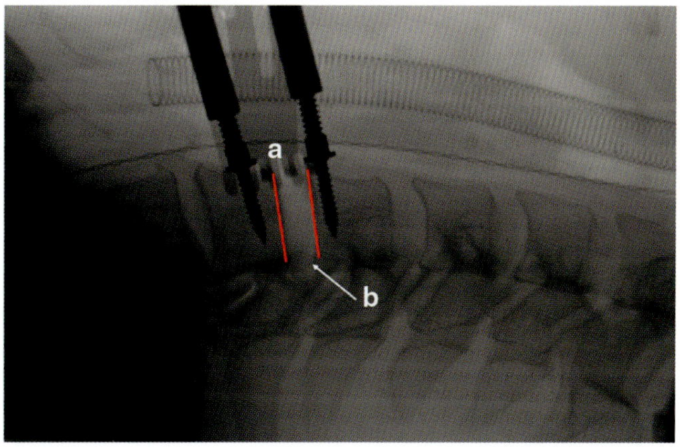

图 31.3 终板准备。两条红色实线（a）指示终板彼此平行。白色箭头（b）指示通过钩椎关节切除直接减压

X 线片以确定人工间盘装置的适当尺寸（宽度、深度、高度）。椎体终板最大覆盖的宽度和深度可使下沉和错位的风险降到最低。身高过大可导致运动受限或节段性后凸。

（b）椎间盘放置：根据人工椎间盘装置的类型，放置方法略有不同。带有龙骨或轨道的设备在放置前需要铣削或切割龙骨 / 轨道（Prodisc® C, Prestige® LP, Simplify®，M6–C, Secure®–C）（图 31.4）。Mobi–C®（图 31.5）是一种自冷却装置，插入时无须切割龙骨。Bryan®，需要在椎体终板上形成一个凹面。关节成形术设备必须准确地居中才能正常工作。通常有专门的切割装置和插入器。

（c）最后，通过三维成像来确定器件的正确位置。

2.1.5 关闭伤口

（a）用 Vycryl 线重新缝合颈阔肌和皮下层。

（b）皮肤用皮肤黏合剂闭合。

3 术后思考及案例展示（如适用）

3.1 节段活动范围

许多研究报道，在大多数手术节段中，CADR 可保持节段活动 5~10 年。最近，Colman 等进行了一项荟萃分析，报告了 8 项 944 例患者的长期预后，平均随访时间为 99.86 个月（范围 60~142 个月）。随访显示，在术后长达 1 年的时间里，节段性 ROM 的最初改善超过了术前水平，但在长期随访中，ROM 又恶化回与术前运动相符的水平。

3.2 邻近节段退变

迄今为止，通过比较 ACDF 和 CADR 来评估邻近节段退变（ASD）发病率的研究未能显示两组之间相邻水平变性发生率有统计学意义的降低。一项前瞻性随机试验 Nunley 等评估了影响症状性 ASD 发生率的因素，发现 ACDF 和 CADR 后中位 38 个月发生 ASD 的风险相当。另一方面，最近的一项荟萃分析显示，与 ACDF 相比，CADR 具有更高的长期临床成功率和更好的功能结局测量，并且导致更少的症状性 ASD 和更少的二次手术。今后，仍需开展长期随访的多中心随机对照试验进行进一步评价。

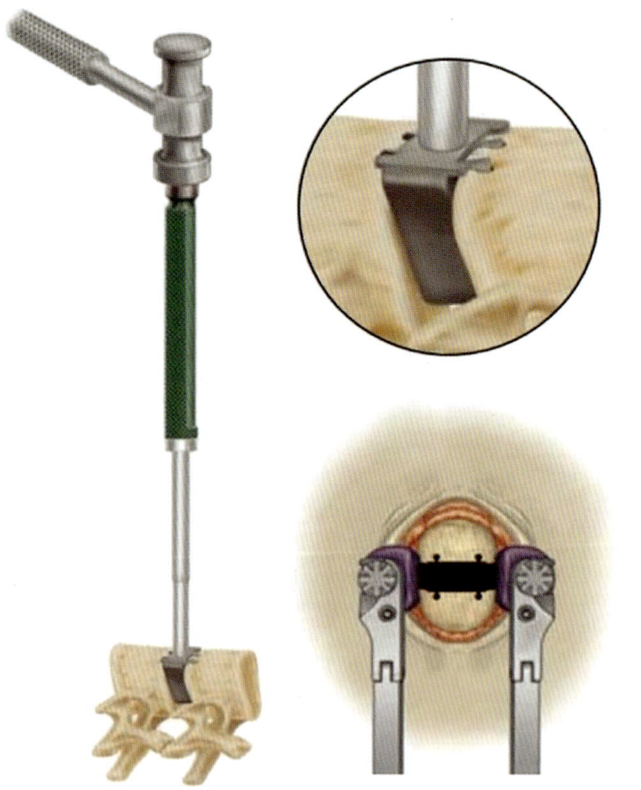

图 31.4 使用特定设备对 Prestige® LP 进行轨道切割

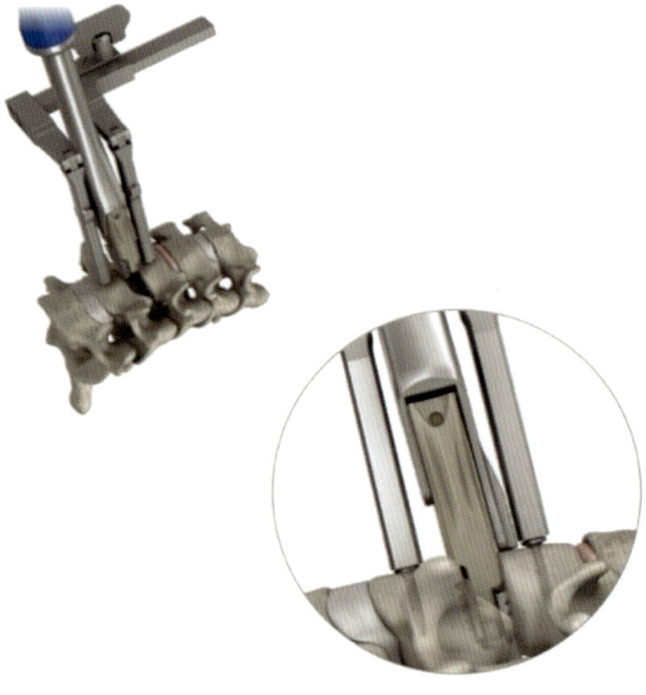

图 31.5 无须开槽的 Mobi–C® 人工椎间盘置换术

3.3　异位骨化

异位骨化（HO）是骨科关节置换文献中广泛报道的一种现象，它被定义为骨形态骨骼系统外的肌肉。在 CADR 患者中，HO 首次报道于 2005 年。HO 通常是 CADR 之后的常见并发症，发生率为 7.3%~69.2%。

过度和进行性骨形成可导致桥式骨化已融合节段。HO 在 ADR 中的病理过程至今仍不清楚。在一些研究中，HO 被认为是一种应对颈椎非生理性生物力学的自卫机制 CADR。一般来说，它没有症状，只需要观察。对于症状性 HO，翻修融合可能是最佳选择。

Mehren 和他的同事们采用了由 McAfee 等对腰椎进行的试验，并对颈椎进行了改进（表 31.2）。

有几个手术技巧可以防止 HO 的形成。裸露的松质骨促进 HO，因此，应注意尽量减少无顶松质骨，并对出血骨进行大量打蜡。应避免过度钻孔终板，并建议在钻孔过程中进行大量冲洗以清除骨尘。通常在术后 2~6 周内开始服用非甾体类抗炎药（如布洛芬），以减少 HO 的发生。

3.4　植入物下沉

关节置换术中植入物下沉也是一个问题。下沉导致椎间盘间隙塌陷并伴有椎间孔狭窄和结构不稳定。临床上可表现为轴性颈痛或神经根病。据报道，植入物沉降者占病例总数的 33.3%，已报告病例数达术后 4 年。但是，在大多数大型系列中，临床上显著的沉降率小于 3%。在椎间盘准备过程中端板违和以及植入物尺寸过大或过小都有造成下沉的倾向。此外，骨质疏松、骨质减少和骨代谢紊乱的患者应避免 CADR，因为下沉的风险较高。

表 31.2　颈椎间盘置换术中异位骨化的 Mehren 分级

分级	异位骨化特征
0 级	无异位骨化（HO）
Ⅰ级	异位骨化可在椎体前方检测到，但未进入解剖椎间盘间隙
Ⅱ级	异位骨化已长入椎间盘间隙，可能影响假体功能
Ⅲ级	出现桥接性骨化，但仍允许假体活动
Ⅳ级	治疗节段完全融合，屈伸时无活动

3.5　骨溶解

骨溶解是指在 CADR 后椎体骨质指数水平的丢失。CTDR 后出现一定程度的骨溶解是常见的，有超过 50% 的病例发生。虽然骨丢失的机制尚不清楚，但已经提出的大关节骨丢失的一些机制包括植入物的排斥反应、磨损碎片效应、骨 – 假体界面的微运动和应力屏蔽效应。尽管骨溶解的发生率很高，但它大多是无症状的，不需要翻修手术。如果有额外的失败，如植入物下沉和临床症状的节段性后凸，手术矫正可能是必要的。

4　总结

颈椎人工椎间盘置换术是一项新的创新技术，在颈椎外科的临床应用中有一定的适应证。近期的研究报告称，在多种患者报告的结果指标中显示出良好的临床效果，并且在手术节段的运动保留方面也取得了令人鼓舞的成果。然而，仍然有一些有争议的问题有待解决，如 ASD、HO、植入物下沉、骨溶解、多节段和混合手术。根据目前的研究结果，已经获得了有利的证据，但这些问题仍存在争议。

参考文献

第 32 章　全椎间盘置换术治疗腰椎退行性椎间盘疾病

Kang-Jun Yoon, Chul-Woo Lee, Woon-Kyo Jung

1　引言

在过去的几十年里，椎间盘退行性疾病（DDD）的慢性椎间盘源性背痛的各种治疗方法已经被引入，从保守治疗（如活性修饰、非甾体类抗炎药治疗和物理治疗）到经皮手术［如椎间盘内电热治疗（IDET）、纤维环成形术和髓核切除术］。各种手术治疗，如椎间融合和许多动态稳定也已被应用。其中，腰椎间融合术已被确立为对保守治疗无效患者 DDD 手术治疗的“金标准”。

然而，用于 DDD 的腰椎间融合术与各种并发症相关，包括 ASD、假关节、手术相关并发症（如硬脊膜撕裂、神经根损伤、螺钉错位和融合率）及临床结果中未曾设想到的分离。

因此，腰椎全椎间盘置换术（TDR）已被引入，作为脊柱融合术治疗 DDD 的一种可选方案。1960 年，Fernstrom 首次引入一种钢球型人工椎间盘，由于指节活动过度和陷入软骨下骨而失败。1984 年，半约束型 SB Charite 在德国被开发出来，它由两个金属上、下终板和一个可滑动的聚乙烯芯组成，经过两次设计升级后，SB Charite 第三代于 1987 年推出。ProDise-L 于 1990 年在法国被开发出来，并于 1999 年进行了一次设计翻修，也就是 ProDise 第二代，它也是一种半约束型，由两个钴铬终板和超高分子量聚乙烯（UEMIVPE）芯组成。此外，制造商还推出了各种类型的腰椎人工椎间盘，如 Maverick、Active-L 和 Sobidisc（图 32.1）。

理论上，TDR 有望保留节段活动度，并将椎间盘高度恢复到治疗前水平，同时消除椎间盘疼痛，这与腰椎间融合术相比，减少了 ASD 的发生。

包括美国食品药品监督管理局（USFDA）研究器械豁免（IDE）试验在内的各种研究报告称，TDR 的临床结果和成本效益相似，但与椎间融合相比，在某些次要随访参数的结果方面相当优越。

尽管有这些支持性结果，但已发表的数据似乎表明，良好置入的功能性椎间盘可以产生比节段融合更好的临床结果。

随之而来需要克服的挑战是复杂的生物力学问题，如旋转中心的改变和复杂的耦合运动产生新的异常应力、复杂的翻修策略，以及腰椎 TDR 临床失

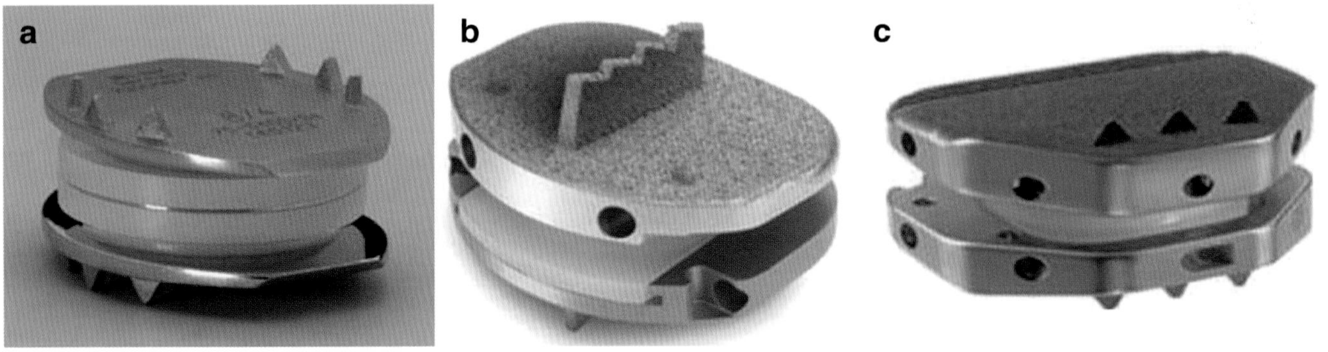

图 32.1　各种腰椎人工椎间盘植入物。SB Charite（a）、ProDisc-L（b）和 Active-L（c）

败的新模式，如磨损碎片引起的骨溶解。保留运动设计在预防 ASD 长期有效性方面的不确定性也是需要进一步研究的重要问题。

在本章中，作者将详细描述腰椎 TDR 的适应证、手术步骤、手术陷阱和并发症。

2　适应证和禁忌证

对腰椎 TDR 患者进行严格的选择对于保证术后成功结果和避免术前和术后并发症至关重要。腰椎 TDR 的常见适应证和禁忌证总结在表 32.1 中。

因 DDD 而出现明显腰痛的患者，保守治疗无效，且通过诱发性椎间盘造影再现一致性疼痛，但没有一个或多个控制节段的相关疼痛，则适用腰椎 TDR。然而，它不是绝对适用。

表 32.1　腰椎 TDR 的常见适应证和禁忌证

适应证
18~70 岁
症状性的间盘退变疾病（有 / 无椎间盘造影）
保守无效
背侧椎体无明显退变（关节突增生、黄韧带肥厚）
无脊柱滑脱或峡部裂
骨密度 T 评分＞ –2.5 分
未进行过腹膜后入路
无明显动脉钙化
连续复发性间盘突出不伴脊柱后侧明显的退行性改变
相对禁忌证
＞ 60 岁
心理障碍
多重退行性椎间盘病变
肥胖
椎小关节受损，曾做过腰椎手术
绝对禁忌证
骨质差（如骨质疏松、代谢性骨病、肿瘤）
严重的关节突变性
脊柱侧弯
脊柱滑脱和峡部裂
环周重度狭窄
Cobb 角＞ 11°
当前或过去的椎骨创伤
病态肥胖
感染
自身免疫性疾病

USFDA IDE 试验建议 18~70 岁的患者进行腰椎 TDR。建议 T 评分＞ –2.5 分的患者进行腰椎 TDR 以防止因骨质量差导致植入物下沉和椎体骨折，并促进植入物固定和终板内生长，以获得术后稳定性。脊柱后侧发生严重退行性变化（如椎小关节退行性变和黄韧带肥厚）的患者不适合进行腰椎 TDR。TDR 是一种很好的方法，可用来判断巨大的中央椎间盘突出症，而采用后路手术治疗既危险又麻烦。通过放射学评估脊柱后侧，术前小关节块有助于排除小关节源性疼痛。Bertagnoli 和 Kumar 报道称，“腰椎 TDR 的主要候选者”是具有单节段 DDD、椎间盘剩余高度＞ 4 mm、小关节没有严重关节炎、邻近节段无严重退化、脊柱后侧完整的患者。尽管 USFDA 批准腰椎 TDR 仅用于单节段使用，但多项研究表明两个节段也同样适用。

腰椎 TDR 的禁忌证包括脊椎骨折、脊柱不稳、脊椎滑脱、脊椎炎、退行性关节炎和狭窄、椎间盘间隙过窄（＜ 3 mm）、既往腹膜内或腹膜后手术、妊娠和严重腹部肥胖。Cobb 角＞ 11° 的旋转不稳定性不适用于腰椎 TDR。虽然腰椎 TDR 的椎间盘间隙制备会增加脊柱的旋转不稳定，但目前可用的半约束型植入物并不能完全恢复这种稳定性。

3　技术步骤

3.1　植入物

根据活动范围的限制，TDR 植入物可分为非约束型和半约束型。半约束型又分为有平移功能的半约束类型（如 Charité）和无平移功能的半约束类型（如 ProDisc–L）。

USFDA 仅批准了两种 TDR 植入物，分别是 ProDisc–L（CENTINEL SPINE，图 32.1b）和 Active–L（Aesculap，图 32.1c）。由于制造商的原因，Charité（DePuy Synthes）不再生产。ProDisc–L 是一种半约束型球窝式接头，由两个钴铬端板和超高分子量聚乙烯（UHMWPE）芯组成，可以进行全方位旋转，但由于旋转中心是固定的，因此限制了节段平移。植入物终板上的龙骨和等离子喷涂的钛涂层可促进骨固定和向椎体终板的生长。

3.2 术前评估

普通 X 线片价格低廉，是一种容易获得的放射学工具。它可以评估腰椎的对齐和畸形。屈伸位 X 线片可评估每个节段的不稳定性和活动性。此外，腹部大血管的动脉粥样硬化在平片中很容易识别（图 32.2）。

计算机断层扫描（CT）用于在指标水平上测量椎间盘的确切高度、形状和真空征，并提供有关椎骨、骨赘以及包括小关节在内的椎间孔结构的三维解剖信息，尤其是三维 CT。

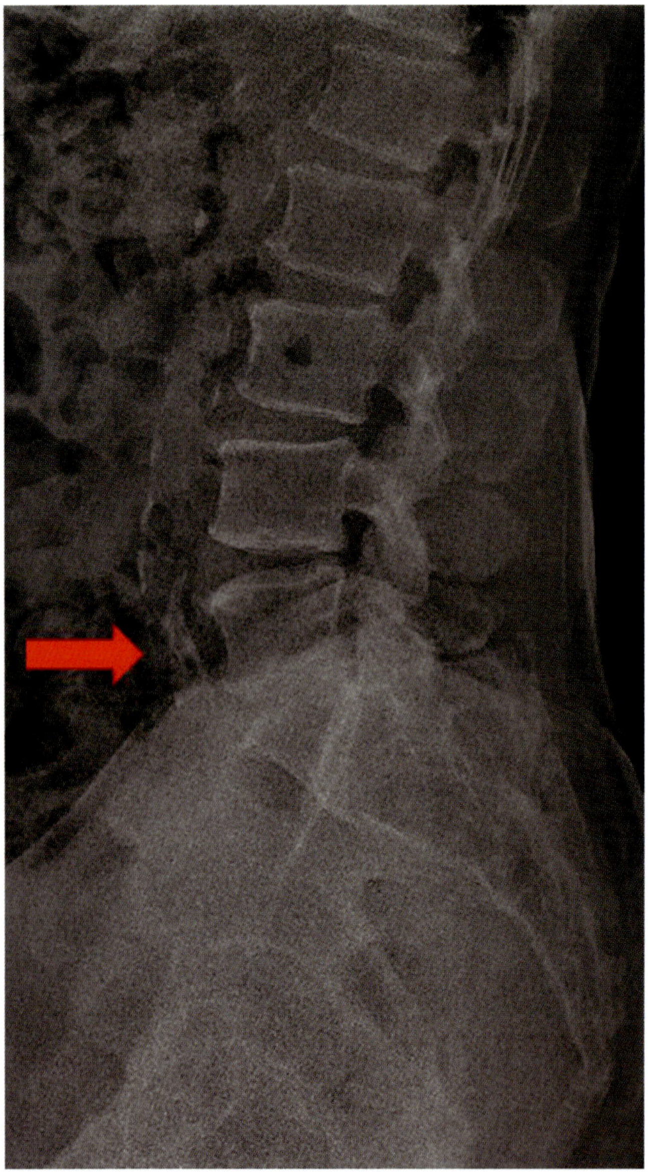

图 32.2 X 线片显示腹部大血管动脉粥样硬化。红色箭头指示腰椎前方主要血管钙化

磁共振成像（MRI）是通过 Modic 变化分级来检测椎间盘退变的最准确工具。它可以评估神经成分和软组织元素，如黄韧带、竖脊肌和小关节。在退行性椎间盘疾病引起的慢性椎间盘源性背痛患者中，病变除退行性椎间盘改变外，其他改变应在 MRI 上不明显或未被识别。

诱发性椎间盘造影是诊断椎间盘源性疼痛的标准检查方法。然而，侵入性和主观疼痛反应使其成为一个值得怀疑的测试。因此，诱发性椎间盘造影有助于诊断 DDD，但它不是绝对的。诱发性椎间盘造影术的可靠性更高；①在低压注射（< 50 psi，3 cm^3 体积，1 psi ≈ 6894.76 Pa）中引起腰痛；②在指标水平上引起的疼痛与患者的常见症状相对应；③在相邻（正常对照）节段的注射中没有引起疼痛或引起轻微疼痛。注入的染料通过纤维环带泄漏。

小关节是引起腰痛的最常见原因，源于小关节的疼痛可被误诊为 DDD。因此，需要小关节阻滞来区分腰痛的其他原因。

对于通过前入路暴露椎间盘，必须进行解剖和牵引腹部大血管。进近侧的决定也取决于目标椎间盘节段和相关血管结构之间的关系。因此，外科医生应通过腹部 CT 血管造影评估腹部大血管及其邻近结构的解剖特征。术前应明确移行椎体、腹主动脉瘤及其钙化等异常表现。如果腹部 CT 血管造影术不可用，腰椎 MRI 可以代替腹部 CT 血管造影。

3.3 术前准备与麻醉

术前，患者从午夜开始禁食。灌肠和泻药是用来排空胃肠系统的。从乳头到耻骨联合，剃掉毛发。行气管内全身麻醉后，使用 Foley 导管插管，以检查输入 / 输出，并使膀胱放松，从而实现轻松的腹部入路。还需要在患者大脚趾处进行脚趾血氧测定，以防止牵开器系统压迫左髂动脉导致远端下肢缺血。

3.4 手术入路

腰椎的前方入路可以通过腹膜后入路或经腹膜

入路进行。一般来说，腹膜后入路是首选的，因为经腹膜入路会造成肠道回缩和腹膜瘢痕形成。经腹膜入路可能会带来相当高的并发症风险，包括术后肠梗阻或上腹部下神经丛损伤。因此，在本章中，我们将详细描述腹膜后入路。

3.4.1　体位

将患者置于仰卧位，双臂外展 90°，臀部外展并轻微屈曲，以缓解射线透视手术台下大血管的张力。在正中入路中，外科医生站在患者的入路侧，助手站在对侧（图 32.3a），这为外科医生提供了从同侧到对侧的良好视野。在中线入路中，外科医生站在外展腿之间可以促进 TDR 假体的轴向正确置入（图 32.3b）。调整手术台，以允许获取 AP 位和横向透视视图。身体姿势保持在中性位置，以保持正常的腰椎前凸。超前凸姿势可以为腹膜后大血管提供张力，并对腰椎后部组件提供压缩载荷。术前可在患者腰部下方放置充气气囊，以在椎间盘切除术和植入物置入过程中有效促进暂时性腰椎前凸。这允许容易地进入椎间盘空间，并通过增加前椎间盘空间的开口来直接放置植入物。

3.4.2　节段标记

在手术节段标记之前，获得透视的前后和横向视图，以识别潜在皮肤切口的椎间盘间隙水平。患者的位置应确保棘突位于 AP 位视图上两个椎弓根之间的中心，荧光镜检查为 0°。将棘突保持在中线是获得最佳置入位置和良好术后结果的关键步骤。操作者的理想视轴应平行于目标椎间盘间隙或腹侧体（图 32.4a）。

在 L5–S1 中，应通过识别体表标志来确定水平标记，其中操作者的视轴与透视的侧视图中的目标椎间盘相对应，因为骶骨明显向前倾斜（图 32.4b）。脐和耻骨联合是 L5–S1 的体表标志。在 L4–L5，髂前上棘是一个可触及的关键标志。

3.4.3　手术入路侧选择

手术方式根据手术节段而定。在 L5–S1，右侧入路是首选，因为由于腹下神经丛通常位于骶骨岬的左前部，因此腹下神经束可以很容易地从右向左移动。因此，外科医生可以将神经丛从主手术区推到对侧，以避免损伤。保留左侧，以备将来进行更高节段的手术。在 L5–S1 节段以上，左侧入路是优选的，因为髂总静脉和下腔静脉（IVC）通常位于右

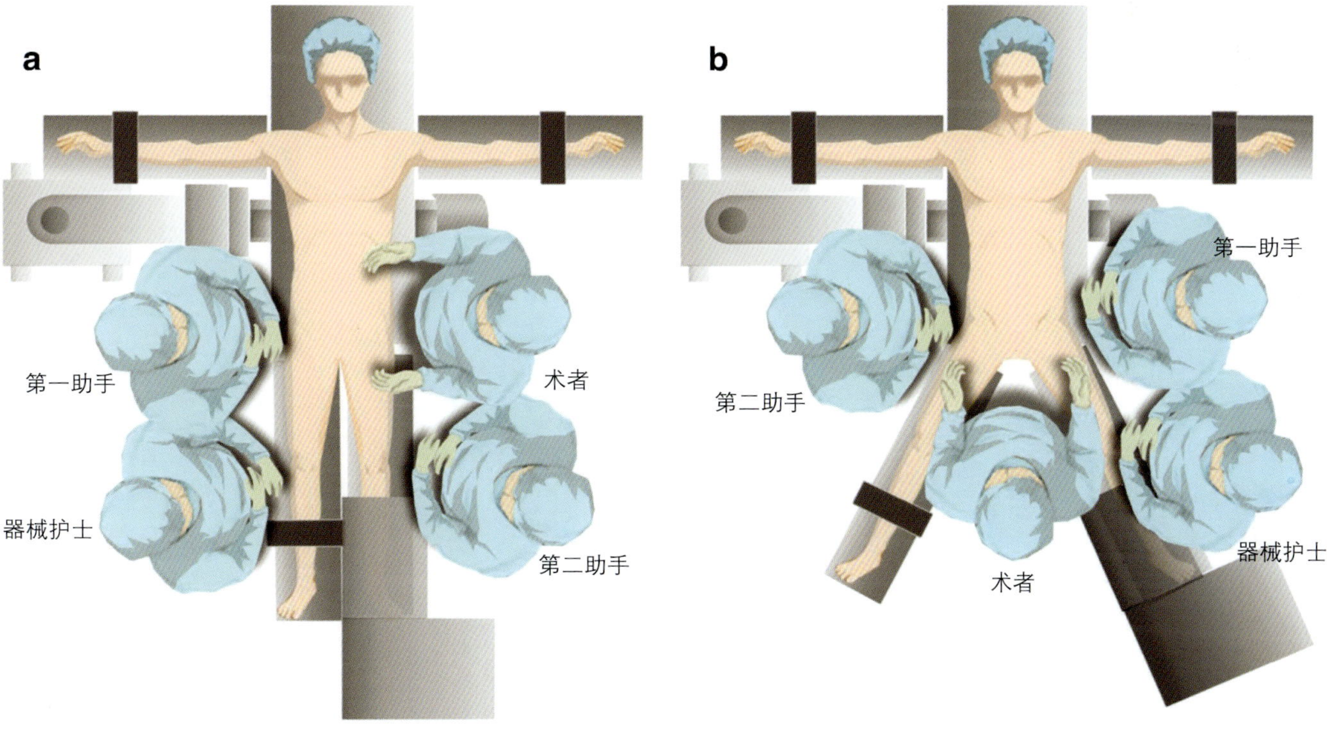

图 32.3　不同的两种腰椎前方入路。正中入路（a）和中线入路（b）

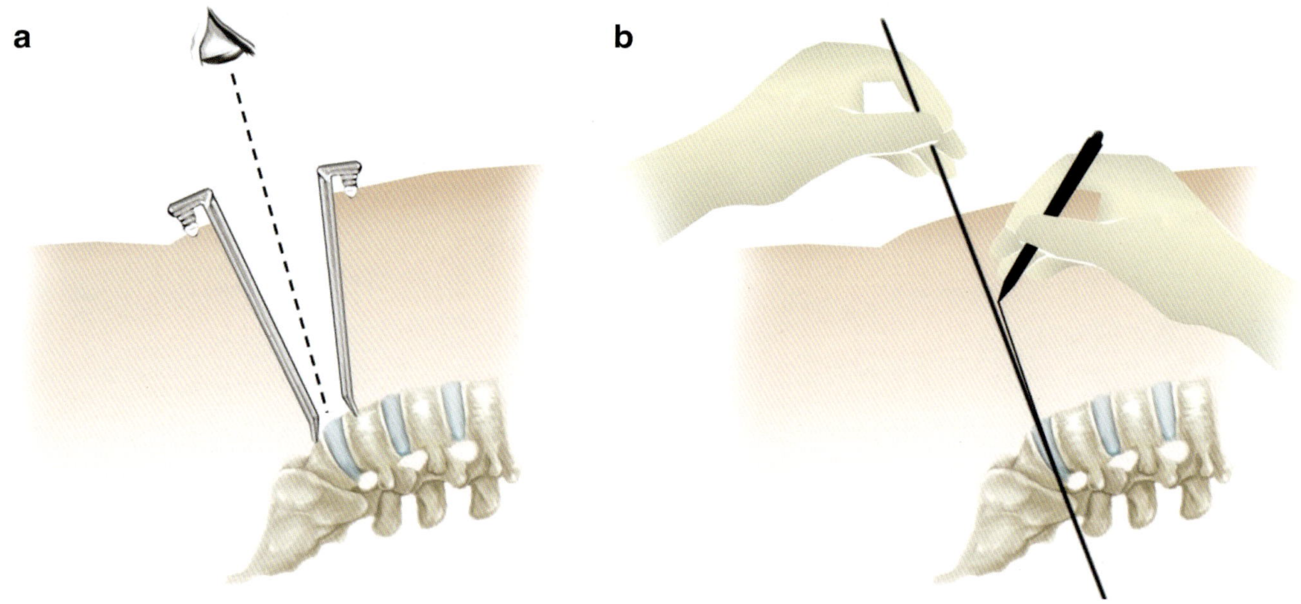

图 32.4　皮肤切口和手术轨迹之间的考虑。a. 手术理想视轴。b. 手术轨迹标记

侧。对于腰骶移行椎患者，应根据主动脉分叉相与椎体的对应位置来确定手术入路侧。

3.4.4　皮肤切口

皮肤切口需要考虑脊柱手术节段和暴露的手术节段数量（图 32.5）。脐下横向或垂直切口可以适应 L4–L5 和 L5–S1 椎间盘的大多数入路，而更倾斜或垂直定向的切口有利于进入 L4 以上的椎间盘。在具有良好身体习惯的患者中，倾斜或垂直切口允许接近 L2–L3 椎间盘，并且可能接近 L1–L2 椎间盘。通常，L5–S1 椎间盘手术需要在脐部和内裤线以下的耻骨联合之间进行横向皮肤切口。L4–L5 的切口正好位于脐下方，L3–L4 的切口正好位于脐上方。在 3 个节段以上的入路中，建议采用纵向切口。皮肤切口的长度取决于患者体型大小，从正中线至腹直肌外侧缘，通常为 6~8 cm。

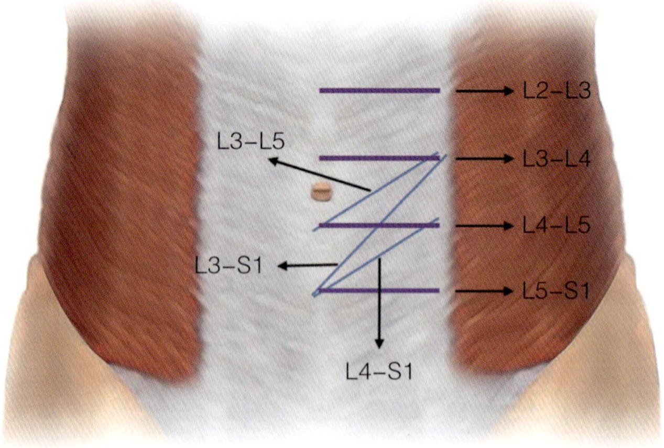

图 32.5　切口的典型位置

3.4.5　腹直肌肌切开术

皮肤切开后，腹直肌鞘前层暴露在皮下脂肪层下方。对于肥胖患者，部分去除皮下脂肪可以很容易地进入前腰椎。在中线入路中，腹直肌鞘沿中线外侧几厘米处垂直切开（图 32.6a）。腹直肌鞘前层向侧面收缩。弓状线是由腹直肌后鞘的下部与覆盖腹膜囊的腹横筋膜共同形成的结构（图 32.6b）。用 Metzenbaum 剪刀从弓状线垂直向上切开后腹直肌鞘和横筋膜。中线入路的优点是易于将植入物放置在中线处，并且较少收缩腹肌。

采用旁正中入路，在腹直肌外侧缘腹直肌鞘前层和腹肌连接筋膜相接处垂直切开（图 32.6a）。旁正中入路的优点是容易快速进入腹膜后间隙，较少操作 L4–L5 的血管结构。然而，由于腹直肌和腹内容物的内侧牵拉困难，在获得适当的手术角度和置入空间方面存在一定的局限性。它也有中间位置的腹直肌节段性失神经支配和切口疝的风险。

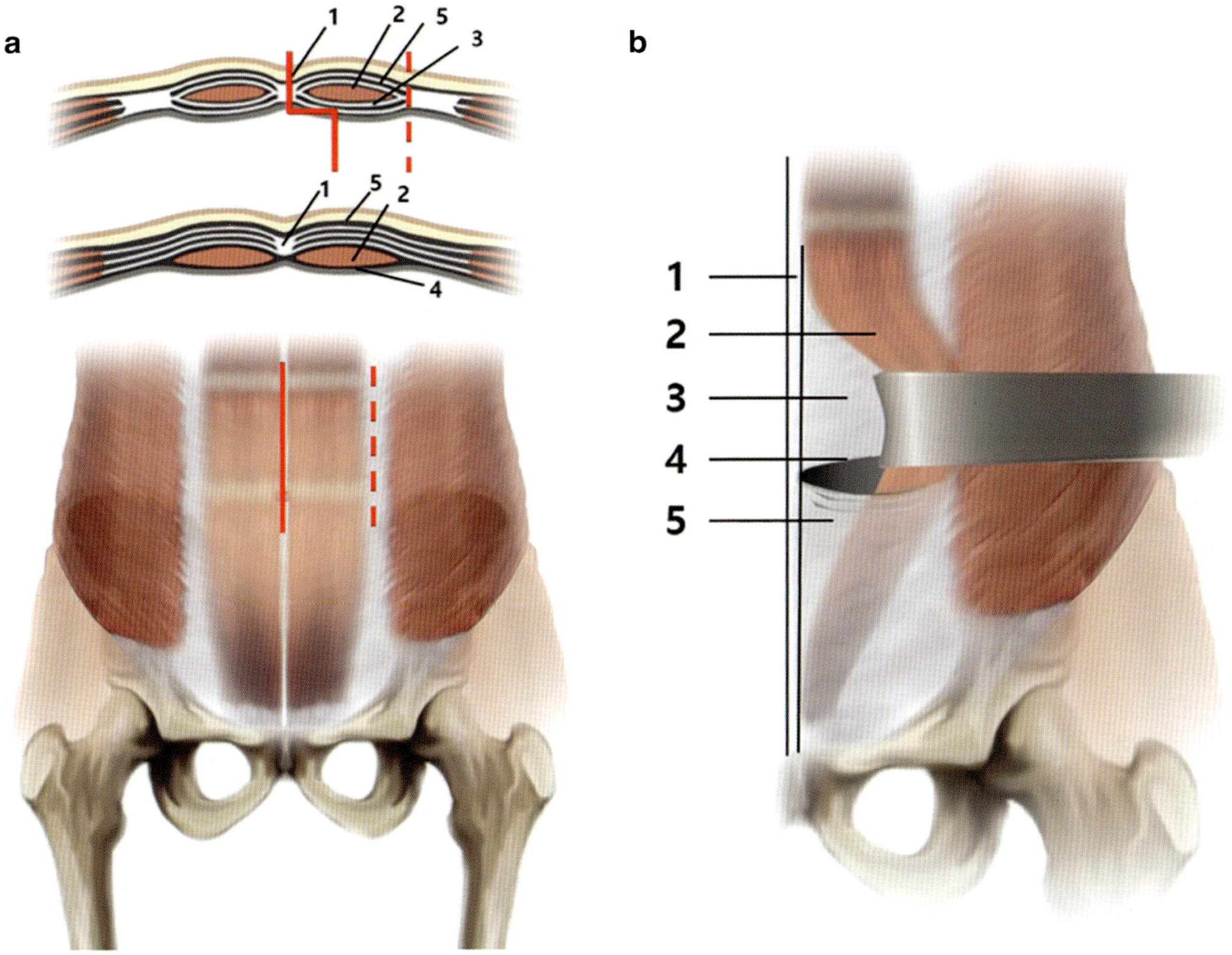

图 32.6 腹膜切开及腹壁层解剖。a. 腹直肌鞘前层切口及两种不同入路的手术轨迹。红色实线：正中入路；红色虚线：旁正中入路。b. 腹壁前视图。左腹直肌的外侧缩回露出腹直肌鞘的后层和它的下边界，弓状线。1. 脐、白线；2. 腹直肌；3. 腹直肌鞘后层；4. 弓状线；5. 腹直肌鞘前层

3.4.6 腹膜后解剖

利用钝性解剖，使腹膜与腹内壁分离，直至到达腹膜后间隙。在使用 Dever 牵开器以 En-block 方式对侧收缩腹膜后脂肪和腹膜后，作为腹膜后剥离关键标志的腰大肌暴露出来（图 32.7a）。在腹膜后解剖时，外科医生应首先找到腰大肌，以防误入腰大肌后间隙。在 L5–S1 中，髂总动脉和输尿管在腹膜后剥离时被识别。继续剥离，暴露主动脉和 IVC 的分叉。必须确认和保护输尿管，并将其作为一个结构回置，腹膜内容物和性腺血管位于对侧。胃下丛也应与腹膜一起牵拉至对侧。在识别出腰大肌及其内侧髂总动脉后，通过沿着髂总动脉和腹主动脉的外侧边缘解剖暴露 L4–L5 的椎间盘间隙。一般来说，腰大肌和髂总动脉被髂筋膜覆盖。如果从腰大肌打开髂筋膜，并使用 Dever 牵开器与腹膜一同牵拉至对侧，输尿管、腹下神经丛和淋巴管等重要解剖结构会自然地卷到一起而不会受损（图 32.7b）。在椎体和腰大肌之间，存在椎前交感神经丛，并被脂肪组织覆盖。它沿着椎体的前外侧下降，然后穿过主动脉分叉，形成腹下神经丛。应注意避免在该区域进行激进的解剖和电烧灼。

3.4.7 血管解剖

腹主动脉及其分支和下腔静脉及其分支，都位于腰椎的前方。腹主动脉分为髂总动脉，通常位于椎体左侧的 L5 上水平。骶中动脉起源于主动脉后部沿 L5 和 S1 椎体前表面的中线向下。剥离椎前脂肪组织，结扎骶中部血管，暴露 L5–S1 椎间盘间隙

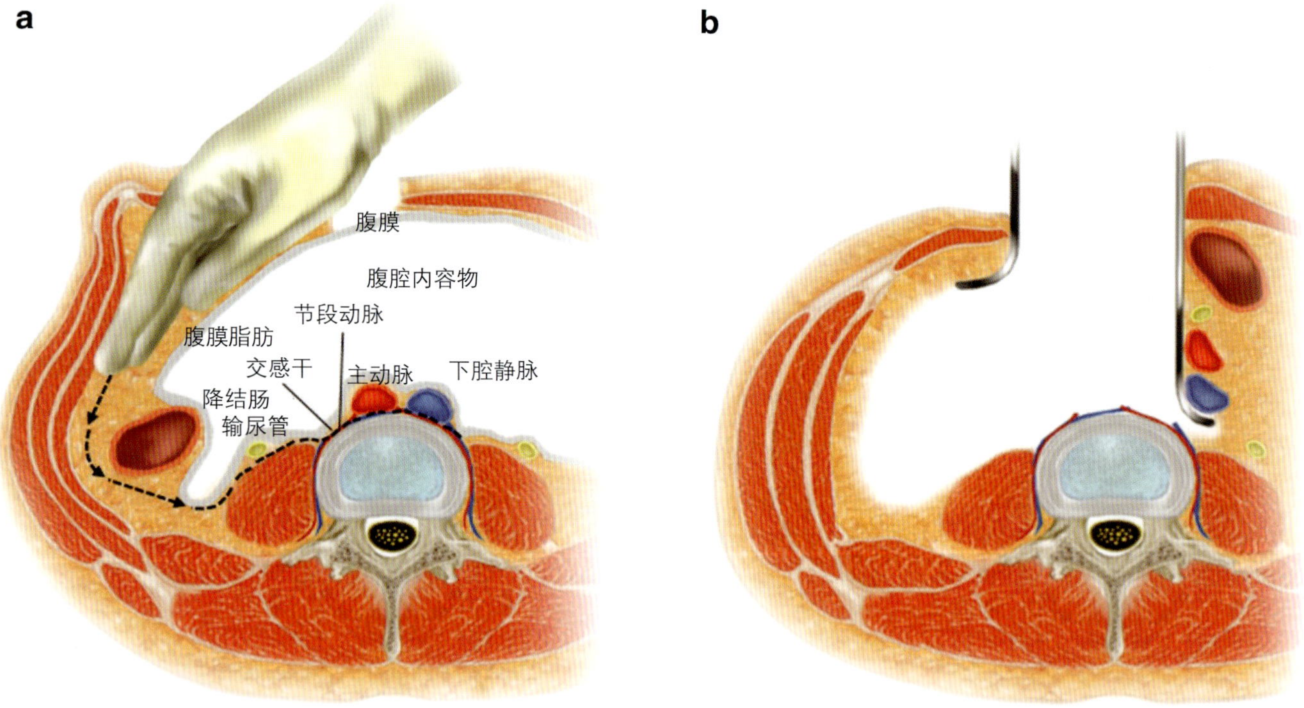

图 32.7　腹膜后钝性剥离。a. 使用 Dever 牵开器或手指以 En-block 方式对侧牵拉腹膜后脂肪和腹膜。b. 确认腹内结构，如主动脉分叉、下腔静脉和输尿管，将腹膜内容物和性腺血管拉回对侧

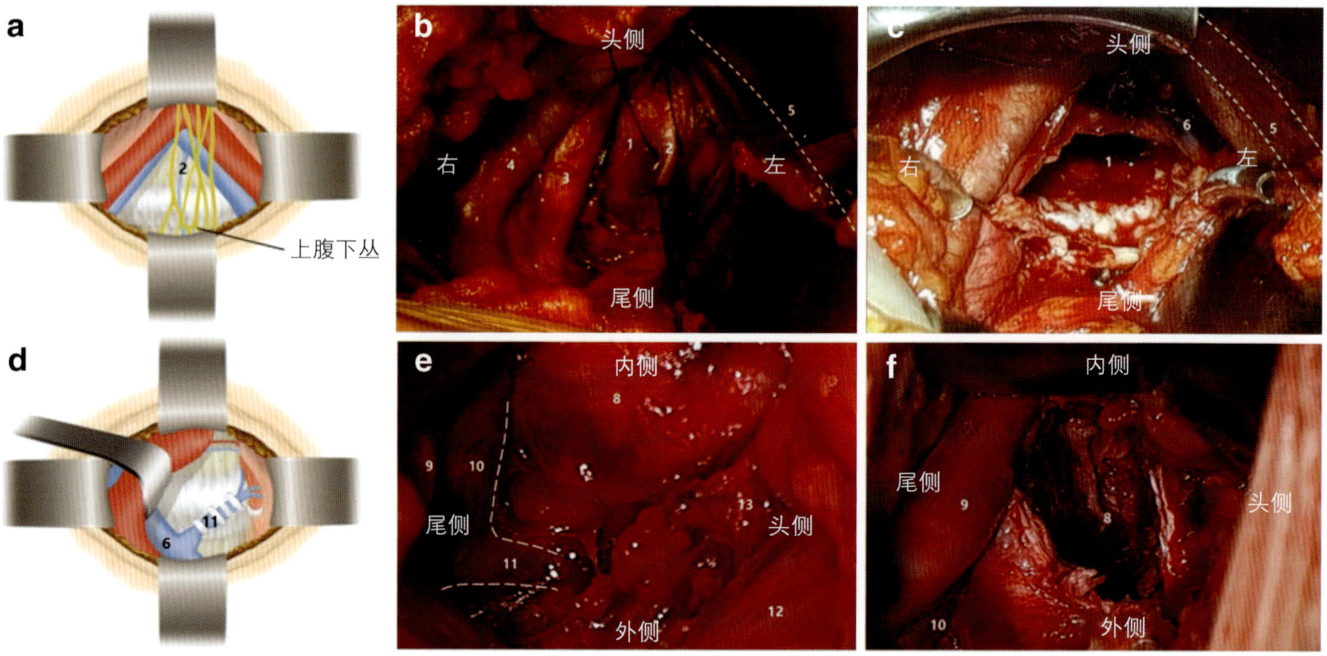

图 32.8　血管解剖及相关解剖结构。a~c. L5–S1 入路。d~f. L4–L5 入路。1.L5–S1 椎间盘；2. 正中骶管；3. 右髂内动脉；4. 右髂外动脉；5. 左髂动脉回缩；6. 左髂静脉；7. 带橡胶管的环形襟翼；8. L4–L5 椎间盘；9. 右髂动脉；10. 右髂静脉；11. 髂腰静脉；12. 右侧腰大肌；13. 脂肪组织中的椎前交感神经丛

（图 32.8a~c）。操作者应避免在这个手术步骤中使用电灼，因为这样的操作可能会引起胃下神经丛的损伤，导致男性逆行射精。在 L4–L5 水平，由于主动脉在 L4 或 L4–L5 椎体前方结束，下腔静脉在右侧髂总动脉后方的 L4–L5 或 L5 分叉，左髂总动脉和静脉被剥离并向右侧收缩，以更安全地进入 L4–L5 椎间盘间隙。解剖髂总静脉需要特别注意，因为它的薄壁很容易被破坏。仔细钝性剥离髂总静脉并将其移至对侧（图 32.8d~f）。如有交叉静脉分支，特别是显露 L5–S1 以上椎间盘间隙的髂腰静脉，应用结扎缝线和血管夹将其封闭，防止大血管活动时因撕裂而大出血。髂腰静脉通常是髂总静脉后外侧的分支，位于 L4–L5 椎间盘下方。髂腰静脉在外侧 L5 椎水平汇入髂总静脉。如果在距椎间盘间隙 15~20 mm 的范围内没有发现，则它可能不会妨碍暴露，如果没有受到压力，则可能完好无损。在上节段手术中，在移动腹主动脉和下腔静脉时，也应结扎横行的节段血管，以清晰地暴露椎间盘或椎体。脉搏血氧仪虽然是可选的，但在移动血管结构时是有帮助的。在血管缩回或移动之前，应评估左下肢脉搏血氧仪的血氧饱和度和波形。当应用收缩时，如果血氧饱和度降低，应释放收缩以允许恢复畅通的血流。

如此反复和定时地释放牵开器，同时监测脉搏血氧仪是有用的，以防止术中动脉血栓栓塞。

3.4.8　椎间盘切除与终板制备

目标椎间盘前表面暴露后，通过术中透视检查再次确认手术节段。纤维环切割成 H 形。纤维环切开术的大小和椎间盘切除术的程度应在横向尺寸上尽可能宽和完整，以便于将人工椎间盘置入椎间盘间隙。从中线切割成薄片状的环形皮瓣，两侧环形皮瓣通过橡胶管固定缝合收回，以保护相邻的血管和软组织结构。应使用钳子和刮匙（包括侧环和后环）完全移除软椎间盘组织和软骨终板，以获得植入物的最佳位置，并促进植入物与终板的骨融合。然而，过度的终板准备可能会导致骨端板损伤，从而增加植入物沉降和迁移的风险。在椎间盘间隙的后方，进行中央和侧面减压，可以用钻头和 Kerrison 咬骨钳去除肥大的后部骨赘或韧带。当怀疑隐藏的破裂椎间盘碎片超出 PLL 或难以通过牵张手术获得足够的置入空间时，应考虑移除后纵韧带（PLL）。通过依次使用椎间盘内垫片或手工制作的撑开器进行撑开手术（图 32.9a~c）。牵张手术使指节段活动起来，并能更广泛地观察椎间盘内部空间，这可

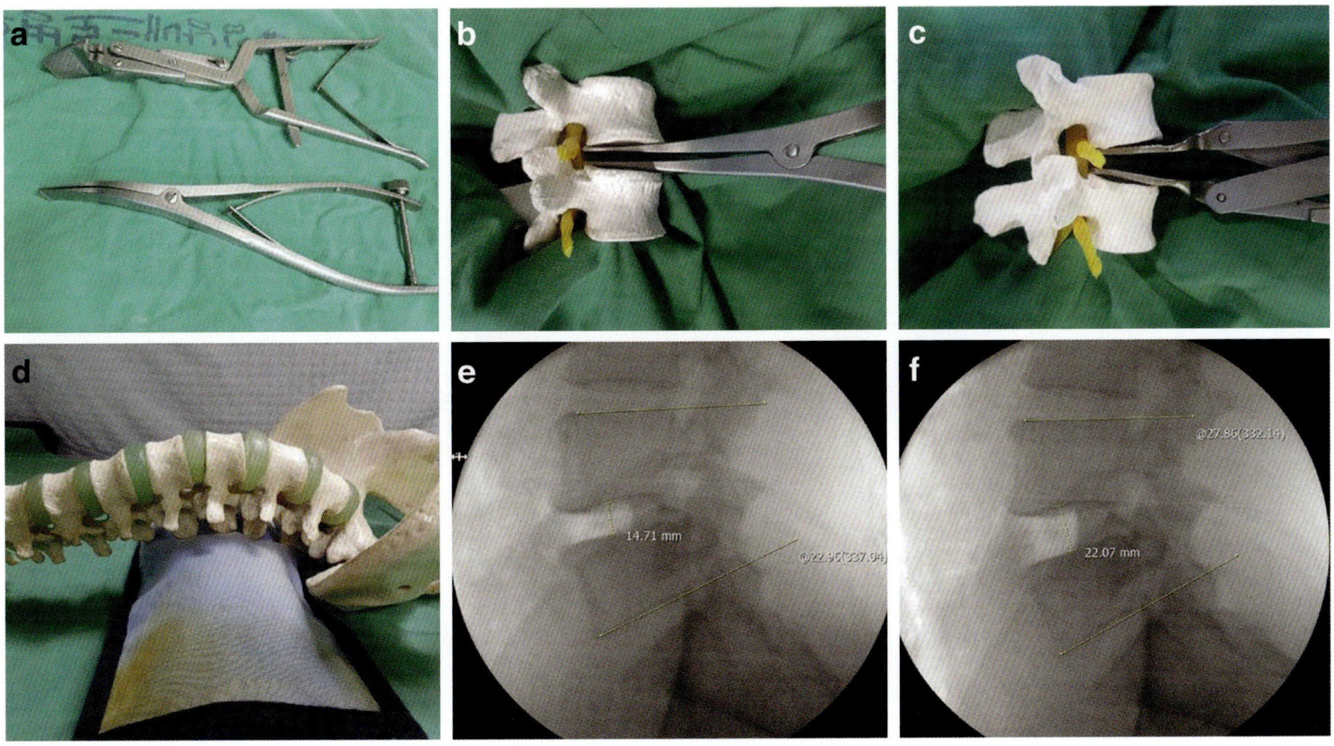

图 32.9　增强椎间盘间隙牵张的器械。a. 手动牵开器。b. 将牵开器插入椎间盘间隙。c. 通过牵开器加宽椎间盘间隙。d. 充气气囊袋。e. 气囊袋放气期间椎间盘间隙的自然状态。f. 通过气囊袋充气加宽椎间盘间隙

能会加强完整的椎间盘切除术和充分的终板准备。此外，植入物可以有效地放置在理想的位置。在椎间盘切除术和牵张术之前，对术前放置在患者下背部下方的气囊进行充气，可以通过暂时增加腰椎前凸来加宽椎间盘前间隙。它可以促进更安全地插入牵引器械和牵引程序（图 32.9d~f）。根据植入物的类型，中线龙骨的准备很重要，因为植入物的位置不理想会导致不良的临床结果。手术中应通过透视检查再次确认龙骨或钉在中线的位置。在准备龙骨时，特别是在多层置入时，应注意不要使椎体垂直裂开。

3.4.9　植入物放置

在 CT 中，可以在术前评估椎间盘的宽度和高度。食指终板应尽可能大面积地与植入物终板接触，以促进骨融合并降低植入物术后沉降的风险。依次撑开和放置正确高度的植入物可恢复椎间盘高度，同时保持节段运动。然而，高度太小的植入物可能会导致植入物从其原始位置迁移。相反，过度分散注意力和放置过大的植入物可能会导致术后腰痛，其源于过度分散的小关节、节段性不动，有时还会因神经根牵引而导致短暂的术后神经根疼痛。植入物应放置在 AP 位透视下椎间盘间隙的正中线处。在置入过程中，应始终注意重要的相邻结构，如大血管和腹膜，以免被夹在椎体和植入物之间而受伤。

3.4.10　环缝和伤口闭合

对各手术部位进行细微的出血控制。Surgicel 和 Gelfoam 可以很容易地控制骨结构出血。将大量生理盐水灌入手术野和腹膜后间隙后，缝合切开的双侧纤维环皮瓣。腹肌筋膜应严密缝合，防止切口疝的发生。在置入人工椎间盘的椎间盘内腔持续出血的情况下，建议插入引流管。

3.4.11　经腹膜前入路

经腹膜入路提供了一个更直接的途径到腰椎腹侧。对于以前做过腹部手术或翻修手术的患者，或者非常肥胖的患者，经腹膜入路是有用的。在切开皮肤和肌肉后，腹膜的前部在中线处切开，并用牵拉缝线使其双侧缩回。肠系膜和小结肠移到腹部右上象限。使用 Dever 牵开器将乙状结肠和结肠系膜移到腹部左下象限。在确定脊柱前侧后，切开腹膜后部。其余手术与腹膜后入路相同。

4　术后思考与案例展示

4.1　术后护理

患者自控镇痛用于术后疼痛控制。患者在手术后第 2 天开始下床活动。闻及肠鸣音后开始口服流质饮食，并在耐受的情况下逐渐恢复正常饮食。住院时间通常为 3~5 天。

虽然刚性矫形器是不必要的，但建议使用腹部固定器或柔软的腰椎支架来减少术后疼痛、伤口愈合和限制过度屈曲 / 伸展。明确建议 TDR 患者在术后立即避免脊柱伸展。手术后 10 周，活动应包括有限的弯曲和扭转动作，初次提重物应限制在 5 kg 或以下。一般来说，TDR 患者在 3 个月后进行所有活动。在平片上，良好的终板植入物界面附着和二次骨融合表明植入物和终板之间的固定，这通常发生在 3 个月内。

4.2　翻修策略

TDR 手术并发症的发生率相对较低。然而，如果需要额外的手术，可以使用前部或后部入路。通过前方入路进行翻修手术，术中并发症的风险明显更高。在 Charité 的 IDE 研究中，再次手术期间血管损伤的发生率显著高于指数手术（16.7% vs 3.6%），主要是因为与脊柱粘连。其他因瘢痕形成和解剖结构扭曲而面临风险的结构是输尿管和腰骶干。通过术前评估腹内主要血管的状态以及术中放置血管内球囊和输尿管支架，可以将这些并发症风险降至最低。一种可供选择的翻修手术包括使用刚性器械进行后部融合。此策略避免以前手术的路线，并解决了不稳定的问题。在后方入路不充分但由于移位或错位必须移除 TDR 组件的情况下，已经引入了替代入路，如经腹膜、对侧腹膜后和经腹膜（L4–L5 及以上节段）。为了防止初次前路入路后的瘢痕形成，引入了一种预防策略，如在 TDR 置入后在脊柱上放置抗粘连屏障。

4.3 并发症

TDR 的并发症分为与入路相关的并发症、与植入物相关的并发症和与患者相关的并发症。

与入路相关的并发症与重要的腹腔内结构损伤有关，如髂血管、交感神经丛、腹下神经丛和输尿管。

据报道，腰椎前路大血管损伤的发生率为 2.9%~15.7%（大多数＜ 4%）。髂总静脉损伤最为常见。血管损伤的机制是过度静脉牵引引起的撕脱伤和 / 或撕裂伤。因此，需要对血管进行细致的操作。小静脉分支可以在暴露目标椎间盘的同时进行烧灼。然而，如果在血管牵拉过程中不加以控制，左髂腰静脉在 L4–L5 椎间盘间隙暴露过程中很容易撕裂。因此，在髂血管回缩之前，应预防性地结扎髂腰静脉，以防止髂静脉撕裂导致失控的大出血。既往骨髓炎、椎间盘源性感染、既往脊柱前路手术、脊椎滑脱、移行腰骶椎、椎体间装置前移、大型植入物和大型前部骨赘可能是 TDR 手术中血管损伤的危险因素。

Rajaraman 等和 Hackenberg 等报道了腰椎前路手术后动脉血栓栓塞（0.45%~0.9%）。动脉血栓栓塞的术后症状是同侧腿苍白、冰冷，足背搏动微弱，腿部疼痛伴运动和感觉缺陷。早期发现是至关重要的，可以通过双相超声或 CT 血管造影进行识别。血栓内膜切除术、筋膜切开术和静脉注射肝素可作为术后血栓栓塞的治疗方法。

通过将腹膜装在自持式牵开器后面，可以最大限度地减少对消化道的损伤。如果术后出现肠梗阻，可以通过限制口腔摄入、适当的液体水合作用和胃抽吸进行有效治疗。

腰交感神经丛损伤（4%~16%）发生后，会在早期随访时发现足部感觉障碍、变色和肿胀。典型症状为同侧因缺乏血管收缩而出现的暖脚和对侧因交感神经丛损伤而出现的干脚和冷脚。应检查远端脉冲，以区分动脉损伤的可能性。双侧损伤可能导致男性射精障碍。

此外，腹下神经丛损伤可导致男性逆行射精。腰椎前方入路逆行射精的发生率为 0%~9.8%。尽管在 6~12 个月的时间里，50%~80% 的患者会自动恢复，但有时还会导致性功能和满意度的问题。因此，男性患者应该提前充分了解这种潜在的副作用，他们可以在手术前将精子储存在阴囊中。在 L5–S1 右侧入路中，应注意通过从右侧使用手指进行钝性解剖而不要进行烧灼来引起这种并发症。

在剥离和回缩过程中，输尿管可能会受损。它可导致尿路梗阻、输尿管狭窄和肾积水（图 32.10）。上方的输尿管梗阻可能会导致立即腹胀或腹痛。然而，没有明显梗阻的尿液外渗可能会引起轻微和延迟的疼痛。腹膜后尿路梗阻压迫输尿管，导致肾积水。

与植入物相关的并发症包括植入物沉降、移位、失败和磨损引起的骨溶解。

尽管沉降对结果的临床影响尚未得到证实，但沉降是迄今为止最常见的问题，在早期研究中，高达 9% 的 TDR 出现沉降，在最近的研究中，0%~3% 的患者出现沉降。在 TDR 失败的患者中，可观察到高达 67% 的沉降率。为了最大限度地减少沉降，外科医生应检查所有患者的骨密度，并使用适当尺寸的植入物，以最大限度地扩大食指终板和植入物之间的接触面积。

植入物的沉降、移位或挤压可能是由于植入物设计、放置和尺寸不合适造成的。TDR 在冠状面的准确中线定位，并将最大的植入物安置在脊椎终板的更多皮质外周边缘，可以通过促进植入物固定到骨骼、骨向内生长到终板和良好的软组织张力，最大限度地减少植入物的移动。

磨损碎片引起的骨溶解是另一个问题（图 32.11）。聚合物或金属的磨损碎片激活先天炎症反应和适应性免疫机制，导致不良的局部组织反应。然而，与全髋关节置换术不同的是，与髋关节和膝关节相比，由于脊柱活动范围较小且没有滑膜，磨损碎片引起的腰椎骨溶解在腰椎中很少见。植入物定位不当是导致植入物严重磨损的主要原因。通过适当的患者选择、手术技术以及植入物的尺寸和位置，也可以将这种并发症风险降至最低。围绕金属对金属植入物存在争议，主要是由于对金属离子释放到血液中的担忧。

与患者相关的并发症包括 ASD、异位骨化（HO）和责任节段的小关节面变性。

腰椎融合术后，融合节段的额外运动和负荷会增加相邻节段的应力，导致 ASD。TDR 的开发是为了通过保留运动节段来避免这种融合手术的负面后果。Zigler 等报道，在 5 年随访中，接受 TDR 治疗

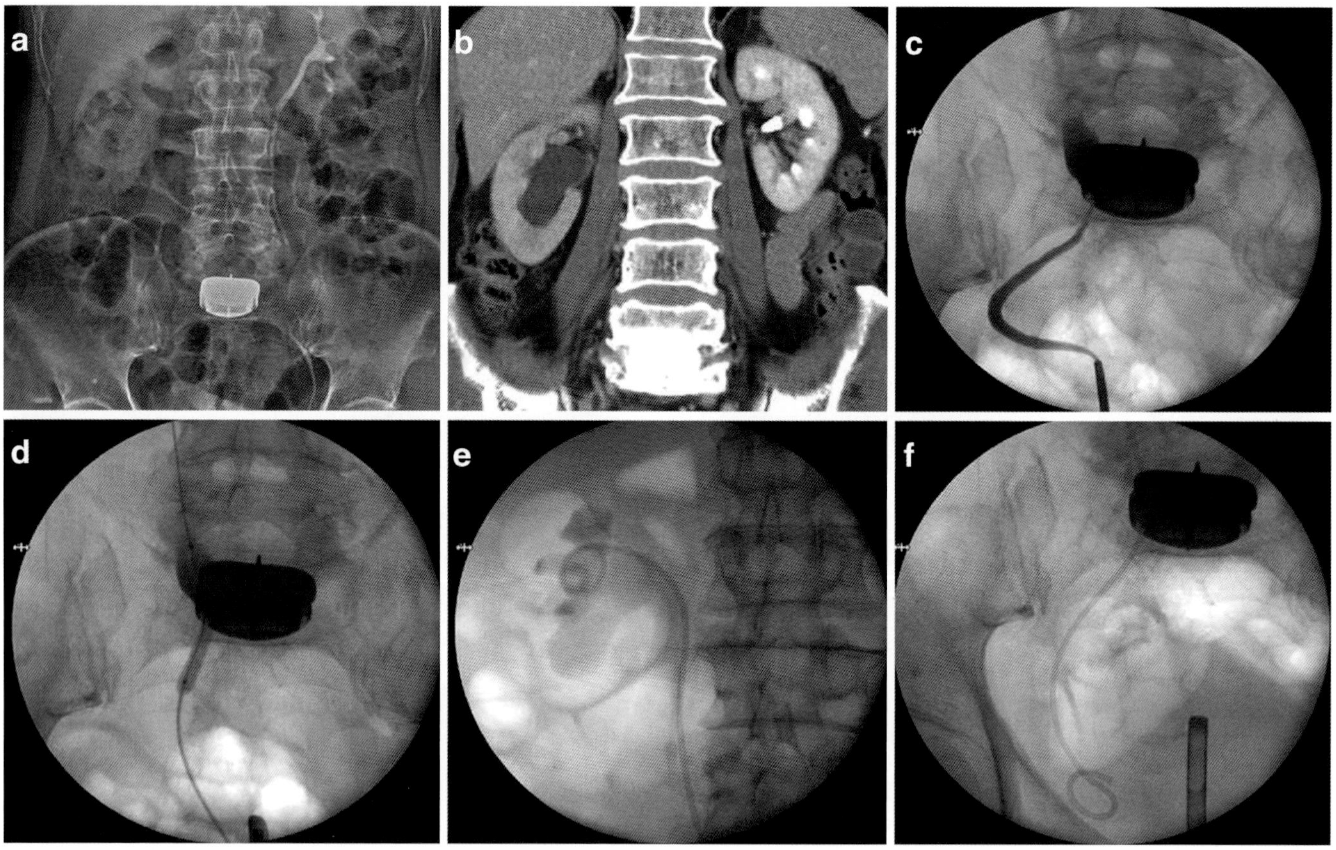

图 32.10　输尿管狭窄。一名 66 岁男性在腰椎 TDR 手术后出现右侧疼痛。a. 在 KUB 中发现右侧输尿管不可见。b. 在 CT 尿路造影中诊断为右侧肾盂积水。c. 在逆行输尿管肾盂造影中，证实了 TDR 水平的输尿管狭窄和近端扩张。d~f. 成功进行了球囊扩张和支架置入

的患者的 ASD 发生率明显低于接受融合术的患者（分别为 9.2% 和 28.6%）。TDR 组相邻节段的再手术率为 1.9%，融合组为 4%。Huang 等使用 ProDisc 的中期数据表明，至少需要 5° 的 ROM 才能改善临床结果并减少相邻椎间盘的退化。

HO 的病因尚不清楚。HO 的发生率在短期随访研究中约为 15%，在长期随访研究中为 50%~74.3%。McAfee 等将 TDR 后的 HO 分为 5 级量表。大量研究报道指出，HO 限制了骨化节段的 ROM，但与临床结果无关。

小关节退变是术后持续性腰痛的常见原因。轻度小关节退行性变可能在初次筛查时被忽视。TDR 的固定旋转中心产生了更大的运动弧，以补偿平移的不足。这会改变小关节的运动学，在屈曲和伸展的极限处产生更大的应力。Siepe 等报道，12.6% 的患者抱怨 ProDisc Ⅱ置入术后持续疼痛，小关节阻滞改善了疼痛。Van Ooij 等发现，42% 的患者抱怨 Charité TDR 术后持续疼痛。然而，过度的小关节牵张或过大的植入物会导致持续的腰痛或包膜拉伸引起的辐射性疼痛。Rosen 等在所有 29 例 TDR 失败的患者的 CT 上发现小关节面牵张或压迫。

5　案例展示

案例 1：单节段腰椎 TDR 的长期随访（图 32.12）

一名 39 岁的男性患有慢性腰痛，尽管进行了 6 个月的保守治疗，但由于严重的慢性背痛，他无法工作。检查时，背部疼痛 VAS 评分为 8 分，无放射性疼痛。术前 MRI 显示 L4–L5 水平 Pfirrmann 4 级椎间盘退行性变，无 ASD，无后侧退化。诱发性椎间盘造影再现了 L4–L5 水平的一致疼痛，而相邻级别没有相关疼痛作为对照。

患者通过腰椎前方入路接受了腰椎 TDR。术后，患者的腰痛完全缓解。经过 13 年的随访，X 线片显

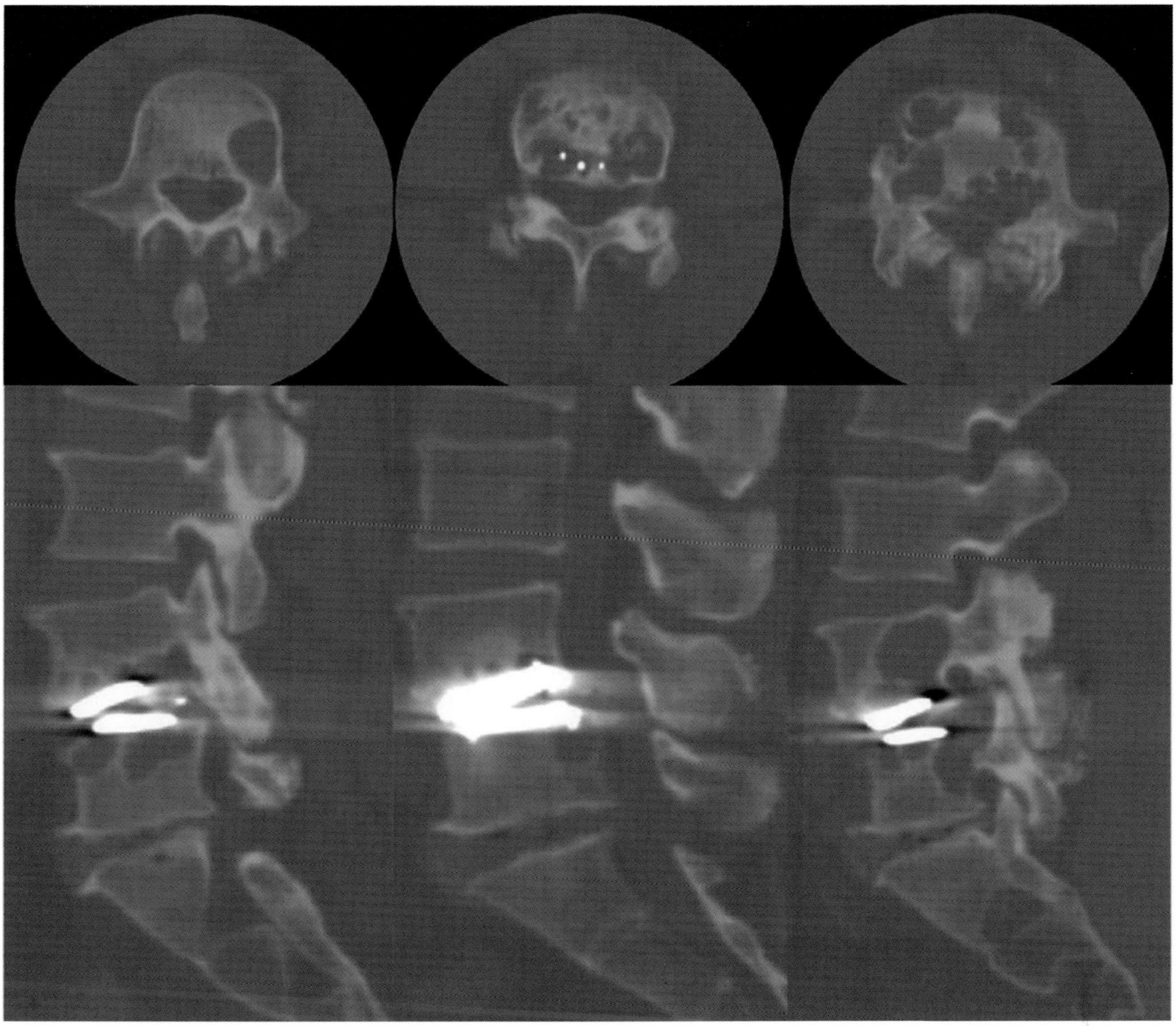

图 32.11　磨损碎片引起的骨溶解。一名 52 岁的男性在行腰椎 TDR 手术 16 年后，出现急性腰痛和双腿放射痛。在术后矢状位和轴位 CT 扫描中，发现 L4–L5 磨损碎片引起的骨溶解

示 TDR 在手术节段上保持了活动性，没有下沉。随访 MRI 显示无 ASD 和后侧变性。

案例 2：多节段腰椎 TDR（图 32.13）

一位 40 岁的男性因 L4–L5 和 L5–S1 的 DDD 引起的腰痛接受了约 2 年的保守治疗。然而，疼痛加剧，MRI 上的 Pfirrmann 分级加重。低压注射椎间盘造影引起的疼痛在 L4–L5 和 L5–S1 节段上与患者的症状一致，在其他节段上没有引起疼痛。诊断性小关节传导阻滞为阴性。患者接受了 L4–L5 和 L5–S1 节段的 TDR 手术。手术后，患者的腰痛得到了显著改善，没有任何神经系统缺陷。患者的临床结果观察了 2 年，并保持良好。

案例 3：因复发性椎间盘突出引起的 TDR（图 32.14）

一位 45 岁的女性患者，出现腰痛和左下肢放射痛，持续 3 个月。她有 20 年前 L4–L5 融合手术史。腰椎 MRI 显示 L3–L4 椎间盘突出，比之前手术的节段高出一级。她接受了内镜经椎间孔入路腰椎间盘切除术。

术后，患者出院没有任何疼痛和神经功能缺损。2 个月后，患者再次就诊，疼痛与术前症状相同。随访 MRI 显示 L3–L4 椎间盘突出复发。尽管建议采用内镜经椎间孔入路进行二次椎间盘切除术，但她担

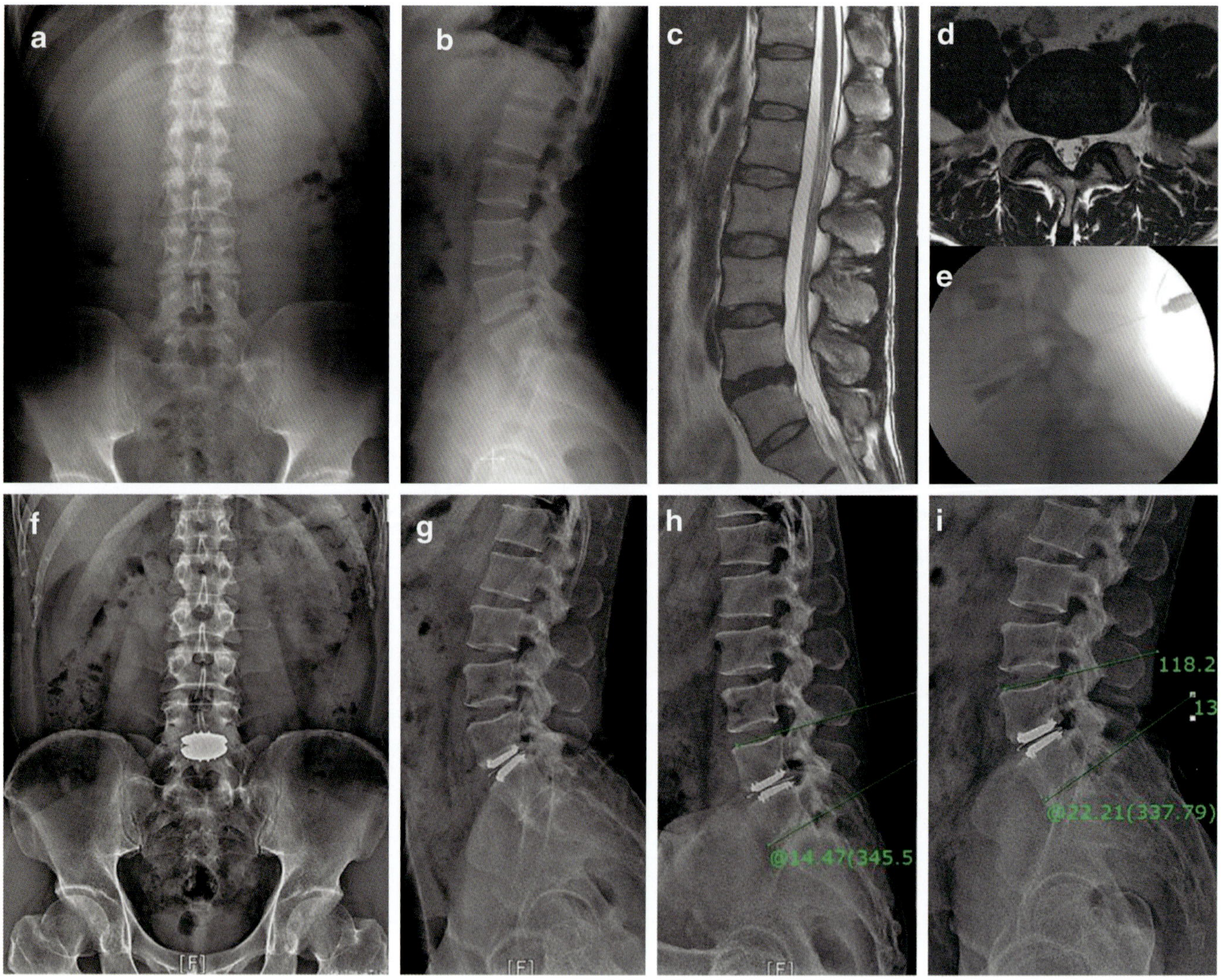

图 32.12　单节段腰椎 TDR 的长期随访。a、b. 术前 AP 位和侧位 X 线片。c、d. 术前矢状位和轴位 T2 加权 MRI 显示 L4–L5 的单节段 DDD。e. 术前椎间盘造影显示 L4–L5 椎间盘退行性变。d~i. 初次手术后 13 年动态观察的术后 X 线片显示手术节段椎间盘高度和活动度保持不变

心二次手术后椎间盘突出再次复发，并希望在突出不再复发的情况下进行更最终的治疗。考虑到患者年龄较小，后部结构有轻微退行性变化，另一项需要从 L4–L5 延伸的融合手术被视为过度治疗。因此，她接受了 L3–L4 节段的腰椎 TDR。在手术过程中，定位并移除了破裂的椎间盘碎片。从破裂的椎间盘碎片中取出减压的鞘囊和根，通过纤维环缺损部位暴露出来。在完成椎间盘切除术和终板准备后，植入物成功置入。对该患者进行了 3 年的随访，临床结果持续良好。

6　总结

从理论上讲，腰椎 TDR 是 DDD 患者的理想手术方式，它可以完全去除引起疼痛的椎间盘，同时保持运动节段并恢复椎间盘高度。与融合手术相比，已经有许多研究证明腰椎 TDR 具有相似或优越的结果。腰椎融合术仍然是 DDD 患者最稳定的治疗方法。由变化的比值中心和复杂的 TDR 耦合运动引起的异常应力可能会影响意想不到的结果。然而，基于几项支持性研究和目前腰椎 TDR 的发展，TDR 有望确保其自身的空间，用于选定患者的 DDD 治疗。

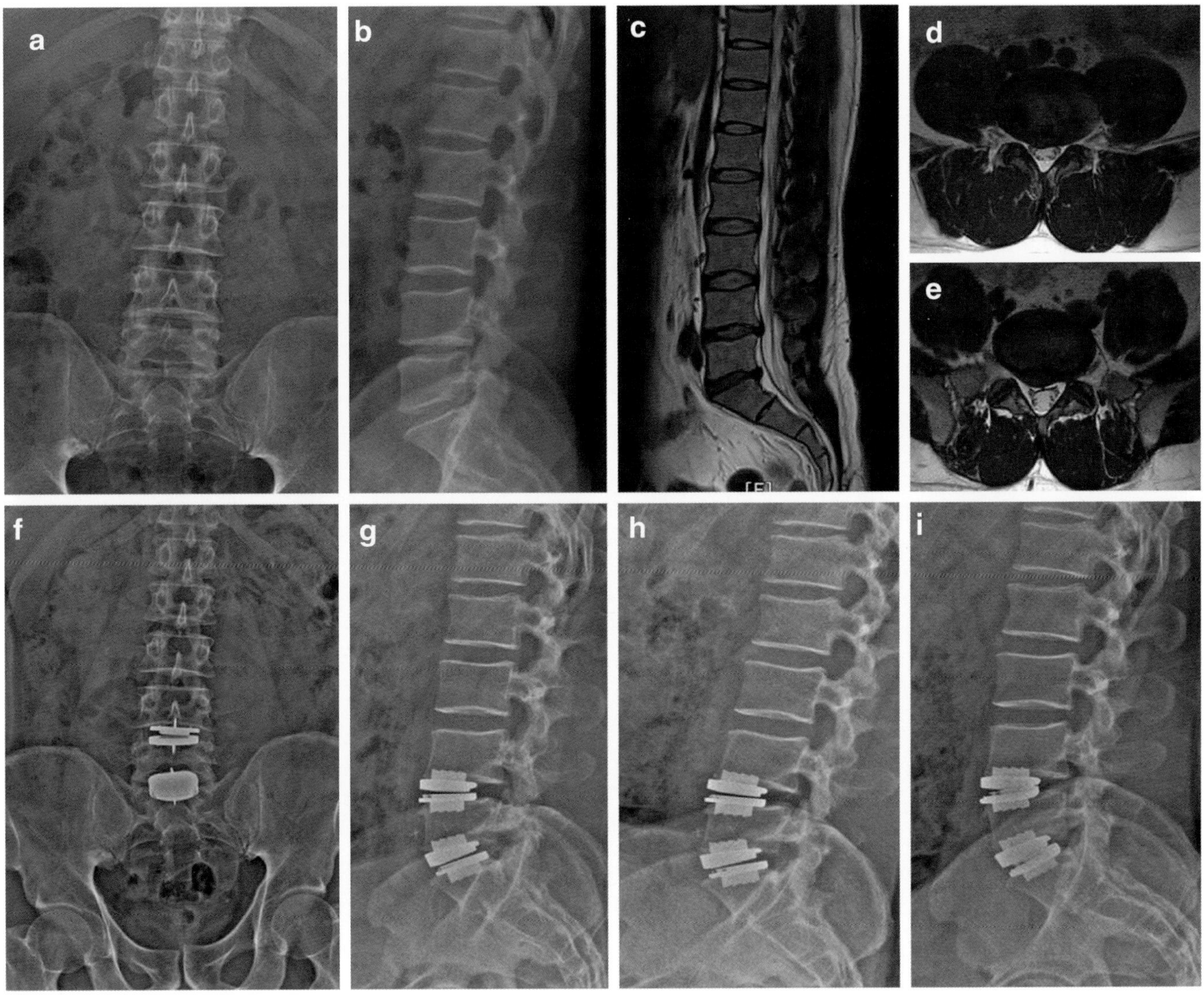

图 32.13　多节段腰椎 TDR。术前正位（a）和侧位（b）X 线片。术前矢状位（c）和轴位（d、e）T2 加权 MRI 显示 L4–L5 和 L5–S1 两个水平的 DDD。f~i. 术后动态 X 线片显示置入的 TDR 位于 L4–L5 和 L5–S1 两个节段

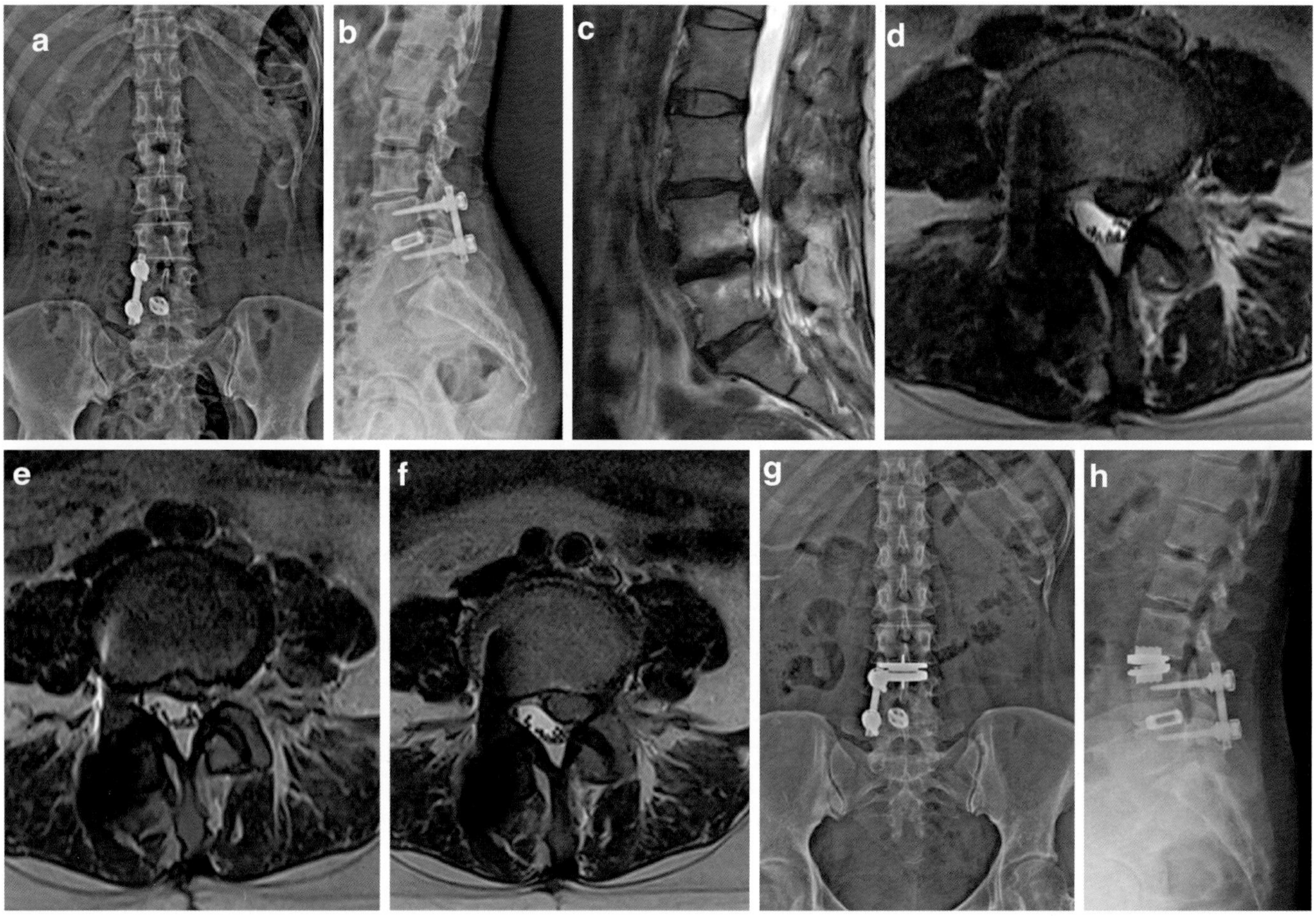

图 32.14　TDR 作为复发性椎间盘突出症的替代治疗方法。术前正位（a）和侧位（b）X 线片。术前矢状位（c）和轴位（d）T2 加权 MRI 显示先前融合节段相邻节段的椎间盘突出。e. 经皮内镜下椎间盘切除术后轴位 T2 加权 MRI 显示破裂的椎间盘成功切除。f. 随访 MRI 显示复发的椎间盘突出。术后 3 年拍摄的正位（g）和侧位（h）X 线片显示 L3–L4 的 TDR 功能良好

参考文献

第 33 章　后路动态稳定（棘突间装置）

Je Il Ryu, In-Suk Bae

1　引言

腰椎管狭窄症是腰痛和间歇性跛行的主要原因。对于椎管狭窄患者，如果保守治疗后症状仍然存在，应考虑手术。减压融合术被称为治疗腰椎退行性疾病的"金标准"，通过固定责任节段，具有减轻疼痛和恢复稳定性的效果。然而，融合手术牺牲了固定节段的运动能力，导致融合相邻节段的应力和运动范围增加，导致邻近节段退变（ASD）和其他并发症。

对于邻近节段退变的患者，如果不加以保护，融合后更有可能加速退变过程，甚至需要再次手术。经过多年的融合手术，邻椎病变越来越频繁，动态稳定的概念应运而生。近年来，随着动态稳定和非融合的概念的出现，棘突间装置（IPD）逐渐引起了脊柱外科医生的关注。

IPD 系统自 20 世纪 90 年代以来一直应用于临床。它能有效解决间歇性跛行，缓解腰椎管狭窄症。IPD 可以避免手术和邻近节段的应力集中，预防 ASD。目前，短期研究取得了良好的临床结果。

与椎弓根螺钉固定系统相比，IPD 系统具有几个优点。它的侵入性较小，没有硬膜撕裂、神经损伤和脑脊液漏的风险，因为它只放置在棘突上。除了 IPD 系统易于操作外，应用 IPD 系统的手术时间比应用椎弓根螺钉固定的手术用时短。减少了手术时间，缩短了住院周期，降低了医疗费用。

同样，在应用 IPD 系统的手术中术中失血量比应用开放式椎弓根螺钉固定的手术低 50%。最小的骨暴露、易于置入和置入所需的手术时间短将有助于减少失血。此外，与椎弓根螺钉固定相比，IPD 系统需要更小的切口，更少的肌肉和软组织损伤。与融合手术相比，IPD 系统具有术中失血少、手术时间短、恢复期短的优势。

IPD 系统的并发症包括手术相关并发症、植入物相关并发症。手术相关并发症包括切口感染、局部血肿等。这可能由于 IPD 系统的设计，导致棘突之间置入后存在固有空腔，增加了感染和血肿形成的风险。IPD 系统的植入物相关并发症包括系统松动、移位、脱落、植入物断裂和棘突骨折等。

2　手术步骤

全身麻醉后，患者取俯卧位，采取适当的体位保护措施。使用标准中线切口，采用经典开放式或微创开放式手术暴露，确定手术节段。依次切开皮肤、筋膜，在棘突两侧纵向分离，露出棘突、椎板及关节突（图 33.1）。

分离棘上韧带并保持其完整性，去除棘间韧带。在脊椎之间插入定位针以确定目标节段，然后去除黄韧带。用椎板咬钳去除部分上、下椎板，充分减压硬膜囊和神经根，保护棘突根部和关节突（图 33.2）。

在透视下将合适的 IPD 系统放置在良好的位置后（图 33.3），修复后方结构，逐层缝合筋膜和棘上韧带，留置引流管。

手术后，使用药物预防感染。观察并记录引流量，在 1~2 天内拔除引流管。术后 3 天，患者应进行卧床锻炼，然后开始下地，在腰部支撑下短距离行走，逐渐增加运动强度和行走距离，直至恢复日常生活。

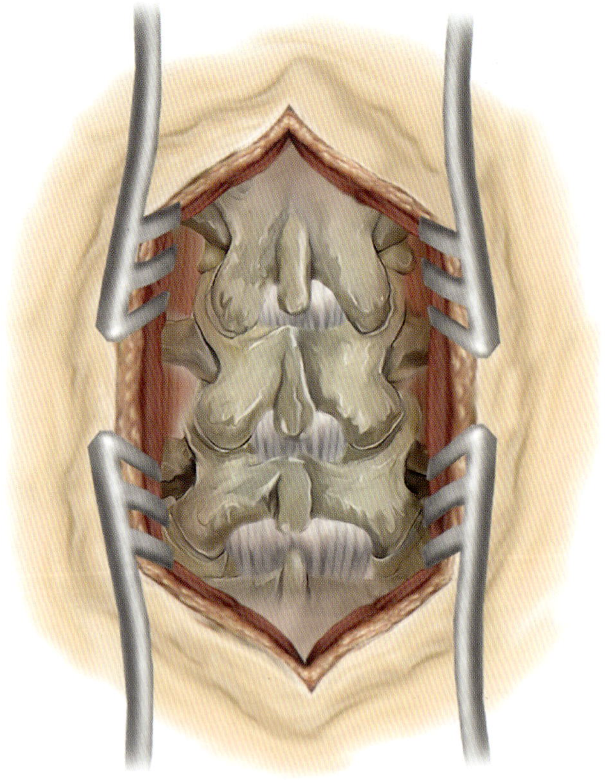

图 33.1　腰椎分离和牵开后的背侧视图

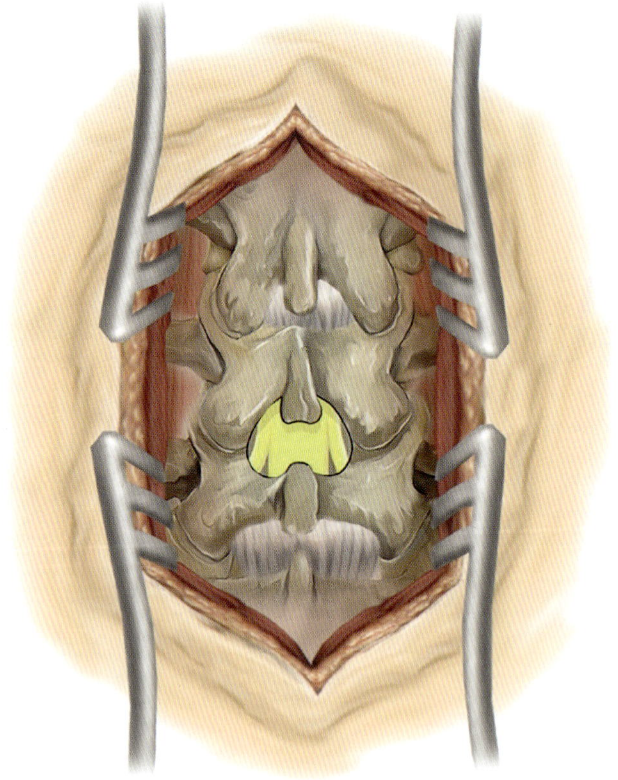

图 33.2　减压后的椎管与神经根

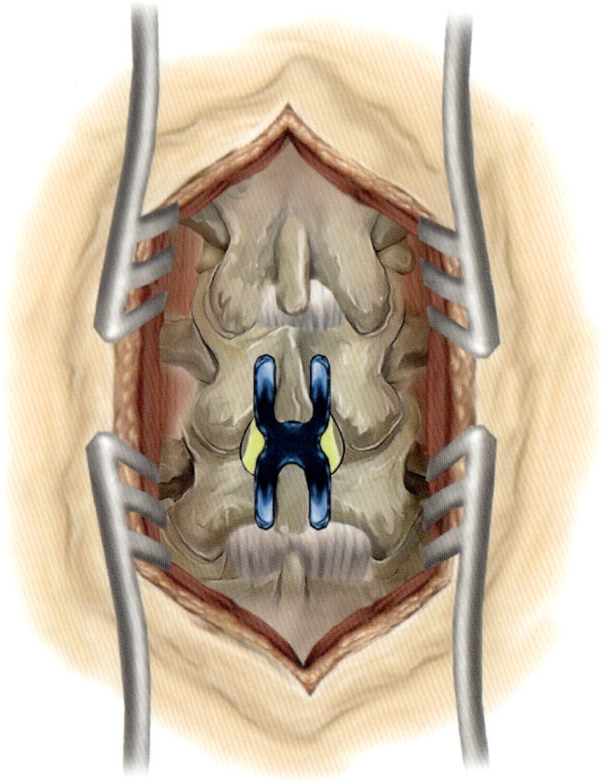

图 33.3　放置棘突间装置后

3 总结

通过切除黄韧带进行椎管狭窄手术减压后，使用 IPD 进行后路动态稳定，对改善背痛、神经源性跛行和患者满意度具有良好效果。

参考文献

第 34 章　后路动态稳定（螺钉和动态棒）

Seungjun Ryu, Ho Yeol Zhang

1　引言

最近使用的椎弓根螺钉动态装置是已经被美国 FDA 批准的融合装置。另外也有一些关于该装置局限性的报道，如器械失效和临床结果不理想。尽管如此，全椎间盘置换术或使用椎弓根动态重建很明显具有理想的理论背景，是一个具有广阔未来发展潜力的领域。在本章，我们总结一下目前已经开发和使用或正在试用的后路动态稳定装置。

1.1　Graf 韧带系统

Graf 韧带系统是由 Henri Graf 公司（Sem Co., Montrouge, France）发明的。一根韧带状的无弹性涤纶带紧紧地包裹着一枚插入不稳定节段的钛椎弓根螺钉（图 34.1）。Henri Graf 认为不稳定是由异常

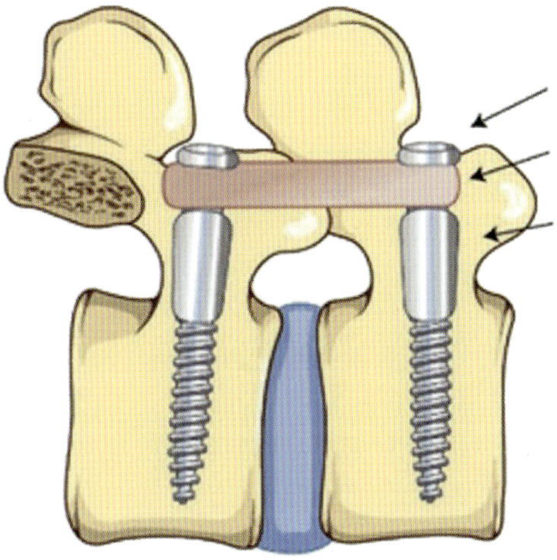

图 34.1　Graf 韧带系统由手术置入的钛椎弓根螺钉与聚酯螺纹带连接，作为韧带连接椎弓根螺钉穿过不稳定节段

的旋转运动引起的。这种不稳定的旋转节段和后关节的牵引力分散被认为是引起腰痛的原因，其基本概念是通过 Graf 韧带维持生理性前凸，改变纤维环和终板的负荷，稳定异常的旋转运动，增加后关节退变引起的关节间隙，使其再次复位，从而使组织愈合。

几具尸体标本的生物力学研究表明，Graf 韧带成形术，会减小患者的活动范围，并在特定负荷下提供了灵活性。Strauss 等的研究表明，Graf 韧带成形术，会降低了屈伸关节的活动范围，但对平移没有影响，这意味着 Graf 韧带成形术对关节不稳定是有效的。

Graf 韧带成形术的特点如下：①侵入性小；②更具生理性；③减少相邻节段的生物力学应力；④无假关节风险；⑤无供体部位疼痛。

然而，与这一理念相悖的是，在实际治疗中，患者的成功率并不是很高。有时，椎管外侧的狭窄程度会增加，特别是在小关节发生严重退行性改变或黄韧带屈曲的情况下，引起这样结果的原因是插入该装置后诱导了过度前凸。最初的临床结果显示了这些装置的许多并发症。Graf 韧带将椎间盘前部的负荷转移到纤维环后部，使椎间盘的内压由纤维环前部转移到纤维环后部。目前，尚不清楚成功是由于椎间盘前部疼痛的患者将负荷向后移动还是因为活动量减少。判断 Graf 韧带失效的原因是负重点向椎间盘后部移动加重了椎间盘的退变。

Kim 等也报道了 106 例仅行 Graf 韧带减压术，术后随访的临床结果不理想。在以下情况，Graf 韧带成形术可能会降低椎间盘高度，削弱椎体前柱的支撑。

手术适应证：

（1）椎间盘切除术后。

（2）椎间盘终板退变。

（3）平移不稳定性。

（4）椎间盘高度变窄或神经孔变窄。

因此，在这种情况下，确定应一起进行椎间融合术以支持前柱，并同时进行。随后，120 例接受 Graf 椎间融合术患者的临床结果良好。然而，这些结果将证明 Graf 装置更适合作为融合装置而不是动态重建装置。虽然有报道称 Graf 韧带成形术的短期临床随访结果（2 年）与传统脊柱融合手术相似，但 5~10 年或更长时间的长期临床随访结果在研究者中存在争议。Hadlow 等发表的研究结果表明，即使术后 1~2 年，其临床结果也明显差于常规后路融合手术。

目前，Graf 韧带成形术在世界范围内应用较少。一些功能和生物力学性能更好的产品已经取代了该装置。

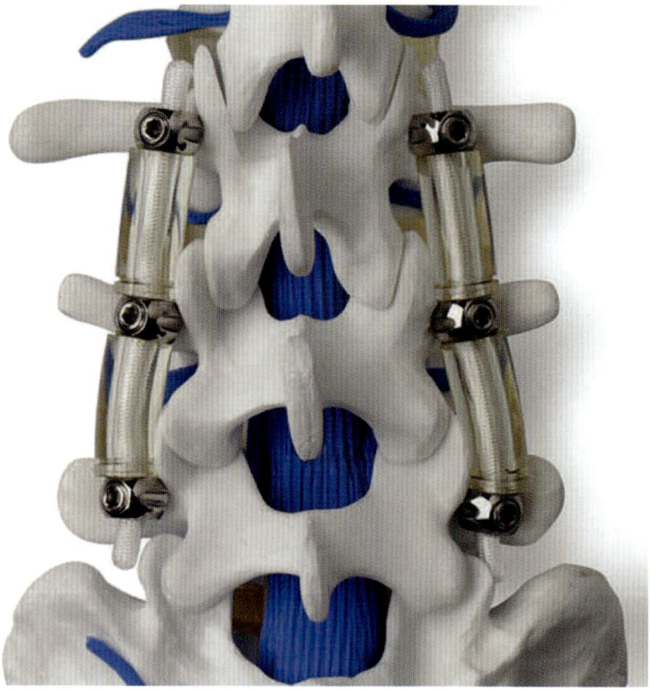

图 34.2　Dynesys 系统

1.2　Dynesys 系统

FDA 已批准该装置为半刚性固定装置，这是第一个批准的动态稳定装置。不过，半刚性装置是 Senguptas 的理论，但在常规概念中，它指的是用于融合的装置。FDA 尚未制定动态后路稳定的详细标准，因此该装置已被批准作为后路脊柱融合的工具。

Dynesys（Zimmer Spine, Inc., Warsaw, IN）系统以 Dynamic Neutralization System 的缩写命名（图 34.2），其在椎间盘退变的症状期尤其具有优势。这一时期的定义是从节段出现症状性椎间盘退变开始到导致自然骨化的结构变化。

使用 Dynesys 系统进行动态稳定的目的是重新排列和稳定一个或多个腰椎节段，使其接近正常解剖位置，并帮助椎间盘的生理恢复，同时实现特定角度的活动范围。

1.2.1　适应证

Dynesys 系统的主要目的是解决正如 Kirkaldy-Willis 所定义的退变的初始阶段，解决动态不稳定性与自限性病变。

其适应证包括：①由动态狭窄或伴有退行性前滑脱或后滑脱的狭窄引起的腰痛或神经性疼痛；②由椎板切除术引发的一种或多种退行性椎间盘疾病引起的背痛（DDD）和医源性不稳定；③在多发 DDD 的情况下，根据椎间盘退变的程度，Dynesys 系统可与 PLIF 等融合技术联合使用。

1.2.2　禁忌证

（1）溶解性（峡部型）脊柱滑脱的主要稳定方法。

（2）严重退行性脊柱侧凸 / 后凸畸形。

1.2.3　外科技术

在背部正中做一个长切口，进行脊柱减压。如果不需要减压，可采用 Wiltse 入路。之后，重要的是要确保穿过椎弓根的部分正好位于外侧小面关节和横突的交汇处，以免侵犯关节突、关节囊。下一步是确定间隔器的确切长度（6~45 mm），是压迫还是撑开螺钉头。根据稳定程度或病理情况来确定长度。间隔器的长度应确保植入 Dynesys 系统的节段终板完全平行，以避免椎弓根间牵引引起节段后凸。节段前凸的恢复可由外科医生自行决定；然而，必须避免小关节的过度压迫，因为这可能对装置的预期功能造成危害。插入索状结构并施加张力来组装该系统。

1.2.4　性能

随着临床和放射学的改善，预测会有最好的结果，这意味着动态稳定有助于解剖和生理稳定的节段的恢复。

术后骨髓造影报告显示，脊柱屈伸成像显示纤维环后部不再突出。这是由于后纵韧带的高度自反性，减少了纤维环向后突出，这可能是疼痛缓解的原因之一。

另一个作用是伴随各种再生现象。Modic Ⅰ型变化可以强烈预测椎间盘疼痛，也与疼痛和功能障碍有关。根据Specchia的前瞻性队列研究结果，报道54例患者Dynesys系统插入后的Modic型变化在术后随访中消失并再生。此外，10%的患者在矢状位T2加权MRI上观察到髓核信号强度部分恢复，这是椎间盘再水化的有力指标。这与之前公布的新西兰白兔动态稳定装置术后椎间退行性脱水改善的研究结果相同。

Dynesys系统应用后的恢复过程假设如下：

（1）抑制椎间盘与终板之间异常寄生运动引起的机械不稳定（寄生是因为会干扰营养物质交换，造成营养物质耗竭）。

（2）机械中和，椎间盘突出的减少，将使纤维环病变水平的新生血管消失，从而使其愈合。

（3）通过在管段内形成新的中心或旋转，可以降低管段的高压。据推测，这导致终板区域的新生血管消失，可能使软骨下骨与椎间盘内环境之间的营养物质交换得以恢复，从而使将来的补液和髓核重建成为可能。因为压力的作用可以调动椎间盘内的液体，这些压力被重新分配并恢复到一种类似于更完整的情况，软骨下骨和椎间盘内环境之间的交替运动可能会恢复。鉴于这种液体的运动控制着细胞合成代谢和分解代谢之间的平衡，它将允许基本物质的恢复，由胶原蛋白网络内的高度水合蛋白凝胶（主要是Ⅱ型）组成。这一解释得到了那些受益于动态稳定患者的临床改善和放射随访结果的证实。然而，组织学和生物力学研究的客观结果尚不明确。这方面的基础研究还有待进一步开展。

1.2.5　临床结果

Stoll TM等于2002年发表了第一篇关于Dynesys系统的论文。这项多中心前瞻性研究纳入了83例置入Dynesys系统的患者。

背部疼痛的疼痛评分［视觉模拟量表（VAS）］从7.4分改善到3.1分，下肢放射性疼痛的VAS从6.9分改善到2.4分。功能障碍指数（ODI）从55.4%改善到22.9%。大部分并发症与器械无关。在随访期间进行额外腰椎手术的情况下，由于3例患者持续腰痛，改为取出融合，1例患者进行了额外的椎板切除术，1例患者因装置松动而取出装置。在7例患者中，由于邻近节段性疾病需要额外手术。作者得出结论，动态稳定比融合侵入性更小，并且这些结果比保守治疗更有利。

Cakir等于2003年进行了一项回顾性比较研究，比较了退行性腰椎管狭窄和不稳定行减压融合（后路或前路）和行减压动态稳定的患者。虽然20例患者人数较少，但Dynesys系统组的临床结果较好。此外，住院时间和手术时间也明显缩短。总的来说，对于退行性椎管狭窄患者的不稳定，这是一种令人满意的替代传统融合，需要对更多的患者进行进一步的研究。

Grob等报道了一项回顾性研究的结果，该研究对50例Dynesys系统置入患者中的31例患者进行了至少2年的随访。据报道，疼痛和“患者决定的结果”比其他已发表的论文更严重。19%的患者报告再次手术。Schmoelz等报道该装置的故障率为17%。

Putzier等使用ODI和疼痛VAS结果参数研究了3组椎间盘突出（n=35）：脊柱关节病或早期的骨性软骨病（n=22）和严重退行性改变（即Modic Ⅱ型和Ⅲ型或脊柱滑脱至Ⅱ度）（n=13）的患者。在33个月的随访中，Dynesys系统在前两组显示出非常好的疗效，但在有严重的畸形退变患者中不推荐使用。

同一作者的另一篇论文比较了上述49例椎间盘突出组患者和只切除髓核的对照组患者。在随访34个月时，Dynesys系统组的ODI和VAS结果较好。此外，进展性患者的X线片分析结果显示，12%的病例只是简单的行髓核切除，但没有病例置入Dynesys系统装置。作者得出结论，Dynesys系统可用于预防核切除术后初始退行性疾病的恶化。

2007年FDA IDE研究的中期结果——100例患

者1年随访结果发表。结果显示VAS改善，ODI下降。对于退行性腰椎滑脱和椎管狭窄，可以用它代替融合手术。虽然需要更长期的随访，但对于退行性脊柱疾病，推荐使用Dynesys系统进行动态稳定。

1.2.6 考虑因素

使用Dynesys系统进行动态稳定可以作为椎间盘退变的初始阶段，具有更多运动和可逆状态的病变的治疗指示。它通过抑制寄生运动来缓解疼痛，诱导背部纤维环韧带的恢复，并诱导终板和后突关节的愈合。为了在术后保持适度的活动，最重要的是将椎弓根螺钉坚强固定，尤其是一定不能拔出螺钉。

术后影像学随访的结果提示了一些问题，也为终板的再生和恢复展示了一个充满希望的观点，需要未来在组织学上的认识和验证。我们需要进一步加深对椎间盘的研究，特别是组织学和生物力学的研究。在某些情况下，至少在早期阶段，可以观察到愈合；当病变不可逆（如钙化或骨化），应考虑进行不可逆手术（融合）。

Dynesys系统在最初的临床结果与融合手术相似，如果不进行神经减压，如椎板切除术时，临床效果明显差于融合手术。尽管存在这些不足，但Dynesys系统可以很好地服务于动态稳定的概念，它可以保持可控的运动范围，并降低对相邻节段的影响。

1.3 用于CD Horizon Legacy系统的PEEK棒

在CD Horizon Legacy（Medtronic Sofamor Danek，USA）系统中，通过将PEEK（聚醚醚酮）棒连接到椎弓根的钛螺钉上，可用于后路侧位融合。该系统还可用于防止椎间盘退变或相邻节段退变后的恶化。CD Horizon Legacy系统是继Dynesys系统之后，第二个获得美国FDA批准的产品。有关PEEK棒的研究尚有限，故仅简要介绍能找到的文献。

美国埃默里大学的Rodts等积极参与了该系统的研究。根据Highsmith、Tumialan和Rodts的一项研究，PEEK棒的适应证包括：①脊柱不稳定（复发性椎间盘突出症、退变性椎间盘疾病），以椎间融合为目的，但对相邻节段的压力较小；②对于已经接受后路腰椎间融合的患者，防止相邻节段退变；③期望起到张力带的作用。

由于PEEK棒的弹性模量（约17 GPa）与骨的弹性模量相似，因此在骨科中被广泛用作髋关节置换术的关键材料。使用PEEK棒可减少螺钉–骨固定点的应力，从而减少椎弓根骨折和装置故障。理论上，这种棒的柔韧性可以通过允许终板轻松接触椎间体间移植物材料，从而提高融合率。另外的优点是，在获取各种类型的放射学图像的过程中，没有CT的辐射散射，也没有MRI的伪影出现。

1.4 BioFlex系统

BioFlex弹簧棒椎弓根螺钉系统（以下简称“BioFlex系统”）是韩国国内技术开发的，2008年被FDA批准为半刚性固定设备。

这是第三个被批准用于融合的固定装置作为动态稳定装置。BioFlex（Biospine Co., Ltd., Korea）系统是一种可以同时使用动态稳定和半刚性固定的新型脊柱固定装置（图34.3）。由于传统刚性固定装置的多段连接方式是用一根杆连接，当螺钉排列错位时，杆的弯曲存在困难。另一方面，BioFlex系统是一种分段连接方法，因此即使螺杆排列略有偏差，也可以轻松固定，无须弯曲杆。这是因为节间杆是由一种名为镍钛诺的形状记忆合金制成的，具有弹性弹簧结构。之所以把杆做成弹簧的形状，是因为弹簧具有优异的圆形恢复力，弹簧起到减震器的作用，疲劳断裂的现象并不常见。

螺杆由钛制成，其特点是在螺杆头部有两个凹槽，这样可以安装两根弹簧杆。这是一种将每个节段的弹簧杆连接起来的装置，所以即使在多节段手术中，也可以很容易地将这些弹簧杆连接成一个结构。

目前，它主要在少数几家医院使用，一些临床结果正在发表。到目前为止，它已经被更多的人使用，并且设备故障的数量正在略有增加。不过，我们发现，设备故障时，受损区域是有差异的。刚性固定装置主要导致螺钉颈断裂，但在BioFlex系统的病例中，弹簧杆断裂大多发生在使用动态稳定装置时，并且在螺钉未牢固固定在椎弓根的情况下也会出现。

根据目前的判断，BioFlex系统是一种既能满足动态稳定又能满足融合的设备，未来还需要对临床

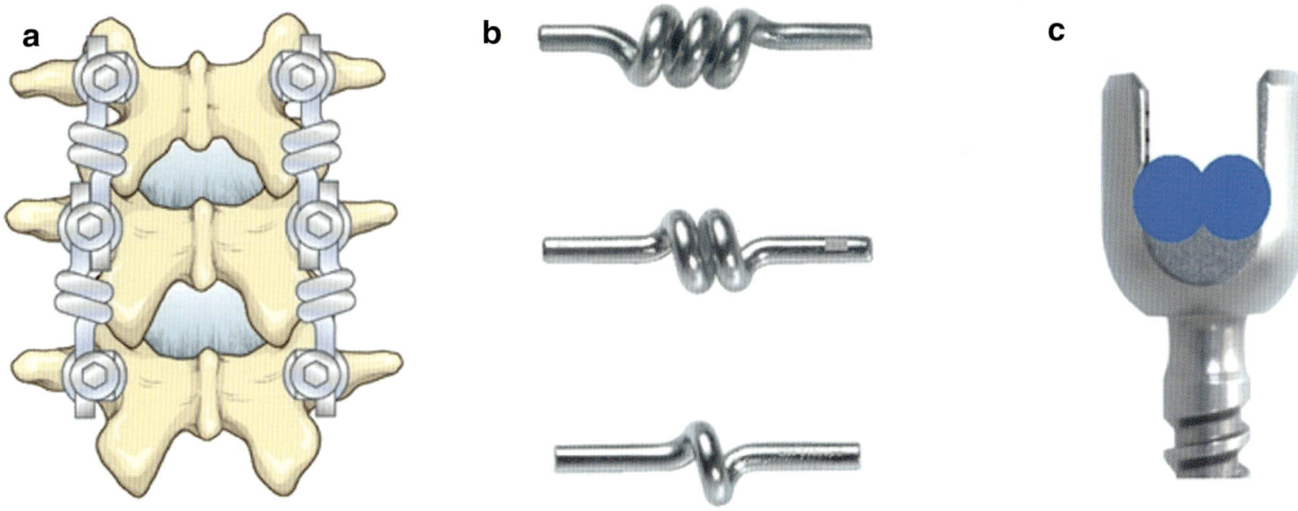

图 34.3　a. 两级 Bioflex 固定状态。b. 一转型、二转型或三转型镍钛弹簧杆，根据椎弓根间距选择合适的弹簧棒类型。c. 一根椎弓根螺钉可托住两根弹簧杆，此容量可用于多级动态稳定

结果、长期随访、耐久性进行持续的研究。

1.5　Cosmic 系统

Cosmic 系统（Ulrich GmbH&Co., KG, Ulm, Germany）是一种稳定的非刚性植入物。该装置是用 6.25 mm 的杆和铰链螺钉头组装的。螺钉铰接在钉头上，便于在种植体装置和脊柱前柱之间分配压力（图 34.4）。螺钉头是一个移动装置，与之前开发的使用柱状螺钉的动态装置相比是新颖的。先前的研究表明，Cosmic 螺钉长达 2 年的结果对腰椎滑脱患者显示出满意的结果。

由于 Cosmic 系统的结构允许螺钉头活动，只能在一个节段内吸收震动，因此可应用于常规后路融合后相邻节段退变。

使用 Cosmic 系统进行动态稳定的适应证：

– 症状性腰椎狭窄症。
– 椎间盘源性疼痛或关节突综合征的复发性背痛。
– 复发性椎间盘突出。
– 合并疼痛性相邻节段退变的常规脊柱融合术。

禁忌证：

– 超过 3 个节段的稳定。

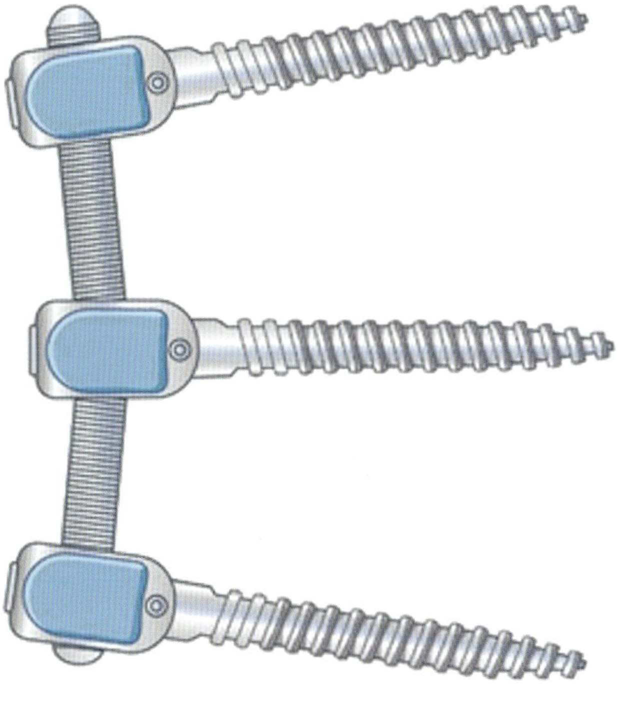

图 34.4　Cosmic 系统的螺钉和杆

2　外科技术

全身麻醉下，患者取膝胸位，避免腹部压力增加。腰椎前凸由放射学控制，可通过抬腿增加。

对于纯粹的稳定，在棘突旁做两个皮肤切口，

每个切口位于棘突外侧 4 cm 的位置。将胸腰筋膜切开，用手指预备多裂肌和最长肌之间的肌肉系统，直至能触及横突。在用侧位 C 臂透视下，螺钉可被有效置入。

在单节段器械的情况下，置入一根直杆，在 2 个和 3 个节段内固定时，首先将棒弯曲以治疗腰椎前凸。

使用开放式螺钉时，用夹子将钛棒固定在螺钉底座上；然后戴上螺帽。杆和螺钉底座有螺纹，以保证杆和螺杆之间高度的旋转稳定性。

3　总结：螺钉和动态棒后路动态稳定的现在和未来

后路动态稳定可以控制椎节段的中性位置，在插入节段矢状面屈伸，减少插入节段内椎间盘的负荷，改变插入节段的运动和节段内负荷分布。根据现有的融合技术，它可以显著防止相邻节段退变，并保留运动。

考虑到后路动态稳定的历史，如 Graf 韧带器械，其目的仅仅是保持纯粹的运动而在临床上消失，然后演变为动态稳定以防止邻近节段退变。

换句话说，实现动态稳定手术的理想目标仍然存在技术限制，因此仅使用动态稳定很难，它正在被用作附加和可选的融合装置。

目前，基于这些理论和目标，许多新型装置正在被开发，并且正在进行临床试验。许多设备由于经历仪器故障而消失，并带着新的设计和概念反复出现。换句话说，动态稳定的概念现在在某种程度上是根深蒂固的，但没有长期的后续结果完全满足这一条件。打个比方，后路动态稳定的时代还处于黎明阶段。

FDA 还没有动态稳定的标准。最近获得 FDA 批准的 Dynesys 系统、PEEK 棒和 BioFlex 系统都是被批准用于半刚性固定。这是出于融合的目的，并不符合动态稳定的纯粹含义，但表明它与现有的刚性固定不同。到将来更多的动态稳定装置被批准时，相信将建立一个新的 FDA 标准。椎弓根螺钉动态重建的根本目的是在保持脊柱正常活动的同时纠正脊柱异常运动。然而，需要克服应力性骨折等机械局限性。

参考文献

第五部分

脊柱外科微创新技术

第 35 章 导航引导脊柱手术

Young San Ko, Chi Heon Kim

1 引言

随着脊柱知识和外科技术的发展，对准确和有效的脊柱复位技术的需求不断增长。由于解剖结构的复杂性和接近神经结构，如脊髓和神经根，脊柱复位技术带来了安全性和准确性的问题。传统上，透视镜成像引导脊柱内固定是一种标准方法，但存在辐射暴露、手术出血和手术视野空间占用等问题。虽然脊柱内固定可以在没有透视镜成像引导的情况下进行（自由手法），但它可能并不适用于每个病例的每个外科医生。在这方面，透视引导的脊柱内固定仍然是推荐的标准手术技术。随着技术的发展和以往手术方法的经验教训，图像引导的脊柱手术导航系统已经被引入，并有助于提高手术的准确性、精度和效率。尽管健全的外科解剖和技术的知识仍然是脊柱手术的关键组成部分，但从导航指导中获得的视觉信息甚至可以帮助最有经验的外科医生。脊柱导航关于各种脊柱内固定程序的安全性和准确性的优势已经在许多研究中得到证实。然而，机器的大小问题、操作的复杂性问题、系统使用的时间消耗问题和成本效益问题都是系统需要克服的挑战。本章的目的是介绍使用导航辅助脊柱手术，即脊柱导航和一站式侧方腰椎间融合（OLIF-ONE）的概念和发展。

2 脊柱导航概述

导航引导手术技术的基本原理源于立体定向脑外科手术，它利用颅骨上的外部框架来确定目标在三维（3D）空间中的位置。脑部立体定向手术已经发展了 100 多年。然而，由于解剖学上的差异和脊柱节段的运动，使用刚性框架并不适用于脊柱。技术和计算系统的发展已经实现了启用了图像引导下的脊柱导航。参考数据附着在脊柱的某个地方，包括骨盆，使用 C 臂或 O 臂成像系统使用透视镜或计算机断层扫描（CT）拍摄实时图像。迄今为止，脊柱导航主要用于脊柱内固定，但通过对其概念的深入理解和技术的发展，它可能适用于各种目的。

2.1 常规术中脊柱图像

在图像引导脊柱导航出现之前，术中 X 线摄片或射线镜用于定位病变和脊柱内固定。便携式平片已被许多外科医生普遍使用，但平片也有缺点：第一，只能获得静态图像，因此，器械在手术场中的位置等实时信息不能立即反馈；第二，高辐射暴露对患者来说是不可避免的；第三，X 线片只能显示二维图像，这需要外科医生的知识、经验和判断才能使用相关的图像。C 臂透视镜可以解决平片的第一个和第二个缺点，但它仍然不能解决第三个缺点。C 臂透视也有其缺点：第一，C 臂透视对手术团队和患者有辐射暴露的风险；第二，它仍然只能提供二维图像；第三，在 C 臂旋转时，感染的风险可能会增加；第四，它占据了较大的手术场地，限制了手术团队的活动；第五，图像的质量可能不足以在一个解剖学复杂的区域进行定位。因此，由于希望克服这些传统成像系统的缺点，导致了一种图像引导的脊柱导航系统的发展。

2.2 图像引导脊柱导航的发展

脊柱导航系统的潜在优势总结如下：减少了对

外科团队的职业辐射暴露；它提高了手术的准确性和精确度，并有可能降低再手术率和并发症发生率；它使得包括脊柱内固定在内的微创手术能够更加精准和高效进行。

对于图像引导的脊柱导航，将脊柱结构配准到三维坐标中是最重要的技术问题。对于神经外科导航，磁共振成像（MRI）是在头皮上用几个基准标记物进行的。术中将标记物登记到相应坐标以登记 MRI。然而，这种方法并不适用于脊柱，因为后者皮肤是可移动的，而且从基准标记物到骨结构的距离导致了配准误差。因此，附加参考脊柱（包括骨盆），已经是最可靠的方法。随着脊柱导航的可靠性，脊柱内固定的准确性和精度得到了提高，即使是对于经验较少的外科医生。成像技术包括透视、CT 和 MRI。其中，透视和 CT 是最常用的工具，但由于术中图像质量好，将患者转移到特殊 MRI 表，术中脊柱 MRI 不常用。

在 20 世纪 90 年代末，基于视觉透视镜的脊柱导航系统被开发出。基于 C 臂透视的脊柱导航手术使术中实时成像和自动配准成为可能，与常规 C 臂透视图像相比，它显示出更少的辐射暴露。然而，该系统仅提供二维图像，限制了临床应用，特别是脊柱内固定需要实时的脊柱轴向图像。从 1990 年末到 21 世纪初，Tomoscan（术中移动 CT 系统，Philips Medical System）被引入。虽然它被用于脊柱导航，但由于机架和闭环扫描仪的尺寸较小，其应用仍有局限性。2002 年，西门子发布了第一个重建三维骨解剖结构的 C 臂透视仪。尽管存在图像质量较差的问题，但它在解决以前的图像引导导航的缺点方面仍然是一个进步的工具。同期，尝试融合术前三维 CT 图像与术中透视图像进行技术挑战，显示术中三维 CT 图像（图 35.1）。然而，两种不同图像配准时的错误是一个关键的限制。

2006 年，一种移动可拆卸环状 CT 扫描仪，

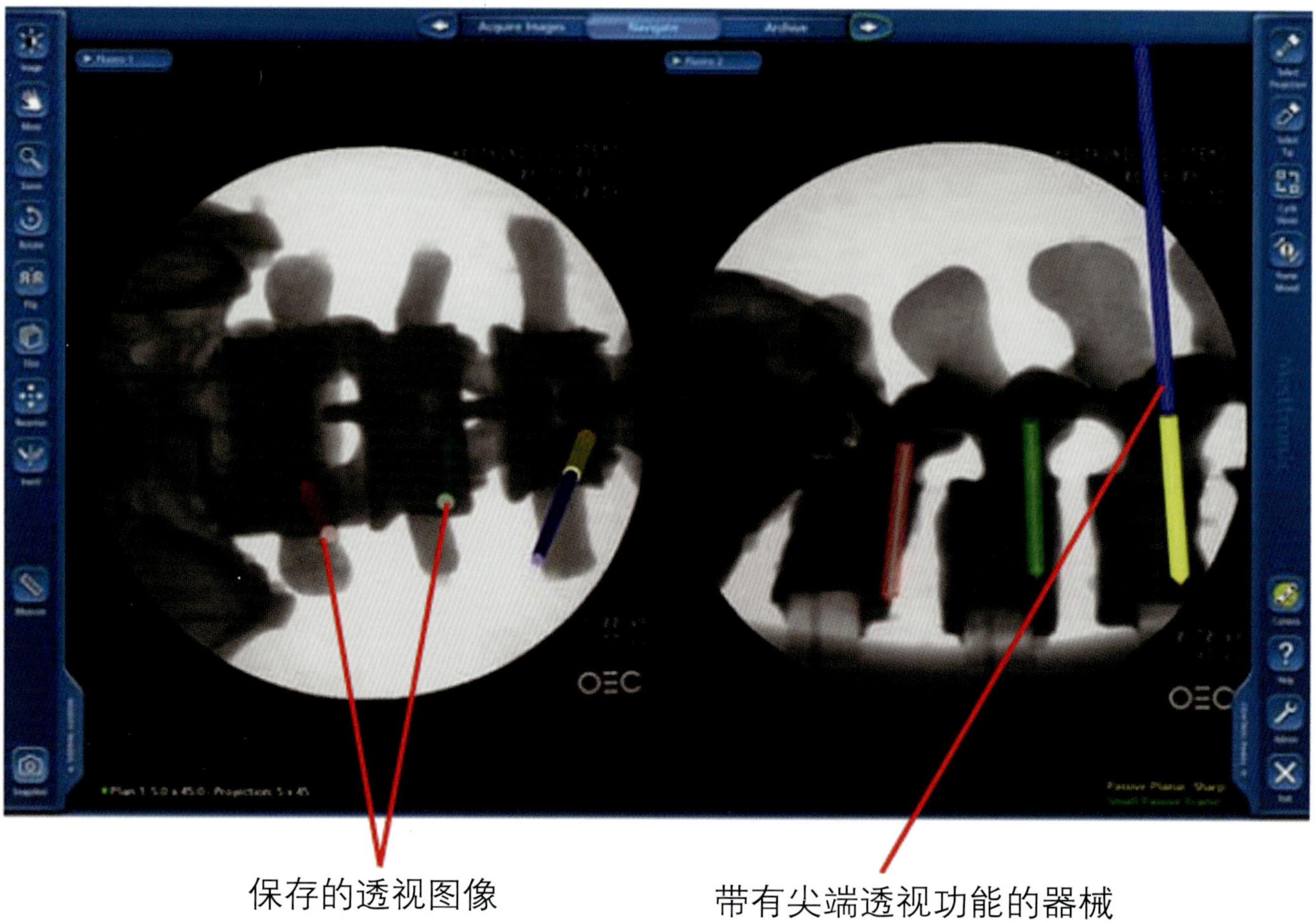

图 35.1　术前三维 CT 图像与术中椎体透视图像融合后，椎弓根螺钉固定导航软件的应用。手动设置几个地标（彩色条）将透视图像登记到手术导航系统

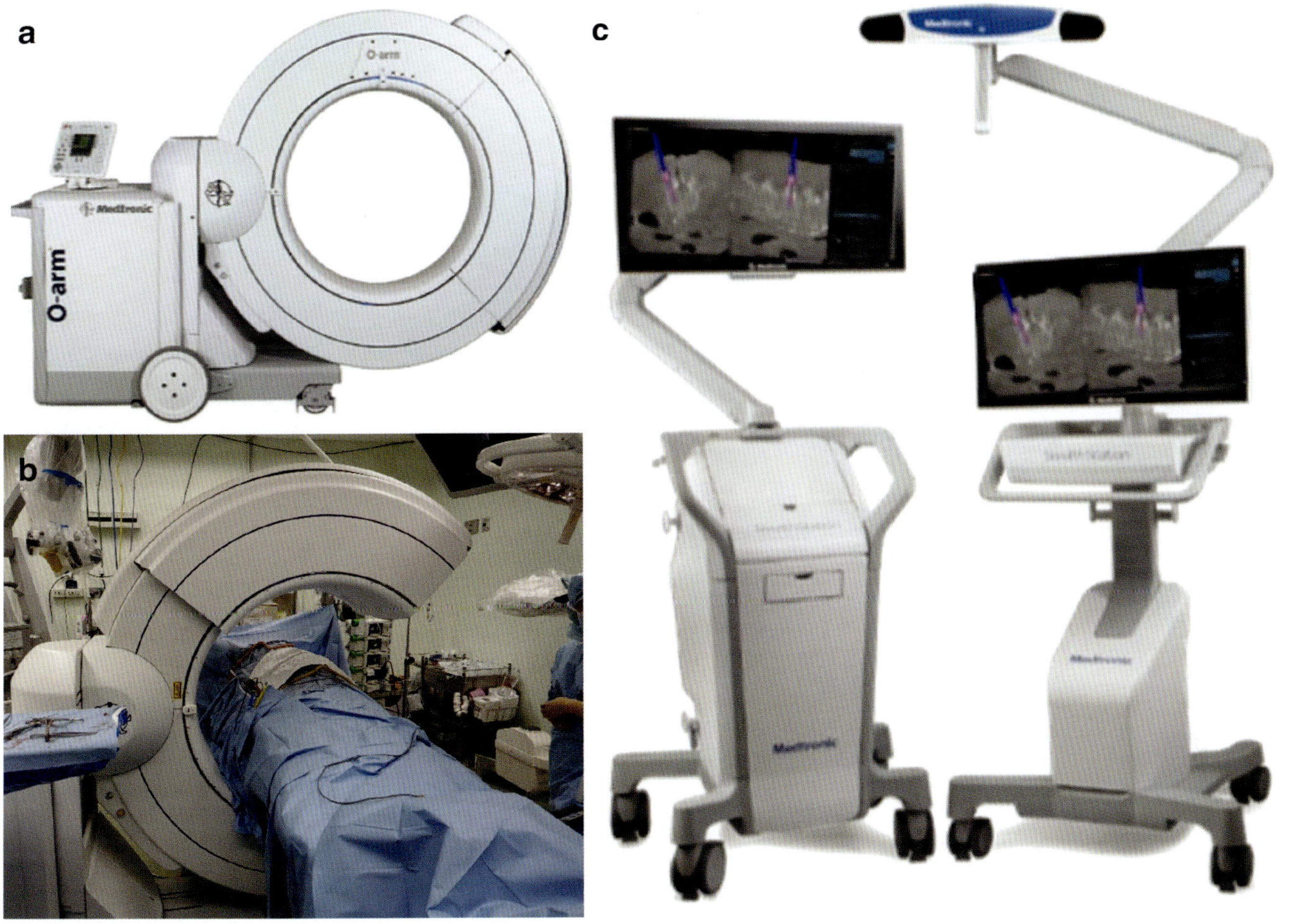

图 35.2　O 臂成像系统。a. 图像采集系统。b. 光电摄像机阵列。a. 这是一种环形的 O 臂扫描仪。b. 该扫描仪可以通过打开前环从侧面送入患者。c. 光电摄像机阵列和工作站是在手术过程中使用的系统。摄像机被组装成一个带有关节的手臂，并根据外科医生和护士的位置进行调整

即 O 臂 CT 扫描仪（Medtronic surgical Technologies, Louisville, CO）进入市场（图 35.2）。图像质量与传统 CT 图像相当，克服了以往三维融合 CT 图像的局限性。O 臂系统与导航系统相结合，开启了基于 O 臂的脊柱导航系统（O 臂导航）的时代（图 35.2）。O 臂导航的特点总结如下。首先，O 臂 CT 扫描仪有一个易碎的机架，允许患者侧向通路进行 CT 扫描；其次，O 臂 CT 扫描仪获得连续 360° 轨迹的投影数据，允许最佳的体积采样，以消除 C 臂断层扫描未来透视镜像中由于轨迹中断常见的重建伪影；最后，O 臂导航自动注册各种特殊设计的手术脊柱器械（图 35.3）。

然而，O 臂 CT 扫描仪仍有一些缺点。它需要相当多的时间进行准备、安装、CT 扫描和注册，技术人员或外科团队需要一定时间的学习曲线。尽管它减少了对手术团队的辐射暴露，但患者却暴露在辐射中。此外，参考系的注册或运动错误可能导致不正确的手术。这些问题应该在未来的脊柱导航系统的发展中得到解决。

3　导航引导脊柱手术

在本章的这一部分中，我们将介绍导航系统的基本组件，并展示 O 臂导航的分步程序，包括 O 臂系统的安装、图像扫描和 O 臂脊柱手术导航的临床应用。

3.1　导航系统的组件

一些制造商提供脊柱图像引导系统，但它们共享相似的基本组件。导航系统的典型组件包括图像扫描仪（图 35.2a）、光电摄像机阵列（图 35.2b）、

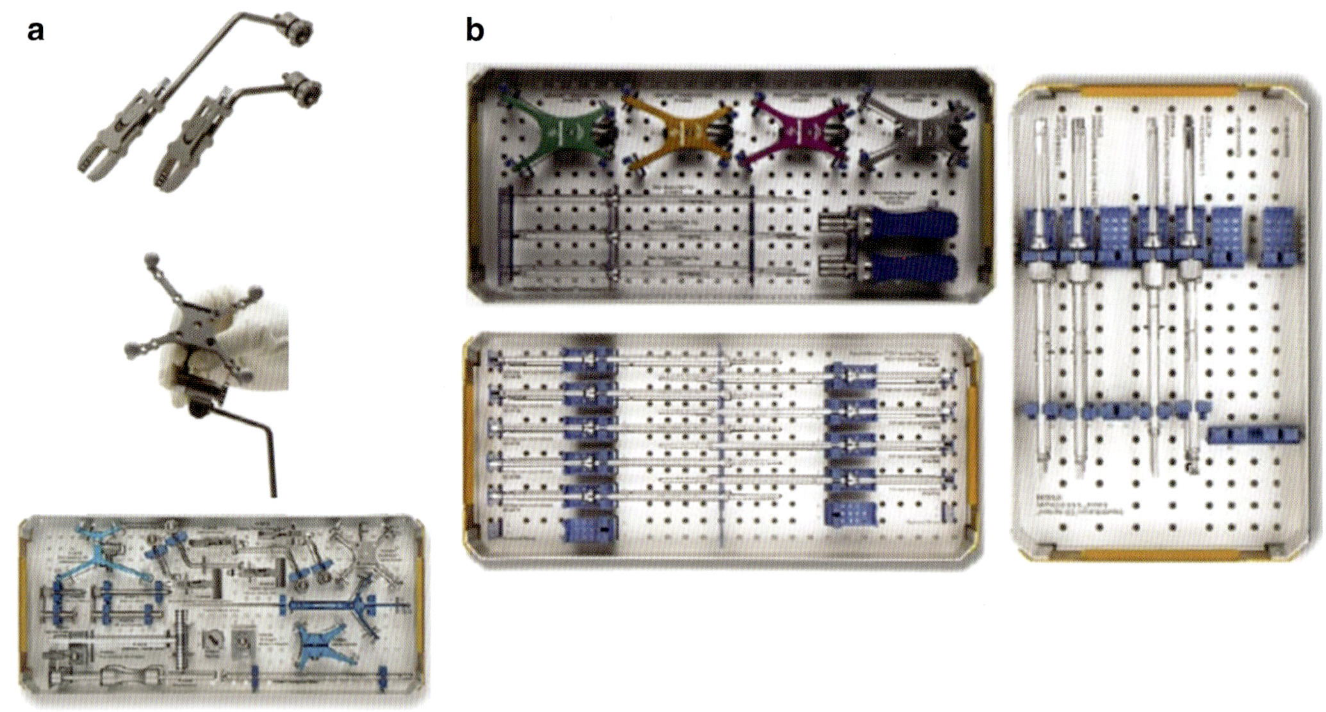

图 35.3　专门设计的 O 臂脊柱导航动态参考阵列仪器工具包。动态数组有两种类型。一个在棘突有一个夹具，另一个在髂嵴处用一根十字形的针来固定。a. O 臂脊柱导航系统的各种定制手术器械。b. 各种特殊设计的工具使用安装在天线上的故障球进行注册

动态参考阵列（图 35.3a）、针对每种目的定制的各种手术器械，如猫头鹰钳、攻丝机、螺丝刀和探针（图 35.3b）和计算机工作站。在操作过程中，发光二极管（LED）或故障球被组装成动态参考阵列，并使用来自光电相机阵列的红外线跟踪仪器。最佳跟踪数字化仪计算仪器的三维位置，并显示在工作站的显示器上。

3.2　在手术室使用图像引导脊柱导航系统

3.2.1　图像引导

对于图像引导系统、手术台和外科医生的位置安排，必须做到合理妥当。通常情况下，系统的最佳摆放位置应能让外科医生全面观察手术区域并且便于监控（图 35.4）。

光电摄像机阵列被定位为用于监督外科手术领域。与神经外科不同，脊柱导航使用动态参考框架阵列，如棘突、横突、小关节突或髂骨，主要取决于手术水平。一旦安装了动态参考阵列，光电摄像机应瞄准参考相机，在视野范围内没有任何障碍物。

3.2.2　图像扫描

安装动态参考阵列后，将 O 臂扫描仪从患者一侧通过 O 臂环的打开部分引入手术台。手术台上覆盖着一个透明的无菌乙烯基窗帘。理想的扫描范围是在手术区域上方和下方至少 1~2 个水平，并拍摄前后和横向定向快照来确定扫描的视野。在外科医生确认这些 X 线检查后，使用 O 臂 CT 扫描仪进行扫描。扫描数据被转移到工作站，并处理成冠状位、轴位、矢状位和三维图像。在回顾了处理后的图像的相关性后，将 O 臂扫描仪从手术野中移走。

3.3　手术器械的注册

下一步是手术器械的注册。至少有 3 个故障球附着在专门设计的手术器械上，以注册器械。注册的器械由手术内容决定，通常包括探针、攻丝机、螺丝刀和融合器通过配对点算法进行注册。在配准和配对过程中，在工作站计算误差，误差范围小于 1 mm。虽然配对点算法是最好的方法，但另一种匹配方法可以作为替代方法。

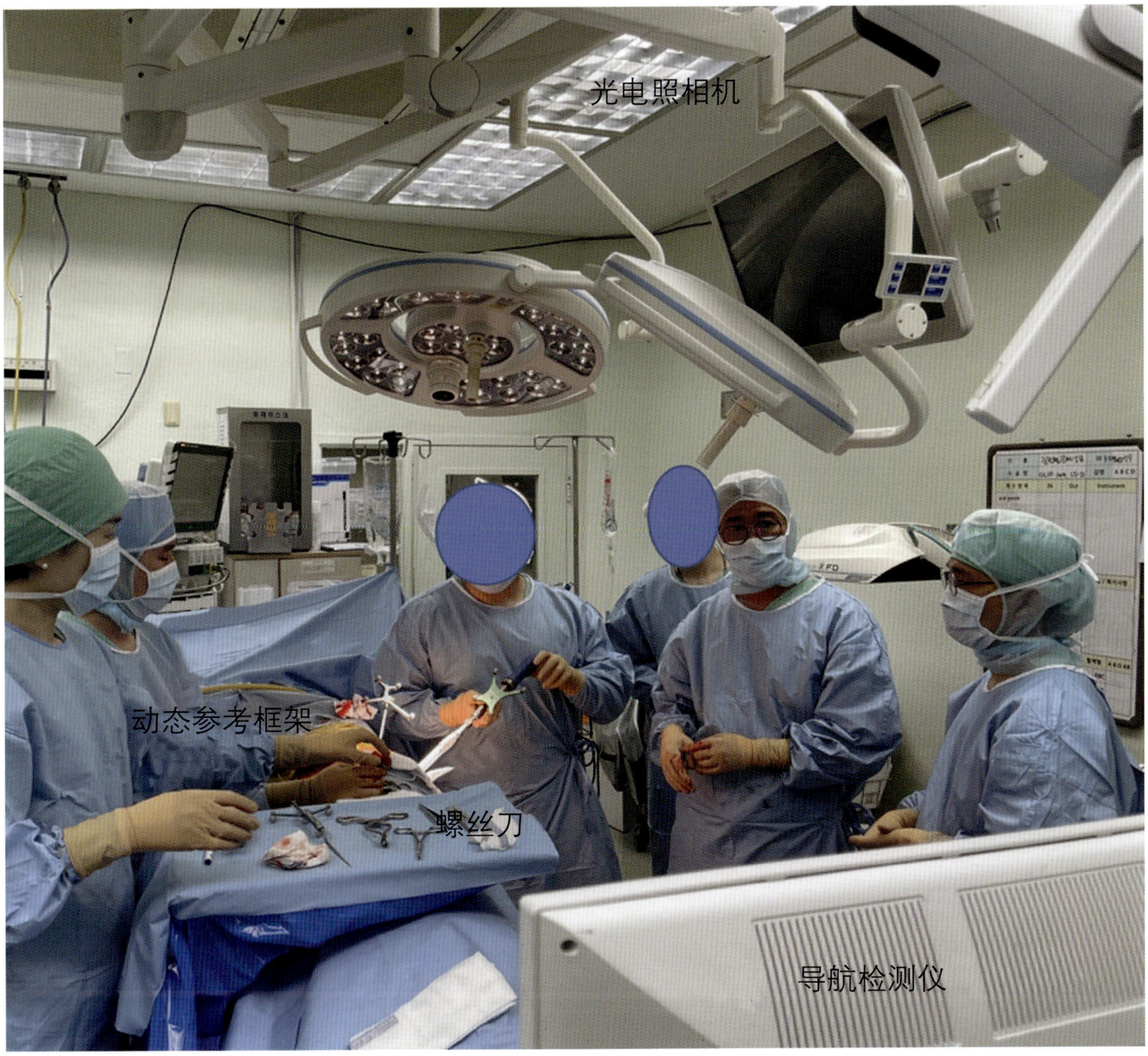

图 35.4 OLIF-ONE 中脊柱导航系统的使用情况。外科医生从患者背部站立，使用手术导航系统进行经皮椎弓根螺钉置入。系统每个部分的位置在注释中标注。动态参照框架在髂后上棘弯曲

然而，表面映射不应被视为主要方法，因为为了正确使用，需要注册超过 30 个解剖学标志。此外，与配对点算法相比，它是一种更耗时的方法。为了正确使用脊柱导航，手术团队需要了解导致导航系统误差的因素，这些因素包括注册过程中的误差、移位或动态参考框架阵列的移动、反射球的故障、相机的移动等。由于存在潜在的误差风险，如果怀疑出现了新的误差，不要犹豫应进行另一次扫描和重新注册。

4　图像引导导航在脊柱手术中的优势

4.1　图像导航系统的安全性和准确性

图像引导导航的临床应用大多用于颈椎和胸椎，其有效性和安全性已受到许多研究的证实。

大多数文献中的主要争议点是使用图像引导导航系统置入椎弓根螺钉的准确性和安全性。Ludwig 等在一项尸体研究中比较了图像引导导航技术和常规透视辅助技术，显示了椎弓根断裂较少的趋势（12% vs 18%，P=0.59）。Gelais 等发现，通过回顾 6063 枚椎弓根螺钉，发现置钉的准确率取决于手术技术。徒手技术为 69%~94%，内镜辅助为 28%~85%，CT 导航 89%~100%，基于内镜的导航为 81%~92%。Kotani 等的研究表明，与徒手技术相比，图像引导导航技术可以显著降低椎弓根穿孔率（1.2% vs 6.7%，$P < 0.05$）。Sagi 等证明，在胸椎进行图像引导椎弓根螺钉放置可以降低椎弓根穿孔的程度（2.4 mm vs 1.7 mm，P=0.055）、缩短内镜检查时间（3.6 s vs 5.9 s，P = 0.045）和减少螺钉插入时间（2.98 min vs 4.35 min，P=0.01）。Verma 等对 23 项研究进行了荟萃分析，显示图像引导手术有减少神经损伤的趋势（P=0.07）。Shin 等发现，使用图像引导导航系统的总体违约发生率为 6%，而徒手技术的总体违约发生率为 15%。以上结果支持了图像引导导航系统在准确插入椎弓根螺钉方面的优势。

4.2　用图像引导导航系统手术切除肿瘤

除了脊柱内固定外，脊柱导航系统也可用于切除脊柱肿瘤。Arnad 等在 12 例患者中发现了脊柱导航在定位和切除胸部良性肿瘤方面的潜在优势。Rajasekaran 等使用脊柱导航系统来定位和切除颈椎和胸椎中的骨样骨瘤，且对正常组织的损伤最小。Smitherman 等证实了 4 级整体矢状面切除巨细胞胸椎肿瘤。此外，术中导航可扩大其在软组织病理学中的应用。D' Andrea 等报道了一种有趣的技术，即合并术前 MRI 和术中 CT。该技术使我们能够清除软组织来源的肿瘤边界，并切除原发性颈脊索瘤、动脉瘤性骨囊肿、滑膜细胞肉瘤和骨肉瘤。

4.3　辐射暴露

辐射只在图像扫描时暴露，它减少了对手术团队和患者的辐射暴露。在图像扫描时，外科工作人员站在辐射防护罩后，与 C 臂透视仪的情况有所不同。在 10 例图像引导导航腰椎或胸腰椎手术的样本中，Abdullah 等测量了辐射暴露量；在距离 O 臂 4.56 m 处，外科医生的平均暴露量为（44.22 ± 17.4）μrem（1 rem=0.01 Sv）。相反，在 C 臂基于融合镜的胸腰椎手术中，外科医生的辐射暴露分别为 60.75 μrem 和 19.75 μrem。此外，重复的图像检查增加了辐射暴露，但没有重复的导航检查。这一特征在脊柱内固定和病理定位过程中尤其有益。考虑到计算机断层扫描的辐射剂量高于透视镜，患者担心辐射暴露。Kraus 等表明，通过消除术中重复透视镜检查的需要，可以避免辐射暴露。在他们进行的 40 例患者队列中，O 臂扫描仪的平均暴露剂量为 0.4 mGy，荧光透视镜的平均暴露剂量为 5.03 mGy。结果显示，手术团队和患者的辐射暴露均有所减少。

5　OLIF-ONE

侧方腰椎间融合（OLIF）是一种微创手术技术，用于治疗脊柱滑脱、症状性退行性椎间盘疾病、节段性不稳定的退行性椎间盘以及由后外侧融合引起的假关节。许多论文都报道了有利的结果。OLIF 允许插入一个大的、高角度的椎间融合器，对椎旁肌的损伤最小和间接减压。OLIF 的常规手术过程分为两个阶段：第一阶段是在侧卧位插入椎间融合器，第二阶段是在俯卧位置入经皮螺钉。这些固定和重新位可能会增加手术时间和手术感染的风险。通过图像引导的脊柱导航，可以在不中断手术过程的情况下从前部插入椎弓根螺钉和棒系统，手术技术被命名为一站式 OLIF（OLIF-ONE）。OLIF-ONE 可以解决与重新定位患者相关的问题。

5.1　OLIF-ONE 的手术过程

在图像引导的 O 臂导航下，同时从椎弓根螺钉前后固定支架（图 35.4）。

5.2　OLIF-ONE 的手术步骤

（1）摆放患者体位。与普通的 OLIF 手术一样，右侧 90° 卧位是手术的基本位置。最好将患者的背部置于手术台的边缘，以避免在插入右椎弓根螺钉时受阻（图 35.5）。在右侧插入一条卷起来的毛巾，以扩大左侧的手术通道。

（2）手术铺巾后，考虑到手术过程，安装一个参考架。参考架不应在前入路、置入融合器或后方螺钉插入的手术通路内。通常，它被安装在髂嵴的髂前上棘（ASIS）和髂后上棘（PSIS）之间，或在 PSIS 处。参考架的位置由外科医生决定，作者更偏好 PSIS 处。

（3）覆盖手术区域后，将 O 臂扫描仪推入手术场，拍摄 AP 位和横向图像，得到理想的 O 臂扫描图像（图 35.6）。在确定指数水平后，进行 O 臂扫描。

（4）在 O 臂导航系统设置完成后，从后方插入椎弓根螺钉。在右侧和左侧椎体插入经皮螺钉后，外科医生移至前方进行椎间融合器的插入。外科医生应注意，在插入推间融合器后，导航系统可能不再准确。在腰椎滑脱的情况下，定位椎间融合器至最佳位置（椎间隙的前 1/3）可能较为困难，但通过在插入融合器之前先纠正腰椎滑脱，可以解决这一问题。这是 OLIF-ONE 技术的一大优势，并将在下

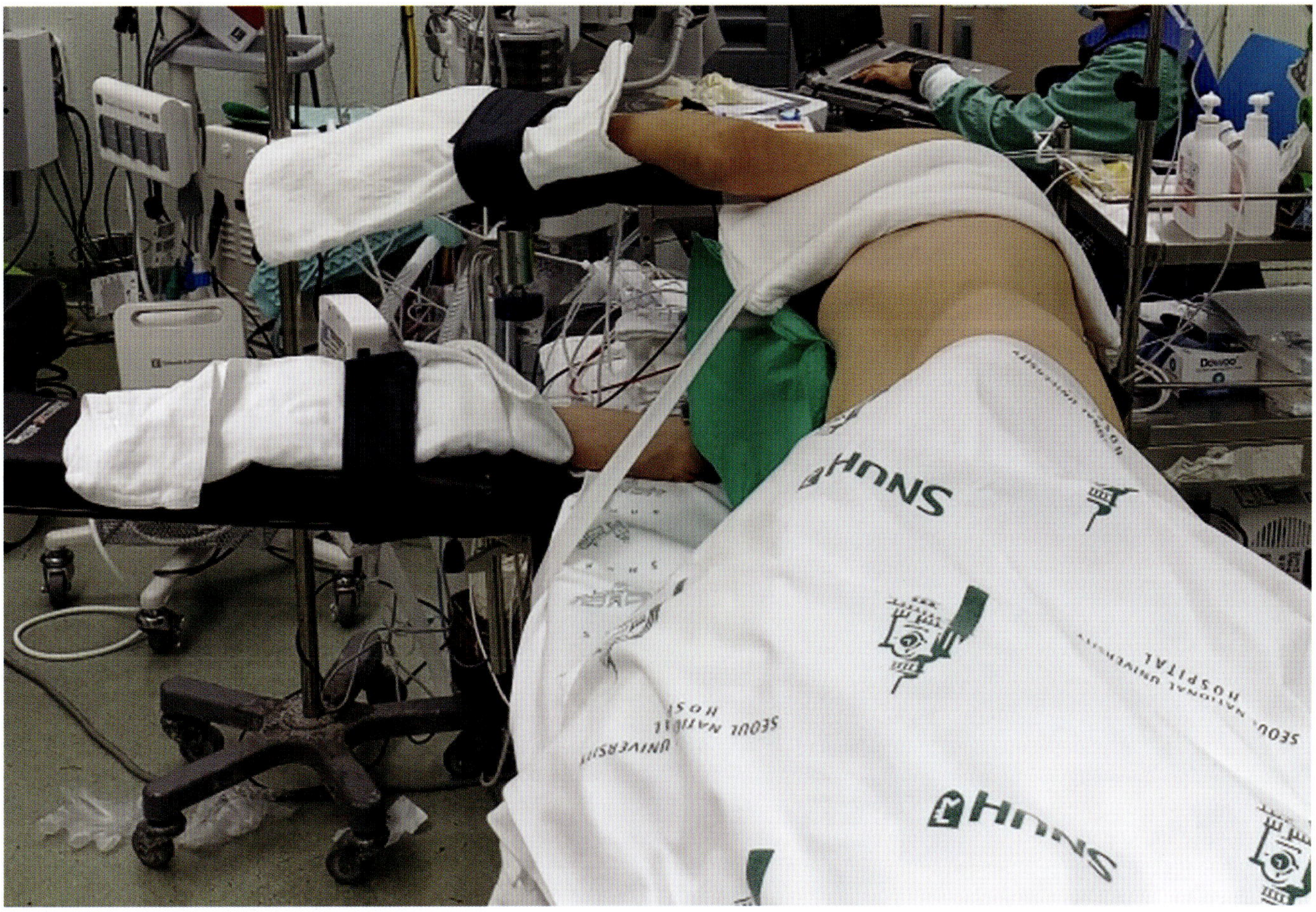

图 35.5　患者的体位。患者被安置在 90° 右侧卧位。在我们的临床中，我们将患者放置在手术台的边缘，使用绑带和胶带固定，并且没有将患者向前倾斜

文案例展示中呈现。

（5）在椎弓根插入和组装椎弓根螺钉与杆系统后，用 C 臂或 O 臂扫描仪拍摄融合图像。

5.3　OLIF-ONE 的学习曲线分析

关于图像引导的脊柱导航的时间效率和准确性存在关注。在使用 OLIF-ONE 之前，我们经历了大约 500 例常规 OLIF 病例。通过比较 11 例 OLIF-ONE 患者和 26 例常规 OLIF 患者的总手术时间、临床结果和放射学结果来分析 OLIF-ONE 的时间效率。OLIF-OLIF 于 2020—2021 年进行，而常规 OLIF 在 2017—2018 年进行。表 35.1 显示了 OLIF-ONE 和 OLIF 的人口统计学特征。从麻醉诱导到皮肤闭合，测量总手术时间。OLIF-ONE 组的平均总手术时间为 141 min（范围 100~160 min），常规 OLIF 组为 150 min（范围 80~210 min）（P=0.61）。对于传统的 OLIF 复位的时间为（47 ± 11）min。虽然我们并未专门安排时间进行 O 臂扫描，但 OLIF-ONE 至少没有延长总手术时间。

所有患者均以症状改善出院，两组间住院时间无差异［（4.36 ± 1.12）天 vs（4.69 ± 1.19）天，P=0.44］。前路相关并发症在各组间无差异，髋关节无力及其持续时间、出血量或可能并发症的发生方面也无明显差异（表 35.2）。然而，有 2 例 OLIF-ONE 患者出现了 OLIF-ONE 的独特并发症。一名患者因短棒而不得不再次手术，另一名患者因参考框架部位左侧髂嵴骨折而疼痛。两组在纠正影像学结果方面没有明显差异，包括滑移、椎间孔面积的变化，以及盆腔发生率和腰椎前凸的差异（表 35.3）。以上结果表明，O 臂成像并不需要太多的时间，OLIF-ONE 甚至可以通过前后同步手术来减少手术时间。然而，OLIF-ONE 的成本及其独特的并发症也应该被关注。

5.4　案例展示

OLIF-ONE 的一个优点是可同时插入螺钉和融合器。因此，可以在椎体滑脱后插入融合器。当出现椎体滑脱时，由于上椎体突出于下椎体，很难找到椎间隙的最佳位置。如果融合器位于上椎体椎间盘间隙的前 1/3，则融合器的大部分可能位于下椎体

表 35.1　接受 OLIF-ONE 和 OLIF 治疗患者的人口统计学

	OLIF-ONE（n=11）	OLIF（n=26）	P
年龄	70 ± 11	67 ± 9	0.42
性别（女性）	4（36%）	19（73%）	0.04
BMI（体重指数）	24 ± 3	25 ± 4	0.36
水平	L3–L4，1 L4–L5，6 L5–S1，4	L3–L4，2 L4–L5，24	
脊柱滑脱	8（73%）	22（85%）	0.4

表 35.2　OLIF-ONE 组和 OLIF 组之间的并发症

	OLIF-ONE（n=11）	OLIF（n=26）	P
髋关节无力	1（9.1%）	7（27%）	0.39
虚弱持续时间（天）	5	5.4 ± 4	
大腿感觉异常	1	1	
疝	1	0	
交感神经（Sx）	0	1	
出血量（mL）	180 ± 111	130 ± 100	0.15
螺钉错位	0	0	
短杆长	1	00	
髂嵴骨折	1		

表 35.3　OLIF-ONE 和 OLIF 的放射学结果

		术前	术后	差异	P
滑移（%）	OLIF-ONE	22.80	6.20	14.28	0.436
	OLIF	17.28	9.25	8.19	
椎间孔面积（mm^2）	OLIF-ONE	30.90	90.03	59.13	0.270
	OLIF	35.92	63.87	20.57	
T1- 骨盆角（°）	OLIF-ONE	18.59	20.24	1.64	0.713
	OLIF	21.17	17.36	-3.81	
PI-LL（°）[a]	OLIF-ONE	5.78	9.43	3.65	0.941
	OLIF	17.09	12.15	-49.4	

a：骨盆入射角（PI）与腰椎前凸角（LL）不匹配

的外侧。然而，当在插入融合器前纠正椎体滑脱，可以解决这个问题。在这里，我们展示了一个在 O 臂引导的脊柱导航下，无须改变体位即可同时完成腰椎滑脱复位和 OLIF 融合器置入的案例。

患者为 64 岁男性，主诉背部及臀部疼痛 2 年以上，双腿痉挛性疼痛，行走不能超过 5 min。患者在 L4-L5 处有腰椎 I 度滑脱，中央和椎间孔椎管狭窄（图 35.6）。由于颅、尾椎体终板的差异，在不改变患者位置的情况下，使用 OLIF-ONE 复位椎体滑脱后插入椎间融合器（图 35.6）。术后磁共振成像显示椎管间接减压和笼的位置（图 35.7）。术后，患者可在不休息的情况下行走 1 h。

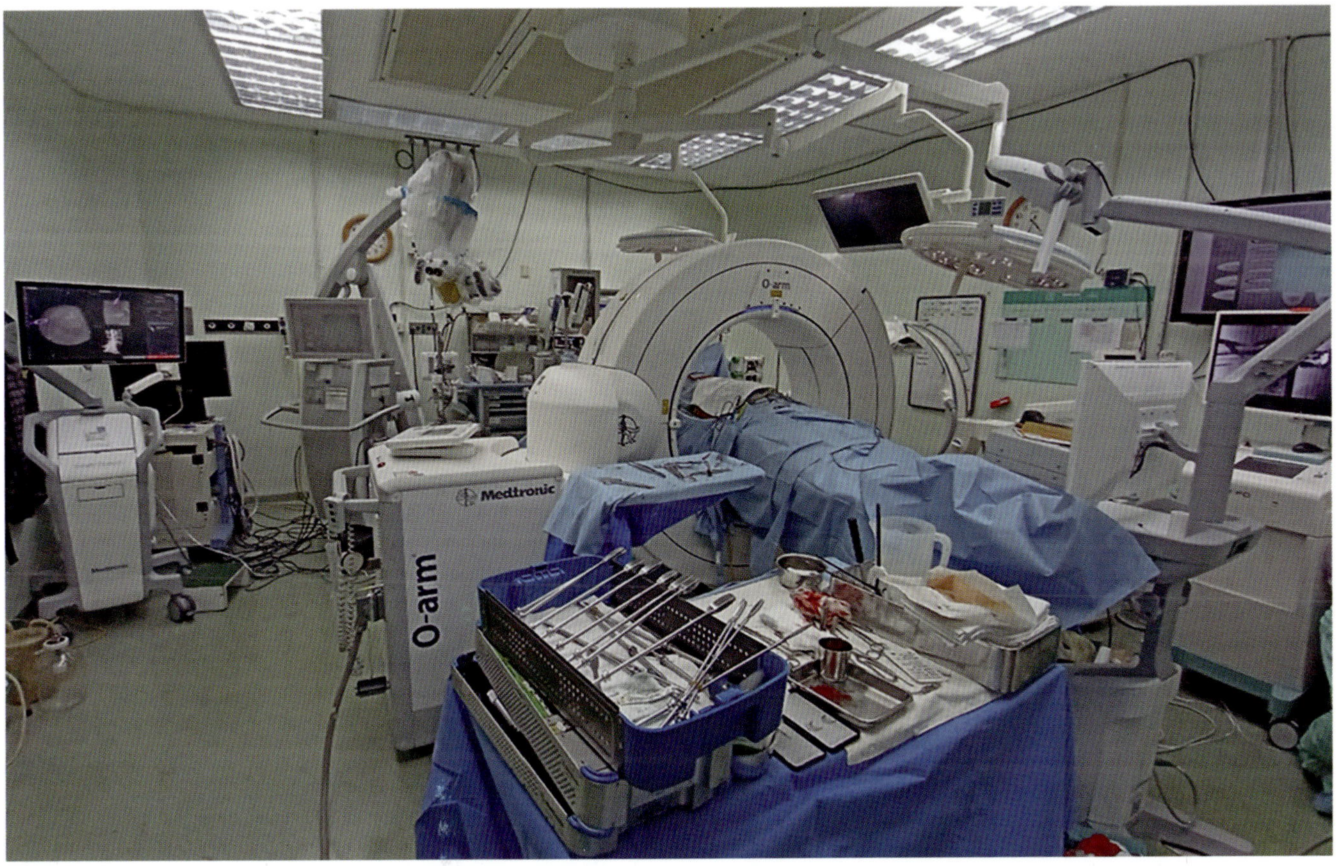

图 35.6　在进行 O 臂扫描时，手术室布局如下：扫描区域覆盖了一层透明的无菌聚氯乙烯（PVC）薄膜，该薄膜环绕整个脊柱手术台，以防止因意外接触 O 臂环而导致的污染。这张照片展示了 O 臂扫描仪在获取扫描图像时的具体位置

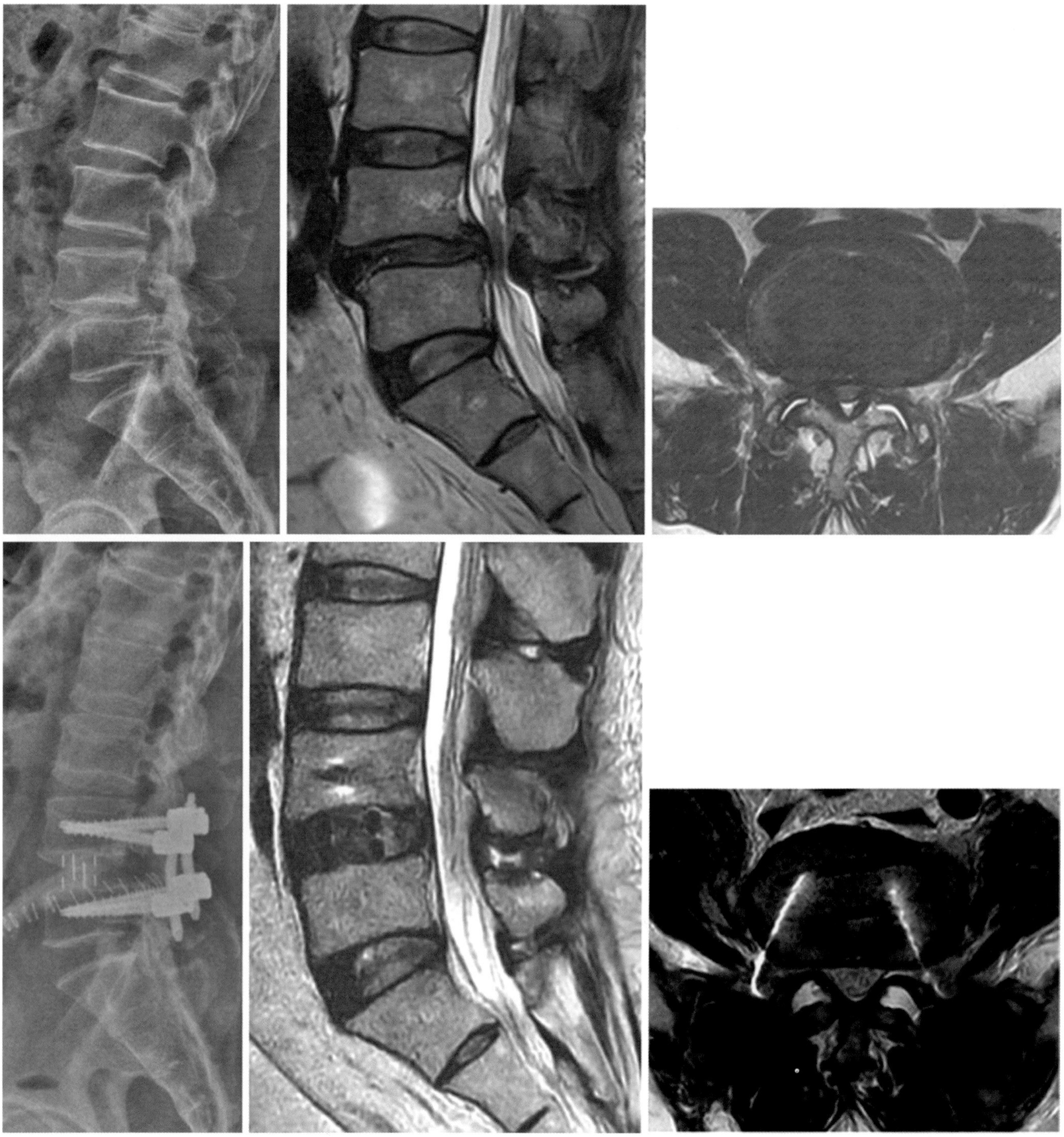

图 35.7　案例图像

6　总结

随着技术的进步，图像引导导航手术不断发展。许多科学报告支持图像引导导航脊柱手术的安全性和有效性。关于可靠性、辅助效率、时间效率和该系统进入医疗保险的应用仍存在争论，需要进一步有力的证据将导航引导脊柱手术作为常规临床实践。

参考文献

第 36 章　机器人辅助脊柱手术

Chang Kyu Lee, Seong Yi

1　引言

随着机器人技术的发展，脊柱外科的微创技术也在不断发展。虽然传统的椎弓根螺钉技术在实践中仍然广泛使用，但新技术提升了椎弓根螺钉插入的可靠性和便利性，切口更小，从而缩短了恢复时间。在体外和临床研究中，徒手或透视辅助技术用于腰骶椎（LS）椎弓根螺钉置入，据报道，腰椎和胸椎的置入错位率为 3%~55%。目前报道的开放式技术中，与椎弓根螺钉错位相关的临床后遗症为 0%~7%。近几十年来，计算机辅助手术的出现将置入错位率降至 4.3%。此外，规划软件的进步也提升了后路内固定对齐的能力，以辅助在多层结构上放置棒。特别是机器人技术为提高微创手术的准确性以及减少透视的辐射暴露提供了潜在的途径。

椎弓根螺钉的置入是一项技术要求很高的手术，有可能造成严重的神经、血管或内脏损伤。用于椎弓根螺钉置入的几种方法，包括徒手技术、C 臂透视、术前 CT 导航、透视（二维）导航、三维（3D）等 C 臂、O 臂导航以及最近的机器人辅助导航。C 臂透视在世界范围内主要用于经皮椎弓根螺钉置入，虽然 X 线检查已被证明是有用的，但其存在局限性：①在肥胖、高度退行性病变或脊柱畸形的患者中，仅依靠 X 线的两个平面图像［前后（AP）位图像、侧位或斜位图像］进行螺钉置入时可能会出现误差，因为这些体位的图像解读较为困难。②在高度复杂的脊柱外科手术中，手术团队和患者的辐射暴露具有潜在的重大危害。图像引导脊柱导航是一种基于计算机的外科技术，其使用术前或术中脊柱成像创建脊柱外科解剖的 3D 结构。脊柱外科的第一种导航技术是术前 CT 导航，该技术需要进行术前 CT 成像，但由于术中未使用 CT 成像和手术相关的配准错误，存在干扰手术工作流程的缺点。接下来的技术是二维和三维透视导航，虽然它们在临床上更准确及有效，但配准错误或失败会导致正常手术流程的中断和手术时间的增加。O 臂导航技术提高了操作效率，降低了配准误差的可能性。与 3D 导航辅助手术相比，机器人脊柱手术的优势在于，机器人可以通过允许 6 个自由度（DOF）中的 2 个、精确和可预测的复杂 3D 路径、重复运动等提供高精度的轨迹引导（表 36.1）。机器人辅助脊柱手术和 3D 导航辅助手术的共同缺点是缺乏 3D 虚拟导航图像的实时跟踪系统。基于 O 臂导航技术的成功应用和机器人技术的不断进步，机器人导航技术得到了发展。目前，脊柱机

表 36.1　机器人脊柱手术与 3D 导航辅助手术的优缺点对比

优点
高精度轨迹引导：允许在 6 个自由度（DOF）中使用其中 2 个自由度，实现高精度的轨迹引导
精确且可预测的复杂 3D 路径：能够预定义并重新编程复杂的 3D 路径，确保手术路径的精确性和可预测性
长时间重复运动无疲劳：能够在长时间内重复相同的运动而不出现疲劳
长时间精确、稳定且无颤抖地定位和约束工具：能够精确、稳定且无颤抖地移动到指定位置，并长时间保持或主动约束手术工具
术前规划螺钉路径的能力：能够利用术前规划确定椎弓根螺钉的路径
缺点
可能出现的误差：由于“滑片现象”（Skiving Phenomenon）导致的误差
重复规划耗时：如果螺钉插入路径出现意外，需要更多时间重复规划程序
触觉反馈较少：与传统手术相比，机器人手术提供的触觉反馈较少

器人不是自主装置，它们主要是为了提高螺钉置入的安全性和准确性而设计的辅助装置。这项技术将固定于手术台或落地式机械臂与导航工作站和摄像系统相结合，机器人导航系统允许外科医生使用术前 / 术中 CT 成像或透视成像来制订手术计划，术前和术中由外科医生选择螺钉的长度和直径以及螺钉钉道轨迹。在手术过程中，机械臂引导附着的刀柄（末端执行器）到手术区域的适当位置以插入螺钉。目前，市场上的机器人包括 Mazor X 脊柱机器人（Medtronic Navigation Louisville, CO; Medtronic Spine, Memphis, TN, USA）、ROSA Spine（Zimmer Biomet, Warsaw, Indiana, USA）、Excelsius GPS（Globus, Eagleville, Pennsylvania, USA）、TiRobot（TINAVI 医疗技术，中国北京）和 CUVIS-Spine（Curexo Inc., Korea）（图 36.1，表 36.2）。

2　适应证

将椎弓根螺钉置入胸椎和腰骶椎。

3　手术技术

3.1　设置

- 步骤：选择在手术室中使用的成像方式（图 36.2）。
- 机器人：根据患者的情况，选择一侧安装机械臂，

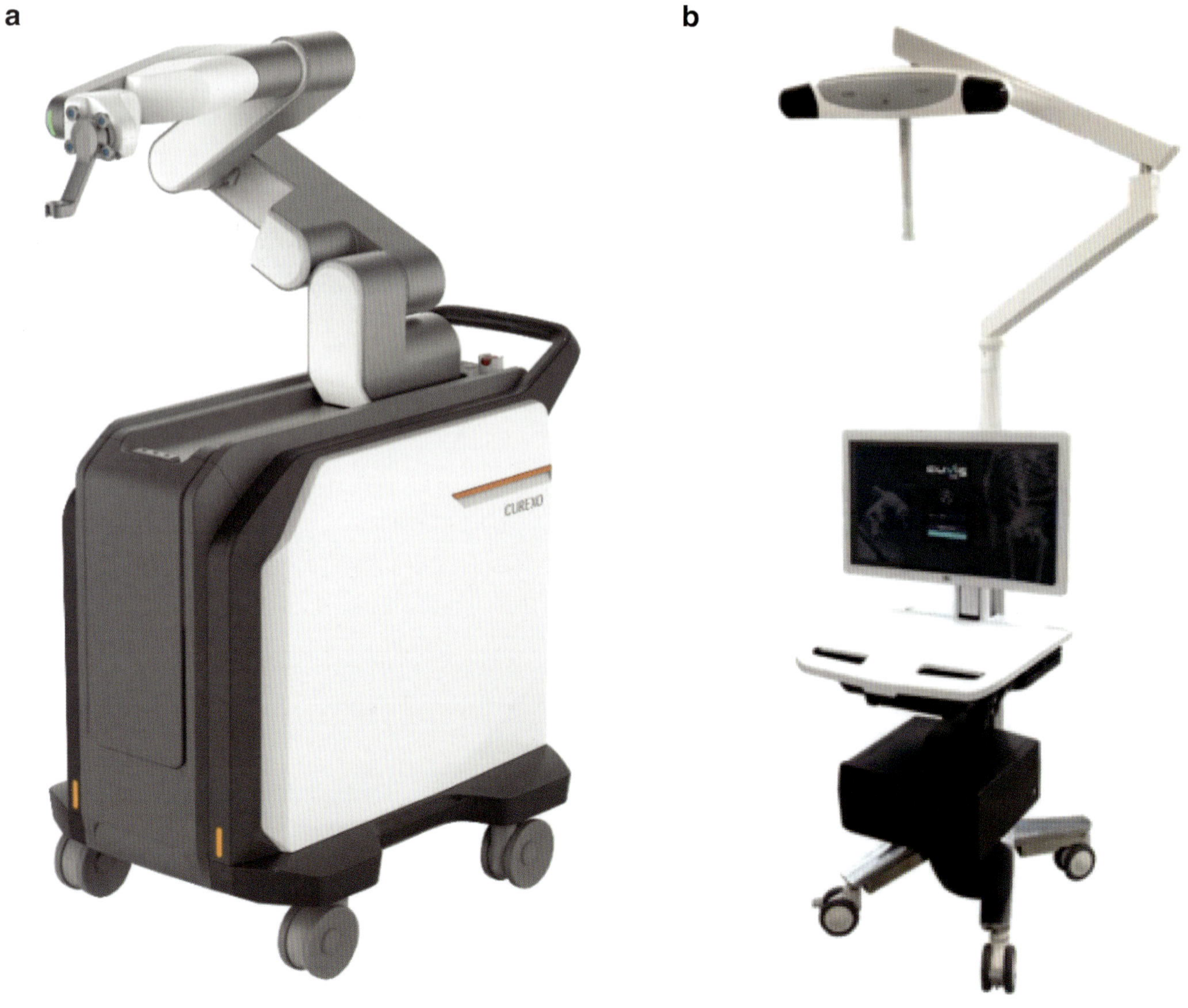

图 36.1　CUVIS-Spine。a. 机械臂。b. 主控制台

表 36.2　脊柱手术机器人平台概览

制造商	最新平台	安装方式	机器人臂运动	成像设备	认证
Curexo	CUVIS-Spine	地板安装	主动	O 臂，C 臂	FDA(2021)，CE(2020)
Medtronic	Mazor X Stealth Edition	地板安装及固定于患者骨骼	主动	C 臂，O 臂	FDA(2017)
Zimmer Biomet	ROSA ONE Spine	地板安装	主动	O 臂	FDA(2016)，CE(2016)
Globus	Excelsius GPS	地板安装	主动	O 臂，C 臂	FDA(2017)，CE(2017)

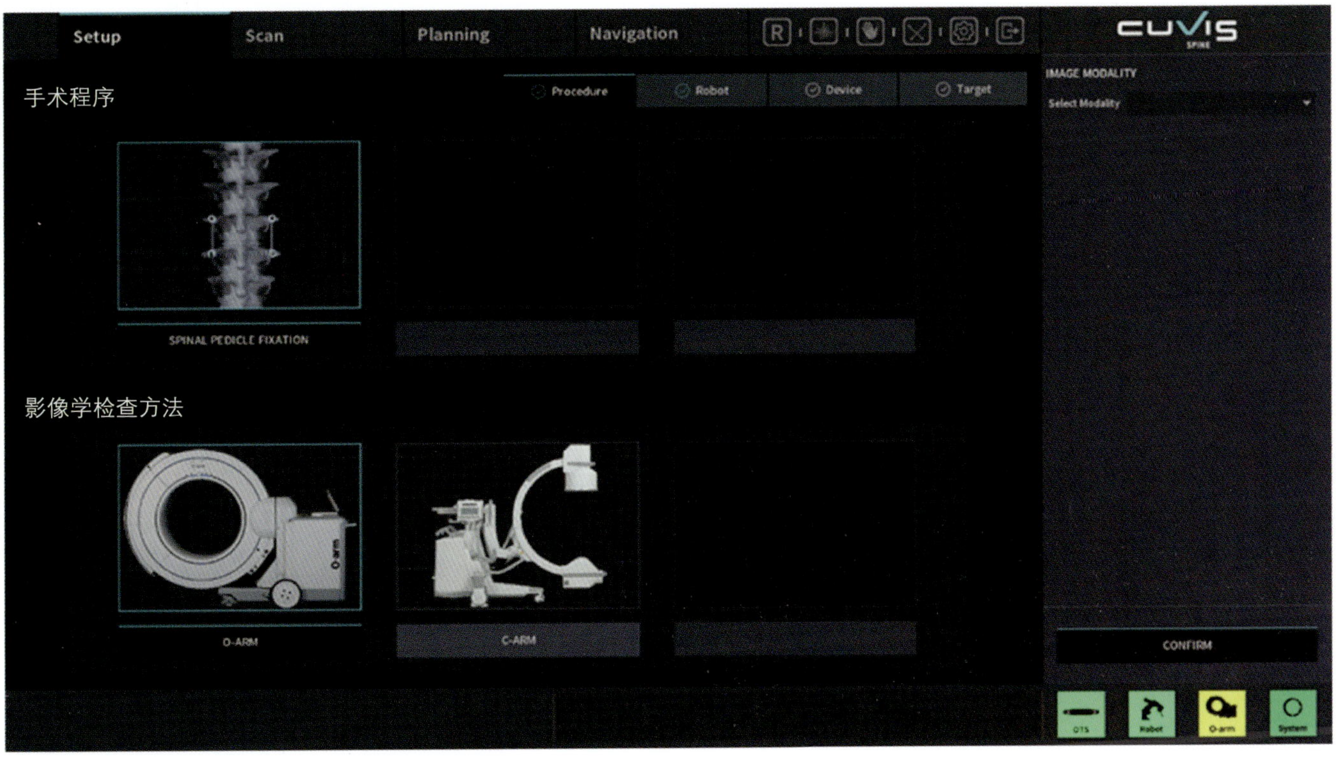

图 36.2　手术方式的选择

初始化机械手。检查导轨控制和脚踏开关，移动到悬垂安装位置（图 36.3）。

- 器械：检查配准器械（患者、机器人、末端执行器、配准工具、攻丝机、螺钉）是否正常跟踪（图 36.4）。
- 目标：选择目标 ①脊柱；②椎体；③信息；④预览（图 36.5）。

在装置和靶标设置好后，可以使用夹子将患者标记固定在棘突上，或者使用销钉和适配器将患者标记固定在髂嵴上。

3.2　配准

这是 O 臂或 C 臂图像扫描和图像坐标系与机械手坐标系之间配准的一个步骤。将配准工具附着在机械手末端执行器上后，激活手部导向功能，然后完成末端执行器运动，检查配准工具和患者标记是否被 OTS 正常跟踪。如果正常跟踪，则执行 O 臂或 C 臂扫描，并从图像扫描中获取 DICOM 数据（图 36.6）。完成 DICOM 数据和 OTS 数据采集后，在屏幕上呈现多平面重构（MPR）视图。

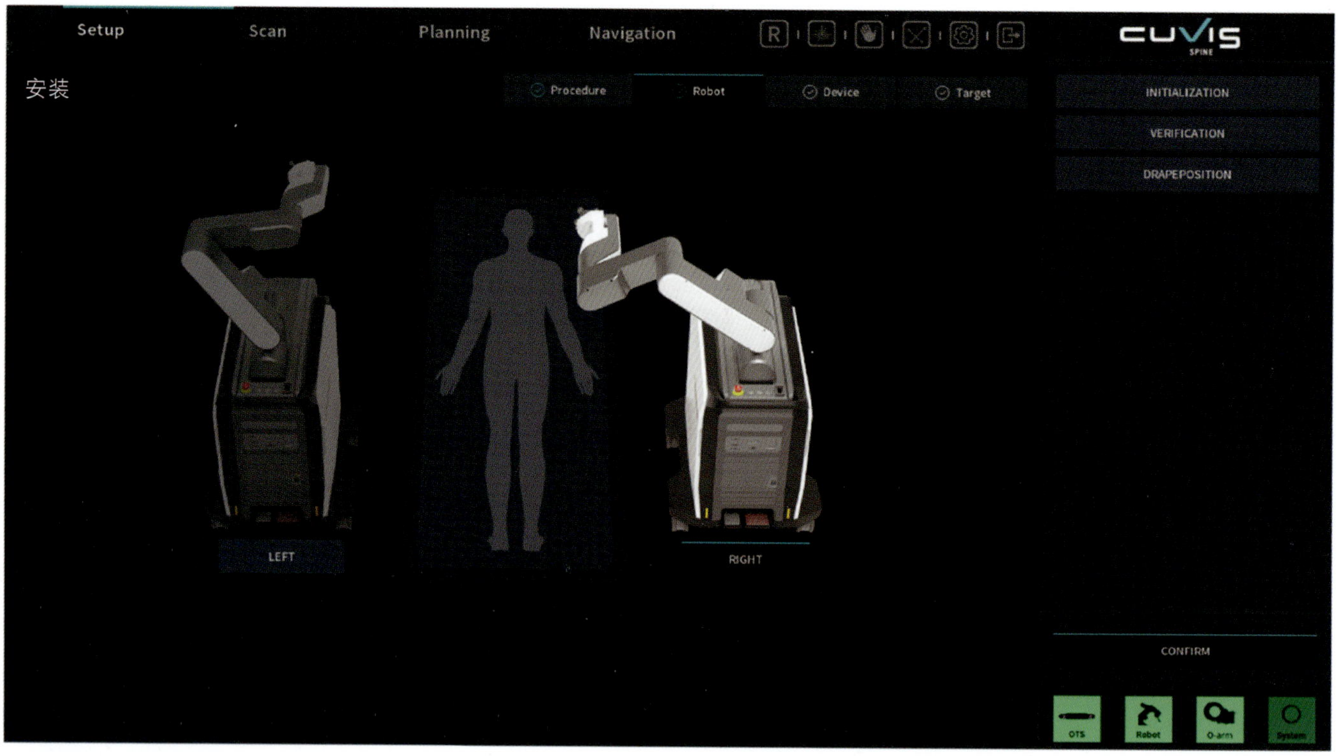

图 36.3　机械臂安装

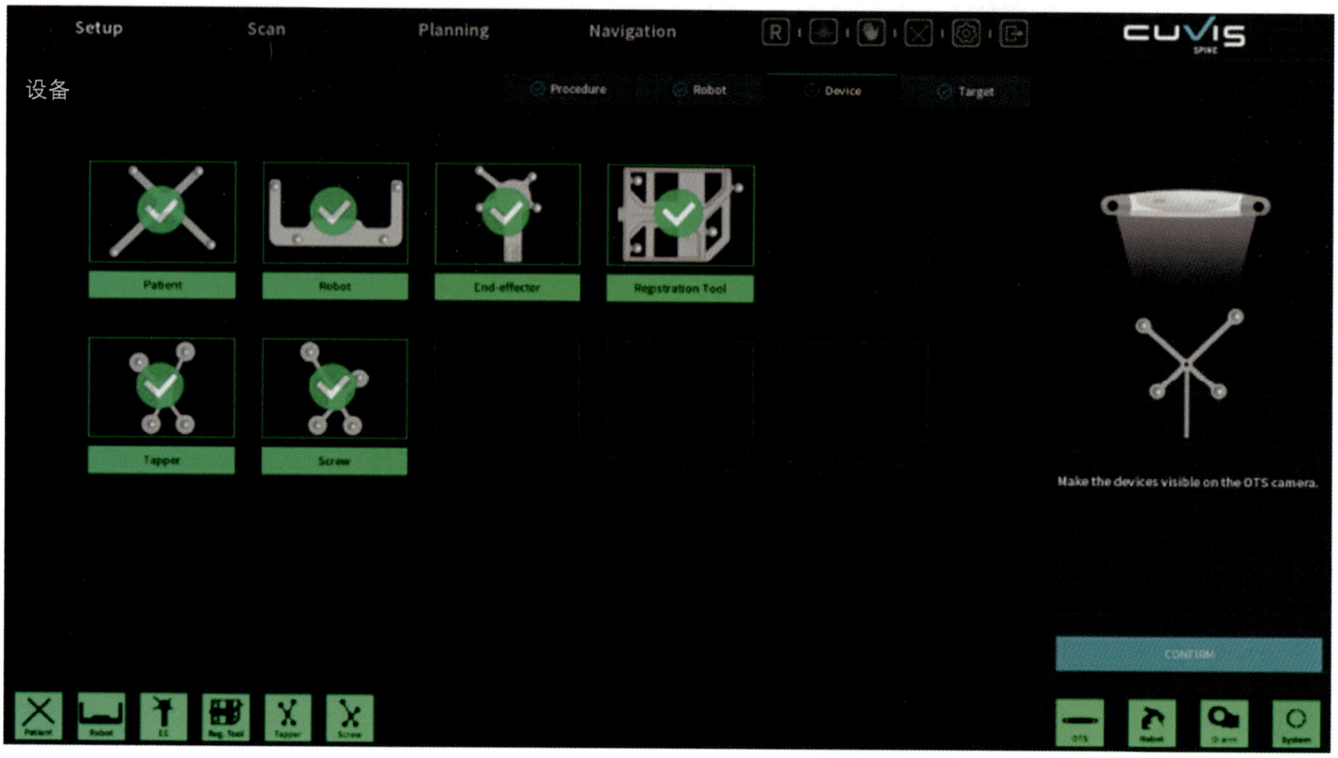

图 36.4　设备跟踪的设置视图

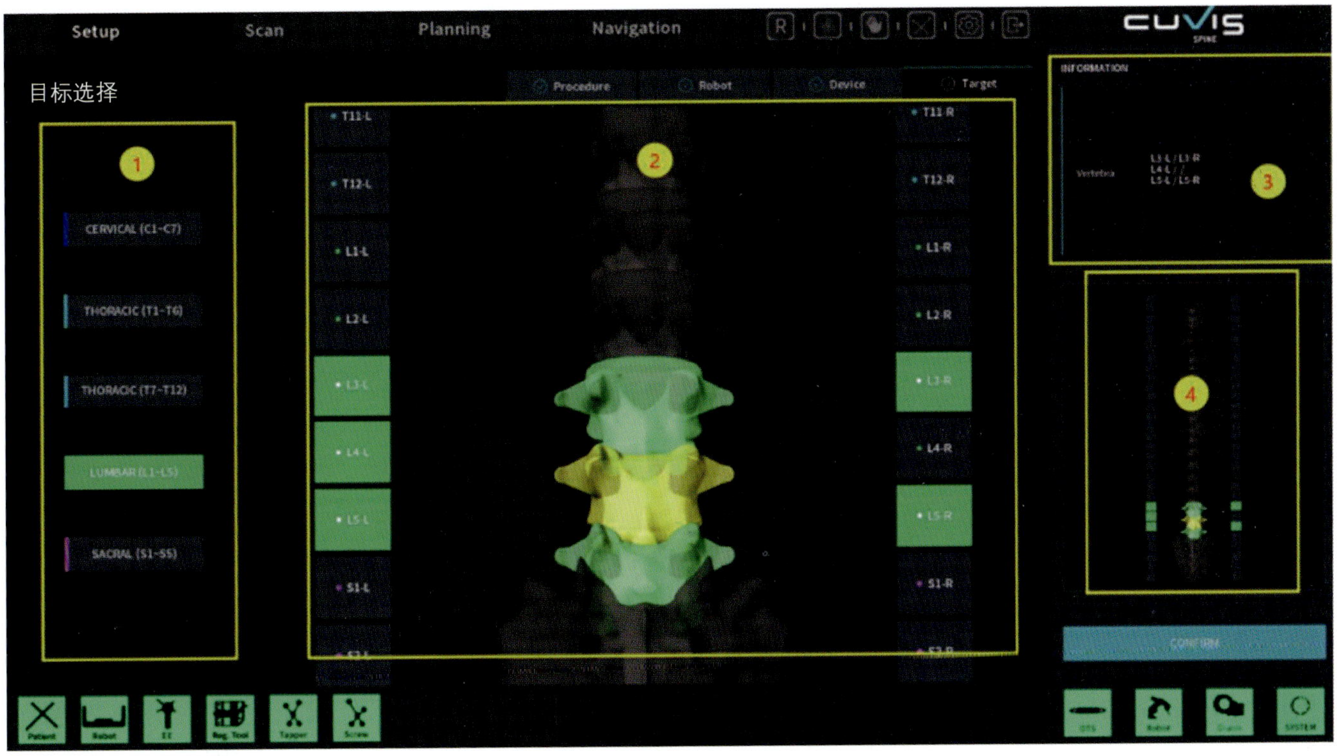

图 36.5　目标器设置视图

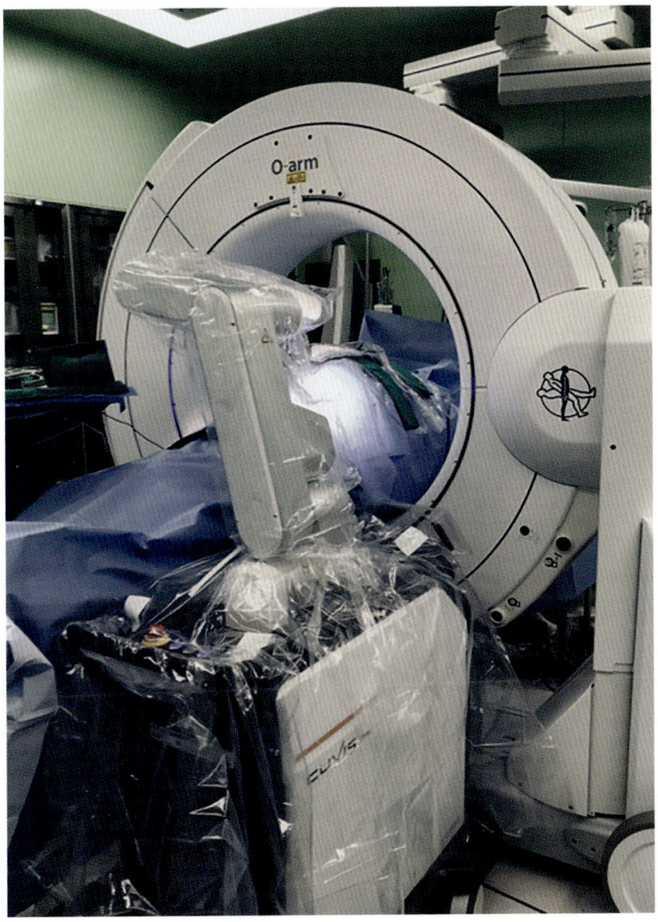

图 36.6　术中 O 臂扫描与记录

3.3　手术计划

这是基于 O 臂或 C 臂图像规划的一个步骤，意味着螺钉插入路径的生成。术者可选择术中 O 臂或 C 臂影像计划或术前 CT 计划。

以 O 臂为基础的计划：

- 在基于 O 臂的手术计划中，可以根据患者 MPR 视图进行螺钉插入路径规划（图 36.7）。

（1）目标器列表：显示目标列表，选择一个目标并实施该计划。

（2）控制菜单：控制多平面视图和规划对象。

（3）螺钉信息：显示所选螺钉的公司、型号、直径、长度 。

（4）主要工作区：显示患者图像和规划对象（模拟三维螺钉图像或线条）。

（5）工作区检查预览：验证并保存整个目标的计划结果。

（6）螺钉尺寸及操作界面：显示螺钉直径及长度。

以 C 臂为基础的计划：

- 使用 AP/LL 二维图像规划椎弓根螺钉置入路径。基于 C 臂的规划 UI 组成如下（图 36.8）：

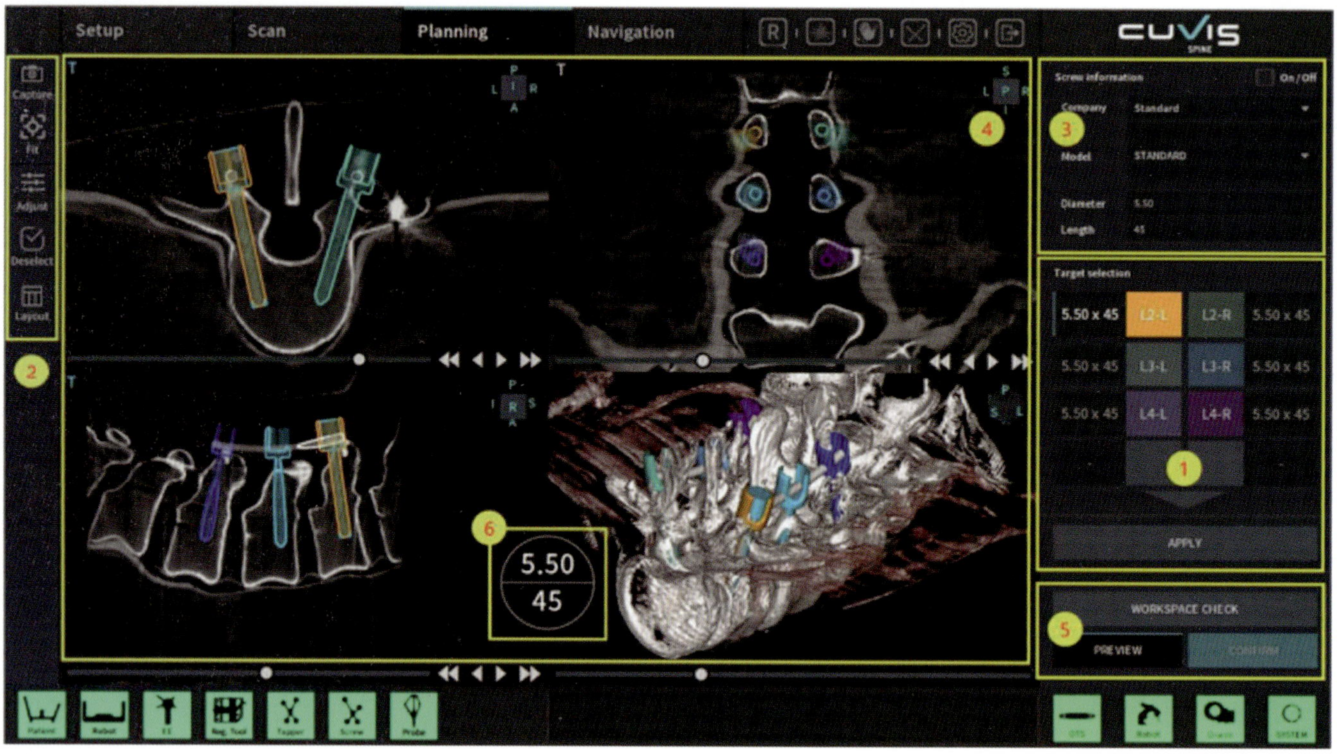

图 36.7　主控制台中基于 O 臂的规划视图

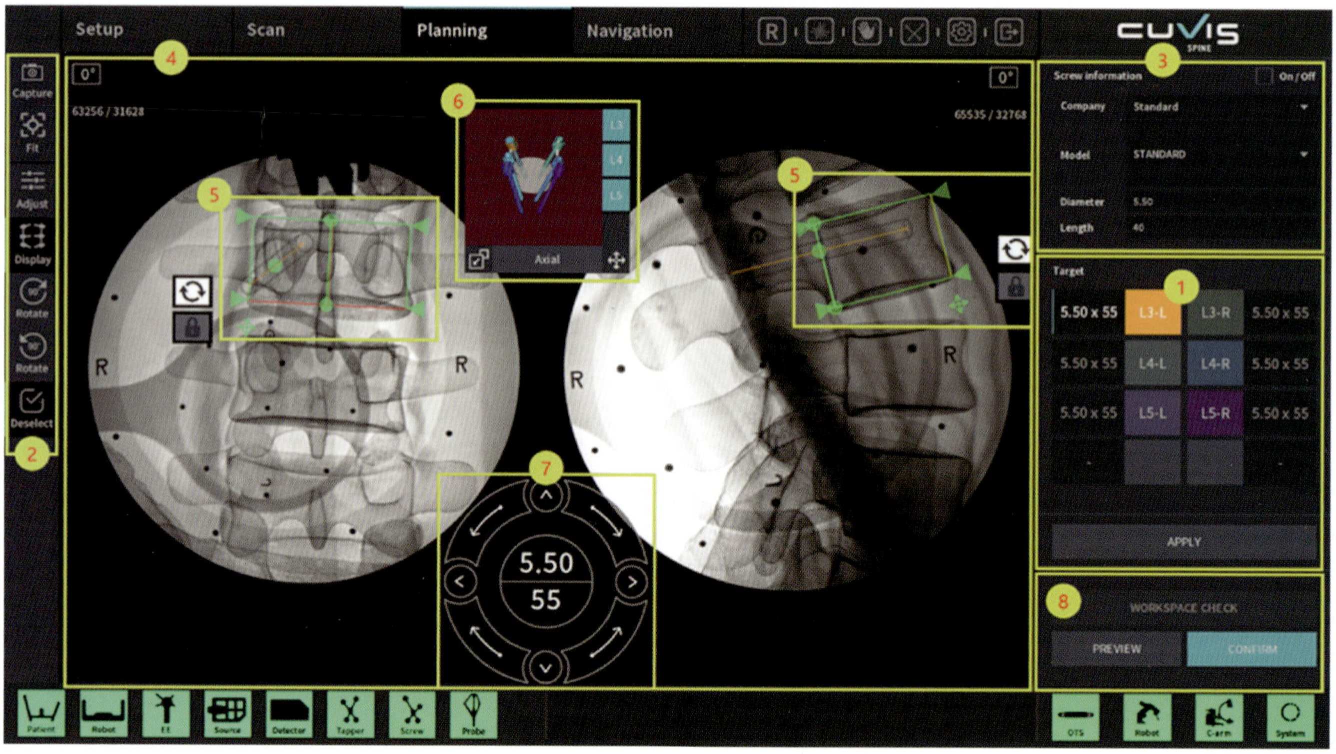

图 36.8　主控制台中基于 C 臂的规划视图。使用规划助手 UI 匹配箱体（5）和椎体

（1）目标列表：显示作为有效目标分配的目标列表，并且扫描集已通过配准。

（2）控制菜单：提供用于控制 AP/LL 图像和规划对象（包括屏幕截图）的按钮。

（3）螺钉信息：显示所选螺钉的生产厂家、型号、直径、长度。

（4）主要工作区：显示患者图像、规划对象、虚拟椎体视图。

（5）策划助理 UI：用户界面，通过指定椎体和椎弓根中心的位置和方向，帮助用户生成椎弓根螺钉的插入路径。

（6）虚拟椎体视图：显示虚拟对象，包括以椭圆为横截面的虚拟椎体和模拟椎弓根螺钉。

（7）螺钉尺寸和操作界面：显示螺钉当前直径和长度，并提供规划对象移动和旋转的用户界面。

（8）工作区检查 / 预览：验证并保存整个目标的计划结果，显示模拟螺钉模型和钉棒模型。

基于 C 臂规划的第一步是螺钉模型的选择。选择目标后，设置螺钉信息，下一步是调整辅助 UI 以匹配椎体的轮廓，AP 图像和 LL 图像在 3D 空间中具有一定的关系，AP 和 LL 图像上的规划助手 UI 也具有相同的关系。因此，在交替检查 AP 图像和 LL 图像的同时，有必要调整规划助手 UI 的位置和方向。

下一步是设置椎弓根的中心。在 AP 图像中，选择矩形框内的圆形物体，在任意点拖动圆形物体，使其中心与椎弓根的中心匹配。对 LL 图像执行类似操作，以确保圆形物体的中心位于椎弓根区域的中心。这项工作的目的是确保椎弓根螺钉的置入路径始终通过椎弓根中心的特定点。

下一步是螺钉插入路径规划。可以通过选择头部、尖端或主体并在任意位置拖动来调整位置和方向。但预设的虚拟椎体和椎弓根中心限制了路径的自由度，虚拟椎体视图显示了虚拟空间中所有规划螺钉模型的相对位置和方向（图 36.9）。

- 术前 CT 规划：

计划程序可在手术前使用术前 CT 图像进行。术者根据术前 CT 使用规划软件制定计划，规划程序与上述基于 O 臂的规划程序相同。术中 C 臂图像采集完成后，通过 2D–3D 图像配准将规划数据传递给机器人。

3.4　螺钉置入

这是通过导航来引导手术器械的步骤，导航显示了计划路径和当前跟踪的路径（图 36.10）。

- 目标列表：显示已分配为有效目标且扫描集已通过配准的目标列表。
- 插入深度 UI 界面：分别在左侧显示计划插入深度，在上部显示已插入深度，在中心区域的下部显示待插入的深度。
- 规划路径和当前路径：实时显示规划的路径和正在跟踪的对象。

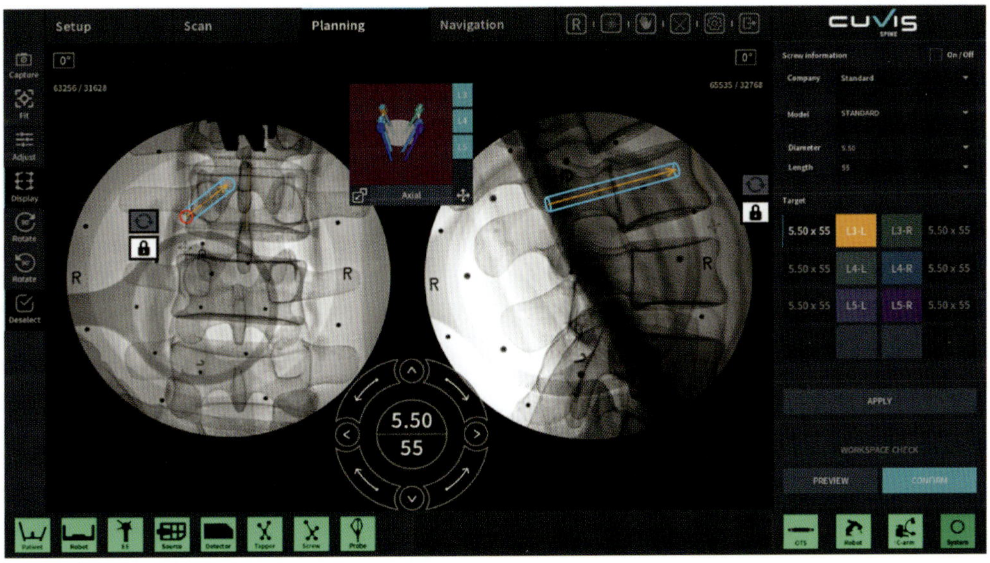

图 36.9　定位入口和目标点

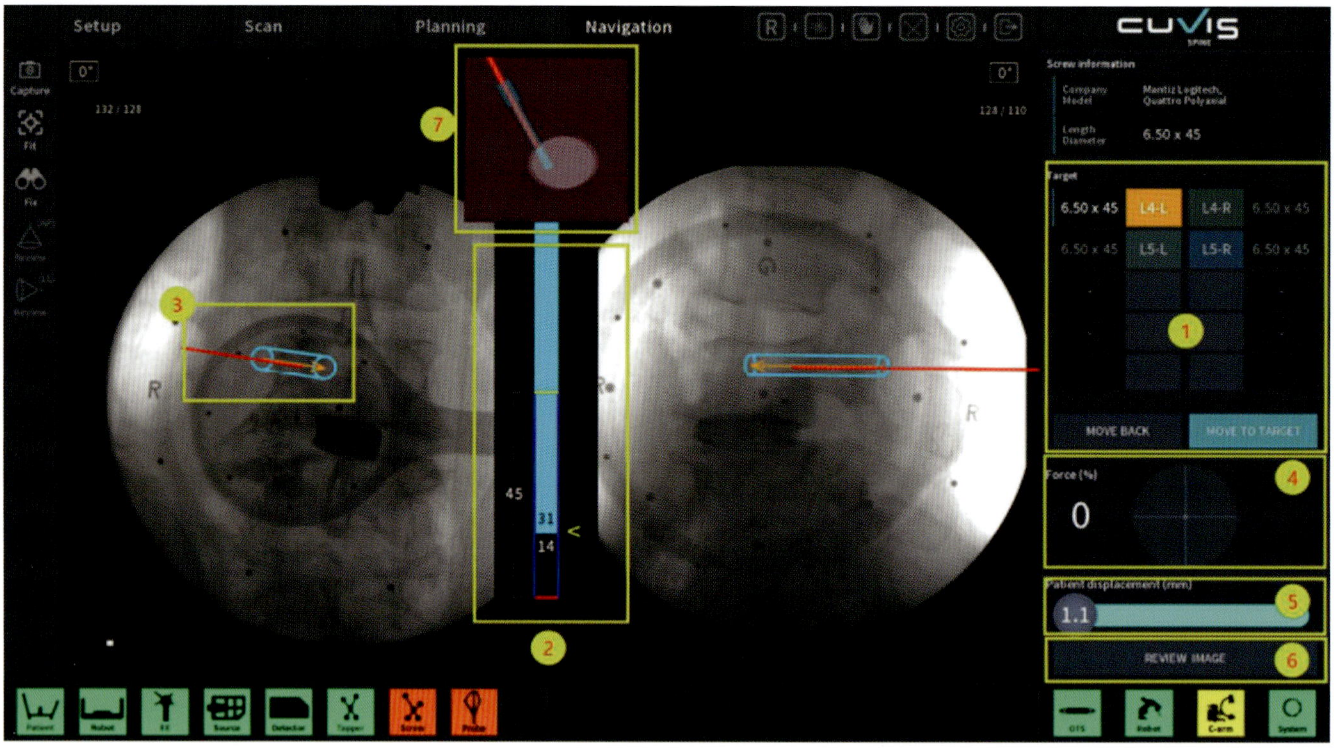

图 36.10　显示计划路径，追踪手术器械

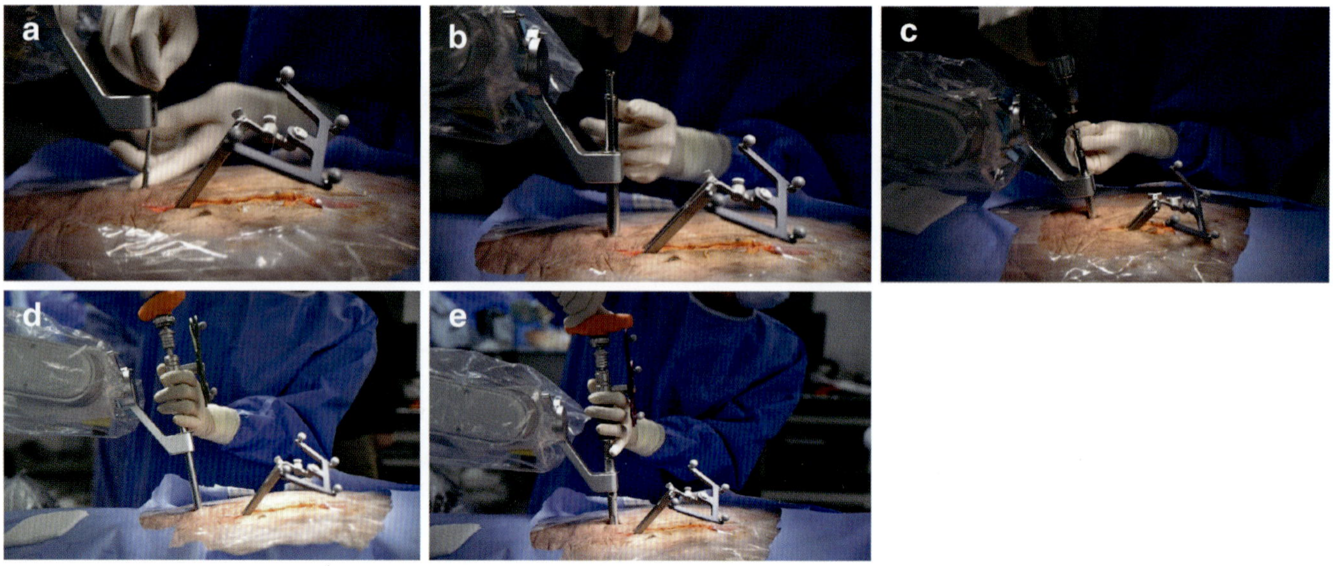

图 36.11　机器人手术过程。a. 皮肤切口。b. 肌肉剥离。c. 钻入点。d. 攻丝。e. 导航下螺旋式插入机械臂

- 力量导航：显示施加在末端执行器上的力的大小和方向。
- 患者位移：通过跟踪患者标记显示患者位移。
- 复查图像：加载术后 C 臂图像，将其与相应的规划路径进行比较。
- 虚拟椎体视图：显示虚拟物体，包括以椭圆为截面的虚拟椎体和模拟椎弓根螺钉。

4　手术步骤（图 36.11）

（1）机械臂对目标螺钉路径的介绍：在清理完机器人前方的空间后，机械臂向目标点移动。机械臂定位后，根据患者的身体厚度进行偏移控制。

（2）皮肤、筋膜、肌肉切口：切口到筋膜的深

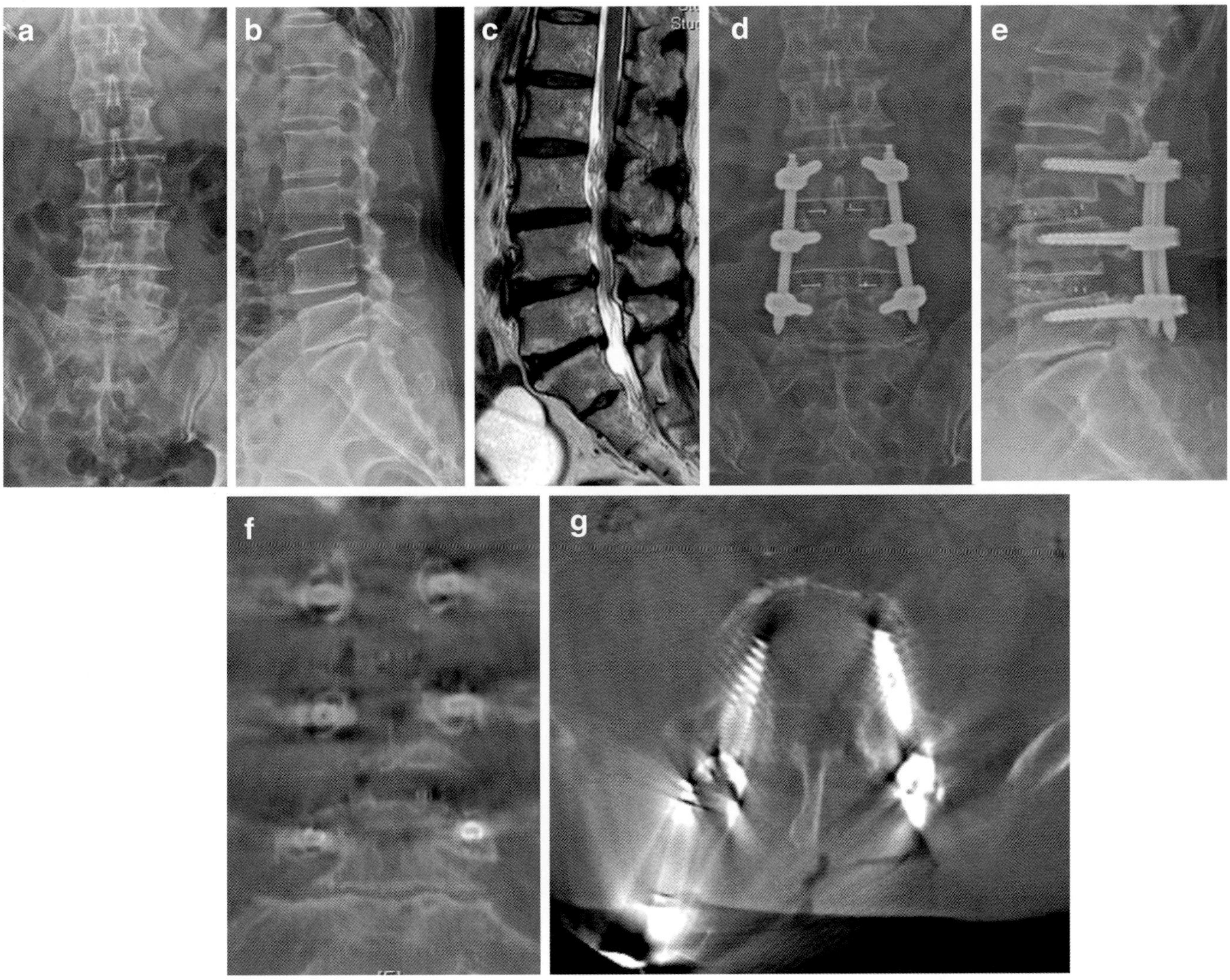

图 36.12　案例展示。术前 AP 位（a）和侧位（b）X 线片。术前矢状位 T2 加权 MRI L3–L4、L4–L5 腰椎管狭窄患者（c），术后 AP 位（d）和侧位（e）X 线片。术中冠状位（f）和轴位（g）CT

度对无阻力地引入肌肉扩张器非常重要。

（3）使用扩张器和锯齿状扩张器进行肌肉扩张；将导套的最佳直径输入末端执行器。肌肉 / 锯齿扩张器通过引导套管插入，在目标入口点拉住骨表面的肌肉和韧带。

（4）钻导孔选用钻孔：采用圆柱钻头，最大限度地减少刮擦现象。

（5）插入过程；在导航引导下插入钻头。应监测力计和患者位移，以检测异常路径。

（6）螺钉插入：可采用通用螺钉系统。螺钉在导航引导下沿螺纹孔插入。应监测测力计和患者位移，以发现异常路径。

（7）取回手术台上的机器人

5　案例展示

一名 65 岁男性患者主诉腰痛，双下肢神经根性疼痛，神经源性间歇性跛行数年。术前 X 线片和 MRI 显示腰椎滑脱，L3–L4、L4–L5 节段椎管狭窄（图 36.12）。他接受了后路腰椎椎体间融合术（PLIF）和 L3–L4、L4–L5 节段经皮螺钉固定术。手术在 O 臂规划下和脊柱机器人辅助下进行经皮螺钉固定术。

6　总结

随着微创脊柱手术的开展越来越多，手术任务需要有在有限的空间内高效工作的能力。大多数脊柱手术依赖于细致的技术，如尽量减少过度的组织损伤和保护神经结构。特别的是，与徒手技术相比，机器人辅助脊柱技术的改进提高了多节段椎弓根螺钉内固定的准确性。此外，机器人辅助脊柱手术可以减少住院时间、辐射暴露和螺钉相关并发症。总之，如果使用得当，机器人脊柱手术很可能可以帮助外科医生达到最佳治疗效果。

参考文献

第 37 章　人工智能与微创脊柱手术

Heeseok Yang

1　引言

最近的数字转型浪潮和在面部识别、自然语言处理、自动驾驶和医学成像方面的突破性成功，也加速了人工智能（AI）技术在脊柱医学中的不断增加的使用。脊柱手术在过去的 30 年里发展迅速，特别是在微创手术、脊柱内镜手术、植入技术、先进的手术技术、生物制剂和增强恢复协议等领域。因此，它被认为是一个创新的领域。不可避免的是，脊柱外科医生希望将 AI 纳入他们的实践和模型，以证明在诊断或预后方面有效，并在手术过程中得到帮助。

迈向人工智能的第一步可以追溯到通用计算机的发展，通用计算机在第二次世界大战期间率先发展，并在 20 世纪 50 年代开始用于非军事用途。神经学研究的进展表明，中枢神经系统由一个通过电信号组成，研究小组开始开发所谓的人工神经网络（ANNs），即模拟大脑结构的人工神经元网络。早在 1988 年，一种感知器，一种简单的浅神经网络来识别模式类别，尽管有明显的局限性，通过使用症状和病史的输入，比医生更准确。通过反向传播的发展、一种强大的训练算法、计算机能力的提高和具有巨大并行计算能力的图形处理单元（GPU）的可访问性，人工神经网络得到了改进。特别是，深度学习，它通常基于具有多层处理单元的人工神经网络，正在成为人工智能最有前途的分支，用于复杂的任务，如医学图像处理。除了改进的计算机能力和算法之外，深度学习成功的一个关键驱动因素是大数据的可用性，即从医疗机构收集的具有成像数据库的大量数据集，这对于在实际应用中有效利用深度学习非常有价值。深度学习广泛传播的另一个关键驱动因素是它的易于获取。本着计算机科学所特有的知识共享和合作工作的精神，并在其他领域获得了动力，最近开发的绝大多数算法都可在互联网上公开获得。医学人工智能临床实践的最新快速进展是由机器学习（ML）的子领域的进步所实现的。人工智能是计算机科学的一个分支，致力于创建系统，以执行通常需要人类智能作为一个保护伞术语的任务。ML 是一组计算方法，它涉及使用数学模型来学习捕获数据中的结构。ML 的一般目标是进行预测，即仅根据模型开发人员提供的特征或从训练数据中自动学习到的特征，用给定的输入估计期望输出的值。ML 的常见应用包括：

（a）分类：输入被分配到两组或两个以上的一组中的一个特定类别。

（b）回归：任务的输出是连续的，而不是离散的。

（c）聚类：根据从输入本身学习到的特征，所提供的输入被分成几组。

特征选择的一个重要概念是偏差 – 方差权衡。偏差反映了模型预测与正确值的差异程度，而方差是指对一个给定点的预测在模型的不同实现之间的差异程度。特征选择的理想情况是，作者在不足（高偏差）和过度（高方差）之间取得平衡。特征提取与特征选择不同，新特征是从现有特征创建的。该方法通过丢弃原始特征，最小化了特征的数量，并提升了模型的性能。

一些研究试图利用 ML 模型来预测脊柱手术的围手术期并发症，如心力衰竭、需要输血和伤口感染，但结果参差不齐。其他人则关注脊柱手术的结果。例如，McGirt 等使用 Bayesian 模型平均进行线性回归，以预测一年的 ODI 指数，评分准确性为 72%~84%。Belykh 等预测了在单一机构进行显微椎间盘切除术后再疝的可能性，且相对成功。神经网络已被用于计算机辅助检测系统的开发，用于分析放射学数据，以评估脊柱疾病，如病理曲率、椎体骨折和椎间盘退变。

2　人工智能在脊柱微创手术（MISS）中的应用

目前，许多人工智能模型被用于医学图像分析和疾病检测。再加上对影像学和临床表型的扩展理解，以一种更精确的方法来管理脊柱患者，数据驱动的结果和分析的多维性变得指数级一般复杂。然而，随着AI、ML平台的使用和脊柱外科医生的努力，计算机辅助诊断和检测、决策支持和预后预测，以及计算机辅助手术教育和评估模型，似乎减少了并发症，改善了MISS的预后。

3　计算机辅助诊断和检测

AI在分析和识别放射图像异常方面具有应用前景。最近发表的一些研究描述了用于分析脊柱图像和比较分析专家放射科医生和外科医生的AI算法的发展。ML方法被用来从平面X线片，计算机断层扫描（CT）和磁共振成像（MRI）等放射线图像中，提取如椎骨的位置、椎间盘和脊柱形状等信息。事实上，在成像数据集中定位解剖结构通常是发展检测和分类病理特征或预测治疗结果的全自动方法的第一步。图像分析中的另一个关键问题是理解图像的内容，即将图像细分为一个像素级的区域，以便每个像素都属于特定区域。这个过程被称为语义分割，它是计算机视觉和自动驾驶等应用的基础。在医学成像中，除了识别一个像素是否属于某个特定的结构（例如椎间盘）之外，分割算法通常应该确定它属于哪个特定的实例。这种类型的分割被称为实例分割，是与脊柱手术最相关的。

最近的研究通过复杂的模型，通过将整个三维（3D）数据集输入，实现了高精度的地标和椎体质心的定位，而不需要任何初步的粗定位或滑动窗口方法。Yang等在各种病理和手术器械患者的CT扫描中，能够实现椎体质心在6.9~9 mm之间的定位误差，具有强烈可变的视图和图像分辨率。需要一种系统的方法来进行脊柱翻修手术，以防止雾霾的并发症。患者评估包括阐明目前的症状和获得以前的手术知识，包括种植体识别。然而，患者的回忆可能不精确，手术数据可能无法从超过保留期的医疗记录中检索。如果没有详细的手术资料，就会缺乏对重要的术中信息的知识。术前X线片有助于推断所使用的手术器械。然而，由于仪器的多样性和外科医生的偏好，放射学评估可能是不准确的。使用传统的迁移深度学习算法，我们在识别脊柱植入物方面显示出超过98%的特殊性和敏感性，显著优于Feld专家所证明的准确性。对于计算机辅助手术领域的许多应用，如提供病理位置，指定外科医生下一步需要的最可能的工具，或确定剩余的手术时间，手术工作分析方法是先决条件。通常，基于机器学习的方法可以作为分析手术工作方式的基础。我们准备了8000个视频剪辑来评估单侧双开门脊柱内镜手术中手术器械的检测。视频片段分为以下分类：①切口；②钻孔；③钩；④垂体部；⑤角膜；⑥射频；⑦神经根牵开器。我们的深度CNN模型被训练和评估。深度机器学习在检测手术器械时获得的平均精度为99.6%，平均召回率为99.3%（图37.1）。

4　计算机辅助决策支持和预后预测

临床决策支持系统（CDSS）旨在通过使用有针对性的临床知识、患者信息和其他健康信息来增强医疗决策，从而改善医疗保健服务。传统CDSS是由软件设计直接帮助临床决策，个体患者的特点匹配一个计算机临床知识库和患者的评估或建议然后提交给临床医生决定。外科医生可能会看到人群和患者特殊数据的人工智能分析增加每个阶段的护理。在不久的将来，对所有术前移动和临床数据的自动分析可以为手术计划提供更符合患者特殊性的风险评分，并为术后护理提供有价值的预测指标。然后，外科医生可以通过对术中进展的实时分析，增强术中决策，将EMR数据与手术视频、生命体征、仪器/手部跟踪和电手术能量使用相结合。术中监测这种不同类型的数据可以实时预测和避免不良事件。整合术前、术内和术后数据可以帮助监测恢复和预测并发症。出院后，源自个人设备的术后数据可以继续与他们从住院到健康生活的数据相结合。这样的例子可以应用于任何类型的外科护理，具有真正的患者特殊化，以患者为中心的护理的潜力。

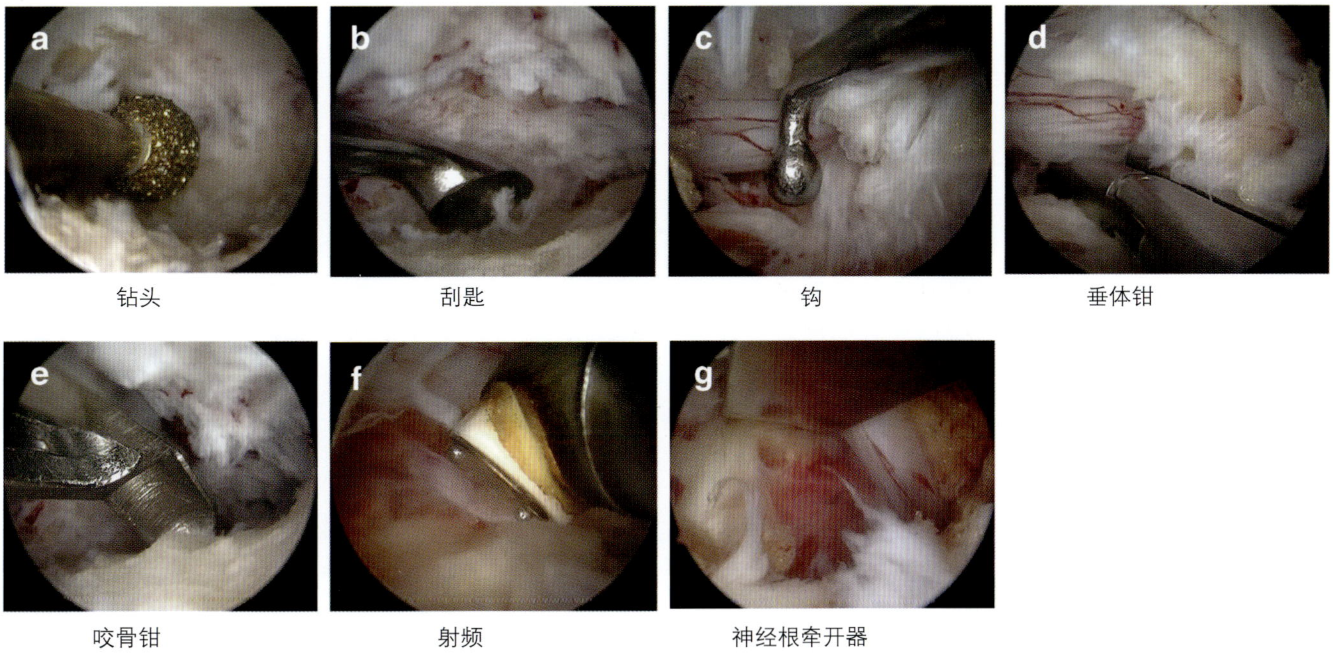

图 37.1　标注了单侧双开门脊柱内镜手术的器械分类。钻头（a）、刮匙（b）、钩（c）、垂体钳（d）、咬骨钳（e）、射频（f）、神经根牵开器（g）

在内镜手术中，由于术中出血和冲洗会导致意外的图像模糊，此阶段是不良并发症的高发期。在这种情况下，专家建议外科医生在视野清晰之前不要进行任何可能造成损伤的手术。在内镜手术中也应遵循这一原则。然而，更准确地说，如果计算机辅助决策支持模型能够识别神经和硬脑膜图像在一个模糊的环境下，它显然将对脊柱内镜手术做出有价值的贡献。如果考虑长期操作或连续操作，计算机辅助性能不受时间因素的影响，可以在长时间内保持稳定的识别精度。然而，医生可能会由于长期集中而逐渐疲劳，需要更加注意手术操作，避免损伤重要组织。Cui 等开发了一种基于卷积神经网络（CNN）的计算机辅助检测模型，在经皮经椎间孔内镜椎间盘切除术下自动识别神经和硬脑膜图像。Yamada 等开发了一种软件程序，可以使用 AI 自动从 MRI 腰椎神经体积数据中提取 3D 腰椎神经根图像。他们的研究目的是评估基于实际的内镜经椎间孔手术方法的 3D 形态，使用腰椎和神经组织的 3D CT/ MRI 融合图像进行计算机辅助决策支持。

适当的患者选择是微创脊柱手术成功的关键，因为在解剖学上不同的病例中可能会发生不完全椎间盘切除术或延长手术时间。由于不完全椎间盘切除术，有症状的椎间盘残留对脊柱外科医生来说将是一个噩梦。因此，评估手术扩散对于患者选择 MISS 是必要的。Kim 等总结了可能导致脊柱内镜下手术扩散的解剖特征，如椎管受损、髂嵴高、硬骨椎间孔宽度、椎管狭窄等。他们对可能的解剖特征进行评分，并对手术扩散性进行分级。Kambin 三角的三维重建可以优化手术轨迹的规划，考虑到导管插入过程中神经根损伤的可能性。深度学习有潜力加速椎间孔成形术的精确三维模拟，这可能有助于鉴别内镜下脊柱手术的不同病例。

预测模型，如多变量线性回归（LR），可以帮助诊断的。并有助于优化患者的治疗策略。一些研究调查了 ANN 与 LR 在一系列脊柱病理中的预测有效性，包括椎间盘突出和复发、腰椎管狭窄症、脊柱融合术和成人脊柱畸形的治疗。预后重点包括术后并发症的风险分析和患者对手术结果和患者护理过程的满意度。将深度学习神经网络应用于腰椎椎间孔压迫分析，可以帮助初级保健和内镜专家直接比较在靶向内镜脊柱减压手术中，通过 AI 网络直接可视化的相应的病理、MRI 分级和预后指标。

5　计算机辅助的外科教育与评估

外科教育正在经历一个重大的变化，培训模式包括基于特殊标准的绩效和结果的客观评估。这种演变对培训项目提出了新的要求，例如需要多种可靠和有效的评估工具和经过验证的客观绩效标准。外科教育的进化变化提供了巨大的挑战和机会，以提高表现标准，并使用可靠可靠性和效度的评估模型对学习者进行评估。人工智能方法和人工智能指标允许分析多模态传感器的数据，包括认知、技术、生理和功能相关性，以及促进外科教育的产品开发。

与在医疗领域使用人工智能相关的一个担忧是，它将取代临床医生。最重要的是要记住，患者是医学的核心，患者获益与否是判断人工智能能否为医学带来益处的最重要标准。人工智能不应该取代人类，但它应该与外科医生合作来补充他们的技能和提高他们的性能，提供最好的护理。最近的定性研究表明，虽然患者及其家属欢迎并可以接受人工智能在神经外科中使用，但他们不愿接受完全自主的神经手术，希望神经外科医生最终保持控制。同样，大多数神经外科医生都欢迎人工智能在神经外科中的使用，因此神经外科医生和患者对人工智能在神经外科中的应用达成了共识。多项研究表明，与临床医生或单独使用人工智能相比，人工智能与临床医生相结合改善了临床决策。因此，神经外科医生并不会因技术发展而失去专业技能，相反，他们可以通过进化的外科教育来扩展自己的专业知识，从而掌握更先进的技术。

6 限制和未来的发展方向

人工智能算法的好坏仅取决于它们所分析数据源的质量。许多关于使用不同的人工智能方法来评估脊柱手术的病理和成像的研究都受到了小数据集和病例数的限制。因此，数据源中的偏差可能会对算法产生的相关性和预测产生影响。大型数据集也可能包含一定程度的偏差。此外，人工智能系统可能会对仅略有不同的数据进行错误分类，不会被人类思维认为是不同的。这样的错误可能被用来扭曲数据，制造错误的预测，或者为了财务或政治利益。在临床实践应用前需要进行仔细的注意，以确保混淆和偏差已经完成。

到目前为止，新算法的泛化已被证明是不同的，突出了实现可靠性和再现性的斗争。因此，也许需要对用于培训的数据集以外的数据集进行外部验证，以提升通用性。它应该对人工智力和微创脊柱手术的成本－效果（成本、时间、舒适度、学习曲线、满意度和临床结果）进行比较，因为大多数关于效率和效率的研究都缺乏大量数据。因此，需要有标准化的结果和确定关键的临床参数，这将进一步评估这项技术的需求、益处和经济相关性，以促进其广泛采用。

监管和与人工智能共享存储的患者信息仍然是一个问题。我们可能还没有为道德挑战（隐私、电子安全、法律影响等）做好准备。与在 MISS 中使用计算机辅助支持系统有关。随着技术的不断进步，脊柱外科手术中的技术相关问题有望得到解决，如人工智能和机器学习的复杂反馈处理。由于临床医生采用技术进行服务提供和实践管理，因此有必要讨论可能干扰评估和治疗过程、有效性甚至安全性的伦理问题。自然，临床医生在使用人工智能进行评估和干预时，需要考虑受益（最大化患者利益）和非无罪（避免伤害）的伦理原则。

7 总结

像所有的医学专业一样，MISS 也受到基于前沿研究的临床实践的变化。应采用质量控制系统，以确保算法在数据收集和临床实践时间变化时继续相关。最近的研究清楚地证明了 AI、ML 在脊柱手术前、术中和术后阶段的力量。未来的工作需要将 AI 和 ML 模型集成，将术前、术内和术后算法结合到一个单一模型中，可以向外科医生提出最佳的术前计划、术中手术干预和术后随访工作以及相关风险、财务成本和考虑。这些算法不仅有利于脊柱外科医生的决策，而且还可以促进向低资源环境提供高质量的医疗保健，并促进使用 MISS 的个性化手术和术后护理。

参考文献